高职高专医药院校创新教材

供高等职业教育药学类、药品制造类、食品药品管理类等相关专业使用

中药方剂学

（第三版）

U0302915

主　编　张　彪
副主编　吴立明　张文涛　刘　莉
编　者　（按姓氏汉语拼音排序）
　　　　安　晏　安阳职业技术学院
　　　　陈　鹏　渭南职业技术学院
　　　　迟　栋　南阳医学高等专科学校
　　　　侯辰阳　山东医学高等专科学校（临沂）
　　　　刘　莉　毕节医学高等专科学校
　　　　冉海霞　遵义医药高等专科学校
　　　　吴　君　山东中医药高等专科学校
　　　　吴立明　南阳医学高等专科学校
　　　　张　彪　遵义医药高等专科学校
　　　　张文涛　重庆三峡医药高等专科学校

科学出版社

北　京

内 容 简 介

中药方剂学是药学类、药品制造类、食品药品管理类及相关专业的专业基础课程之一，主要阐述中药学与方剂学基础知识、常用中药基本性能与功效应用、常用方剂组成与功效应用。

全教材共分三篇，上篇的主要内容包括中药学与方剂学的基础知识，并增加了少量中成药的介绍，共两章；中篇介绍385味中药，每味中药从来源、性味归经、功效与应用、用法用量、注意事项、现代研究六个方面进行介绍，并增加了一些链接，以突出要点，拓宽视野；下篇介绍145首常用方剂。另外还有若干附录，以增加教材的系统性和趣味性。

本教材适用于药学类、药品制造类、食品药品管理类等专业使用，也可供基层中医药工作者及对中医药知识感兴趣者学习参考。

图书在版编目（CIP）数据

中药方剂学 / 张彪主编. —3 版. —北京：科学出版社，2021.1
高职高专医药院校创新教材
ISBN 978-7-03-066814-1

Ⅰ. 中… Ⅱ. 张… Ⅲ. 方剂学–高等职业教育–教材 Ⅳ. R289

中国版本图书馆 CIP 数据核字（2020）第 221450 号

责任编辑：丁海燕 / 责任校对：王晓茜
责任印制：赵 博 / 封面设计：涿州锦晖

斜 学 虫 版 社 出版
北京东黄城根北街 16 号
邮政编码：100717
http://www.sciencep.com
保定市中画美凯印刷有限公司印刷
科学出版社发行 各地新华书店经销
*
2004 年 8 月第 一 版 开本：850×1168 1/16
2021 年 1 月第 三 版 印张：19
2024 年 8 月第十三次印刷 字数：575 000
定价：**69.80 元**

（如有印装质量问题，我社负责调换）

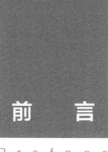

前 言

Preface

党的二十大报告指出："人民健康是民族昌盛和国家强盛的重要标志。把保障人民健康放在优先发展的战略位置，完善人民健康促进政策。"贯彻落实党的二十大决策部署，积极推动健康事业发展，离不开人才队伍建设。党的二十大报告指出："培养造就大批德才兼备的高素质人才，是国家和民族长远发展大计。" 教材是教学内容的重要载体，是教学的重要依据、培养人才的重要保障。本次教材修订旨在贯彻党的二十大报告精神和党的教育方针，落实立德树人根本任务，坚持为党育人、为国育才。

2019 年，科学出版社决定启动《中药方剂学》（第三版）的编写工作，此时距离第二版发行已有 10 年之久。在此期间本学科有关法律法规已有较大改变，科学研究有了许多新的进展，执业中药师考试大纲有了不少改变，职业岗位能力要求有了新的标准。编者根据时代发展的变化对本教材的体例及内容进行了新的定位、修改、充实和更新，尽量使教材更符合时代的要求。

本版教材突出适应专业核心能力要求，以适应执业中药师考试要求为基础，主要内容满足药学类、药品制造类、食品药品管理类专业教学需求，同时兼顾其他专业教学要求。强调提炼中华优秀文化，继承和发扬中医药传统特色，同步推动课程思政建设。

本教材共分三篇，上篇的主要内容包括中药学与方剂学的基础知识，并增加了少量中成药的介绍，共两章；中篇介绍 385 味中药，每味中药从来源、性味归经、功效与应用、用法用量、注意事项、现代研究六个方面进行介绍，并增加了一些链接，以突出要点，拓宽视野；下篇介绍 145 首常用方剂。另外还有若干附录，以增加教材的系统性和趣味性。

总体来说，本版教材内容编排能够满足专业教学需求，涵盖了执业中药师考试的大纲要求，更加突出了对传统文化、职业道德、工匠精神的传承和发扬，在第二版的基础上有了一定的进步。

本教材编写过程中得到了编者所在学校的大力支持。在编写过程中，编者查阅、参考了许多同类教材及文献，在此一并表示衷心的感谢，并致以崇高敬意。

由于编者水平有限，书中若有不足之处，希望一线教师在使用过程中提出宝贵的意见和建议，以待修订改进。

编 者

2023 年 5 月

配 套 资 源

欢迎登录"中科云教育"平台，**免费**数字化课程等你来！

本系列教材配有图片、视频、音频、动画、题库、PPT 课件等数字化资源，持续更新，欢迎选用！

"中科云教育"平台数字化课程登录路径

电脑端

▶ 第一步：打开网址 http://www.coursegate.cn/short/MBWKW.action

▶ 第二步：注册、登录

▶ 第三步：点击上方导航栏"课程"，在右侧搜索栏搜索对应课程，开始学习

手机端

▶ 第一步：打开微信"扫一扫"，扫描下方二维码

▶ 第二步：注册、登录

▶ 第三步：用微信扫描上方二维码，进入课程，开始学习

PPT 课件，请在数字化课程中各章节里下载！

目 录

Contents

上篇　中药学与方剂学基础

中篇　常用中药

下 篇　常 用 方 剂

上篇
中药学与方剂学基础

第一章

中药学基础知识

第一节　中药学的发展概况

中药是在中医药理论指导下认识和使用的药物总称，大多来源于自然界的植物、动物和矿物，少量为化学加工品。我国幅员辽阔，地貌多样，生物多样化特点十分突出，中药材资源种类繁多，产量丰富。第三次全国中药资料普查已经查明，我国现有 12 800 多种中药品种，为祖国医药学的发展提供了重要支撑，对中华民族的繁衍生息做出了重要贡献。

（一）中药与中药学的概念

中药一词，是在西方医药学传入我国之后，人们对我国传统药物的总称，它是指在中医理论指导下认识和使用的药物。

中药主要来源于天然药物及其加工品，包括植物药、动物药、矿物药及部分化学、生物制品类药物。由于植物类药材在中药品种中居首位，使用也最普遍，因此自古相沿把记载中药的书称为"本草"。

中药品种大部分为中国原产之物，也有为数不少的舶来之品，如乳香、没药等，迄今仍主产或完全产于国外。可见，中药的"中"，不是一个单纯的地域概念，不能简单地把"中药"理解为"中国的药"。

中药学是专门研究中药基本理论和各种中药的来源、采制、性能、功效及临床应用等知识的一门学科，是祖国医学的一个重要组成部分。

（二）中药的起源

中药的起源，与人类的觅食活动紧密相连。原始时代，先民们在采食植物和狩猎等活动过程中，不可避免地会误食有毒甚至剧毒的植物和动物，发生呕吐、腹泻、昏迷甚至死亡等中毒现象。同时，也可因偶然吃了某些植物或动物，使原有的呕吐、腹泻、昏迷等症状得以缓解甚至消除。先民们从而逐渐了解到相关植物和动物的作用，从而懂得了在寻觅食物时有所选择和注意。并对这些植物和动物的药效和毒性作用予以注意并进而加以利用。经过无数次有意识的试验、观察，口尝身受，实际体验，逐渐形成了简单的药物知识。由此可以认为，中药起源于原始时代，是我国劳动人民长期生活实践和医疗实践的结果。正如《淮南子·修务训》言："神农……尝百草之滋味，水泉之甘苦，令民知所避就，当此之时，一日而遇七十毒。"生动地反映了人们认识药物，积累用药经验的艰苦实践过程。

人类最早用以充饥的食物，大多是植物类，因此人类最先发现的是植物药。当渔猎生产和生活开始以后，经过长期反复实践，又逐渐掌握了某些动物类药物的医疗作用。到了原始社会的后期，随着采石、开矿和冶炼的兴起，又相继发现了矿物药。在这一时期，人们从野果与谷物自然发酵的启示中，还逐步掌握了酒的酿造技术。至殷商时期，酿酒业已十分兴盛。古人将酒誉为"百药之长"，酒剂的发明与应用，对医药学的发展起了重要的推动作用。随着生产力的发展，医学的进步，人们的用药知识与经验也愈见丰富，对药物的需求量也与日俱增，药物的来源也逐渐由野生药材发展到部分由人工栽培和驯养，并出现了若干人工制品，记录和传播这些知识的方式也由最初的口耳相传发展到了文字记载。如商代金文中已有"药"字出现，《说文解字》将其训释为："治病草，从草，乐声。"明确指出了"药"即治病之物，并以"草"（植物）类居多的客观事实。《周礼·天官》谓："医师掌医之政令，聚毒药以供医事。"说明当时已经出现了专门的司药机构。所有这些药学知识的积累，为本草专著的产生和中药学的发展奠定了坚实的基础。

（三）中药学的发展

1. 秦汉时期 由于交通的日益发达，文化交流日渐增多，西域的番红花、葡萄、胡桃、胡麻等药材不断输入境内，少数民族及边远地区的犀角、琥珀、麝香及南海的荔枝、龙眼等也逐渐为内地医家所采用，从而丰富了本草学的内容。另外，华佗发明"麻沸散"以作外科手术麻醉用，以及东汉炼丹术的应用等，也都在不同程度上促进了本草学的发展，使我国的本草学初具规模。根据现有史料之记载，西汉初年已有药学专著出现，如《史记·扁鹊仓公列传》载名医公乘阳庆曾传其弟子淳于意《药论》一书。从《汉书》中的有关记载可知，西汉后期不仅已用"本草"一词来指称药学专著，而且拥有一批通晓本草的学者。

我国现存最早的药学专著是《神农本草经》（简称《本经》）。该书虽托"神农"之名，但实非出于一时一人之手，它是古代劳动人民集体智慧的结晶，其成书年代不晚于东汉末年（公元 2 世纪）。《本经》原书早佚，目前的各种版本均系明清以来学者考订、整理、辑复而成。全书共 3 卷，载药 365 种，按药物功效及毒性大小分为上、中、下三品，即后世称"三品分类法"。其"序例"部分，言简意赅地总结了药物的四气五味、有毒无毒、配伍法度、辨证用药原则、服药方法、剂型选择等中药基本理论，并简要介绍了中药的产地、采集、加工、贮藏、真伪鉴别等，初步奠定了药学理论的基础。书中所记各药，大多功用确切，历久不衰，如麻黄定喘，当归调经，阿胶止血，乌头止痛，黄连治痢，常山抗疟，苦楝子驱虫，半夏止咳，茵陈退黄等。因此可以说，《本经》是汉以前药学知识和经验的第一次大总结，是我国最早的珍贵药学文献，它对后世本草学的发展具有十分深远的影响。

2. 魏晋南北朝时期 这一时期，是历史上战乱持续不断，政权频繁更替，南北长期对峙时期。由于临床医学的显著进步，相关学科发展的影响，本草学的内容更加丰富多彩，学术水平更高，本草著作大量涌现，且在药学的各个学术领域和分支学科的分化中，也都完成了许多开创性的工作。重要的本草著作首推梁·陶弘景所辑《本草经集注》（简称《集注》）。该书完成于公元 500 年左右，共 7 卷，载药 730 种。"序例"部分首先回顾本草学发展概况，接着对《本经》序列条文逐一加以注释、发挥，具有较高学术水平。针对当时药材伪劣品较多的状况，补充了大量采收、鉴别、炮制、制剂及合药取量方面的理论和操作原则，并首创"诸病通用药"，如治风通用药物有防风、防己、秦艽、川芎等，治黄疸通用药物有茵陈、栀子、紫草等，以便于医生临证处方用药，大大丰富了药学总论的内容。各论部分，首创按药物自然属性分类的方法，将所载药物分为玉石、草木、虫兽、果、菜、米食及有名未用七类，各类中又结合三品分类排列药物顺序。总之，《集注》全面、系统地整理、补充了《本经》的内容，总结了魏晋以来三百余年间中药学的发展概况，反映了魏晋南北朝时期的主要药学成就。

南朝刘宋时期雷敩著《雷公炮炙论》，收录了 300 种药物的炮制方法，提出药物经过炮制可以提高药效，降低毒性或烈性，便于贮存、调剂、制剂等。该书是我国第一部炮制专著，标志着本草学新分支学科的产生，对后世中药炮制学的发展产生了极大的影响。

3. 隋唐时期 隋初和盛唐时期，由于政治的稳定，经济和文化的进步，交通的发展，中外往来频繁，药品输入日益增多，从而使医药学有了较大发展。隋唐的宫廷医药教育发展显著，太医署内设有主药、药园师等药学类专职，京都还辟有药园，由通晓药物知识的药园师负责管理。唐代的药材交易也十分活跃，带动了种药、采药、辨药和制药知识的进步。唐显庆四年（公元 659 年），朝廷颁行了由苏敬等主持编纂的《新修本草》（又称《唐本草》）。全书共 54 卷，由药图、图经、本草三部分组成，分为玉石、草、木、兽禽、虫、鱼、果菜、米谷、有名未用等九类。书中还增加了药物图谱，并附以文字说明，这种图文对照的方法，开创了世界药学著作的先例，无论形式和内容，都有新的特色，反映了唐代药学的高度成就。由于该书的修订和推行，完全依靠了国家的行政力量和充分的人力物力，其成书年代比公元 1542 年欧洲《纽伦堡药典》要早 800 余年，因此它既是我国历史上第一部官修本草和药典性本草，也是世界上公开颁布的最早的药典，对世界医药学的发展做出了重要贡献。

唐开元年间（公元713～741年），陈藏器撰著了《本草拾遗》10卷。其广泛搜集《新修本草》所遗漏的许多民间药物，对《新修本草》进行了增补和辨误。陈氏还依据各种药物的性能功效，提出宣、通、补、泻、轻、重、燥、湿、滑、涩十种分类方法，即著名的"十剂"，为后世中药和方剂按临床功效分类的发展奠定了基础。

这一时期医家十分重视特效药物的应用，如常山、蜀漆治疟，昆布、海藻治瘿等运用十分常见，还先后发现和推广使用了动物组织、器官及激素剂。《新修本草》中记载了用羊肝治夜盲症和改善视力的经验；《本草拾遗》记录了人胞作为强壮剂的效力；《千金方》记载了用羊靥（羊的甲状腺）和鹿靥治甲状腺病。酵母制剂在公元前已有记载，到了唐代则普遍地用于医疗。又由于炼丹术的进一步发展，唐代开始应用砒石和砒霜，并将砷剂用于齿病，而且还掌握了硇砂、轻粉等化学药物的炼制和功用。这些成就在世界医药史上亦占有重要的位置。

唐至五代时期（公元618～960年）对某些食物药和外来药，都有了专门的研究，如孙思邈《千金方》中已专设食治篇，孟诜的《食疗本草》全面总结了唐以前的营养学和食治经验，李珣的《海药本草》主要介绍了海外输入药物。这些研究是中药学发展的另一个侧面，扩大了药物研究范围和应用形式，进一步丰富了中药学的内容。

4. 宋金元时期　宋代由于经济、文化、科学技术和商业、交通的发展，尤其是雕版印刷的应用，为本草学的发展提供了有利条件。宋初朝廷较为重视医药书籍的校订和刊行，利用国家资源，发挥整体优势，进行了本草文献的全面汇集和整理，先后完成了将近1800种药物的来源调查和品种考证，相继组织编纂了国家规模的大型本草著作，使宋代药学发展呈现了蓬勃的局面。

开宝六年（公元973年），刘翰、马志等人奉诏修订《新修本草》，并参照《本草拾遗》诸本，辑成宋代第一部官修本草《开宝新详定本草》20卷，宋太祖亲自为之作序。次年因发现其仍有遗漏和不妥之处，李昉等人重加增删，较《新修本草》增加药物133种，合计983种，名为《开宝重定本草》，后世多统称以上二书为《开宝本草》。

嘉祐二年至嘉祐五年（公元1057～1060年），掌禹锡、林亿、苏颂等人再次奉诏校正和增补《开宝本草》，辑为《嘉祐补注本草》（简称《嘉祐本草》）21卷，较《开宝本草》增加新药99种，合计载药1082种。嘉祐六年（公元1061年），朝廷指定苏颂向各郡县收集所产药材实图及开花、结果、采收时间、药物功效的说明资料，以及外来进口药的样品，汇总京都，辑成《本草图经》（或称《图经本草》）21卷，与《嘉祐本草》相辅而成，互为姊妹篇。该书注重于辨药，又补充大量产地、采收资料，并注意收录单方及域外药物，内容充实，医药紧密结合，所附900余幅药图，是我国现存最早的版刻本草图谱。元祐七年（公元1092年），陈承将《嘉祐本草》和《本草图经》合二为一，另补以个人的注说，纂成《重广补注神农本草并图经》23卷。上述诸本草图书均已亡佚，其内容可散见于后世本草著作之中。

宋代本草学的代表作当首推唐慎微撰著的《经史证类备急本草》（简称《证类本草》）。该书约成书于绍圣四年至大观二年（公元1097～1108年），共31卷，载药1748种。这种方药兼收，图文并重的编写体例，较前代本草著作又有所进步，且保存了民间用药的丰富经验。每药还附以制法，为后世提供了药物炮制资料。他广泛引证历代文献，保存了《开宝本草》、《日华子本草》、《嘉祐本草》等佚书内容，在集前人著作大成方面做出了卓越贡献，为后世保存了大量古代方药文献资料。

这一时期中药制剂也取得很大的进步，如《苏沈良方》记载了秋石（从人尿中提取的性激素制剂）的提取方法；《宝庆本草折衷》则有"猪胆合为牛黄"的记载。此外，宋代出现了用升华法制取龙脑、樟脑，用蒸馏法制酒等方法。

金元时期的本草著作，大多出自医家之手，其内容简要，具有明显的临床药物学的特征。如刘完素的《素问要注》、《本草论》，张元素的《珍珠囊》、《脏腑标本药式》，李东垣的《药类法象》、《用药新法》，王好古的《汤液本草》，朱丹溪的《本草衍义补遗》等。这些本草著作，发展了医学经典中有关升降浮沉、归经等药性理论，使之系统化，同时注重药物奏效原理的探讨。总的来看，其数量虽少，但风格独特，影响深远。

元代忽思慧于公元1330年编著的《饮膳正要》，是饮食疗法的专门著作。书中对养生避忌、妊娠食忌、高营养物的烹调法、营养疗法、食物卫生、食物中毒都有论述，并记录了不少回族、蒙古族的食疗方法，首次记载了用蒸馏法的工艺制酒，至今仍有较高的参考价值。在中外医药贸易中，政府还派人去各国采购。阿拉伯人、法国人开始来华行医。回回药物院的建立，更促进了中国医药和阿拉伯医药的交流。

5. 明朝时期　由于中外交流日益频繁，商品经济迅速发展，医药知识不断丰富，沿用已久的《证类本草》已经不符合时代的要求，需进一步总结和提高。弘治十八年（公元1505年），太医院刘文泰等人奏请朝廷批准，负责修订宋以来本草，编著了《本草品汇精要》，是明代唯一一部大型官修本草。全书载药1815种，绘有1385幅精美的彩色药图和制药图。

伟大的医药学家李时珍以毕生精力，亲历实践，广搜博采，实地考察，对古代本草学进行了全面的整理总结，历时27年，终于在公元1578年完成了200多万字的药学专著《本草纲目》（简称《纲目》）。全书共52卷，载药1892种，附方11 096个，改绘药图1160幅，新增药物374种，按药物的自然属性分为16部，60类，详细地介绍了药物名称的由来和含义、产地、形态、真伪鉴别、采集、栽培、炮制方法、性味功能、主治特点。由于该书综合了16世纪以前动物学、植物学、矿物学和冶金学等多学科的知识，因此，其影响远远超出了本草学的范围，17世纪末即传播至国外，先后译成朝、日、拉丁、英、法、德、俄等多种文字，成为不朽的科学巨著，在世界科技史中占据了举足轻重的地位。

链接　明代的专题本草

明代的专题本草也取得了瞩目成就。公元1406年朱橚撰著《救荒本草》，选择可供灾荒时食用之物414种，记述其名称、产地、形态、性味、良毒、食用部位和加工烹饪方法等，并精心绘制成图，在医药、农学、植物学方面均有较高价值。15世纪中期，兰茂实地调查和搜求云南地区药物400余种，辑为《滇南本草》，它是我国现存内容最丰富的古代地方本草。李中立于公元1612年编著的《本草原始》，对本草名实、性味、形态加以考证，绘图逼真，注重生药学的研究，缪希雍《炮炙大法》则是明代影响最大的炮制专著，书中所述的"雷公炮炙十七法"对后世影响很大。

6. 清朝时期　在《本草纲目》的影响下，清代研究本草之风盛行，其本草著作多达400种左右，具有代表性的本草著作当属赵学敏编撰的《本草纲目拾遗》。该书成书于公元1765年，共10卷，载药921种，新增《本草纲目》所未载药物716种。它不仅拾《本草纲目》之遗，而且对《本草纲目》已载药物治疗未备、根实未详者，也详加补充，其关于药物形态的描述和功效用法等记载，都较翔实可靠，极大地丰富了我国药学宝库，是继《本草纲目》之后又一科学巨著。

清代还涌现了一批适应临床需要的临床简约本草，如汪昂的《本草备要》，吴仪洛的《本草从新》，黄宫绣的《本草求真》等。《本草求真》成书于公元1769年，载药521种，上篇分述药物的气味、功能、禁忌、配伍和制法等，下篇阐述脏腑病证主药、六淫病证主药、药物总义等内容。该书采用的按药物主要功效进行分类的方法，不仅较《本经》三品分类、陈藏器"十剂"分类更为先进，而且对后世临床中药学的功效分类亦有重要影响。

清代专题类本草著作门类齐全，如张中岩的《修事指南》，为炮制专著；吴其濬的《植物名实图考》，为药用植物专著；唐容川的《本草问答》、徐灵胎的《医学源流论》中的10余篇药理论文，都属药理专论；章穆的《调疾饮食辨》、王孟英的《随息居饮食谱》等，则属于食疗专著。

7. 民国时期　辛亥革命以后，西方文化及西方医药学在我国进一步传播，这对我国的社会及医药事业的发展产生了重大影响，随之出现了一股全盘否定传统文化、取缔本草学的思潮，使本草学的发展受到了阻碍。但是，本草学以其顽强的生命力，在继承和发扬两个方面，均有新的发展，为了区别西方医药学，人们开始将传统的中国医药改称为"中医""中药"。

随着中医学校教育的兴起，涌现了许多内容丰富、理论系统、知识新颖、文字简要、体例合理的中药学教材。如浙江兰溪中医专门学校张寿颐的《本草正义》、浙江中医专门学校何廉臣的《实验药物学》、上海中医专门学校秦伯未的《药物学》、天津国医函授学校张锡纯的《药物讲义》等，从不同方面充实和发挥了中药学的内容，推动了中药事业的向前发展。

中药辞书的产生和发展是民国时期中药学发展的一项重要成就，其中成就和影响最大的当推陈存仁主编的《中国药学大辞典》（1935 年），收录词目 4300 条，汇集古今有关论述，资料繁博，方便查阅，为近代第一部具有重要影响的大型药学辞书。

在西方药学知识和科学技术的影响下，中药的现代研究也揭开了序幕，初步建立了以中药为主要研究对象的药用动物学、药用植物学、生物学、中药鉴定学、中药药理学等新的学科，使中药事业的发展迈向了一个新的领域。

8. 中华人民共和国成立后　党和政府高度重视中医药事业的继承和发扬，制定了一系列相应的政策和措施，许多先进科学技术被引进到医药学中，中药学取得了前所未有的成就。

从 1954 年起，我国积极进行历代中医药文献的整理刊行。陆续影印、重刊或校点评注了《神农本草经》、《新修本草》（残卷）、《证类本草》、《滇南本草》、《本草品汇精要》、《本草纲目》等数十种重要的古代本草专著。对亡佚本草的辑复也取得了突出成绩。

当前中药学专著数量繁多且种类齐全，从各个角度将本草学提高到崭新的水平。其中最能反映当代本草学术成就的，有各版《中华人民共和国药典》、《中药大辞典》、《中药志》、《全国中草药汇编》、《原色中国本草图鉴》、《中华本草》等。《中华人民共和国药典》作为中药生产、供应、检验和使用的依据，以法典的形式确定了中药在当代医药卫生事业中的地位，也对中药材及中药制剂质量的提高、标准的确定起了巨大的促进作用。《中药大辞典》（1977 年）分上、下册和附编三部分，载药 5767 种，内容丰富，资料齐全，查阅方便实用。《中华本草》（1999 年）共 34 卷，载药 8980 种，插图 8534 幅，约 2200 万字，涵盖了当时中药学的几乎全部内容，是一部反映 20 世纪中药学科发展水平的综合性本草巨著。

政府先后数次组织各方面人员进行了全国性的中药资源普查，在此基础上，编著出版了全国性的中药志及一大批药用植物志、药用动物志及地区性的中药志，蒙、藏、维、傣、苗、彝等少数民族药也得到了科学整理。按现代植、动、矿物学分类定种法标准统计。普查中发现的国产沉香、马钱子、安息香、阿魏、萝芙木等，已经开发利用，并能在相当程度上满足国内需求，而不用完全依赖进口。中药资源保护、植物药异地引种和人工栽培、药用动物的驯化等，也取得了显著成绩。随着现代自然科学的迅速发展及中药事业自身发展的需要，中药的现代研究在深度和广度上都取得了瞩目成就，大大促进了中药鉴定学、中药化学、中药药理学、中药炮制学、中药药剂学等分支学科的发展。

第二节　中药的产地、采制和炮制

中药的来源，除部分人工制品外，绝大部分是天然的植物、动物和矿物。这些天然药物的质量和疗效，必然会受其产地、采收与贮藏的影响。现代研究表明，中药质量和疗效的优劣，取决于它所含的有效成分，而有效成分的含量又与产地、采集与贮藏密切相关。因此，研究药物的产地、采集与贮藏方法，对于保证药材质量和疗效，保护和扩大药源，具有十分重要的意义。

一、中药的产地

中药的分布和生产，离不开一定的自然条件。我国疆域辽阔，自然地理状况十分复杂，水土、气候、日照、生物分布等生态环境各地不尽相同，甚至南北迥异，差别很大。因此，各种中药材的生产多有一定的地域性，即便是分布较广的药材，也由于自然条件的不同而质量优劣不一，于是逐渐形成了"道地药材"的概念。"道"曾是古代的行政区划，"地"指地域或地区。所谓道地药材，是指地域性强、历史悠久、产地适宜、品种优良、产量较高、炮制考究、疗效突出的药材。陈嘉谟《本草蒙筌》中曰："地产南北相殊，药力大小悬隔。"说明前人很早就认识到药材产地与质量的关系。

链接　道地药材的命名

一般而言，道地药材的命名，多是在药名前冠以地名，如川芎、怀地黄、浙贝母、东北人参、西宁大黄、宁夏枸杞子、阿胶等。但也有少数情况例外，如广木香，并非是广州所产，而是从广东进口集散；藏红花，亦非西藏所产，而是以前经西藏进口。

长期的临床实践证明，道地药材对于保证中药疗效，起着十分重要的作用。然而各种道地药材的产量有限，不能完全满足医疗需要。因此，在不影响药效的前提下，也不必拘泥于道地药材的地域限制。在现代技术条件下，我国已成功地对不少名贵或短缺药材进行了异地引种，药用动物的驯养也不断取得成效。如原依靠进口的西洋参在国内引种成功，原产贵州的天麻而今在山西等地大面积引种，人工培育牛黄，人工养鹿取茸，人工养麝及活麝取香，人工培养虫草菌等。当然，在药材的引种或驯养工作中，必须科学规范管理，确保该品种原有的性能和疗效，这对促进中药资源的开发利用，提高中药材品质以及对生态环境的保护，推动中药早日走向国际医药市场，有着重要的意义。

二、中药的采制

中药的采收时节和方法，对保证药材质量、医疗效果十分重要。动植物在其生长发育的不同时期，其药用部分所含的有效成分各不相同，从而使药物的疗效作用存在着较大差异，所以药材的采收必须在适当的时节进行。因此，采收药材必须掌握它们的采收标准、适收标志、采收期、收获年限和采收方法。采收野生药材还必须掌握它们的生态环境和植物的形态特征等。

（一）植物药类

植物类药物的根、茎、叶、花、果实及种子各器官的生长成熟期有明显的季节性，而不同时期各器官中有效成分的含量也各有不同，药性强弱有别。从理论上讲，植物类药物的采收，应该在有效成分含量最多的时候进行。根据前人长期的实践经验，植物类药物通常是以入药部位的成熟程度为依据来进行采收的。一般来说，按药用部位的不同可归纳为以下几类。

1. 根和根茎类　多在秋末和春初时采收，即农历二月、八月为佳。古人认为，春初"津润始萌，未充枝叶，势力淳浓"，"至秋枝叶干枯，津润归流于下"，且"春宁宜早，秋宁宜晚"。因为，早春二月，新芽未萌；深秋时节，多数植物的地上部分停止生长，其营养物质多贮存于地下部分。现代研究也证明，早春及深秋时植物根或根茎中有效成分含量较高，此时采收，则产量和质量都比较高，如天麻、苍术、葛根、桔梗等。但也有少数例外，如半夏、延胡索等则以夏季采收为宜。

2. 茎木类　一般在秋、冬两季采收，如川木通、大血藤、夜交藤等，有些木类药材全年可采，如苏木、降香、沉香等。

3. 皮类　通常在春夏之交时节剥取。此时植物生长旺盛，不仅质量较佳，药性较强，疗效较高，而且树木体内浆液充沛，树皮易于剥离，伤口较易愈合，如黄柏、厚朴、杜仲等。少数树皮类药材于秋、冬两季采取，如川楝皮、肉桂等，此时有效成分含量较高。根皮类药材通常在秋后苗枯或早春萌发前采收为宜，如牡丹皮、地骨皮等。

4. 叶类　通常在花蕾将放或正盛开的时候采收。因此时正当植物生长茂盛的阶段，性味充足，药力雄厚，最宜于采收，如大青叶、荷叶、枇杷叶、艾叶等。有些特定的品种，如霜桑叶，则须在深秋或初冬经霜后采集。

5. 花类　一般在花蕾或花正开放时采收。由于花朵次第开放，所以要分次适时采摘。采摘时间很重要，过迟则易致花瓣脱落和变色，气味散失，影响质量，如菊花、旋覆花等；有些花要求在含苞欲放时采摘花蕾，如金银花、丁香、辛夷等；有的则在刚开放时采摘最好，如月季花。而红花则宜于花冠由黄色变橙红色时采收。至于花粉的采收，应于花朵盛开时进行，如蒲黄等。

6. 果实和种子类　一般果实通常在自然成熟后或将成熟时采收，如枸杞子、瓜蒌、马兜铃等；有的在成熟经霜后采摘为佳，如山茱萸经霜变红，川楝子经霜变黄；有的采收未成熟的幼果，如枳实、青皮、乌梅等。若果实成熟期不一致，要随熟随采，过早肉薄产量低，过迟肉松泡，影响质量，如木瓜等。种子类药材须在果实成熟时采收，如牵牛子、决明子、白芥子等。

7. 全草类　多数在植物充分生长、枝叶茂盛的花前期或初开花时采收。大多割取地上部分，如益母草、薄荷、紫苏等；少数连根挖取全株药用，如车前草、小蓟、蒲公英等；需用嫩苗或带叶花梢的要适时采收，如夏枯草、茵陈等。而以茎叶同时入药的藤本植物，其采收原则与此相同，应在生长旺盛时割取，如夜交藤、忍冬藤等。

8. 藻、菌、地衣类　此类药物属于低等植物，其采收情况不一。如茯苓在立秋后采收质量较好；马勃宜在子实体刚成熟时采收，过迟则孢子飞散；冬虫夏草在夏初子座出土，孢子未散发时采挖；海藻在夏、秋两季采捞；松萝全年均可采收。

（二）动物药类

动物类药物因品种不同，采集各异。其具体时间，以保证药效及容易获得为准则。如蟾酥为蟾蜍耳后腺分泌物干燥而成，此药宜在春秋两季蟾蜍活动多时采收，此时容易捕捉，腺液充足，质量最佳；石决明、牡蛎、海蛤壳等海生贝壳类药材，多在夏秋季捕采，此时发育生长旺盛，钙质充足，药效最佳。

（三）矿物药类

矿物药类没有季节限制，全年可挖。矿物药大多结合开矿采掘，如石膏、滑石、雄黄、自然铜等。有些矿物系人工冶炼或升华方法制得，如密陀僧、轻粉、红粉等。

三、中药的炮制

炮制，古时又称"炮炙""修事""修治"，是指药物在应用前或制成各种剂型以前必要的加工过程，包括对原药材进行一般修治整理和部分药材的特殊处理，后者也称为"炮炙"。由于中药材大都是生品，其中不少药材必须经过特定的加工处理，才能更符合治疗需要，充分发挥药效。因此，按照不同的药性和治疗要求而有多种炮制方法。有些药材的炮制还要加用适宜的辅料，并且注意操作技术和讲究火候，正如前人所说："不及则功效难求，太过则性味反失。"炮制是否得当，直接关系到药效。少数毒性药和烈性药的合理炮制，更是确保用药安全的重要措施。

（一）炮制的目的

1. 消除或降低药物的毒副作用，保证用药安全　主要针对毒副作用较强的药物而言。如川乌、草乌生用内服易于中毒，炮制后可降低毒性；巴豆泻下作用剧烈，宜去油取霜用；常山用酒炒，可减轻其催吐的副作用等。

2. 增强药物的作用，提高临床疗效　在中药的炮制过程中，常常加入一些辅助药料拌和，这些拌和的药料称为辅料。添加辅料的目的各异，但主要用于增强药物的作用，提高临床疗效。如百部、紫菀、款冬花，蜜炙后增强润肺止咳功效；当归、川芎、丹参，酒炙后增强活血化瘀功效；香附、延胡索，醋炙后增强活血止痛功效。

3. 改变药物的性能，使之更能适合病情需要　如地黄生用凉血，制成熟地黄后性转微温而以补血见长；生姜煨熟，则能减缓其发散力，而增强温中之效；何首乌生用能泻下通便，制熟后则失去泻下作用而专补肝肾精血。

4. 改变药物的某些性状，便于贮存和制剂　如一般药材的切片，便于贮存；矿物、动物甲壳、贝壳及某些种子类药物的粉碎处理，能使有效成分易于溶出，并便于制成各种剂型；有些药物在贮藏前要进行烘焙、炒干等干燥处理，使其不易霉变、腐烂等。

5. 纯净药材，保证药物质量和用量准确　一般中药原药材，多附着泥土，夹有沙石，以及带有非药用部分和其他异物，必须经过挑拣修治，水洗清洁，才能使药物纯净，方可保证质量，使用量准确。如葛根、板蓝根当洗去泥沙，拣去杂质；枇杷叶刷去毛，远志去心，蝉蜕去头足等。

6. 矫臭、矫味，便于服用　一些动物药及一些具有特殊气味的药物，经过漂洗、麸炒、酒制、醋制后，能起到矫臭、矫味的作用，如酒制乌梢蛇，麸炒僵蚕，醋制乳香、没药，用水漂去海藻、昆布的咸味等。

7. 引药入经，便于定向用药 有些药物经炮制后，可在特定脏腑经络中发挥治疗作用，便于临床定向选择用药。如知母、黄柏、杜仲，经盐炒后可增强入肾经的作用；柴胡、香附，醋炒后可增强入肝经的作用。

（二）炮制的方法

1. 修制

（1）纯净处理：采用挑、拣、簸、筛、刮、刷等方法，去掉灰屑、杂质及非药用部分，使药物清洁纯净。如拣去合欢花中的枝、叶，刷除枇杷叶、石韦叶背面的绒毛，刮去厚朴、肉桂的粗皮等。

（2）粉碎处理：采用捣、碾、镑、锉等方法，使药物粉碎，以符合制剂和其他炮制法的要求。如牡蛎、龙骨捣碎便于煎煮；川贝母捣粉便于吞服；羚羊角镑成薄片，或锉成粉末，便于制剂和服用。

（3）切制处理：采用切、铡的方法，把药物切制成片、段、丝、块等一定的规格，使药物有效成分易于溶出，并便于进行其他炮制，也利于干燥、贮藏和调剂时称量。根据药材的性质和医疗需要，切片有很多规格。如天麻、槟榔宜切薄片，泽泻、白术宜切厚片，黄芪、鸡血藤宜切斜片，白芍、甘草宜切圆片，肉桂、厚朴宜切圆盘片，桑白皮、枇杷叶宜切丝，白茅根、麻黄宜铡成段，茯苓、葛根宜切成块等。

2. 水制 用水或其他液体辅料处理药材的方法称为水制法。其目的主要是清洁药物、除去杂质、软化药物、调整药性、降低毒性及便于切制等。常用的有淋、洗、泡、漂、浸、润、水飞等。这里仅介绍三种常用的方法。

（1）漂：将药物置宽水或长流水中浸渍一段时间，并反复换水，以去掉腥味、盐分及毒性成分的方法称为漂。如将昆布、海藻、盐附子漂去盐分，紫河车漂去腥味等。

（2）润：又称闷或伏。根据药材质地的软硬，加工时的气温、工具，用淋润、洗润、泡润、浸润、晾润、盖润、伏润、露润、复润、双润等多种方法，使清水或其他液体辅料徐徐入内，在不损失或少损失药效的前提下，使药材软化，便于切制饮片。如淋润荆芥，泡润槟榔，酒洗润当归，姜汁浸润厚朴，伏润天麻，盖润大黄等。

（3）水飞：对于某些不溶于水的矿物药，利用粗细粉末在水中的悬浮性不同，反复研磨药物，分离制备极细粉末的方法，称为"水飞法"，如朱砂、雄黄等。

3. 火制 是将药物经火加热处理的方法。根据加热的温度、时间和方法的不同，可分为炒、炙、煅、煨等。

（1）炒：有清炒和加辅料炒。清炒法包括炒黄、炒焦、炒炭等不同程度。用文火炒至药物表面微黄称炒黄，如炒牛蒡子、炒苏子。用武火炒至药材表面焦黄或焦褐色，内部颜色加深者称炒焦，如焦山楂、焦白术、焦麦芽等。用武火炒至药材表面焦黑，部分炭化，内部焦黄，但仍保留有药材固有气味（即存性）者称炒炭，如艾叶炭、地榆炭、姜炭等。炒黄、炒焦使药物易于粉碎加工，并缓和药性；种子类药物炒后，则煎煮时有效成分易于溶出。炒炭能缓和药物的烈性、副作用，或增强其收敛止血的功效。加辅料炒可减少药物的刺激性，增强疗效，如土炒白术、麸炒枳壳、米炒斑蝥等。与砂或滑石、蛤粉同炒的方法习称烫，药物受热均匀酥脆，易于煎出有效成分或便于服用，如砂炒穿山甲、蛤粉炒阿胶等。

（2）炙：用液体辅料拌炒药物，使辅料渗入药物组织内部，以改变药性，增强疗效或减少副作用的炮制方法称为炙。通常使用的液体辅料有蜜、酒、醋、姜汁、盐水、童便等。如蜜炙黄芪、甘草可增强补中益气作用；蜜炙百部、款冬花可增强润肺止咳作用；酒炙川芎可增强活血之功；醋炙香附可增强疏肝止痛之效；盐炙杜仲可增强补肾功能；酒炙常山可减轻催吐作用等。

（3）煅：将药物用猛火直接或间接煅烧，使质地松脆，易于粉碎，充分发挥疗效。坚硬的矿物药或贝壳类药多直接用火煅烧，以煅至红透为度，如紫石英、海蛤壳等。间接煅是置药物于耐火容器中密闭煅烧，至容器底部红透为度，如制血余炭、棕榈炭等。

（4）煨：利用湿面或湿纸包裹药物，置热火灰中加热至面或纸焦黑为度，可减轻药物的烈性或副作用，如煨生姜、煨甘遂、煨肉豆蔻等。

4．水火共制

（1）煮：是用清水或液体辅料与药物共同加热的方法。如醋煮芫花可减低毒性，酒煮黄芩可增强清肺热的功效。

（2）蒸：是利用水蒸气或隔水加热药物的方法。如酒蒸大黄可缓和泻下作用。有些药物经反复蒸、晒，才能获得适合医疗需要的作用。如何首乌经反复蒸晒后不再有泻下力而能补肝肾益精血。

（3）淬：是将药物煅烧红透后，迅速投入冷水或液体辅料中，使其酥脆的方法。淬后不仅易于粉碎，且辅料被其吸收，可发挥预期疗效。如醋淬自然铜、鳖甲，黄连煮汁淬炉甘石等。

（4）焯：是将药物快速放入沸水中短暂潦过，立即取出的方法。常用于种子类药物的去皮和肉质多汁类药物的干燥处理。如焯杏仁、桃仁以去皮；焯马齿苋、天门冬以便于晒干贮存。

5．其他制法　常用的有发芽、发酵、制霜及精制等。其目的在于改变药物原有性能，增加新的疗效，减少毒性或副作用，或使药物更趋于效高质纯。

（1）制霜：种子类药材压榨去油或矿物药材重结晶后的制品，称为霜。其相应的炮制方法称为制霜。前者如巴豆霜，后者如西瓜霜。

（2）发酵：在一定条件（温度等）下使药物发酵，从而改变原来药物的性质，可增强健胃消食的作用，如神曲、淡豆豉、半夏曲等。

（3）精制：多为水溶性天然结晶药物，先经过水溶除去杂质，再经浓缩、静置后析出结晶即成。如由朴硝精制成芒硝等。

（4）发芽：将具有发芽能力的种子药材用水浸泡后，经常保持一定的湿度和温度，使其萌发幼芽，称为发芽，如谷芽、麦芽等。

第三节　中药的性能

中医理论认为，人体正常的生命活动是阴阳气血保持协调平衡的结果，任何疾病的发生发展过程，都是在致病因素作用下，机体出现了阴阳气血偏盛偏衰或脏腑经络功能失常的病理变化。因此，药物治病的基本作用，不外是扶正祛邪，消除病因，恢复脏腑经络的正常生理功能，纠正阴阳气血偏盛偏衰的病理现象，使之在最大程度上恢复到正常状态，达到治愈疾病的目的。药物之所以能够针对病情，发挥上述基本治疗作用，是因为各种药物本身具有一定的特性（即偏性），也就是说以药物的偏性纠正疾病所表现的阴阳偏盛偏衰，即"以偏纠偏"。

中药的性能又称药性，是中药作用的基本性质和特征的高度概括。研究药性形成的机制及其运用规律的理论称为药性理论，它是中药理论的核心内容。药性理论的形成，是我国历代医家在长期医疗实践中，以中医理论为依据，根据药物的各种性质及治疗作用总结出来的用药规律，也是中医学理论体系中的一个重要组成部分。

中药的性能，主要包括性味、升降浮沉、归经、毒性等方面。

一、性　　味

药物都具有一定的性和味，它是药物治病的主要理论根据。自古以来，各种中药书籍每在论述一药物时都首先标明其性味，这对于认识各种药物的共性和个性，以及临床用药，都有实际意义。

（一）四性

四性，是指药物的寒、热、温、凉四种药性，又称四气。其中，温热与寒凉属于相对立的两类不同性质；而温与热、寒与凉则性质相同，仅程度不同，即温次于热，凉次于寒。对于有些药物，通常还标以大热、大寒、微温、微寒等，这是对中药四性程度不同的进一步区别。按阴阳属性划分，温热属阳，寒凉属阴。因此，四性主要反映药物影响人体阴阳盛衰、寒热变化方面的作用性质和特征。

此外，药性中除四性外还有平性。所谓平性药，是指药物寒热之性不甚显著、药性平和、作用比较和缓的药物。如山药、党参、枸杞子、甘草等。对药物平性的认识，历来见解不一，但多数医家认为平性是相对而言的，其中也有微寒、微温之不同，如党参性平偏温，甘草性平偏凉，因此平性仍未超出四性的范围。故四性从本质上讲，实际上是寒热二性。

药物的寒热温凉四性，是从药物作用于机体所发生的反应概括出来的，是与所治疾病的寒、热性质相对而言。因此，四性的确定，是以机体用药后的反应为依据，以病证的寒热为基准。凡能够减轻或消除热证的药物，属于寒性或凉性；凡能够减轻或消除寒证的药物，属于热性或温性。如石膏、知母、栀子对于高热烦渴、面红目赤、咽喉肿痛等热证有缓解或消除作用，表明这三种药物具有寒凉之性；附子、肉桂、干姜对于四肢厥冷、脘腹冷痛、脉微欲绝等寒证有缓解或消除作用，表明这三种药物具有温热之性。

一般来说，寒凉药分别具有清热泻火、凉血解毒、滋阴除烦、泻热通便、清热利尿、清热化痰、清心开窍、凉肝息风等作用；温热药分别具有回阳救逆、补火助阳、引火归原、温中散寒、温肾暖肝、温经通络、温经止血、温阳利水等作用。

临床对药性寒热的应用，必须遵循"寒者热之，热者寒之""疗寒以热药，疗热以寒药"的用药原则，即寒凉药用治阳热证，温热药用治阴寒证。具体来讲，寒凉药多用治高热烦渴、热毒发斑、骨蒸潮热、热结便秘、热淋涩痛、痰热喘咳、高热神昏、热极生风等一系列阳热证；温热药多用治亡阳虚脱、畏寒肢冷、中寒腹痛、寒疝作痛、风寒湿痹、血寒经闭、虚寒出血、阴寒水肿等一系列阴寒证。由于寒与凉、热与温之间还存在着程度上的差异，因而用药时也应注意。如当用热药而用温药，当用寒药而用凉药，则病重药轻达不到治愈的目的；反之，当用温药而用热药，当用凉药而用寒药，则病轻药重使机体正气受损。至于寒热错杂、阴阳格拒的复杂病证，又当采用寒热并用佐治之法治之。

药物四性是从特定的角度概括药物作用的一种性质，仅反映该药影响人体寒热变化、阴阳盛衰的倾向，而不能表明该药其他作用性质、作用范围、作用趋势、作用强度、作用的益害性等方面。因此，必须与其他方面的性能相结合，才能全面地认识和掌握药物的性能和作用。

（二）五味

五味，指酸、苦、甘、辛、咸五种不同的味道。实际上药物的味不止五种，有些药物还具有淡味或涩味，但酸、苦、甘、辛、咸是最基本的五种滋味。长期以来，一直将涩附于酸，淡附于甘，所以仍然称为五味。

药物五味的确定，最初是由口尝而得到的药物的真实滋味。后来发现，各种药物的不同滋味与其医疗作用之间存在着若干规律性的联系，即不同滋味的药物作用于人体，会产生不同的反应，获得不同的治疗效果，遂以滋味来解释和归纳药物的作用。随着用药实践的发展，对药物作用的认识不断丰富，一些药物的作用很难用其滋味来解释，从而便采用了以作用推定其"味"的方法。因此，五味不仅是药物滋味的真实反映，更重要的是对药物作用的高度概括。在本草书籍的记载中，常会出现与药物的实际滋味不相符的地方，如石膏并无口尝之"辛"味，磁石并无口尝之"咸"味。但石膏能透散肌表之热，体现了辛散之性，故标以"辛"味；磁石可入肾潜镇浮阳，而肾在五行中属水与咸味相应，故标以"咸"味。可见，五味的"味"，已经超出了味觉的范围，而是建立在功效的基础之上。

1. 辛　具有发散、行气、行血的作用。主要用治表证及气滞、血瘀之证。如治疗表证的解表药麻黄、紫苏、薄荷味辛而发散表邪；治疗气滞证的行气药木香、檀香、香附味辛而行气止痛；治疗瘀血证的活血化瘀药川芎、红花、延胡索味辛而活血化瘀。

一些具有芳香气味的药物，也往往标以"辛"味，亦称辛香之气或芳香之气，这说明辛还与辛香之嗅觉感受密切相关。由于化湿、辟秽、开窍药大多具有芳香之气，因此辛味又用以表示芳香化湿、芳香辟秽、芳香开窍等作用。

2. 甘　具有补益、和中、缓急止痛、调和药性的作用。主要用治虚证、诸痛证，并常用以调和药性。如治疗虚证的补气药人参味甘而大补元气，治疗血虚证的补血药熟地黄味甘而补益精血；治疗脾胃不和的谷芽味甘而消食和中；治疗挛急疼痛的甘草味甘而缓急止痛，且能调和药性，是处方中的常用药。此外，甘草、大枣、绿豆等甘味药还能解救某些食物和药物中毒，所以，历来又有甘能解毒的说法。

3. **酸**　具有收敛、固涩的作用。主要用治体虚多汗、肺虚久咳、久泻久痢、遗精滑精、遗尿尿频、崩漏不止等。如治疗体虚多汗的五味子味酸而固表止汗，治疗肺虚久咳的乌梅味酸而敛肺止咳，治疗久泻久痢的五倍子味酸而收涩肠道，治疗遗精滑精、遗尿尿频的山茱萸味酸而固精缩尿，治疗崩带不止的赤石脂味酸而收敛止带固崩。

4. **苦**　具有泄和燥的作用。泄的含义甚广，有指通泄的，如大黄味苦而泻下通便用于热结便秘；有指降泄的，如枇杷叶味苦而降泄肺、胃之气用于喘咳、呕逆；有指清泄的，如栀子味苦而清热泻火用于热盛心烦。至于燥，则用于湿证。湿证有寒湿、湿热的不同，温性的苦味药如苍术可温化寒湿而用于寒湿证；寒性的苦味药如黄连清热燥湿而用于湿热证。因此，苦味药主要用治便秘、喘咳、呕逆、热盛、寒湿、湿热等证。

此外，苦还有"坚阴"的作用。苦能坚阴，又称为"泻火存阴"，即苦寒药通过清热泻火作用，消除热邪以利于阴津的保存。后世多将"苦以坚阴"用于说明黄柏、知母等药治疗肾阴亏虚、相火亢盛的作用特点。

5. **咸**　具有软坚散结、泻下通便的作用。主要用治瘰疬、痰核、痞块及热结便秘等。如瓦楞子、海藻、牡蛎味咸而软坚散结用于瘰疬、痰核、痞块；芒硝味咸而泻下通便用于热结便秘。

6. **淡**　具有渗湿、利水的作用。主要用治水肿、小便不利等。如猪苓、茯苓味淡而渗湿利水用于水肿、小便不利等。

7. **涩**　与酸味药的作用相似。多用治虚汗、泄泻、尿频、滑精、出血等。如莲子固精止带，赤石脂涩肠止泻，乌贼骨收涩止血等。本草文献常以酸味代表涩味功效，或与酸味并列，标明药性。

由于每一种药物都同时具有性和味，因此必须把两者结合起来看，才能准确地辨别药物的作用。一般来讲，性味相同，作用相近，如性味辛温的麻黄、桂枝、紫苏都具有发散风寒的作用，性味甘温的鹿茸、海马、肉苁蓉都具有温肾助阳的作用；性味不同，作用相异，如黄连苦寒能清热燥湿，党参甘温能补中益气，两者作用差别甚远；性同味异、味同性异者所代表药物的作用则各有不同。如麻黄、杏仁同属温性，而麻黄辛温散寒解表，杏仁苦温降气止咳。又如附子、石膏均为辛味，而附子辛热补火助阳，石膏辛寒清热泻火。

二、升 降 浮 沉

升降浮沉是指药物对人体作用的四种不同趋向。升，是上升，趋向于上；降，是下降，趋向于下；浮，表示发散，趋向于外；沉，表示收敛固藏和泄利二便，包含有向内和向下的趋向。按阴阳属性划分，升浮属阳，沉降属阴。因此，在实际应用中，升与浮、沉与降又常相提并论。

药物的升降浮沉，是依据各种药物自身具有的功效确定的，且与疾病所表现的病势趋向相对而言。由于各种疾病在病机和证候上，常常表现出向上（如呕吐、呃逆、喘咳）、向下（如泻痢、脱肛、崩漏），或向外（如自汗、盗汗）、向内（如表证不解入里）等病势趋向，在病位上则有在表（如外感表证）、在里（如里实便秘）、在上（如目赤肿痛）、在下（如腹水、尿闭）等的不同。因此，能够针对病情，改善或消除这些病证的药物，相对来说也就分别具有升降浮沉的作用趋向了。

升和降、浮和沉都是相对的，一般具有升阳、解表、祛风、散寒、涌吐、开窍等功效的药物，都能上行向外，药性都是升浮的；具有泻下、清热、利尿渗湿、重镇安神、潜阳息风、消导积滞、降逆、收敛及止咳平喘等功效的药物，则能下行向内，药性都是沉降的。但也有少数药物，升降浮沉的性能不明显或存在着二向性，如麻黄既能发汗，又可平喘、利水；川芎既"上行头目"止头痛，又"下行血海"调月经。

掌握药物的升降浮沉特性，可以更好地指导临床用药，以纠正机体功能的失调，使之恢复正常，或因势利导，有助于祛邪外出。一般来说，病变部位在上、在表者宜用升浮药而不宜用沉降药，如外感风寒，用麻黄、桂枝发表；在下、在里者宜用沉降药而不宜用升浮药，如里实便秘证，用大黄、芒硝攻下。病势逆上者宜降而不宜升，如肝阳上亢之头痛，当用牡蛎、石决明等潜降肝阳；病势陷下者宜升而不宜降，如久泻脱肛当用黄芪、人参、升麻、柴胡等药益气升阳。

药性的升降浮沉与药物的性味、质地轻重有着密切的关系，并受到炮制和配伍的影响。

1. 药性的升降浮沉与药物性味的关系　一般能升浮的药物，大多具有辛、甘味和温、热性，如麻黄、升麻、黄芪等；能沉降的药物，大多具有酸、苦、咸、涩味和寒、凉性，如大黄、芒硝、山楂等。正如李时珍所言："酸咸无升，辛甘无降，寒无浮，热无沉。"

2. 药性的升降浮沉与药物质地轻重的关系　一般能升浮的药物，大多属花、叶、皮、枝等质轻的药物，如苏叶、菊花、蝉蜕等；能沉降的药物，大多属种子、果实、矿物、贝壳及质重的药物，如苏子、枳实、牡蛎、代赭石等。除上述一般规律外，某些药物也有特殊性，如旋覆花虽然是花，但功能降气消痰、降逆止呕，药性沉降而不升浮；苍耳子虽然是果实，但功能通窍发汗、散风除湿，药性升浮而不沉降。故有"诸花皆升，旋覆独降；诸子皆降，苍耳独升"之说。

3. 炮制和配伍是影响药性升降浮沉的主要因素　药物的炮制可以影响并转变其升降浮沉的性能，如酒制则升，姜炒则散，醋炒收敛，盐炒下行。如大黄苦寒沉降，善峻下热结、泻热通便，酒炒后则药性升浮，可清上焦头目火热之邪用治目赤头痛。药性的升降浮沉通过配伍也可发生转化，一般来讲，升浮药在大量沉降药中能随之下降；沉降药在大量升浮药中能随之上升。

由此可见，药物的升降浮沉受多种因素的影响，在一定的条件下，是可以加以人为控制而转化的，正如李时珍所言："升降在物，亦在人也。"

三、归　经

归经是指药物对机体某部分的选择性作用，它指明了药物治病的适用范围。药物归某经，说明该药对某经（脏腑及经络）的病变有明显的治疗作用。如同是苦寒清热药，清肺热的药物归肺经，清胃热的药物归胃经；同是甘温助阳药，助脾阳的药物归脾经，助肾阳的药物归肾经。可见，功效相同的药物，若归经不同，其所治病证也不相同。

中药归经理论的形成是在中医基本理论指导下，以脏腑经络学说为基础，以药物所治疗的具体病证为依据，经过长期临床实践总结出来的用药理论。中医学认为，经络是人体运行全身气血，联络脏腑形体官窍，沟通上下内外的通道。因此，人体在病变时，体表的疾病，可以通过经络影响到内脏；内脏的病变，也可以通过经络反映到体表。由于病变所在脏腑经络不同，临床上所表现的症状也各不相同。如肺经病变多见胸闷咳喘，肝经病变多见胸胁胀痛。临床用杏仁能治愈胸闷咳喘，说明杏仁归肺经；香附能治愈胸胁胀痛，说明香附归肝经。另外，同一药物往往具有多种功效，可治疗多种不同的病证，因此也有多种不同的归经。如麻黄既能宣肺平喘而治喘咳实证，又能利水消肿而治水肿、小便不利，说明麻黄既归肺经又归膀胱经。由此可见，归经理论是从临床疗效观察中总结出来的，它是以药物所治病证的病位为依据而确定的。

此外，古人还根据药物自身的色、味等自然属性，按照五行归属，来确定药物的归经。药物有青、赤、黄、白、黑"五色"，有酸、苦、甘、辛、咸"五味"。味辛、色白属金归肺、大肠经，味苦、色赤属火归心、小肠经，味甘、色黄属土归脾、胃经，味酸、色青属木归肝、胆经，味咸、色黑属水归肾、膀胱经。如山茱萸味酸归肝经以补肝，朱砂色赤归心经以镇心安神，石膏色白味辛归肺经以清肺热，玄参、生地黄色黑味咸归肾经以滋肾阴等。但必须认识到大多数药物都并非如此，如龙胆草味苦并不归心经，麻黄色黄并不归脾经等。因此，以色、味配五脏来确定药物归经并不具有普遍意义。

归经理论在临床上对于指导辨证用药、提高用药的准确性有着重要的指导意义。正如徐灵胎所言："治病必分经络脏腑"，"不知经络而用药，其失也泛，必无捷效"。同是里热证，但有心火、肝火、胃火、肺热之分；同是清热药，亦有清心火、清肝火、清胃火、清肺火之异。因此治疗时，若心火亢盛心烦失眠者，当选用栀子、黄连等心经药物以清心泻火；肝火目赤肿痛者，当选用夏枯草、菊花等肝经药物以清肝明目；胃火牙痛者，当选用石膏、知母等胃经药物以清泻胃火；肺热咳嗽者，当选用贝母、瓜蒌等肺经药物以清肺化痰。其次，掌握归经理论还有助于区别功效相似的药物，如同是治疗伤寒头痛的药物，但藁本主治太阳经头痛，白芷主治阳明经头痛，细辛主治少阴经头痛，吴茱萸主治厥阴经头痛，因此选药时应加以注意。人体是一个有机整体，临证之时，既要了解每一药物的归经，又要掌握脏腑、经络之间的相互关系，才能更好地指导临床用药。

应用中药时，还必须把药物的归经与四性、五味、升降浮沉等性能相结合，才能全面认识药物功效，收到预期效果。因为某一脏腑、经络的病变，可能有寒、热、虚、实之不同，同归某一经的药物，也有温、清、补、泻功效之异。如治疗肺病咳嗽，虽然黄芩、干姜、百合、葶苈子都能归肺经，但黄芩清肺热，干姜温肺寒，百合补肺虚，葶苈子泻肺实，因此用药时必须根据咳嗽的寒热虚实进行选择。

四、毒   性

药物的毒性，是指药物对机体的损害性。毒性反应与副作用不同，它对人体的危害性较大，甚至可危及生命。为了确保用药安全，必须认识中药的毒性，了解毒性反应产生的原因，掌握中药中毒的解救方法和预防措施。

"毒药"一词，在古代医药文献中包括的含义较广，它既被看作是一切药物的总称，又被当作是药物毒副作用大小的标志。如《周礼·天官》曰："医师掌医之政令，聚毒药以供医事。"明代张景岳《类经》云："药以治病，因毒为能，所谓毒者，因气味之偏也……大凡可辟邪安正者，均可称为毒药。"即把药物的偏性看作是药物的毒性。而《素问·五常政大论》云："大毒治病，十去其六；常毒治病，十去其七；小毒治病，十去其八；无毒治病，十去其九。"则是指药物的毒副作用，并把药物毒性强弱分为大毒、常毒、小毒、无毒四类。《神农本草经》中的三品分类法也是以药性的有毒、无毒作为分类依据的，并指出："若用毒药以疗病，先起如黍粟，病去即止，不去倍之，不去十之，取去为度。"

正确看待药物的毒性，是安全用药的保证。前人是以偏性的强弱来解释有毒、无毒及毒性大小的。有毒药物的治疗剂量与中毒剂量比较接近或相当，因而治疗用药时安全度小，易引起中毒反应。无毒药物安全度较大，但并非绝对不会引起中毒反应，如人参、知母等皆有产生中毒反应的报道，这与剂量过大或服用时间过长等有密切关系。研究证明，中药毒性反应产生的原因主要与药物本身毒性大小和剂量有关，其次还与药物的贮存、加工炮制、配伍、剂型、给药途径、使用时间的长短以及病人的体质、年龄、证候性质等有密切关系。因此临床使用有毒药物时，应从上述各个环节进行控制，避免中毒发生。

根据中医以毒攻毒、以偏纠偏的治疗原则，有毒药物也有其可利用的一面。古今利用某些有毒药物的攻毒蚀疮、破瘀散结等作用，以治疗恶疮肿毒、疥癣、瘰疬瘿瘤、癌肿癥瘕等症，如用水银治疗疥疮梅毒，砒霜治疗白血病等。但用量要特别慎重，一般不超过常用最高剂量。有些有明确禁忌者，如胎、产、老、弱等，就不能贸然使用。

总之，有毒药物在临床上有其独特的治疗作用，只要应用得当，就能趋利避害，用毒避毒。

链接 古今中药毒性的概念

古代中药的毒性，包括广义和狭义两种概念。广义之"毒"，是指一切药物的总称；狭义之"毒"，是指药物的毒副作用。后世本草书籍在其药物性味下标明"大毒"、"有毒"、"小毒"、"无毒"等记载，则多指药物毒副作用的大小。当今《中华人民共和国药典》将中药毒性分为三级，即大毒、有毒、小毒。毒性药物作用强烈，用之不当就可能导致中毒，因此应用时一定要加以注意。

第四节   中药的合理应用

中药的合理应用是以中医药理论为指导，在充分辨析疾病和掌握中药性能特点的基础上，安全、有效、简便、经济地使用中药或中成药，从而达到以最小的投入，获取最大的医疗和社会效益的目的。

一、配　伍

配伍，是指按照病情需要和药性特点，有选择地将两种以上的药物配合应用。

中药的配伍应用，是在长期的临床实践中逐步形成的。古人对中药的应用，最初都是采用单味药的形式，但后来发现，单味药的力量非常有限，难以治疗病势严重或复杂多变的疾病，因而就尝试着把多种药物配合在一起应用。实践证明，中药通过合理的配伍，可以达到增强疗效、消减毒副作用的目的，从而使临床用药更有效，更安全。

前人把单味药的应用及药物之间的配伍关系概括为七种情况，称为药物"七情"。即单行、相须、相使、相畏、相杀、相恶、相反。

1. **单行**　即单用一味药物治疗疾病。对于病情比较单纯的病证，往往选择一味针对性较强的药物即可达到治疗目的，如独参汤，单用一味人参治疗大失血所引起元气虚脱的危重病证。现代单用马齿苋治疗痢疾，丹参片治疗胸痹绞痛等，也都是行之有效的治疗方法。

2. **相须**　即两种功效相类似的药物配合应用，可以增强原有药物的功效。如麻黄配桂枝，能明显增强发汗解表、祛风散寒的作用；石膏配知母，能明显增强清热泻火、生津止渴作用；黄连配黄芩，能明显增强清热燥湿、泻火解毒作用。

3. **相使**　即在性能功效方面有某些共性的药物配伍同用，而以一种药物为主，另一种药物为辅，辅药可以提高主药的功效。相使配伍分两种情况：一是功效在某些方面相近的药物配伍，如黄芪配茯苓治脾虚水肿证，黄芪补气健脾、利水消肿为主药，茯苓健脾利水为辅药，茯苓增强了黄芪补气健脾利水的作用；二是功效完全不同的药物配伍，如黄连与木香配伍治疗湿热泻痢，腹痛里急后重，黄连清热燥湿、解毒止痢为主药，木香调中宣滞、行气止痛为辅药，木香增强了黄连清热燥湿止痢的功效。

相须和相使的共同之处，都是通过药物配合，增强了疗效。但相须为用的药物常属同类药，且无主辅之分，是平行并列关系；而相使为用的药物一般不是同类药，且有主辅之分，辅药增强了主药的疗效。

4. **相畏**　即一种药物的毒副作用能被另一种药物减轻或消除。如生半夏和生南星的毒性能被生姜减轻或消除，就说生半夏和生南星畏生姜。

5. **相杀**　即一种药物能够减轻或消除另一种药物的毒副作用。如生姜能减轻或消除生半夏和生南星的毒性，就说生姜杀生半夏和生南星的毒。

实际上，相畏和相杀属于同一配伍关系的两种不同提法。相畏是有毒药物相对于解毒药物而言，相杀是解毒药物相对于有毒药物而言。

6. **相恶**　即两药合用，一种药物能使另一种药物原有功效降低，甚至丧失。如莱菔子降气能削弱人参的补气作用，就说人参恶莱菔子；黄芩性寒能削弱生姜的温胃止呕作用，就说生姜恶黄芩。可见，产生相恶结果的配伍，常是性能相差甚远的药物。

7. **相反**　即两种药物同用能产生剧烈的毒副作用。如甘草反甘遂，贝母反乌头等，详见用药禁忌"十八反""十九畏"中若干药物。

总之，药物的配伍应用是中医用药的主要形式，药物按一定法度加以组合，并确定一定的分量比例，制成适当的剂型，即是方剂。方剂是药物配伍的发展，也是药物配伍应用更为普遍更为高级的形式。

二、用药禁忌

用药禁忌，包括配伍禁忌、证候禁忌、妊娠用药禁忌和饮食禁忌。为了确保疗效、安全用药、避免毒副作用的产生，必须注意用药禁忌。

（一）配伍禁忌

配伍禁忌是指某些药物合用会产生剧烈的毒副作用或降低和破坏药效，因而应该避免配合应用。如《神农本草经》所言："勿用相恶、相反者。"但相恶与相反所导致的后果不一样。相恶配伍可使药物某些方面的功效减弱，但有可利用的一面，并非绝对禁忌。而相反配伍常能危害患者的健康，甚至危及生命。故相反的药物原则上禁止配伍应用。目前中医药界共同认可的配伍禁忌，有"十八反"和"十九畏"。

十八反：甘草反甘遂、大戟、海藻、芫花；乌头反贝母、瓜蒌、半夏、白蔹、白及；藜芦反人参、沙参、丹参、玄参、苦参、细辛、芍药。

十九畏：硫黄畏朴硝，水银畏砒霜，狼毒畏密陀僧，巴豆畏牵牛子，丁香畏郁金，川乌、草乌畏犀角，牙硝畏三棱，官桂畏赤石脂，人参畏五灵脂。

必须明确，十九畏中的"畏"与药物"七情"中相畏的"畏"含义截然不同，十九畏中的药物并不是相畏的配伍关系，而主要是相恶和相反。

临床用药之时，凡属十八反、十九畏的药对，若无充分根据和应用经验，一般不应使用，以免发生意外。

> **链接** "十八反"与"十九畏"歌诀
>
> 十八反歌诀出自张子和《儒门事亲》："本草明言十八反，半蒌贝蔹及攻乌，藻戟遂芫俱战草，诸参辛芍叛藜芦。"
>
> 十九畏歌诀出自刘纯《医经小学》："硫黄原是火中精，朴硝一见便相争，水银莫与砒霜见，狼毒最怕密陀僧，巴豆性烈最为上，偏与牵牛不顺情，丁香莫与郁金见，牙硝难合京三棱，川乌草乌不顺犀，人参最怕五灵脂，官桂善能调冷气，若逢石脂便相欺。"

（二）证候禁忌

因药物的药性不同而致其作用的专长和适应范围不同，从而导致其在临床用药时对某些证候的不适用性，称为证候禁忌。如麻黄性味辛温，功能发汗散寒、宣肺平喘、利水消肿，对于风寒表证的治疗，主要适用于表实无汗证，而表虚自汗者不宜使用。

（三）妊娠用药禁忌

妊娠用药禁忌是指妇女妊娠期禁忌使用或须慎重使用的药物，其禁忌原因无外对母体不利、对胎儿不利、对产程不利几个方面。

根据药物对于胎元损害程度的不同，一般可分为慎用药与禁用药两大类。慎用药，是妇女在妊娠期可根据病情需要斟酌使用的药物，多属通经祛瘀、行气破滞及辛热滑利之品；禁用药，是妇女在妊娠期绝对不能使用的药物，多属剧毒药、药性作用峻猛及堕胎作用较强之品。但是必须强调指出，无论是妊娠慎用药还是禁用药，除非必用之时，一般都应尽量避免使用，以防发生事故。

> **链接** 常见妊娠禁忌用药
>
> 禁用药：巴豆、甘遂、大戟、芫花、商陆、牵牛子、麝香、干漆、三棱、莪术、斑蝥、水蛭、虻虫、蟾酥、水银、砒霜、雄黄、轻粉、胆矾、马钱子、川乌、草乌、藜芦。
>
> 慎用药：牛膝、桃仁、红花、川芎、牡丹皮、大黄、芒硝、番泻叶、芦荟、枳实、附子、干姜、肉桂、姜黄、木通等。

（四）饮食禁忌

饮食禁忌是指服药期间对某些食物的禁忌，又简称食忌，也就是通常所说的忌口。

古今中医皆重视药、食之间的服用避忌，其目的是避免发生不良反应和降低疗效，导致病情恶化，影响患者康复。一般而言，在服药期间应忌食生冷、油腻、腥膻、有刺激性的食物。此外，根据病情的不同，饮食禁忌也有区别，如寒性病应忌食生冷食物，热性病应忌食辛辣、油腻、煎炸类食物，胸痹患者应忌食肥肉、脂肪、动物内脏及烟、酒，肝阳上亢头晕目眩、烦躁易怒者应忌食胡椒、辣椒、大蒜、白酒等辛热助阳之品，脾胃虚弱者应忌食油炸黏腻、寒冷固硬、不易消化的食物，疮疡、皮肤病患者应忌食鱼、虾、蟹等腥膻发物及辛辣刺激性食品。

三、剂　量

中药剂量，即药剂的用药量，主要是指单味药的干燥饮片在汤剂中的成人内服一日量，其次指方剂中药与药之间的比例分量，即相对剂量。

中药的计量单位，古今有别，后世多用重量作为计量固体药物的方法。明清以来，普遍采用 16 进位制，即 1 斤=16 两=160 钱。1979 年国务院规定全国中医处方用药计量一律采用"克"为单位的公斤制：1 公斤为 2 市斤，1 市斤为 10 两，1 两为 50 克。为了处方和调剂计算方便，按规定以如下的近似值进行换算：1 市两（16 进位制）=30g，1 钱（16 进位制）=3g，1 分（16 进位制）=0.3g，1 厘（16 进位制）=0.03g。

剂量是确保用药安全、有效的重要因素之一。临床上主要依据所用药物的性质性能、用药方法、患者情况及四时气候等多方面因素，来确定中药的具体剂量。

（一）药物的性质、性能与剂量的关系

一般来讲，药材质优力强者用量宜小，质次力弱者用量宜大；花叶类质轻之品用量宜小，金石、贝壳质重之品用量宜大；干品用量宜小，鲜品用量宜大；性味平淡作用缓和的药物用量宜大，气味浓厚作用峻猛的药物用量宜小；有毒者应严格控制剂量，不得超出安全范围，且开始时用量宜小，逐渐加量，一旦病情好转后，应当立即减量或停服，中病即止，防止过量或蓄积中毒。

（二）用药方法与剂量的关系

一般来说，单味药使用时剂量宜大，复方应用时剂量宜小；复方中主药用量宜稍大，辅药用量宜小些；入汤剂时用量宜大，入丸、散剂时用量宜小。

（三）患者年龄、体质、病情与剂量的关系

体质强壮者用量可大，体质虚弱者用量宜小；老人、小儿用量宜小，青壮年用量宜大。小儿五岁以下通常用成人量的四分之一，六岁以上可按成人量减半；新病正气损伤较小，用量可稍大，久病多伤正气，用量宜小些；病急病重者用量宜大，病缓病轻者用量宜小。

自 测 题

1. 我国现存最早的药学专著是（　　　）
   A.《新修本草》　　　　　　　B.《本草纲目》
   C.《证类本草》　　　　　　　D.《本草求真》
   E.《神农本草经》

2. 我国历史上第一部官修本草是（　　　）
   A.《本草经集注》　　　　　B.《本草拾遗》
   C.《神农本草经》　　　　　D.《新修本草》
   E.《本草纲目》

3. 将生地黄制成熟地黄，天南星制成胆南星，其目的在于（　　　）
   A. 提高疗效　　　　　　　　B. 改变药物性能
   C. 便于服用　　　　　　　　D. 改变药物作用部位
   E. 消除或降低毒性

4. 一种药物的毒副作用能被另一种药物减轻或消除，其配伍关系为（　　　）
   A. 相须　　　　　　　　　　B. 相反
   C. 相恶　　　　　　　　　　D. 相杀
   E. 相畏

5. 大戟、甘遂、川乌、巴豆等药物内服需炮制，其目的在于（　　　）
   A. 降低或消除毒性、烈性、副作用
   B. 改变药物性能
   C. 提高疗效
   D. 便于服用
   E. 扩大用药范围

6. 辛味药治气血阻滞之证是取其（　　　）
   A. 发散之功　　　　　　　　B. 宣泄之功
   C. 行气血之功　　　　　　　D. 开窍之功
   E. 宣发之功

7. 酸涩味药治遗尿、遗精，是取其（　　　）
   A. 补益之功　　　　　　　　B. 固涩之功
   C. 软坚之功　　　　　　　　D. 固气之功
   E. 缩小便之功

8. 下列除哪项外，均是升浮类药一般具有的功效（　　　）
   A. 升阳发表　　　　　　　　B. 祛风散寒

C. 潜阳息风　　　　　　　　D. 涌吐

E. 开窍

9. 下列除哪项外，均是沉降类药一般具有的功效
（　　）

A. 泻下　　　　　　　　　　B. 清热

C. 解表　　　　　　　　　　D. 利水渗湿

E. 消积导滞

10. 性能功效相类似的药物配合应用，使其疗效增强的
配伍关系称为（　　）

A. 相使　　　　　　　　　　B. 相畏

C. 相杀　　　　　　　　　　D. 相须

E. 相恶

11. 两药合用，一种药物能使另一种药物原有功效降
低，甚至丧失，在七情中称为（　　）

A. 相使　　　　　　　　　　B. 相畏

C. 相杀　　　　　　　　　　D. 相须

E. 相恶

12. 两药合用，能产生或增强毒性反应、副作用，在七
情中称为（　　）

A. 相杀　　　　　　　　　　B. 相畏

C. 相恶　　　　　　　　　　D. 相反

E. 相使

13. 升降浮沉反映药物进入机体后作用的（　　）

A. 趋向性　　　　　　　　　B. 原理

C. 范围　　　　　　　　　　D. 部位

E. 以上均不是

14. 辛味药的作用是（　　）

A. 补益、收敛、固涩　　　　B. 泻下、软坚

C. 发散、行气血　　　　　　D. 燥湿、利湿

E. 缓急止痛，调和药性

15. 咸味药的作用是（　　）

A. 收敛固涩、补肾　　　　　B. 泻下、利尿

C. 软坚散结、泻下　　　　　D. 软坚、利水

E. 缓急止痛、行血

（吴立明　吴　君）

方剂是在辨证审因确立治法的基础上，按照组方原则选择药物、酌定用量而配伍组成的有特定剂型用法的中医处方。方剂既是辨证论治的产物，也是中医防治疾病的主要工具，是理法方药的重要组成部分，是古今医家临床经验与学术思想的载体。

方剂学是研究和阐明方剂与治法的关系，揭示方剂的配伍和运用规律的一门学科。方剂学从组方配伍和临床应用角度，将中医基础理论、中医诊断学、中药学与内、外、妇、儿等临床学科紧密联系在一起，因此在中医基础学科和临床学科之间起着重要的纽带和桥梁作用，具有基础与应用双重特征，不仅是中医主要基础学科之一，也是中医临床各科的重要基础课程。

第一节　方剂与中成药的发展概况

方剂的形成和发展的历史非常悠久，中成药的发展和方剂一脉相承，历代医籍中记载的方剂除汤剂等少数剂型外，大多数都是成药。早在原始社会时期，我们的祖先就已发现药物并用以治疗疾病。最初，只是使用单味药，经过长期实践，逐渐认识到运用多味药组合一起治疗疾病疗效更好，有的还可以减轻不良反应和毒性，于是就产生了方剂。

1. 先秦时期　先民们在长期的生活和生产实践中，经过世世代代、日积月累的口尝身受，逐步积累了药物知识。随着有意识利用药物的不断发展，自然涉及药物的选择、配合和调剂，逐渐产生了方剂。

早期的方剂，多数是单方，或仅由二三味药组成，十分简单。将两种或两种以上的药物组成复方加以利用，可以增强作用、提高疗效，并减轻不良反应和毒性，无疑是古代医药学发展过程中的巨大进步。

《周礼》中已有关于"和药""和齐"的记载，还有"食医掌和王之六食、六饮、六膳、百馐、百酱、八珍之齐"等内容。《史记》中还提到："战国时扁鹊治虢太子之暴厥，曾用八减之齐"。上述所称的"齐"，即后世之"剂"，显然是指和合、调配不同的药物组成方剂加以应用。西汉初年，淳于意的《诊籍》中，提到"火齐汤"等四个方剂，惜于年代久远，其具体组成药物已无从考证。

1973 年在湖南长沙马王堆 3 号汉墓中出土的《五十二病方》，约成书于战国时期，是现存最早的一部方书。书中收载临床各科医方 283 首，还记述有汤、丸、散等剂型。以后，《汉书·艺文志》所列"经方十一家"，不仅有按病证归类方剂的专著，而且有了方剂理论的专著《汤液经法》32 卷。这些古籍虽已亡佚，但标志着这一时期已经建立了方剂的基本理论。

2. 两汉时期　方剂学有了较大的发展。其一是初步总结了治则和治法，并提出了对组方的基本结构要求，从而初步奠定了方剂学理论基础；其二是总结了一批行之有效的著名方剂。

《黄帝内经》是现存最早的中医理论经典著作，虽载方仅有 13 首，但对中医的治则和治法、方剂的结构、药物的配伍方法以及服药宜忌等方面都有较详细的论述，为方剂学的形成奠定了理论基础。

东汉张仲景勤求古训，博采众方，著《伤寒杂病论》，创造性地融理、法、方、药于一体，被后世尊为"方书之祖"，为方剂学的形成与发展奠定了基础。全书载方 314 首，大多有理有法、选药精当、主次分明、配伍严谨、用量准确、剂型丰富、变化巧妙、疗效卓著，因此被后世尊为"经方"，至今仍被视为中医辨证论治、处方用药的典范。

3. 魏晋南北朝时期　这一时期政权频繁更替，战乱不息，社会动荡，药材的生产、运输受到严重影响。在这种特殊的历史条件下，临床制方选药多注重实用，略于理论探讨，提倡用药简捷。在这300多年间，出现了一大批方书，惜多已失传，目前保存影响较大者，仅有《肘后备急方》《小品方》和《刘涓子鬼遗方》。

《肘后备急方》（又称《肘后救卒方》），为东晋著名医家葛洪所撰。葛洪学识渊博，著述丰富，但其医方之书，大多亡佚。《肘后备急方》系从《金匮药方》100卷中摘录3卷而成。其目的是便于随身携带，此乃"肘后"的由来。该书后由陶弘景增补，题名《华阳隐居补阙肘后百一方》，再经金人杨用道将《证类本草》部分药方附于其中，名曰《附广肘后方》，成为明清以来各种版本的祖本。

陈延之所撰《小品方》，对《伤寒杂病论》以来的经验方进行了系统整理，在隋唐时期与仲景之书齐名。原书约亡于唐末至宋初之战乱，但不少本草和方书存其佚文，1985年日本发现其残卷。其内容涉及临床各科，理、法、方、药俱论，亦重点收录简、便、廉、效之方。

《刘涓子鬼遗方》原为晋人刘涓子初辑，后经南齐龚庆宣整理而成，主要收录和论述金疮、痈疽、疥癣、汤火伤等外科方剂，反映了魏晋南北朝时期外科的用药成就，是我国现存最早的外科方书。

4. 隋唐时期　方剂学取得了较大发展。方书大量涌现，巨著相继问世。据《隋书·经籍志》记载，有方书256种，4510卷；其中《四海类聚方》一书，达2600卷。唐代除《备急千金要方》《千金翼方》《外台秘要》外，仅《宋以前医籍考》不完全统计，当时的经验方就有138部。外来医方和少数民族验方的收录，以及采用外来药制方，也很受唐人重视，如乞力伽丸、耆婆丸、阿迦佗丸、蛮夷酒、匈奴露宿丸等，充分反映出方剂学善于吸收各民族医药之长的优良传统。隋唐方书虽多，同样绝大多数早佚。现存的《备急千金要方》《千金翼方》和《外台秘要》则基本上代表了唐代方剂学的真实水平。

孙思邈著《备急千金要方》、《千金翼方》，共载方7500余首，集唐以前方剂之大成；王焘辑录的《外台秘要》载方6000多首，整理并保存了一大批唐代及唐以前的医方，是研究方剂的宝贵资料。

5. 两宋时期　这一时期方剂学的发展与成就具有两大特点：一是出现了一批由政府组织编写的方书，如《太平圣惠方》、《圣济总录》，前者载方16 834首；后者载方20 000余首，是方剂学资料的又一次总结。《太平惠民和剂局方》初刊载方297首，后经多次修订，增补到788首。虽然收方不多，但都经过太医局反复验证是行之有效的方剂，并以此作为修制成药的依据。所以，这是我国历史上第一部由政府组织编制的成药典。二是诞生了一批较有影响的专科方书，如陈自明《妇人大全良方》、钱乙《小儿药证直诀》等，标志着中医专科方剂学得到发展。此外，宋代还产生了许多来自实践、切合实用的方书，如陈言《三因极一病证方论》、严用和《济生方》等，都从不同方面反映出当时的临床医学成就，对后世方剂学的发展产生了一定的影响。

6. 金元时期　这一时期学术争鸣热烈，医学流派不断崛起，从而带动了方剂学新学说、新理论的产生。成无己著《伤寒明理论》，专辟一卷"药方论"，选伤寒方20首，首次依据《黄帝内经》君臣佐使理论剖析组方原理，开方论之先河，把方剂理论与实践结合研究提高到一个新的水平。成无己还在北齐徐之才《药对》药物分类的基础上，提出了"十剂"的概念，即"制方之体，宣、通、补、泄、轻、重、滑、涩、燥、湿十剂是也"，为后人以治法归类方剂提供了理论依据。金元四大家各倡己说，各据新论。其中刘完素倡火热论，善用寒凉之剂，著《宣明论方》等；张从正擅长攻下，著《儒门事亲》；李杲专于补土，著有《脾胃论》《内外伤辨惑论》等；朱震亨主张滋阴，著《丹溪心法》《格致余论》等。创立了很多治法及其代表方剂，大大丰富了方剂学的理论和治法。

7. 明清时期　方剂学发展日臻成熟。明代朱橚等组织编撰《普济方》，载方61 739首，为我国现存载方最多的古方书。吴昆所著《医方考》对方剂的命名、组成、功效、适应证、方义、加减应用、禁忌等均有比较深刻的论述，是方剂学发展史上的第一部详析方论的专著。清代方论专著大量涌现，如王子接的《绛雪园古方选注》、罗美的《古今名医方论》、吴谦的《删补名医方论》等。为了便于阅读和记忆，清代还出现了大量方剂歌括，如汪昂的《汤头歌诀》、张秉成的《成方便读》、陈念祖

（修园）的《时方歌括》等。随着清代温病学派的建立，叶天士、吴鞠通、王士雄、余霖等医家创制了大量治疗温热病的有效方剂，从而促进了方剂学的发展。

新中国成立以来，随着中医药事业的振兴，方剂学发展更加迅速。主要表现在以下五个方面：一是在古籍方书整理出版、方剂文献研究、方剂学教材建设等方面取得了众多成就，使传统的方剂学理论得以继承。其中尤以彭怀仁主编的《中医方剂大辞典》具有代表性，该书载方 96 592 首，填补了自明初《普济方》问世以来缺少大型方书的空白。二是创制了许多疗效确切的新方，如痰饮丸、清胰汤、二仙汤等，疗效可靠而安全的法定处方、协定处方不断涌现。三是积极开展了中西医结合临床研究，在古方新用等方面都有较大发展，如生脉散防治心血管系统疾病、阳和汤治疗呼吸系统疾病等。四是运用现代研究方法，在方剂的药效、药理、毒理以及中成药的生产工艺、质量标准和临床应用等方面都取得了显著的成就。五是方剂剂型改革取得新的进展，出现了片剂、注射剂、气雾剂等新剂型。

第二节　方剂与治法

治法是在辨清证候、审明病因病机的基础上所制定的有针对性的治疗方法。只有辨证正确，治法的针对性才能明确和具体。根据正确治法遣药组方，才能获得预期的疗效。因此，治法是联系辨证审因和遣药组方的纽带，治法和方剂有着密不可分的关系。

一、治法与方剂的关系

中医学治法的内容，可以归纳为两个层次。首先是针对某一类病机共性所确立的治法，称为治疗大法，如表证用汗法、寒证用温法、热证用清法、虚证用补法、实证用泻法等都属于这一层次，古人将其归纳为"汗、吐、下、和、温、清、消、补"常用八法。其次是针对具体证候所确定的治疗方法，即具体治法。临证之时，只有精确地把握具体治法，才能针对具体病证发挥指导作用。

治法和方剂，都是中医学理法方药体系的重要组成部分。二者关系主要体现在两个方面：

1. 治法是方剂的依据　治法是通过辨证确立的，它对证候的病因病机具有很强的针对性。遣药组方或运用成方，必须在治法的指导下，才能与病因病机相吻合，从而取得满意的疗效。由此可见，治法是方剂组成及其运用的理论依据，"方从法出，以法统方"。

2. 方剂是治法的体现　方剂是按照治法的要求，选择药物，酌定用量，妥善配伍而组成的。方剂临床应用以后的效果，除了与其选药（包括用量）是否精当、配伍是否合理有关以外，关键在于治法是否正确。所以，方剂运用可以检验治法正确与否，方剂是治法的体现形式之一，治法主要通过方剂发挥治疗作用，"从方见法，以方验法"。

二、治法的具体内容

中医治法内容丰富多彩。为便于临床掌握运用，清代医家程钟龄在《医学心悟·医门八法》中将众多治法归纳为"八法"，其曰："论病之源，以内伤、外感四字括之。论病之情，则以寒、热、虚、实、表、里、阴、阳八字统之。而论治病之方，则又以汗、和、下、消、吐、清、温、补八法尽之。"

1. 汗法　指通过开泄腠理、调畅营卫、宣发肺气等作用，使在表之邪随汗而解的一种治法。适用于外感六淫之邪所致的表证，以及麻疹初起疹点隐而不透，水肿腰以上肿甚，疮疡初起、痢疾初起而有恶寒发热表证等。汗法以出汗为手段，使腠理开泄、营卫调和、肺气宣畅，从而达到驱邪外出的目的。

2. 吐法　指通过涌吐的方法，使停留在咽喉、胸膈、胃脘的痰涎、宿食或毒物从口中吐出的一种治法。适用于中风痰壅，宿食或毒物停留胃脘，痰涎壅盛之癫狂、喉痹，以及干霍乱吐泻不得等有形实邪、病位居上、病势上越的病证。因吐法易伤胃气，故体虚、产妇、孕妇等均应慎用。

3. 下法　指通过泻下、荡涤、攻逐等作用，使停留于胃肠的宿食、燥屎、冷积、瘀血、结痰、停水等有形实邪排出体外的一种治法。下法为里实证而设，由于病情有寒热、病邪有兼夹、正气有强弱，所以下法又有寒下、温下、润下、逐水、攻补兼施之别，并与其他治法结合运用。

4. 和法　指通过和解或调和的方法，使少阳之邪，或脏腑、阴阳、表里失和之证得以解除的一种治法。和法的特点是既能祛除病邪又能调整脏腑功能，无明显寒热补泻之偏，作用缓和，照顾全面，适用于邪犯少阳、肝脾不和、肠寒胃热、气血营卫失和等较为复杂的病证。

5. 温法　指通过温里、祛寒、回阳、通脉等作用，以治疗里寒证的一种治法。里寒证的病因不外乎素体阳虚而寒从中生，或寒邪直中于里，或因失治误治而损伤人体阳气。因里寒证病位有脏腑、经络之别，病情有轻重缓急之分，故温法又分温脏祛寒、回阳救逆和温经散寒三类。由于里寒证在形成和发展过程中，阳虚与寒邪往往并存，所以温法又常与补法配合运用。

6. 清法　指通过清热、泻火、解毒、凉血等作用，以治疗里热证的一种治法。里热证多为外邪入里化热，或七情过激化火，或痰湿瘀食郁而化热，或阴虚易生内热所致。

7. 消法　指通过消食、行气、活血、化痰、利水、驱虫等作用，使脏腑、经络、肌肉之间因气、血、痰、食、水、虫等渐积而成的有形之邪得以渐消缓散的一种治法。适用于饮食停滞、气滞血瘀、水湿内停、痰饮不化、癥瘕积聚、疳积虫积以及痰核瘰疬、疮疡痈肿等病证。消法与下法虽同是治疗内蓄有形实邪的方法，但在具体运用上有所不同。下法所治病证大抵为邪在肠胃、病程较短、病势急迫、形证俱实，必须速除，而且有可能从下窍而出者。消法所治病证主要是病在脏腑、经络、肌肉之间，病程较长（渐积形成），病势较缓，邪坚病固且多虚实夹杂，不可能迅即消除，必须渐消缓散者。消法也常与补法、下法、温法、清法等其他治法配合运用。

8. 补法　指通过补益人体气血阴阳，增强脏腑生理功能，以治疗气血阴阳不足、脏腑生理功能减退所引起的虚证的一种治法。因虚证有气虚、血虚、阴虚、阳虚以及气血两虚、阴阳两虚之异，故补法又分补气、补血、补阴、补阳以及气血双补、阴阳并补六类。由于气血、阴阳之间关系十分密切，因此，补法之中又有补气生血、阳中求阴、阴中求阳等法。补法还有五脏分补法，包括针对某一脏腑虚证的直接补益法，以及结合五行相生理论而运用"虚则补其母"的间接补益法，如培土生金、滋水涵木、金水相生等法。根据虚证的轻重缓急，补法又有平补法与峻补法之分。

上述八种治法，适用于表里、寒热、虚实等不同的证候。对于多数疾病而言，病情往往是复杂的，不是单一治法就符合治疗需要的，常需数种治法配合运用，才能照顾全面，所以虽为八法，配合运用之后则变化多端。正如程钟龄《医学心悟》中所说："一法之中，八法备焉，八法之中，百法备焉。"临证处方，必须针对具体病证，灵活运用八法，使之切合病情，方能收到满意的疗效。

第三节　方剂的组成与变化

徐灵胎总结道："药有个性之专长，方有合群之妙用"。经药组方，既不是随意的药物选择，也不是简单的药物相加或堆砌，而是通过合理的药物配伍组合而成的。所谓"配伍"，是指根据病情的需要和药物的性能，有目的、有序列地选择两味或两味以上的药物组合在一起使用的用药形式。中药的药性各有所偏，功用各有所长，大多一药多能，对于病体，既有其治疗作用的一面，也有因其药性偏胜导致不同程度毒副作用的一面。这就要求医者通过合理的药物配伍，纠其偏性，制其毒性，调控药物功效的发挥方向，使各具特性的群药组合成一个新的有机整体，从而达到增强治疗效果或产生新的功用、扩大治疗范围、适应复杂病情、减少毒副作用的目的。

一、方剂的组成

方剂结构一般由君药、臣药、佐药、使药四部分组成。关于方剂"君臣佐使"的含义最早见于《黄帝内经》，《素问·至真要大论》中有"主病之谓君，佐君之谓臣，应臣之谓使"的记载。明代何柏斋《医学管见》中对君臣佐使的具体含义作了进一步阐明："大抵药之治病，各有所主。主治者，君也；辅治者，臣也；与君相反而相助者，佐也；引经及引治病之药至于病所者，使也。""君臣佐使"组方理论经过历代医家的不断补充而渐臻完善。

1. **君药**　指方剂中针对主病或主证起主要治疗作用的药物。君药在方中必不可少，其药力最强，药味较少，用量比方中臣、佐、使药相应要大。

2. **臣药**　有两种含义，一是辅助君药加强其治疗主病或主证作用的药物；二是针对兼证起主要治疗作用的药物。一般臣药药味较君药为多，其药力与药量均较君药为小，与君药协同增效或协生新效，构成方剂的主要配伍关系。

3. **佐药**　其义有三：一是佐助药，即协助君、臣药以加强治疗作用，或直接治疗次要兼证的药物；二是佐制药，即消除或减弱君、臣药的毒性，或能制约君、臣药峻烈之性的药物；三是反佐药，即病重邪甚，可能拒药时，配用与君药药性相反而又能在治疗中起相成作用的药物。

4. **使药**　一指引经药，即引导方中药物直达病所的药物；二是调和药，调和方中诸药性能、协调诸药相互作用的药物。

方剂中药物的君、臣、佐、使设定，主要以所选药物在方中所起作用的主次地位为依据。临证遣药组方并没有固定的模式，既不是每一种意义的臣、佐、使药都必须具备，也不是每味药只任一职。但是，君药是方剂中的核心部分，不可缺少。现结合病证，以麻黄汤为例进一步说明君、臣、佐、使的含义及其具体运用。

麻黄汤主治外感风寒表实证，根据恶寒发热、头疼身痛、无汗而喘、舌苔薄白、脉浮紧等临床表现，辨证为风寒束表、肺气失宣，治疗从发汗解表、宣通肺气立法。其方义分析如下：

$$
麻黄汤\begin{cases}
君药——麻黄：辛温，发汗解表以散风寒，宣发肺气以平咳喘 \\
臣药——桂枝：辛甘温，解肌发表助君发汗，温通经脉解头身疼痛 \\
佐药——杏仁：苦平，降利肺气以助麻黄平喘（佐助药）\\
使药——炙甘草：甘温，调和诸药
\end{cases}
$$

由此可见，遣药组方时不仅要针对病机、治法考虑配伍用药的合理性，而且还要按照方剂结构进行周密设计，做到主次分明、层次清楚、结构严谨。总之，"以法统方"与"君臣佐使"理论是辨证统一的关系，前者是指导遣药组方的原则，是保证方剂针对病机，切合病情的基本前提；后者是组方的结构和形式，是体现治法、确保疗效的手段。

方剂以药物为基础，按照一定的配伍原则组方，具有一定的结构和特定的疗效为基本特征，不是药物功能的简单相加。药物经过有机组合已经变成了方剂，共奏治病祛邪之功，而每一味药物也已经变成了方剂中的一员，这种质的变化，正是方剂与药物的根本区别。药物是方剂的基础，方剂是药物治病的进一步发展；药物是治疗疾病的主要手段，方剂是有目的有法度地运用药物防治疾病的主要工具。

二、方剂的组成变化

方剂按照一定结构组成后，既有严格的原则性，又有极大的灵活性，在临床运用过程中还必须根据病证的不同阶段，病情的轻重缓急，患者的不同年龄、性别、职业，以及气候和地理环境作相应的加减变化，才能切合病情、提高疗效。成方的变化运用，归纳起来主要有以下三种形式。

（一）药味加减变化

药味加减变化是在主证病机、君药不变的前提下，随着兼证或次要病证的变化而相应地增加或减少方中次要药物（臣、佐、使药）的一种变化形式，又称"随证加减"。如外感风寒，束表犯肺所致的恶寒发热、头痛身疼、无汗而喘、舌苔薄白、脉浮紧，可直接投与麻黄汤原方（麻黄、桂枝、杏仁、甘草），发挥其发汗解表、宣肺平喘之功。如风寒夹湿，兼见身疼烦重、苔白微腻等湿证表现者，可加白术（与桂枝共为臣药），即麻黄加术汤，取其发汗解表、散寒祛湿作用；若风寒表证不显，而突出表现为风寒犯肺之咳嗽胸满，或鼻塞声重、音哑等，可去桂枝加生姜，且杏仁变为臣药，即三拗汤，取其宣肺散寒、止咳平喘之功。此即在所治病证的基本病机以及君药不变的前提下，根据兼证以及病机侧重的不同，而相应改变麻黄汤原方中的次要药物，以适合病情变化的需要。

（二）药量增减变化

药量增减变化是在方剂的组成药物不变的前提下，仅通过增大或减小方中药物的用量，以改变原方功用强弱，甚至改变原方功用、主治的一种变化形式。

1. 增减药量改变原方功用的强弱　如四逆汤与通脉四逆汤，两方都由附子、干姜、炙甘草三味组成。但四逆汤主治四肢厥逆、恶寒蜷卧、下利、脉微细或沉迟细弱的阳衰寒厥证，方中用干姜一两半、生附子一枚，发挥回阳救逆的功用；通脉四逆汤主治四肢厥逆、身反不恶寒、下利清谷、脉微欲绝的阴盛格阳证，方中干姜用至三两（强人可四两）、附子为大者一枚，因而具有回阳逐阴、通脉救逆的功用。

2. 增减药量改变原方的功用和主治　如桂枝汤与桂枝加桂汤、桂枝加芍药汤，三方均由桂枝、芍药、生姜、大枣、炙甘草组成。桂枝汤主治风寒表虚证，方中桂枝、芍药等量配伍（各三两），功善解肌发表、调和营卫。如用治心阳虚馁、肾寒上冲，自觉气从少腹上冲心胸甚或咽喉者，可将桂枝加至五两，即桂枝加桂汤，取其温通心阳、平冲降逆之功；脾胃气血不和、筋脉挛急，腹满时痛喜按者，方中芍药用量可加倍至六两，即桂枝加芍药汤，取其调和脾胃、缓急止痛之功。

（三）剂型更换变化

剂型更换变化是指在方剂组成药物及其用量配比不变的基础上，随着主证轻重缓急的变化而配制不同的剂型，以改变功效快慢与峻缓的一种变化形式。如理中丸是针对脾胃虚寒证病情相对较轻、病势较缓而设的方剂，若证情较急、较重时，可改为汤剂内服，则作用快而药力增强。临证根据主证轻重缓急变化的需要，采取丸剂缓治、汤剂急治的更换方式，在方剂运用中较为普遍。

上述药味加减、药量增减、剂型更换三种变化形式，既可以单独应用，也可以联合使用，如大承气汤与小承气汤、半夏泻心汤与生姜泻心汤即属于药味加减与药量增减变化的联合使用。通过这些变化，能充分体现出方剂在临床中的具体运用特点，只有掌握这些特点，才能制裁随心，以应万变之病情，从而达到预期的治疗目的。

第四节　方剂与中成药常见剂型

在方剂组成之后，根据病情的需要、药物的性能以及给药的途径，将原料药加工制成适宜的形态，称为剂型。合适的剂型能发挥药物的最佳疗效，减少毒副作用，便于使用、贮存和运输。

随着中医药学的现代化，方剂剂型种类也不断改进和创新，在传统的剂型基础上，结合现代工艺技术的进步，还发展了新的剂型，并根据剂型形态，分为固体制剂、半固体制剂、液体制剂和气体制剂。方剂的剂型与中成药的生产和发展密不可分，常见剂型介绍如下：

1. 汤剂　药物加水煎煮或浸泡去渣取汁制成的液体剂型。又称煎剂，古称汤液。从周代至今，汤剂始终是中医临床应用最广泛的一种剂型。汤剂主要作内服用，如桂枝汤等；外用有洗浴、熏蒸、含漱等。汤剂的特点是吸收较快，药效发挥迅速，特别是对于病证较重或病情不稳定的患者能随时根据病情的需要而灵活加减药物。不足之处是煎煮费时而不利于危重病人的抢救；某些药物的有效成分不易煎出或易挥发散失，药液含杂质较多，易霉变；口服量大，味苦涩，儿童服用困难；携带不方便，且需临时煎制。

2. 散剂　将药物粉碎，混合均匀，制成粉末状的制剂，用水、茶汤、米饮或酒等冲服或水煎服。分为内服和外用两类。内服散剂一般是研成细粉，以温开水冲服，量小者亦可直接吞服，如七厘散；亦有制成粗末，以水煎取汁服者，称为煮散，如银翘散。外用散剂一般外敷，掺撒疮面或患病部位，如金黄散、生肌散；亦有作点眼、吹喉等用，如八宝眼药、冰硼散等。应研成极细粉末，以防刺激创面。其特点是制作简便，吸收较快，节省药材，便于服用及携带。

3. 丸剂　药物细粉或药物提取物加黏合剂或辅料制成的球形固体剂型。丸剂与汤剂相比，具有吸收缓慢，药效持久，节省药材，便于服用、携带、贮存等优点。丸剂一般适用于慢性疾病或久病体虚者。丸剂按制备所用赋形剂的不同分为蜜丸、水丸、浓缩丸和滴丸等。

（1）蜜丸：用蜂蜜作黏合剂制成，应用最广。适用于慢性、虚弱性疾病。根据丸粒大小和制法的不同，蜜丸又分为大蜜丸、小蜜丸和水蜜丸三种。大、小蜜丸均是以炼制过的蜂蜜为黏合剂，用塑制法制成的可塑性固体药剂，丸粒较大。水蜜丸则以蜜水为黏合剂，用泛制法制成干燥药剂，丸粒小，尤宜于气候较湿润的地区生产和应用。

（2）水丸：用冷开水、药汁或处方规定的酒、醋等为黏合剂泛制而成，又称水泛丸。制备时，还可根据药物的性质、气味等分层泛入，以掩盖不良气味，防止芳香性成分挥发散失。水丸较蜜丸、糊丸易于崩解溶散，故吸收奏效快。

（3）浓缩丸：将部分或全部药物提取液经浓缩制成清膏或浸膏，再同其余药物的细粉或辅料混合干燥，粉碎，以水、酒或部分药液作黏合剂制成。又称粉膏剂。浓缩丸是在蜜丸和水丸的基础上发展起来的，既保持了丸剂的特点，又缩小了药剂的体积，且较易溶散吸收，可提高药效。浓缩丸的制备、贮存、运输、保管和服用均方便，是丸剂中有发展前途的一种剂型。

（4）滴丸：用固体分散技术滴制而成的一种新型丸剂。采用熔点较低的脂溶性基质或水溶性基质，将固体或液体药物溶解、乳化或混悬于熔融的基质中，通过滴管滴入与之不相混溶的冷却液中，使熔融的液滴骤凝成丸粒。滴丸制作方便，服用量少，特别适用于含液体药物或刺激性的药物制丸，以增加药物的稳定性，减少刺激性，掩盖不良气味等。

其他尚有糊丸、蜡丸、微丸等。

4. **膏剂** 用水或植物油将药物煎熬浓缩而成的膏状剂型。又称膏方。膏剂分内服和外用两类，内服膏剂又有流浸膏、浸膏、煎膏三种；外用膏剂有硬膏、软膏两种。

（1）煎膏：药物加水反复煎煮，去渣浓缩后，加糖或炼蜜制成稠厚的半流体制剂。又称膏滋。其特点是体积小，含量高，便于服用，口味甜美，有滋润补益作用，一般用于慢性虚弱性患者，有利于较长时间用药。

（2）流浸膏：用溶媒浸出药材中的有效成分后，加低温将部分溶媒蒸发而成的浓度较高的膏状制剂。流浸膏的有效成分含量较酊剂高，因此剂量小，溶媒的副作用也小，如甘草流浸膏、益母草流浸膏等。流浸膏应装在棕色避光容器中，密封贮存于阴凉干燥处。

（3）浸膏：用溶媒将药材的有效成分浸出后，加低温将溶媒全部蒸发而成的粉状或膏状制剂。浸膏的浓度高、体积小，按干燥程度又分为稠浸膏和干浸膏两种，稠浸膏为半固体状制品，多供制片剂或丸剂用；干浸膏为干燥粉状制品，可直接冲服或装入胶囊服用。浸膏应装在密闭容器中，避光贮存于阴凉处。

（4）软膏：由药物细粉和适宜的基质混合制成，涂在皮肤、黏膜或创面的外用半固体制剂，又称药膏。软膏可使药物在局部被缓慢吸收而持久发挥疗效，或起保护、滑润皮肤的作用，适用于外科疮疡疖肿、烧烫伤等。软膏应贮存在锡管内，或棕色广口瓶、瓷罐等密封容器中，放在阴凉干燥处。

（5）硬膏：将药物溶解或混合于黏性基质中，预先涂在裱褙材料上，供贴敷于皮肤使用的外用制剂。又称膏药，古称薄贴。在常温时为坚韧固体，用前预热软化，再粘贴在皮肤上。硬膏外用具有消肿止痛、去腐生肌、祛风散寒、舒筋活络、通络止痛等作用，可用于治疗局部或全身性疾病，如疮疡肿毒、跌打损伤、风湿痹证以及腰痛、腹痛等。硬膏的优点是药效持久、用法简单、携带贮存方便。但疗效缓慢，黏度失宜时易污染衣物。

5. **丹剂** 一般指用水银、硝石、白矾、硫黄、雄黄等多种矿物药经加热升华或熔合方法制成的不同结晶形状的制品。多作外用，可研粉涂撒疮面，亦可制成药条、药线和外用膏剂，主要用于外科的疮疡、痈疽、瘰疬等。

6. **酒剂** 用白酒或黄酒浸出药物有效成分的澄清液体状剂型。又称药酒，古称酒醴。具有温经散寒、活血通络、容易吸收、易于发散的特点。可供内服或外用。多用于体虚补养、风湿痹痛或跌打扭伤等。酒剂不适用于小儿、孕妇和心脏病、高血压及阴虚火旺或不会饮酒的患者。

7. 茶剂　将药物经粉碎加工而制成的粗末状制品，或加入适宜黏合剂制成的方块状制剂。用时以沸水泡汁或煎汁，不定时饮用。其特点是服用方便，宜于长期服用。大多用于治疗感冒、食积、腹泻，近年来又有许多健身、减肥的新产品。

8. 露剂　亦称药露。多用新鲜含有挥发性成分的药物，用蒸馏法制成，系芳香气味的澄明水溶液。气味清淡，芳洁无色，便于口服。一般作为饮料及清凉解暑剂。

9. 锭剂　将药物研成细粉，或加适当的黏合剂制成规定形状的固体剂型，有纺锤形、圆柱形、条形等，可供外用与内服。取研末调服或磨汁内服；外用，则磨汁涂患处。

10. 条剂　亦称药捻。是中医外科常用的剂型。将药物细粉用桑皮纸黏药后搓捻成细条，或将桑皮纸捻成细条再黏着药粉而成。用时插入疮口或瘘管内，能化腐拔毒、生肌收口。

11. 线剂　亦称药线。是将丝线或棉线置药液中浸煮，经干燥制成的外用制剂。用于治疗瘘管、痔疮或赘生物，通过所含药物的轻度腐蚀作用和药线的机械紧扎作用，使其引流通畅，或萎缩、脱落。

12. 栓剂　古称坐药或塞药。将药物细粉与基质混合制成一定形状的固体制剂，用于腔道并在其间融化或溶解而释放药物，有杀虫止痒、润滑、收敛等作用，为肛肠科常用剂型。

13. 片剂　药材细粉或药材提取后与辅料混合压制而成的片状剂型。主要供内服，适用于多种疾病。味苦或有臭味的药物经压片后可再包糖衣；需要在肠道内起作用或遇胃酸易被破坏的药物可包肠溶衣，以便在肠道中崩解而发挥药效。此外，尚有口含片、泡腾片等。其特点是用量准确，质量稳定，产量高，成本低，体积小，便于服用、贮存和运输等。但容易吸潮、霉变，久贮后药效会降低，且儿童及昏迷病人不易吞服。

14. 颗粒剂　是将药材提取物加适量赋形剂或部分药物细粉制成的干燥颗粒状或细粒剂，用时以开水冲服。冲剂具有作用迅速、味道可口、体积较小、服用方便等特点。

15. 糖浆剂　系指含药材提取物的浓蔗糖水溶液。比较适宜儿童使用。

16. 口服液　将药物用水或其他溶剂提取，经精制而成的单剂量内服液体制剂。口服液始于20世纪60年代初期，因常使用安瓿为罐装容器，故亦称为"口服安瓿剂"。因其集汤剂、糖浆剂、注射剂之特色，具有剂量较少、吸收较快、服用方便、口感适宜等优点。

17. 胶囊剂　将药物按剂量装入胶囊中而成的制剂。胶囊剂分硬胶囊剂、软胶囊剂（胶丸）和肠溶胶囊剂，大多供口服用。

（1）硬胶囊剂：将一定量的药材提取物与药粉或辅料制成均匀的粉末或颗粒，充填于空心胶囊中制成；或将药材粉末直接分装于空心胶囊中制成。

（2）软胶囊剂：将一定量的药材提取物密封于球形或椭圆形的软质囊材中，可用滴制法或压制法制备。外观整洁，易于服用，可掩盖药物不良气味，提高药物稳定性，有的尚能定时定位释放药物，为较理想的药物剂型之一。

（3）肠溶胶囊剂：硬胶囊或软胶囊经药用高分子材料处理或用其他适宜方法加工而成，其囊壳不溶于胃液，但能在肠液中崩解而释放活性成分。

18. 凝胶剂　系指药材提取物与适宜的基质制成的，具有凝胶特性的半固体或稠厚流体制剂。按基质不同分为水溶性凝胶和油性凝胶。适用于皮肤黏膜及腔道给药。

19. 注射剂　亦称针剂，是将药物经过提取、精制、配制等制成的灭菌溶液、无菌混悬液或供配制成液体的无菌粉末，供皮下、肌肉、静脉等注射的一种制剂。具有剂量准确、药效迅速、适于急救、不受消化系统影响的特点，对于神志昏迷，难于口服用药的患者尤为适宜等。

20. 气雾剂　系指将药材提取物、药材细粉与适宜的抛射剂共同封装在具有特殊阀门装置的耐压容器中，使用时借助抛射剂的压力将内容物喷出呈雾状、泡沫状或其他形态的制剂。其中以泡沫形态喷出的可称泡沫剂。不含抛射剂，借助手动泵的压力或其他方法将内容物以雾状等形态喷出的制剂称喷雾剂。可用于呼吸道吸入、皮肤、黏膜或腔道给药。

第五节 方剂的使用

《医学源流论》谓"病之愈不愈，不介方必中病，而服之不得法，则非特无功，而反有害"，临证之时，方剂的煎服方法，对于治疗效果也有明显的影响。随着现代中医药学的发展，中成药的应用范围不断扩大，剂型不断更新，掌握方剂和中成药的正确使用，对提高临床疗效十分重要。

一、汤剂的制备

汤剂是临床最为常用的剂型。制备汤剂时应根据病情的需要以及药物的性质而采取适当的煎煮方法。

（一）煎药用具

以有盖的瓦器、砂锅为好，搪瓷器具亦可，忌用铜、铁等器皿，因为铜、铁等金属与某些药物一起加热之后，会产生沉淀，降低药物的溶解度，甚至引起化学变化，产生副作用。

（二）煎药用水

以水质纯净为原则，如自来水、甜井水或蒸馏水，也有根据疾病的性质和药物的特点用酒或水酒合煎的。每剂药一般煎 2 次，有的煎煮 3 次，用水量可根据药量、药物吸水程度及煎煮时间而定，第一煎水量可稍多一些，通常以漫过药面 3～5cm 为宜，第二、三煎可略少，每次煎得量 100～150ml左右。如无特殊要求，将 2 次或 3 次煎取的药液混匀，再分 2 次或 3 次温服。第二、三次煎煮后的药渣，应适当进行压榨，可以再收取部分药液，对提高药效有实际意义。

（三）煎药火候

火候有"武火"、"文火"之分，急火煎煮称"武火"，慢火煎煮称"文火"，一般先用武火，沸腾后改用文火。临证应根据药物的性味、质地及所需时间的要求，酌定火候，如煎煮解表剂、泻下剂，水量宜少，火候宜急，煎煮时间宜短（第一煎约 15～20 分钟，第二煎约 10～15 分钟）；若补益剂与质地坚实的药物，水量可略多，火候宜慢，煎煮时间宜长（第一煎约 40～50 分钟，第二煎约 30～40 分钟）。

（四）煎药方法

先将药物放入煎药用具内，加冷水漫过药面，浸泡 20～30 分钟后，严格按照上述要求，完成煎煮程序。煎药时不可频频打开锅盖，以减少挥发成分损失。如不慎煎糊药物，须弃去勿用。某些药物还有入煎次序和特殊处理的要求，如先煎、后下、包煎、烊化、冲服等，应在处方中加以注明。

1. **先煎** 介壳与矿物类药物，如龟板、鳖甲、石决明、生牡蛎、生石膏、磁石等，应打碎先煎，煮沸后 20 分钟左右，再下其他药；有的药物亦可先煎取汁，以其代水煎药，如灶心土、糯稻根等。其他，尚有麻黄应先煎去上沫，以防令人心烦；乌头、附子先煎以降低毒性。

2. **后下** 气味芳香的药物，如薄荷、白豆蔻等，用其挥发油取效的，煎 5～10 分钟即可，以免气味走散。若用大黄取其攻下时，一般煎 10～15 分钟即可，煎煮时间超过 30 分钟，则不起泻下作用。

3. **包煎** 某些药物煎煮后可致药液混浊，或对咽喉有刺激作用，或易于粘锅的药物，如赤石脂、旋覆花、车前子、蒲黄等，应用纱布包好，放入锅内与其他药同煎。

4. **另煎** 某些贵重药物，如人参、西洋参、羚羊角等作汤剂时，为了避免其有效成分被其他药物吸收，可切片另煎取汁，再与其他药液合服，亦可单独服用。

5. **烊化** 某些易于溶解与胶质药物，如朴硝、饴糖、阿胶等，应单独烊化，趁热与其他药液混匀后服，以免药液含量不匀或因与其他药物同煎时粘锅、熬焦甚至粘附他药而浪费药材、影响疗效。

6. **冲服** 某些芳香或贵重药物如牛黄、麝香等，应研为细末，用药汁或温水冲服。入水即化的药如芒硝，不宜见火的药如朱砂，汁液类药如竹沥、蜂蜜、饴糖，散剂如紫雪，以及羚羊角、沉香等加水磨取的药汁，不需入煎，宜直接用开水或药汁冲服。

二、服药方法

（一）服药时间

根据病情和药性而定。

1. **空腹服**　驱虫剂和泻下剂大多空腹服，以便迅速进入肠内充分发挥疗效。

2. **饭前服**　补益剂、和胃制酸类方药（如乌贝散、香砂养胃丸）以及病在胸膈以下者，一般宜饭前服。一般来说，宜在饭前 1 小时服药，以利于药物尽快吸收。

3. **饭后服**　消食剂、缓下剂、对胃肠有刺激的方药以及病在胸膈以上者，一般宜饭后服用。

4. **定时服**　如安神方药宜睡前半小时至 1 小时服；截疟方药于发病前 2～3 小时服；慢性病应定时服用，使之能持续发挥药效；鸡鸣散在天明前空腹冷服，等等。

5. **不定时服**　对于急证重病、呕吐、惊厥，以及石淋、咽喉病须煎汤代茶饮者，当不定时服。

（二）服药次数

（1）汤剂通常是 1 日 1 剂，将头煎、二煎兑合，分 2～3 次服。但特殊情况下，亦可 1 日连服 2 剂，以增强药力。病较轻缓者可上、下午各服 1 次；急重者可每隔 4 小时左右服 1 次，昼夜不停，使药力持续。病在上部者，宜少量多次分服；病在下部者，宜 1 次顿服。咽喉疾患宜缓慢频服。服用解表剂时取全身持续微汗为度，而服泻下剂应以得下即止，慎勿过剂。

（2）慢性病服用散、丸、膏、酒等时，一般 1 日服 2～3 次。

（三）服药温度

（1）汤剂一般宜温服。例外者如热证用寒药宜冷服以助其清，寒证用热药宜热服以助其温。

（2）丸剂、散剂等剂型除特殊规定外，一般用温开水送服。

（四）特殊服法

（1）反佐服药法。如系真寒假热证则宜热药冷服，而真热假寒证则宜寒药热服，以防病势拒药不受。

（2）一般服药呕吐患者，宜先服少许姜汁，或用鲜生姜擦舌，或嚼少许陈皮，然后再服汤药；或采用冷服、少量频饮的方法。

（3）对于昏迷病人及吞咽困难者，现多用鼻饲法给药。

（4）使用峻烈药或毒性药，应审慎从事，宜先进小量，而后逐渐增大，至有效即止，不可过量，以免发生中毒。

第六节　中成药的应用

中成药的发展历史悠久。古代医家在利用汤剂的同时，针对病程较长，治疗周期亦长的疾病，或某些急性发展的疾病，有的放矢地制作如丸散膏丹等剂型的成药，便于患者服用，或利于及时服药抢救。中华人民共和国成立后，对中成药的研发、使用更是得到极大的推广。中成药的使用依然要在中医药理论的指导下进行，因此必须了解中成药的临床应用要求。

一、中成药的临床应用

（一）中成药临床应用基本原则

1. **辨证用药**　依据中医药理论，辨认分析疾病的证候，针对证候确定具体治法，依据治法选定适宜的中成药。

2. **辨病辨证结合用药**　在临床运用中成药时，要做到中医辨证与西医辨病相结合，选用相应的中成药，切不可仅依据西医诊断选用中成药。

3. **剂型的选择**　应根据患者的体质强弱、病情轻重缓急及各种剂型的特点选择适宜的中成药。

4. **使用剂量的确定**　对于有明确使用剂量的，慎重超剂量使用；有使用剂量范围的，老年人使用剂量应取偏小值。

5. **合理选择经药途径**　能口服的，不采用注射剂；能肌内注射给药的，不选用静脉注射或滴注给药。

6. **使用中药注射剂注意事项**　用药前仔细询问过敏史，对过敏体质应慎用；严格按照药品说明书规定的功能主治使用，辨证施药，禁止超功能主治用药；中药注射剂应按药品说明书推荐的剂量、调配要求、给药速度和疗程用药，不超剂量、过快滴注和长期连续用药；中药注射剂应单独使用，严禁混合配伍，谨慎联合用药。对长期使用的，在每个疗程间要有一定的时间间隔；加强用药监护，用药过程中要密切观察用药反应，发现异常立即停药，必要时采取积极救治措施，尤其对老人、儿童、肝肾功能异常等特殊人群和初次使用中药注射剂的患者应慎重使用，加强监测。

（二）联合用药原则

1. 中成药的联合使用　当一个中成药不能满足疾病的所有症候时，可以联合应用多种中成药；应遵循药效互补原则及增效减毒原则，功能相同或基本相同的中成药原则上不宜叠加使用；药性峻烈的或含毒性成分的药物应避免重复使用；注意中成药的各药味、各成分间的配伍禁忌；一些病证可采用中成药的内服与外用药联合使用。

2. 中药注射剂联合使用原则　两种以上中药注射剂联合使用，应遵循主治功效互补及增效减毒原则，符合中医药传统配伍理论的要求，无配伍禁忌；谨慎联合用药，必要时应谨慎考虑中药注射剂的间隔时间及药物相互作用等问题；需同时使用两种或两种以上中药注射剂，严禁混合配伍，应分开使用，除有特殊说明，中药注射剂不宜两个或两个以上品种同时共用一条通道。

（三）中成药与西药的联合使用

（1）中成药与西药如无明确禁忌，可以联合用药，同一给药途径的，应分开使用。

（2）应避免副作用相似的中西药联合使用，也应避免有不良相互作用的中西药联合用药。

（3）中西药注射剂联合使用原则：谨慎联合使用，应根据中西医诊断和各自的用药原则选药，充分考虑药物之间的相互作用，尽可能减少联用药物的种数和剂量，根据临床情况及时调整用药；中西注射剂联用，尽可能选择不同的给药途径，必须同一途径用药时，应将中西药分开使用，谨慎考虑两种注射剂的使用间隔时间及药物相互作用，严禁混合配伍。

（四）孕妇使用中成药的原则

（1）妊娠期妇女必须用药时，应选择对胎儿无损害的中成药。

（2）妊娠期妇女使用中成药，尽量采取口服途径给药，应谨慎使用中药注射剂；根据中成药治疗效果，尽量缩短妊娠期妇女用药疗程，及时减量或停药。

（3）含有毒性较强或药性猛烈的药物，如砒霜、雄黄、轻粉、斑蝥、蟾酥、麝香、马钱子、乌头、附子、土鳖虫、水蛭、虻虫、三棱、莪术、商陆、甘遂、芫花、牵牛子、巴豆等可能导致妊娠期妇女流产或对胎儿有致畸作用的中成药为妊娠禁忌。

（4）成分中含有通经祛瘀作用的桃仁、红花、牛膝、蒲黄、五灵脂、穿山甲、王不留行、凌霄花、虎杖、卷柏、三七等，含有行气破滞作用的枳实、大黄、芒硝、番泻叶、郁李仁等，含有辛热燥烈的干姜、肉桂等，以及含有滑利通窍的冬葵子、瞿麦、木通、漏芦等可能导致妊娠期妇女流产等副作用的中成药，属于妊娠慎用药物。

（五）儿童使用中成药的原则

（1）应注意儿童的生理特殊性，根据不同年龄阶段儿童的生理特点选择恰当的药物和给药方法，用药剂量必须兼顾有效性和安全性。

（2）宜优先选用儿童专用药，应根据推荐剂量选择相应的用药量。

（3）非儿童专用中成药应结合具体病情，在保证有效性和安全性的前提下，根据儿童年龄与体重选择相应药量。一般 3 岁以内服 1/4 成人量，3～5 岁服 1/3 成人量，5～10 岁服 1/2 成人量，10 岁以上与成人量相差不大即可。

（4）含有加大毒副作用成分，或含有对小儿有特殊毒副作用成分的中成药，应充分衡量其风险/收益，除没有其他治疗药物或方法而必须使用外，其他情况下不应使用。

（5）儿童患者使用中成药的种类不宜多，应尽量采取口服或外用途径给药，慎重使用中药注射剂。

（6）根据治疗效果，应尽量缩短儿童用药疗程，及时减量或停药。

二、中成药的合理应用

（一）辨证合理用药

1. **辨证论治**　是中医诊断和治疗疾病的基本原则，中成药必须在中医药理论指导下辨证施用。就是根据患者的临床症状进行综合分析，确定疾病的证候属性，进而确定治法选择用药。

2. **辨病辨证相结合**　中成药是在中医药理论指导下应用的药品，辨证论治是中医理论的精华。中成药的应用应首先体现辨证论治，同时结合现代医学研究成果，做到既辨病，又辨证。

（二）配伍合理用药

中成药在临床常需要联合用药，以提高疗效或扩大治疗范围。中成药配合使用的形式主要有中成药与汤剂配合使用、中成药与药引配合使用、中成药之间配合使用、中成药与西药配合使用几种形式。其配伍规律，就是中药配伍的七情。

（三）安全合理用药

严格按照说明书说明的功能主治使用，辨证用药，禁止超范围用药。对于含有毒性中药材的成药，要注意用药方法、剂量疗程、配伍禁忌和患者个体差异。

（四）加强用药监护

在用药过程中应密切观察患者的用药反应，发现异常要及时处理。

三、中成药的不良反应

中成药使用中出现不良反应的主要原因有：中药自身的药理作用或所含毒性成分引起的不良反应；特异性体质对某些药物不耐受、过敏等；辨证不当或适应证把握不准确，方药证候不符；长期或超剂量用药，特别是含有毒性中药材的中成药；不适当的中药或中西药的联合应用等。

（一）中成药不良反应的表现

中成药使用中出现的不良反应类型主要以消化系统症状、皮肤黏膜症状、泌尿系统症状、神经系统症状、循环系统症状、呼吸系统症状、血液系统症状、精神症状或过敏性休克等为主要表现，可表现为一种或几种症状。

1. **过敏反应**　指少数病人由于体质特异，对某些药物所产生的病理性免疫反应，又称变态反应。轻者表现为药物热、皮疹、血管神经性水肿，重者可引起过敏性休克。如复方地龙注射液、云南白药、六神丸等能引起过敏性休克，极少数人口服藿香正气丸后出现过敏性药疹。过敏反应与用药剂量无关，不同药物有时可出现相似的反应，故对易引起过敏反应的患者，应了解其用药史，注射液用药前应做过敏试验，以保证用药安全。

2. **毒性反应**　指药物对机体产生的明显损害性反应。中成药中毒多为用药剂量过大或用药时间过长所致。因剂量过大而立即发生的中毒称为急性中毒，而因长期服药逐渐产生的中毒称为慢性中毒。比如长期服用含雄黄的中成药，会逐渐引起皮肤角化及色素沉着（即砷角化病和砷黑变病）即为慢性中毒。在治疗中必须避免中成药的毒性反应，注意控制用药量和连续用药的时间，必要时应停止用药或改用其他中成药。

3. **副作用**　系指药物在治疗量时所出现的与防治作用无关的作用。它给病人带来一些轻微的不适。如牛黄解毒片、藿香正气丸等可引起胃肠道不良反应，云南白药、复方斑蝥散等可引起肾脏不良反应。含有西药的中成药维 C 银翘片、感冒清片、感冒灵片、鼻炎康片等，因含抗组胺药扑尔敏，常出现嗜睡等副作用。

（二）预防中成药不良反应的措施

加强用药观察及中成药不良反应监测，完善中成药不良反应报告制度；注意药物过敏史，对有药物过敏史的患者应密切观察其服药后的反应，如有过敏反应须及时处理，防止发生严重后果；辨证用药，采用合理的剂量和疗程，对特殊人群更应注意用药方案；注意药物间的相互作用，中、西药并用时尤其要注意避免因药物之间相互作用而可能引起的不良反应；长期服药的患者需要加强安全性指标的监测。

自 测 题

1. 我国现存最早的方书是（　　）
   A. 《普济方》　　　　　　B. 《太平圣惠方》
   C. 《外台秘要》　　　　　D. 《五十二病方》
   E. 《圣济总录》

2. 我国现存载药数量最多的一部古方书是（　　）
   A. 《济生方》　　　　　　B. 《备急千金要方》
   C. 《普济方》　　　　　　D. 《伤寒杂病论》
   E. 《千金翼方》

3. 我国第一部由政府颁布实施的成药典是（　　）
   A. 《新修本草》　　　　　B. 《太平圣惠方》
   C. 《太平惠民和剂局方》　D. 《伤寒论》
   E. 《本草纲目》

4. 下列不属于"八法"内容的是（　　）
   A. 汗　　　　　　　　　　B. 下
   C. 攻　　　　　　　　　　D. 和
   E. 温

5. 一首方剂中必不可少的药物为（　　）
   A. 反佐药　　　　　　　　B. 使药
   C. 佐助药　　　　　　　　D. 臣药
   E. 君药

6. 桂枝汤变为桂枝加厚朴杏子汤属于方剂的哪种变化形式（　　）
   A. 药味加减的变化　　　　B. 药量增减的变化
   C. 剂型更换的变化　　　　D. 数方相合的变化
   E. 配伍形式的变化

7. 下列哪项不是方剂组成变化的形式（　　）
   A. 药味增减变化　　　　　B. 药量增减变化
   C. 剂型更换变化　　　　　D. 药味药量同时变化
   E. 治法更换变化

8. 补益药的服药时间宜（　　）
   A. 空腹服　　　　　　　　B. 饭前服
   C. 饭后服　　　　　　　　D. 定时服
   E. 不定时服

9. 下列哪味药物在方剂中使用应后下（　　）
   A. 金银花　　　　　　　　B. 附子
   C. 钩藤　　　　　　　　　D. 川贝母
   E. 黄连

10. 下列哪味药物使用时应烊化（　　）
    A. 阿胶　　　　　　　　　B. 熟地黄
    C. 当归　　　　　　　　　D. 人参
    E. 肉桂

（安　晏　张　彪）

中篇
常用中药

第三章

解 表 药

凡以发散表邪，解除表证为主要功效，用以治疗外感表证的药物，称为解表药，又称发表药。属"八法"中"汗"法的范畴。

解表药多为辛散发表，轻扬升浮之品，主入肺及膀胱经，善行肌表，可使外邪从汗而解，故适用于邪在肌表的病证。如感受外邪，具有恶寒、发热、头痛、身痛、无汗、脉浮等表证者；表邪郁闭，麻疹透发不畅者；水肿初期或麻疹初期兼有表证者；以及其他疾病具有表证需要发汗解表者。

解表药由于药性不同，可分为发散风寒药和发散风热药两类，分别用于治疗外感风寒和风热所引起的表证。部分药物还具有宣肺平喘、利水消肿、祛风湿止痹痛、活血等功效，又可用于外感哮喘、水肿尿少、风湿痹痛等病证。

解表药虽能透过发汗解除表证，但汗出过多能耗散阳气，损伤津液；因此，凡自汗、盗汗、热病伤津以及阴虚发热等症，都应慎用。此外解表药药性有寒、热之分，用以治疗表证时必须注意辨证准确，分清表寒证或是表热证，以免药石误投，贻误治疗。对解表药发汗力较强的药物应控制用量，中病即止，以免发汗太过而耗伤津液，导致亡阳或亡阴。表虚自汗、阴虚发热、久病体虚及失血等证忌用解表药。解表药多属辛散轻扬之品，不宜久煎，以免有效成分挥发而降低疗效。

现代药理研究证明，解表药一般具有不同程度的发汗解热、增强体表血液循环、镇痛、抑菌、抗病毒等作用，部分药物还具有祛痰、镇咳、平喘利尿及降血压等作用。

第一节 发散风寒药

凡以发散风寒表邪为主要功效，用以治疗风寒表证的药物，称为发散风寒药，也称辛温解表药。本类药物性味多为辛温，辛以发散，温能祛寒，发汗力较强，主要适用于外感风寒所引起的恶寒发热、无汗或汗出不畅、头痛身痛、鼻塞或流清涕、舌苔薄白、口不渴、脉浮等寒象比较突出的表证。对于咳嗽气喘、脚气水肿及风湿痛等初起具有上述表证者，也可应用。

麻黄《神农本草经》

为麻黄科植物草麻黄、中麻黄或木贼麻黄的干燥草质茎。秋季采收，晒干，除去木质茎、残根及杂质，切段。生用、蜜炙或捣绒用。

【性味归经】 辛、微苦，温。归肺、膀胱经。

【功效与应用】

1. **发汗解表** 用于外感风寒表实证。治疗恶寒发热、无汗、头痛、脉浮紧等，常与桂枝相须为用，增强发汗之力，如麻黄汤。

2. **宣肺平喘** 用于咳喘实证。本品宣畅肺气而有止咳喘之效，无论寒、热、痰、饮以及有无表证者，均可随证配伍应用，为肺气壅遏之喘咳的要药。若风寒外束，肺气壅遏，常与杏仁、甘草同用，如三拗汤；若外感风寒，寒饮内伏，配干姜、细辛等，如小青龙汤；若属热邪壅肺，可配石膏、杏仁等药，如麻杏石甘汤。

3. **利水消肿** 用于风水水肿。治疗由风邪袭表，肺失宣降的水肿、小便不利而兼有表证的风水证，常配伍生姜、白术等，如越婢加术汤。

此外，本品散寒通滞，也可用治风寒痹证、阴疽、痰核等证。

【用法用量】　煎服，1.5~10g。解表多生用，平喘宜蜜炙，年老及体弱者用麻黄绒。

【注意事项】　本品发汗力强，凡表虚自汗、阴虚盗汗、肺肾虚喘者慎用；麻黄碱有兴奋中枢作用，高血压、心衰患者禁用，运动员及失眠患者慎用。

【现代研究】　本品主含左旋麻黄碱、右旋伪麻黄碱、左旋去甲基麻黄碱等多种生物碱成分，还含有黄酮、挥发油等。有发汗、解热、镇痛、平喘、止咳、抗炎、利尿、抗病原微生物、兴奋中枢、升高血压等作用。

> **链接**　麻黄根与麻黄碱
>
> 麻黄根是草麻黄、中麻黄的根及根茎，其性味甘，平，有收涩止汗之功，用于自汗、盗汗。
>
> 麻黄中药用价值较高，可提取出麻黄碱和伪麻黄碱，是制药的重要原料。同时麻黄碱是制造苯丙胺类毒品的原料，因此国家对含麻黄碱的药品销售使用有着严格的规定。

桂枝《名医别录》

为樟科植物肉桂的干燥嫩枝。春、夏两季采收，除去叶，晒干，或切片晒干。

【性味归经】　辛、甘，温。归心、肺、膀胱经。

【功效与应用】

1. **发汗解肌**　用于风寒表证。无论有汗、无汗均可应用。若有汗表虚者，常与白芍同用，如桂枝汤；若无汗表实者，常与麻黄同用，如麻黄汤。

2. **温通经脉**　用于寒凝血滞诸痛证。治胸痹心痛，常配薤白、枳实以通胸中阳气以止痛；若属中焦虚寒，脘腹疼痛，可配白芍、饴糖，如小建中汤；如治痛经，配当归、吴茱萸；风湿痹痛、肩背疼痛者，可配附子同用。

3. **助阳化气**　用于痰饮、蓄水证。本品甘温。能助阳化气，行水逐痰。治疗脾不运湿，痰浊内生之眩晕、心悸者，可配伍白术、茯苓，如苓桂术甘汤；治膀胱气化不行，水肿，小便不利者，常与泽泻、猪苓同用，如五苓散。

4. **平冲降逆**　用于心悸，奔豚。治疗心阳不振，不能宣通血脉，见心悸动、脉结代者，常配炙甘草、党参、麦冬等，如炙甘草汤；若阴寒内盛，引动下焦冲气，上凌心胸所致奔豚者，常重用本品以助阳化气、平冲降逆，如桂枝加桂汤。

【用法用量】　煎服，3~10g。

【注意事项】　本品辛温助热，易伤阴动血，凡外感热病、阴虚火旺、血热妄行者应忌用；孕妇及月经过多者慎用。

【现代研究】　本品主含挥发油如桂皮醛、莰烯、苯甲醛等。还含酚类、有机酸、多糖、苷类、香豆精及鞣质等。有发汗、解热、镇痛、抗炎、抗病原微生物、改善血液循环、降血压、抗肿瘤等作用。

生姜《名医别录》

为姜科植物姜的新鲜根茎。秋冬两季采挖，除去须根及泥沙，切片，生用。

【性味归经】　辛，微温。归肺、脾、胃经。

【功效与应用】

1. **解表散寒**　用于风寒感冒。治风寒感冒轻证，可单煎或配红糖、葱白煎服。也可与桂枝、羌活等辛温解表药同用，以增强发汗解表之力。

2. **温中止呕**　用于胃寒呕吐，脾胃寒证。本品素有"呕家圣药"之称，可随证配伍治疗多种呕吐。治胃寒呕吐，常与半夏同用，如小半夏汤；治胃热呕吐，配黄连、竹茹等清胃止呕。

3. **温肺止咳**　用于风寒咳嗽。本品温肺散寒，化痰止咳，对于肺寒咳嗽，不论有无外感风寒，或痰多痰少，皆可随证选用。

4. 解鱼蟹毒 本品能解生半夏、生南星之毒，常与紫苏叶同用。

【用法用量】 煎服，3~10g。或捣汁冲服。

【注意事项】 本品助火伤阴，故热盛及阴虚内热者忌服。

【现代研究】 本品主含挥发油如姜醇、姜烯、姜辣素等。尚含天冬氨酸、谷氨酸、丝氨酸等氨基酸。有促进消化液分泌、保护胃黏膜、抗溃疡、保肝、利胆、抗炎、解热、抗菌、镇痛、镇吐等作用。

链 接 生姜皮与生姜汁

生姜皮：为生姜根茎的外表皮。味辛性凉，专于和脾行水消肿，主治小便不利、水肿，常与桑白皮、冬瓜皮配伍应用。常用量为3~10g，水煎服。

生姜汁：为生姜榨取的汁液。味辛性温，功用与生姜大同，但偏于祛痰止呕，主治咳嗽痰多、恶心呕吐。尤宜于中风痰盛神昏、半夏或南星中毒喉舌麻木肿痛等急症服用。常用量为3~10滴，冲服。

防风《神农本草经》

为伞形科植物防风的根。春、秋两季采挖未抽花茎植株的根，除去须根及泥沙，晒干。切片，生用或炒炭用。

【性味归经】 辛、甘，微温。归膀胱、肝、脾经。

【功效与应用】

1. 祛风解表 用于外感表证，风疹瘙痒。本品作用甘缓，微温不峻，外感风寒、风湿、风热表证可配伍使用；对风寒、风热所致之瘾疹瘙痒也可配伍使用。

2. 胜湿止痛 用于风湿痹痛证。治疗风寒湿痹，肢节疼痛、筋脉挛急者，常与羌活、独活等祛风湿止痹痛药同用，如独活寄生汤。

3. 解痉 用于破伤风。治疗肌肉痉挛，四肢抽搐，项背强急，角弓反张的破伤风证，常与天麻、天南星、白附子等同用，如玉真散。

【用法用量】 煎服，3~10g。

【注意事项】 本品药性偏温，阴血亏虚、热病动风者不宜使用。

【现代研究】 本品主含防风色酮醇、升麻素、升麻素苷等色酮类成分；还含香柑内酯、酸性多糖、挥发油等。有解热、抗炎、镇静、镇痛、抗惊厥、抗过敏等作用。

紫苏《名医别录》

为唇形科植物紫苏的茎、叶。夏秋季采收。除去杂质，晒干，生用。

【性味归经】 辛，温。归肺、脾经。

【功效与应用】

1. 解表散寒 用于风寒感冒。苏叶发散表寒，开宣肺气，但发汗之力较弱。治风寒咳嗽，常配杏仁、前胡等，如杏苏散；若治风寒咳嗽兼气滞胸闷者，可配香附、陈皮等，如香苏散。

2. 行气宽中，安胎 用于脾胃气滞，胸闷呕吐，妊娠呕吐等证。本品为醒脾宽中，行气止呕良药，并有理气安胎作用。治外感风寒，内伤湿滞，胸闷呕吐者，常与藿香等药配伍，如藿香正气散；若胎气上逆，胎动不安者，可与砂仁、陈皮等同用。

此外，本品可解鱼蟹毒，用于食鱼蟹后引起的吐泻腹痛，可单用本品煎汤服，或配伍生姜、陈皮等药。

【用法用量】 煎服，5~10g。不宜久煎。治鱼蟹毒，单剂可用30~60g。

【现代研究】 本品主要含挥发油：紫苏醛、紫苏酮、苏烯酮、矢车菊素、莰烯、薄荷醇、薄荷酮、紫苏醇、二氢紫苏醇、丁香油酚等。有解热、抑菌、促进消化液分泌、增进胃肠蠕动、减少支气管分泌、缓解支气管痉挛等作用。

荆芥《神农本草经》

为唇形科植物荆芥的干燥地上部分。夏、秋两季花开到顶、穗绿时采割，除去杂质，晒干，切段。生用或炒炭用。

【性味归经】 辛，微温。归肺、肝经。

【功效与应用】

1. **散风解表** 用于外感表证。本品药性和缓，寒热表证均可应用。治风寒感冒，恶寒发热、头痛无汗者，常与防风、羌活、独活等药同用，如荆防败毒散；治疗风热感冒，发热头痛者，每与金银花、连翘、薄荷等辛凉解表药配伍，如银翘散。

2. **透疹止痒** 用于麻疹不透，风疹瘙痒及疮疡初起。治表邪外束，麻疹初起、疹出不畅，常与蝉蜕、薄荷、紫草等同用，如透疹汤；治疗风疹瘙痒，则配伍苦参、防风、白蒺藜等，如消风散。

3. **止血** 用于吐衄下血。本品炒炭，其性味已由辛温变为苦涩平和，长于理血止血，可用于多种出血证。

【用法用量】 煎服，3～10g。不宜久煎。发表透疹消疮宜生用；止血宜炒用。荆芥穗更长于祛风。

【注意事项】 体虚多汗，阴虚头痛者慎用。

【现代研究】 本品主要含挥发油胡薄荷酮等，单萜类成分荆芥苷、荆芥醇、荆芥二醇等，还含黄酮类等。有解热、抑菌、镇痛、抗炎等作用。

白芷《神农本草经》

为伞形科植物白芷或杭白芷的干燥根。夏、秋间叶黄时采挖，除去须根及泥沙，晒干或低温干燥。切片，生用。

【性味归经】 辛，温。归肺、胃经。

【功效与应用】

1. **发散风寒** 用于风寒感冒。治疗外感风寒，头身疼痛，鼻塞流涕，常与防风、羌活、川芎等同用，如九味羌活汤。

2. **通窍止痛** 用于阳明头痛、牙痛、鼻渊。本品长于散阳明经风湿而止头额疼痛。治前额及眉棱骨痛，属外感风寒者，可单用，或与防风、细辛、川芎等同用，如川芎茶调散；属外感风热，鼻渊头痛者，常配伍苍耳子、辛夷等，如苍耳子散。本品还善治牙痛，属风寒者，配细辛，风热者，配石膏、黄连。

3. **燥湿止带** 用于带下病。治疗寒湿下注，白带过多者，多与炮姜、白术等同用；若湿热下注，带下黄赤者，则与车前子、黄柏等同用。

4. **消肿排脓** 用于疮痈肿毒。治疗疮疡初起，红肿热痛者，常与金银花、当归、穿山甲等同用，如仙方活命饮。还可与瓜蒌、贝母同用治疗乳痈。

【用法用量】 煎服，3～10g。外用适量。

【注意事项】 本品辛香温燥，阴虚血热者忌服。

【现代研究】 本品主要含欧前胡素、异欧前胡素、别欧前胡素、别异欧前胡素、氧化前胡素、水合氧化前胡素等香豆素类成分，还含挥发油等。有解热、抗炎、镇痛、解痉、抗癌等作用。

羌活《神农本草经》

为伞形科植物羌活或宽叶羌活的干燥根茎及根。春、秋两季采挖，除去须根及泥沙，晒干。切片，生用。

【性味归经】 辛、苦，温。归膀胱、肾经。

【功效与应用】

1. **解表散寒** 用于风寒感冒，头身疼痛。本品发汗力强，主散太阳经风湿、寒湿之邪，善治风寒湿邪所致恶寒发热，肌表无汗，头项强痛，肢体酸痛者，与防风、川芎等同用，如九味羌活汤；若寒湿偏重，头痛身重者，可配独活等药同用，如羌活胜湿汤。

2. 祛风胜湿，止痛　用于风寒湿痹，肩背酸痛。本品有较强的祛风湿，止痹痛作用，善于治疗上半身风寒湿痹、肩背肢节疼痛者。常与防风、姜黄、当归等药同用，如蠲痹汤。

【用法用量】　煎服，3～10g。

【注意事项】　本品辛香温燥之性较烈，故阴血亏虚者慎用。用量过多，易致呕吐，故脾胃虚弱者不宜服。

【现代研究】　本品主要含挥发油、香豆素类、花椒毒酚、脂肪酸、氨基酸、糖类等成分。有抗炎、镇痛、解热作用，并对皮肤真菌、布氏杆菌有抑制作用。

细辛《神农本草经》

为马兜铃科植物北细辛、汉城细辛或华细辛的干燥根及根茎。夏季果熟期或初秋采挖，除去泥沙，阴干。切段，生用。

【性味归经】　辛、温。有小毒。归肺、肾、心经。

【功效与应用】

1. **祛风散寒**　用于感冒风寒证。宜用于外感风寒，头身疼痛较甚者；因其既能散风寒，又能通鼻窍，并宜于风寒感冒而见鼻塞流涕者。

2. **止痛**　用于头痛、牙痛、风湿痹痛等证。尤宜于风寒性头痛、牙痛、痹痛等多种寒痛证。

3. **通窍**　用于鼻渊。常用治鼻渊等鼻科疾病之鼻塞、流涕、头痛者，为治鼻渊之良药。

4. **温肺化饮**　用于肺寒咳喘证。常与散寒宣肺、温化痰饮药同用，是治寒饮伏肺之要药。主治风寒咳喘证，或寒饮咳喘证。

【用法用量】　煎服，1～3g。散剂每次服0.5～1g。

【注意事项】　阴虚阳亢头痛，肺燥伤阴干咳者忌用。不宜与藜芦同用。

【现代研究】　细辛主要含木脂类成分细辛脂素，挥发油 α-蒎烯、莰烯、香叶烯、柠檬烯、细辛醚、甲基丁香酚、榄香素、黄樟醚等。另含痕量的马兜铃酸Ⅰ。其挥发油、水及醇提物具有解热、抗炎、镇静、抗惊厥及局部麻醉等作用。华细辛醇浸剂可对抗吗啡所致的呼吸抑制。此外，本品还具有强心、扩张血管、松弛平滑肌、增强脂质代谢、升高血糖等作用，对细胞免疫、体液免疫有抑制作用。

> **链接**　细辛的用量
>
> 细辛用量，医家对此争议频多。北宋陈承《本草别说》则载谓："细辛，若单用末，不可过半钱匕，多则气闭塞，不通者死"。而"细辛不过钱"的提出，是李时珍《本草纲目》引北宋陈承语："承曰，细辛非华阴者不得为真。若单用末，不可过一钱，多则气闭塞不通者死。"清汪昂《本草备要》细辛条亦载"不可过一钱"。清陈士铎《本草新编》，故有"细辛不过钱，过钱命相连"之说。现在药典及各类教材也明载其用量在1～3g。在临床实践及药理研究中证明，细辛入丸散到1～3g，服用后的确有胸闷恶心等不良反应。而动物实验表明，细辛9～60g入煎剂并未发现不良反应。故有观点认为"辛不过钱"系指其入丸散用，而煎剂不受此限制。不过临证仍须遵守药典规定，严格掌握剂量，确保用药安全。

第二节　发散风热药

以发散风热为主要功效，用以治疗外感风热表证为主的药物，称为发散风热药，亦称辛凉解表药。主要应用于风热表证，症见发热，微恶风寒，咽干口渴，舌苔薄黄，脉浮数等。

本类药物中，部分兼有清肺止咳、利头目、清咽喉、散风透疹等作用，因此风热咳嗽、头痛咽痛、目赤肿痛、疹出不畅等均可选用，并常与清热药、解毒药配伍使用。

薄荷《新修本草》

为唇形科植物薄荷的干燥地上部分。夏、秋两季茎叶茂盛或花开至三轮时，选晴天，分次采割，晒干或阴干。切段，生用。

【性味归经】 辛，凉。归肺、肝经。

【功效与应用】

1. **宣散风热** 用于风热表证，温病初起。治风热感冒或温病初起、邪在卫分，症见发热、微恶风寒、头痛等症，常与金银花、连翘等配伍，如银翘散。

2. **清利头目，利咽** 用于头痛目赤，咽喉肿痛。本品长于疏散上焦风热，清头目，利咽喉，风热所致上述诸症均可应用。

3. **透疹** 用于麻疹不透，风疹瘙痒。治疗风热束表，麻疹不透，常与蝉蜕、牛蒡子等同用，如透疹汤。还可与苦参等配伍，治疗风疹瘙痒。

4. **疏肝** 用于肝郁气滞，胸闷胁痛。常与柴胡、白芍、当归等配伍，用治肝郁气滞，胁肋胀痛，月经不调，如逍遥散。

【用法用量】 煎服，2～10g。宜后下，不宜久煎。

【注意事项】 本品芳香辛散，发汗耗气，故体虚多汗者不宜使用。

【现代研究】 本品主要含薄荷脑（薄荷醇）、薄荷酮、异薄荷酮、胡薄荷酮、α-蒎烯、柠檬烯等挥发油类成分。有解热、解痉、利胆、镇痛、抗炎、祛痰、止咳、抗着床、抗早孕、抗病原微生物等作用。

菊花《神农本草经》

为菊科植物菊的干燥头状花序。9～11 月花盛开时分批采收，阴干或焙干，或熏、蒸后晒干。药材按产地和加工方法不同，分为"亳菊""滁菊""贡菊""杭菊""怀菊"，以亳菊和滁菊品质最优。

【性味归经】 辛、甘、苦，微寒。归肺、肝经。

【功效与应用】

1. **疏散风热** 用于风热感冒，温病初起。本品长于疏散风热，用治风热感冒，或温病初起，温邪犯肺，发热、头痛、咳嗽等症，常与桑叶相须为用，如桑菊饮。

2. **平肝明目** 用于风热或肝火上攻所致目赤肿痛，或肝阴不足之眼目昏花。菊花为明目要药，每与羚羊角等同用，治疗肝阳上亢之头痛眩晕，如羚角钩藤汤；或与枸杞子配伍以养肝明目，如杞菊地黄丸。

3. **清热解毒** 用于疮痈肿毒，常与金银花、生甘草同用。因其清热解毒、消散痈肿之力不及野菊花，故临床较野菊花少用。

【用法用量】 煎服，10～15g。

【注意事项】 黄菊花偏于疏散风热，白菊花偏于平肝、清肝明目。脾胃虚寒者慎用。

【现代研究】 本品主要含龙脑、乙酸龙脑酯、樟脑、菊花酮等挥发油；木犀草苷、刺槐苷等黄酮类成分；绿原酸、3,5-O-二咖啡酰基奎宁酸等有机酸类成分。有解热、抗炎、镇静、抑菌、抗病毒、降压、缩短凝血时间等作用。

柴胡《神农本草经》

为伞形科植物柴胡或狭叶柴胡的干燥根。按性状不同，分别习称"北柴胡"和"南柴胡"。春、秋两季采挖，除去茎叶及泥沙，干燥。切段，生用或醋炙用。

【性味归经】 辛、苦，微寒。归肝、胆经。

【功效与应用】

1. **解表退热** 用于表证发热及少阳证。对于外感表证发热，无论风热、风寒表证，皆可使用。本品善于疏散少阳半表半里之邪。若伤寒邪在少阳，寒热往来、胸胁苦满、口苦咽干、目眩，常配伍黄芩同用，如小柴胡汤。若属外感表证，可与防风、陈皮、生姜同用，如正柴胡饮。

2. **疏肝解郁** 用于肝郁气滞，胁肋胀满。治疗肝失疏泄，气机郁阻所致的胸胁或少腹胀痛、情志抑郁、月经失调、痛经等症。常与香附、川芎、白芍等同用，如逍遥散。或配伍香附、川芎等药，如柴胡疏肝散。

3. 升举阳气　用于气虚下陷。本品长于升举脾胃清阳之气，治中气不足，气虚下陷所致的脘腹重坠作胀，食少倦怠，久泻脱肛，子宫下垂等脏器脱垂。常配伍人参、黄芪、升麻等药，如补中益气汤。

【**用法用量**】　煎服，3～10g。解表退热宜生用，且用量宜稍重；疏肝解郁宜醋炙，升阳可生用或酒炙，其用量均宜稍轻。

【**注意事项**】　阴虚阳亢，肝风内动，阴虚火旺及气机上逆者忌用或慎用。

【**现代研究**】　本品主要含柴胡皂苷、挥发油多糖、有机酸、黄酮类成分。有镇静、安定、镇痛、镇咳、降血脂、保肝、利胆、兴奋肠平滑肌、抑制胃酸分泌、抗溃疡、抑制胰蛋白酶、抗病原微生物、兴奋子宫、影响物质代谢、抗肿瘤、抗癫痫、抗辐射及提高免疫功能等作用。

葛根《神农本草经》

为豆科植物野葛或甘葛藤的干燥根。前者习称"野葛"，后者习称"粉葛"。秋、冬两季采挖，野葛多趁鲜切成厚片或小块，干燥；甘葛藤多除去外皮，用硫黄熏后，稍干，截段或再纵切成两半，干燥。生用，或煨用。

【**性味归经**】　甘、辛，凉。归脾、胃经。

【**功效与应用**】

1. 解肌退热　用于外感表证，项背强痛等证。治外感表证，若发热重，恶寒轻，可与柴胡配伍，如柴葛解肌汤；若见恶寒无汗，项背强痛，可与麻黄配伍，如葛根汤。

2. 透疹　用于麻疹初起，透发不畅。治麻疹初起，表邪外束，疹出不畅，常与升麻、芍药、甘草等同用，如升麻葛根汤；若麻疹初起，已现麻疹，但疹出不畅，见发热咳嗽，或乍冷乍热者，则与牛蒡子、荆芥、前胡等配伍。

3. 生津止渴　用于消渴，热病烦渴。治热病津伤口渴，常与芦根、天花粉、知母等同用。

4. 升阳止泻　用于湿热泻痢，脾虚泄泻等证。本品醒脾力强，能鼓舞脾胃清阳之气上升而止痢。治表证未解，邪热入里，身热，下利臭秽，肛门有灼热感，苔黄脉数，或湿热泻痢，热重于湿者，常与黄芩、黄连、甘草同用，如葛根芩连汤；治脾虚泄泻，常与茯苓、白术等同用，如七味白术散。

此外，葛根味甘能解酒毒，可用治酒毒伤中，恶心呕吐，脘腹痞满，常与陈皮、白豆蔻、枳椇子等理气化湿、解酒毒药同用。

【**用法用量**】　煎服，10～20g。解肌退热、透疹、生津宜生用，升阳止泻宜煨用。

【**现代研究**】　本品主要含葛根素、黄豆苷元、黄豆苷等黄酮类成分和香豆素类成分。葛根所含不同成分分别具有收缩与舒张内脏平滑肌的作用。并有降血糖、降血脂、抗氧化等作用。

▌**链接**　葛花

葛花为豆科植物野葛或甘葛藤的花，一般在7、8月开花。采摘其未开放的花蕾入药。性味甘，平。功能解酒毒，醒脾和胃。主要用于饮酒过度，头痛头昏、烦渴、呕吐、胸膈饱胀等症。常用量为3～15g。不宜过量，以免引起低血压、心率减慢等不良反应。

牛蒡子《神农本草经》

为菊科植物牛蒡的成熟果实。主产于东北、浙江等地。秋季果实成熟时采收果序，晒干，打下果实。生用或炒用。

【**性味归经**】　辛、苦，寒。归肺、胃经。

【**功效与应用**】

1. 疏散风热　用于风热感冒，温病初起。常用于风热感冒而见咽喉红肿疼痛，或咳嗽痰多不利者。

常与金银花、桔梗等同用，如银翘散。

2. **宣肺利咽**　用于风热或肺热咳嗽、咯痰不畅、咽喉肿痛等。本品辛凉发散之力不及薄荷，但能解毒利咽。若属风热上犯，或热毒壅盛之咽喉肿痛，可配伍大黄、薄荷等药，如牛蒡汤。

3. **解毒透疹**　用于麻疹不透，风热疹痒等。常与薄荷、荆芥、蝉蜕等同用，如透疹汤。

4. **消肿疗疮**　用于痈肿疮毒，痄腮喉痹。本品升浮，又能清降，性偏滑利，兼利二便。治风热外袭，火毒内结，痈肿疮毒，兼有便秘者，常与大黄、栀子同用；治温毒发颐、痄腮喉痹，可与玄参、黄芩等同用，如普济消毒饮。

【用法用量】　煎服，3～10g。用时打碎。炒用可使其苦寒及滑肠之性略减。

【注意事项】　本品性寒，滑肠通便，气虚便溏者慎用。

【现代研究】　本品主要含木脂素类成分牛蒡苷、牛蒡醇 A～F 及 H；脂肪酸类成分花生酸、硬脂酸；挥发油（S）-胡薄荷酮等。有解热、利尿、降低血糖、抗肿瘤作用。牛蒡苷有抗肾病变作用。

蝉蜕《名医别录》

为蝉科昆虫黑蚱若虫羽化时脱落的皮壳。夏、秋两季采集，除去泥土、杂质，晒干。生用。

【性味归经】　甘，寒。归肺、肝经。

【功效与应用】

1. **疏散风热**　用于风热感冒，咽痛咽痒。本品长于疏散风热，宣肺开音。常用于治疗风热感冒或温病初起，发热恶风，头痛口渴者，常配伍薄荷、牛蒡子、前胡等药。

2. **透疹止痒**　用于麻疹不透，风疹瘙痒等证。本品既能疏风，又能止痒。治风热外束，麻疹不透，可与麻黄、牛蒡子、升麻等同用；用治风湿浸淫肌肤血脉，皮肤瘙痒，常配荆芥、防风、苦参等同用。

3. **明目退翳**　用于目赤翳障。本品长于疏散肝经风热，适宜于治风热上攻或肝火上炎之目赤肿痛，翳膜遮睛。常与菊花、白蒺藜、决明子等同用，如蝉花散。

4. **息风止痉**　用于小儿急慢惊风、破伤风。本品既能疏散外风，又能平息内风。治小儿急惊风，配伍天竺黄、栀子、僵蚕等药。治小儿慢惊风，常与全蝎、天南星、天麻等同用。治破伤风，牙关紧闭，手足抽搐，角弓反张，可与僵蚕、全蝎、天南星等同用。

本品还常用以治疗小儿夜啼不安。

【用法用量】　煎服，3～10g；或单味研末冲服。止痉用量宜大。

【注意事项】　孕妇慎用。

【现代研究】　本品主要含甲壳质、壳聚糖、蛋白质、组胺、氨基酸及微量元素等。有解热、镇静等作用。

桑叶《神农本草经》

为桑科植物桑的干燥叶。初霜后采收，除去杂质，晒干。生用或蜜炙用。

【性味归经】　甘、苦，寒。归肺、肝经。

【功效与应用】

1. **疏散风热**　用于风热感冒，头痛咳嗽。本品甘寒质轻，能凉散风热，清肺止咳。治风热感冒，或温病初起，常与菊花相须为用，并配伍连翘、薄荷、桔梗等药，如桑菊饮。

2. **清肺润燥**　用于肺热咳嗽、燥热咳嗽证。轻者可配苦杏仁、沙参、贝母等同用，如桑杏汤；重者可配生石膏、麦冬、阿胶等同用，如清燥救肺汤。

3. **平肝明目**　用于肝阳上亢，目赤昏花。治肝阳上亢所致头痛眩晕，头重脚轻，烦躁易怒者，常与菊花、石决明、白芍等平抑肝阳药同用；治肝肾精血不足，目失所养，眼目昏花，视物不清，常配伍滋补精血之黑芝麻，如扶桑至宝丹；若肝热引起的头昏、头痛，本品亦可与菊花、石决明、夏枯草等清肝药同用。

4. **凉血止血**　用于血热吐衄。

【用法用量】　煎服，5～10g。润肺止咳宜蜜炙用。外用适量，可煎水洗眼或捣敷。

【注意事项】　脾胃虚寒者慎服。

【现代研究】　本品主要含芦丁、槲皮素等黄酮类成分；牛膝甾酮、羟基促脱皮甾酮、油菜甾酮等甾体类成分；伞形花内酯、东莨菪素、东莨菪苷等香豆素类成分。有抗病原微生物、降血脂、降血糖等作用。

第三节　其他解表药

其他解表药见表3-1。

表3-1　其他解表药简表

类别	药名	性味归经	功效与应用	用法用量
发散风寒药	香薷	辛，微温。归肺、脾、胃经	发汗解表，化湿和中，利水消肿。用于外感风寒，水肿，小便不利	3～10g
	藁本	辛，温。归膀胱经	祛风，散寒，除湿，止痛。用于风寒感冒，巅顶疼痛，风湿痹痛	3～10g
	苍耳子	辛、苦，温；有毒。归肺经	散风寒，通鼻窍，祛风湿。用于风寒头痛，鼻塞流涕，鼻鼽，鼻渊，风疹瘙痒，湿痹拘挛	3～10g
	辛夷	辛，温。归肺、胃经	散风寒，通鼻窍。用于风寒头痛，鼻塞流涕，鼻鼽，鼻渊	3～10g，包煎
	西河柳	甘、辛，平。归肺、胃、心经	发表透疹，祛风除湿。用于麻疹不透，风疹瘙痒，风湿痹痛	3～6g
发散风热药	蔓荆子	辛、苦，微寒。归膀胱、肝、胃经	疏散风热，清利头目。用于风热表证头痛，目赤多泪，目暗不明，齿龈肿痛，头晕目眩	5～10g
	升麻	辛、微甘，微寒。归肺、脾、胃、大肠经	发表透疹，清热解毒，升举阳气。用于风热表证，麻疹不透，齿痛、口疮、咽喉肿痛，阳毒发斑，气虚下陷证	3～10g
	淡豆豉	苦、辛，凉。归肺、胃经	解表，除烦，宣发郁热。用于外感表证，热病烦闷	6～12g
	浮萍	辛，寒。归肺、膀胱经	宣散风热，透疹止痒，利尿消肿。用于风热表证，麻疹不透，水肿尿少	3～9g。外用适量
	木贼	甘、苦，平。归肺、肝经	疏散风热，明目退翳。用于风热目赤，迎风流泪，目生云翳，出血证	3～9g

自 测 题

1. 某男，28岁。2天前感冒，症见恶寒发热、头痛、鼻塞、项背强痛，舌苔薄白脉浮。医师辨证选药组方时，为减轻项背强痛症状选用的药是（　　　）

　　A. 葛根　　　　B. 白芷　　　　C. 藁本

　　D. 桂枝　　　　E. 羌活

2. 桂枝治疗风寒表虚证，宜配伍（　　　）

　　A. 麻黄　　　　B. 白术　　　　C. 附子

　　D. 白芍　　　　E. 细辛

3. 治疗外感风寒，表实无汗，咳嗽气喘者，宜首选（　　　）

　　A. 麻黄　　　　B. 杏仁　　　　C. 石膏

　　D. 甘草　　　　E. 桔梗

4. 菊花具有的功效是（　　　）

　　A. 平降肝阳，息风止痉　　B. 疏风清热，息风止痉

　　C. 疏散风热，清热解毒　　D. 清肺止咳，清热解毒

　　E. 疏风清热，清利咽喉

5. 薄荷入汤剂宜（　　　）

　　A. 先煎　　　　B. 后下　　　　C. 另煎

　　D. 包煎　　　　E. 烊化

6. 麻黄宜用于（　　　）

　　A. 肾不纳气，动则喘甚　　B. 脾湿痰壅，咳喘胸闷

　　C. 肺气不足，喘促短气　　D. 肺气不宣，咳喘气急

　　E. 肺燥咳嗽

7. 下列哪味药物更长于治风湿头痛（　　　）

　　A. 白芷　　　　B. 细辛　　　　C. 羌活

　　D. 藁本　　　　E. 川芎

8. 被称为"呕家圣药"的是（　　　）

　　A. 干姜　　　　B. 生姜　　　　C. 炮姜

　　D. 煨姜　　　　E. 高良姜

9. 下列解表药中，不具有疏肝或平肝作用的是（　　　）

　　A. 薄荷　　　　B. 柴胡　　　　C. 连翘

　　D. 蝉蜕　　　　E. 桑叶

（冉海霞　侯辰阳）

凡以清泄里热为主要功效，用以治疗里热证的药物，称为清热药。

本类药多数药性寒凉，少数平而偏凉，多味苦，或甘，或辛，或咸。多入肺、胃、心、肝、大肠经。具有清热、泻火、凉血、解热毒、退虚热等功效。主要适用于表邪已解、内无积滞的里热证。

里热证根据其性质的不同可分为实热和虚热两类，实热又可进一步分为气分热、血分热、湿热和热毒疮疡等各种类型，针对不同类型和药物性能的差异，将清热药分为清热泻火药、清热燥湿药、清热凉血药、清热解毒药和清虚热药五类。

本类药物应用时，首先要辨明里热证所在的部位及虚实，选用适宜的药物，并根据病情作相应的配伍。例如，里热兼有表证者，当先解表或表里同治；气分热兼血分热者，宜气血两清；里热兼阴伤津亏者，注意祛邪而不忘扶正，辅以养阴生津药；若里热积滞者，宜适当配合泻下药；兼脾胃虚弱者，宜适当辅以健脾益胃药。

本类药药性寒凉，易伤脾胃，凡脾胃虚弱、食少便溏者慎用；热病易伤津液，清热燥湿药易化燥伤津，故阴虚津伤者亦当慎用；阴盛格阳、真寒假热之证，尤须明辨，不可妄投，要中病即止，避免克伐太过，损伤正气。

第一节　清热泻火药

凡以清泄气分或脏腑热邪为主要功效，用以治疗温病气分证或脏腑实热证的药物，称为清热泻火药。

热为火之渐，火为热之极。清热泻火药以清泄气分邪热为主，主要用于热病邪入气分所致高热、口渴、汗出、烦躁，甚则神昏谵语，脉洪大等气分实热证。本类药物可作用于不同部位，分别适用于肺热、胃热、心火、肝火等引起的脏腑实热。

石膏《神农本草经》

为硫酸盐类矿物硬石膏族石膏，主含含水硫酸钙（$CaSO_4 \cdot 2H_2O$）。全年可采。采挖后，除去泥沙及杂石，研细生用或煅用。

【性味归经】　甘、辛，大寒。归肺、胃经。

【功效与应用】

1. **清热泻火**　用于温热病气分实热证，本品性味辛甘寒，性寒清热泻火，辛寒解肌透热，甘寒清胃热、除烦渴，为清泻肺胃气分实热之要药。治温热病气分实热，症见壮热、烦渴、汗出、脉洪大者，常与知母相须为用，如白虎汤。本品又能祛暑，可用治暑热初起，伤气耗阴或热病后期，余热未尽，气津两亏，症见身热、心烦、口渴者。

2. **除烦止渴**　用于肺热喘咳证，本品辛寒入肺经，善清肺经实热，用治肺热喘咳、发热口渴者，如麻杏甘膏汤。本品又有清泻胃火的功能，可治胃火上攻之牙龈肿痛，也可用治胃热上蒸、耗伤津液之消渴证，如玉女煎、清胃散。

3. **敛疮生肌，收敛止血**　用于溃疡不敛、湿疹瘙痒、水火烫伤、外伤出血等证，本品煅后外用，有敛疮生肌、收湿、止血之功。用治溃疡不敛。

【用法用量】　生石膏煎服，15～60g。宜打碎先煎。煅石膏适量外用，研末撒敷患处。

【注意事项】　脾胃虚寒及阴虚内热者忌用。

【现代研究】　石膏主要为含水硫酸钙，还含有机物、硫化物及微量铁镁等，煅石膏主要为无水硫酸钙。有解热、镇痉、消炎和降血糖等作用。

链 接　寒水石和石膏

石膏为硫酸盐类矿物硬石膏族石膏，主含含水硫酸钙（$CaSO_4 \cdot 2H_2O$）。寒水石为碳酸钙（$CaCO_3$）的矿石或含水硫酸钙（$CaSO_4 \cdot 2H_2O$）的矿石（红石膏），其性味咸寒，归心、肾经。多与石膏等配伍，内服具有清热泻火，用于热病烦渴；外用具有消肿止痛的作用。

知母《神农本草经》

为百合科植物知母的干燥根茎。春、秋两季采挖，除去须根及泥沙，晒干，习称"毛知母"。或趁新鲜除去外皮，晒干，称为"知母肉"。切厚片入药，生用，或盐水炙用。

【性味归经】　苦、甘，寒。归肺、胃、肾、大肠经。

【功效与应用】

1. **清热泻火**　用于热病烦渴证。本品味苦甘而性寒质润，苦寒能清热泻火除烦，甘寒质润能生津润燥止渴，善治外感热邪入气分，症见高热、烦渴，常与石膏相须为用，如白虎汤。

2. **滋阴润燥**　用于肺热燥咳证。本品主入肺经而长于泻肺热、润肺燥，用治肺热燥咳，肺燥久嗽气急等，如二母散。亦治内热消渴、阴虚肠燥便秘等，常配伍天花粉、葛根及当归、生首乌、麻仁等药。

3. **退虚热**　用于骨蒸潮热证。本品兼入肾经而能滋肾阴、泻肾火、退骨蒸，用治阴虚火旺所致骨蒸潮热、盗汗、心烦者，常与熟地黄、黄柏相伍，如知柏地黄丸。

【用法用量】　煎服，6～12g。清热泻火宜生用，滋阴润燥宜盐水炙用。

【注意事项】　本品性寒质润，有滑肠作用，故脾虚便溏者不宜用。

【现代研究】　知母有清热、利尿、祛痰、降血糖等作用，知母煎剂对葡萄球菌、伤寒杆菌有较强的抑制作用，对痢疾杆菌、副伤寒杆菌、大肠杆菌、枯草杆菌、霍乱弧菌、变形杆菌、白喉杆菌、肺炎球菌、β-溶血性链球菌、白念珠菌等也有不同程度的抑制作用。

芦根《神农本草经》

为禾本科植物芦苇的新鲜或干燥根茎。全年均可采挖，除去芽、须根及膜状叶。鲜用，或切后晒干用。

【性味归经】　甘，寒。归肺、胃经。

【功效与应用】

1. **清热生津**　用于热病烦渴。本品性味甘寒，既能清肺胃气分实热，又能生津止渴、除烦，故可用治热病伤津，烦热口渴者，常与天花粉、麦冬等同用。

2. **除烦止呕**　用于胃热呕哕。本品能清胃热而止呕逆，常与竹茹、姜汁等同用。

3. **清泻肺热**　用于肺热咳嗽，肺痈吐脓。本品能祛痰排脓，可治肺热咳嗽咯痰黄稠，或有胸闷当热，可配瓜蒌、贝母、黄芩等；若属风热外感，发热咳嗽，多配桑叶、菊花，如桑菊饮；治肺痈吐脓，常配冬瓜仁、薏苡仁等。

4. **利尿**　用于热淋涩痛。本品功能清热利尿，可用治热淋涩痛，小便短赤，常配白茅根、车前子等。

【用法用量】　煎服，15～30g。鲜品加倍，或捣汁用。

【注意事项】　脾胃虚寒者忌服。

【现代研究】　本品所含糖类中有木聚糖等多种具免疫活性的多聚糖类化合物，并含有多聚醇、甜菜碱、薏苡素、游离脯氨基酸、天门冬酰胺及黄酮类化合物苜蓿素等。本品有解热、镇静、镇痛、降血压、降血糖、抗氧化及雌激素样作用，对β-溶血链球菌有抑制作用，所含薏苡素对骨骼肌有抑制作用，苜蓿素对肠管有松弛作用。

天花粉《神农本草经》

为葫芦科植物栝楼或双边栝楼的干燥根。秋、冬两季采挖，洗净，除去外皮，切厚片。鲜用或干燥用。

【性味归经】 甘、微苦，微寒。归肺、胃经。

【功效与应用】

1. **清热生津** 用于热病烦渴。本品甘寒，既能清肺胃二经实热，又能生津止渴，故常用于热病烦渴，常配芦根、麦冬等；如治阴虚消渴，可配葛根、山药等，如玉液汤。

2. **清肺润燥** 用于肺热燥咳。本品用治燥热伤肺，干咳少痰、痰中带血等，可配天冬、生地黄等药。

3. **消肿排脓** 用于疮疡肿毒。本品可用治疮疡初起，热毒炽盛，未成脓者可使消散，脓已成者可溃疮排脓，常配伍金银花、白芷、穿山甲等内服。

【用法用量】 煎服，10～15g。

【注意事项】 不宜与乌头类药材同用。脾胃虚寒便溏及孕妇慎服。

【现代研究】 本品含天花粉蛋白、多糖、皂苷等，具有抗癌、降血糖的作用。临床上也用于抑制艾滋病病毒在免疫细胞中的繁衍。

栀子《神农本草经》

为茜草科植物栀子的干燥成熟果实。9～11月果实成熟显红黄色时采收。生用、炒焦或炒炭用。

【性味归经】 苦，寒。归心、肺、三焦经。

【功效与应用】

1. **泻火除烦** 用于热病烦躁。本品苦寒清降，清泻三焦火邪，泻心火而除烦。治温病邪热扰心，心烦郁闷，躁扰不宁，可与淡豆豉同用，如栀子豉汤；若治火毒炽盛，高热烦躁，神昏谵语，常配伍黄芩、黄连、黄柏等，如黄连解毒汤。

2. **清热利湿** 用于湿热黄疸。本品有清利下焦肝胆湿热之效，可用治肝胆湿热郁蒸之黄疸，常配茵陈、大黄等药用，如茵陈蒿汤。

3. **凉血解毒** 用于血淋涩痛，血热妄行之吐血、衄血等证。本品能凉血、止血，用治血淋涩痛或热淋证效佳。也可用于肝胆火热上攻之目赤肿痛、火毒疮疡、红肿热痛者。常配伍白茅根、生地黄、黄芩等。

【用法用量】 煎服，5～10g。外用生品适量，研末调敷。

【注意事项】 本品苦寒伤胃，脾虚便溏者不宜用。

【现代研究】 本品含有栀子素、栀子苷、藏红花素和熊果酸等。具有利胆、解热、镇静、降压和止血等作用。可加速血液中胆红素排泄、对溶血性链球菌和皮肤真菌有抑制作用。

夏枯草《神农本草经》

为唇形科植物夏枯草的干燥果穗。夏季果穗呈棕红色时采收，除去杂质，晒干。生用。

【性味归经】 辛、苦，寒。归肝、胆经。

【功效与应用】

1. **清肝明目** 用于肝火上炎。本品辛散苦泄，主入肝经，善泻肝火郁热为清肝火要药，又能散结消肿。用治肝火上炎所致目赤肿痛，头痛眩晕，常与菊花、决明子同用；亦治肝阴不足，目珠疼痛，常配当归、枸杞子等。

2. **散结消肿** 用于瘰疬、瘿瘤。本品味辛能散结，苦寒能泄热，常用以治肝郁化火，痰火凝聚之瘰疬、瘿瘤，常与浙贝母、玄参、牡蛎，或海蛤壳、昆布、海藻等同用。

【用法用量】 煎服，9～15g，最大可60g。或熬膏服。

【注意事项】 脾胃寒弱者慎用。

【现代研究】 本品含三萜类、黄酮类、香豆素类和甾体类。具有降压、抗肿瘤和抗心律失常等作用，其煎剂对伤寒杆菌、痢疾杆菌和结核杆菌等有抑制作用。

决明子《神农本草经》

为豆科植物决明或小决明的干燥种子。秋季采收全株，晒干，打下种子，除去杂质。生用或炒用。

【性味归经】　甘、苦，微寒。归肝、肾、大肠经。

【功效与应用】

1. 清肝明目　用于目赤目暗。本品甘苦寒，泄热益阴，既能清肝泄热，又能益肝明目，虚实目疾均可应用。治肝火上扰，目赤涩痛，羞明多泪，常配伍栀子、夏枯草等同用；治风热上攻，头痛目赤，常配伍桑叶、菊花、青葙子等同用；治肝肾精血亏虚，不能上荣而致头痛眩晕，目暗不明，常配伍枸杞子、沙苑子同用。

2. 润肠通便　用于肠燥便秘。本品寒凉滑润，入大肠经，有清热润肠通便之功。治肠燥便秘，单用泡茶饮，或配火麻仁、瓜蒌仁等同用。

【用法用量】　煎服，9～15g。外用适量。通便不宜久煎。

【注意事项】　气虚便溏者不宜用。

【现代研究】　本品含大黄酚、大黄素、大黄素甲醚、决明素、决明子苷、决明蒽酮和决明子内酯等。对多种细菌有抑制作用；水浸剂对多种皮肤真菌有抑制作用。具有降压、利尿作用；能降血脂、抑制动脉粥样硬化，并有抗血小板聚集、保肝及缓泻等作用。

淡竹叶《神农本草经》

为禾本科植物淡竹叶的干燥茎叶。夏季末抽花穗前采割，晒干切段，生用。

【性味归经】　甘、淡，寒。归心、小肠、膀胱经。

【功效与应用】

1. 清热除烦　用于热病烦渴。本品能清心火以除烦，入胃经而泄胃火以止渴。用治热病伤津，心烦口渴，常配石膏、芦根等同用。

2. 利尿　用于治疗口疮、水肿、热淋、湿热黄疸等。本品甘淡渗利，可引心火下行，治口舌生疮或小便赤涩淋痛，常配滑石、白茅根、灯心草等；治水肿尿少，可配泽泻、益母草等；治湿热黄疸，常与茵陈、黄芩、栀子同用。

【用法用量】　煎服，6～15g。

【注意事项】　本品性寒清利，故脾胃虚寒及阴虚火旺者不宜服。

【现代研究】　本品含三萜类化合物，能增加尿中氯化物的排出。具有抑菌、升高血糖等作用。

> **链接**　淡竹叶、竹叶、竹叶卷心比较
>
> 　　竹叶源自乔木或灌木状竹的叶，淡竹叶源自草本状淡竹的茎叶，竹叶卷心与竹叶同源而取其嫩心。三者皆甘淡性寒，归心、胃、小肠经，能清热除烦，利尿，治心火上炎、下移小肠之口疮尿赤、热病心烦及热淋涩痛。其中竹叶清心除烦力强，并能生津，能凉散上焦风热，多用于热病心烦，风热表证或温病初起；淡竹叶通利小便强，多用于口疮尿少及热淋、水肿尿少及黄疸尿赤；竹叶卷心更长于清心，多用于温病热入心包之神昏谵语等。

第二节　清热燥湿药

凡以清热燥湿为主要功效，用以治疗湿热证的药物，称为清热燥湿药。

本类药物性味多苦寒，苦能燥湿，寒能清热，主要用于湿热及火热证。多见发热、苔腻、尿少等症状。湿热为患，多以脏腑湿热为主要表现，如肠胃湿热所致的泄泻、痢疾，肝胆湿热所致的胁肋胀痛、黄疸、口苦，下焦湿热所致的小便淋漓涩痛、带下，以及湿热引起的关节肿痛、湿疹、痈肿、耳

痛流脓等。诸脏腑火热证亦属本类药物应用范围。

本类药物多苦寒性燥，易伤阴，用量不宜过大，凡脾胃虚寒，津伤阴亏者当慎用。

黄芩《神农本草经》

为唇形科植物黄芩的干燥根。春、秋两季采挖，去除须根及泥沙，晒后撞去粗皮，蒸透或开水润透切片，晒干。生用、酒炙或炒炭用。

【性味归经】　苦，寒。归肺、胆、胃、大肠经。

【功效与应用】

1. **清热燥湿**　用于湿热诸证。本品苦寒，功善清热燥湿，尤长于清中上焦湿热。治疗外感湿温、暑湿属湿热阻遏气机而致胸闷呕恶、身热不扬者，常与滑石、通草等同用；若湿热中阻，心下痞满呕吐，常与半夏、黄连等同用，如半夏泻心汤；若治大肠湿热所致泄泻、痢疾、湿热黄疸等，可配葛根、黄连、栀子、茵陈等。

2. **泻火解毒**　用于肺热咳嗽，热病烦渴。本品主入肺经，善清泻肺火及上焦实热，可单用，或配桑白皮、知母等，如清肺汤；若见外感热病，壮热烦渴，常配薄荷、栀子、大黄等，如凉膈散。本品配柴胡有和解少阳之功，如小柴胡汤，用治少阳证之寒热往来，口苦咽干，心烦喜呕等。

3. **止血**　用治血热吐衄。本品兼能凉血止血，用于治火毒炽盛迫血妄行之吐血、衄血等，可配白茅根、生地黄等。

4. **安胎**　本品具清热安胎之功，可治胎热所致胎动不安。

【用法用量】　煎服，3～10g。生用清热燥湿、泻火解毒力强；炒则苦寒之性略减，有安胎之效；酒炒可清上焦热；炒炭长于凉血止血。

【注意事项】　本品苦寒伤胃，脾胃虚寒、食少便溏者忌服。

【现代研究】　本品含有黄芩苷、黄芩素、汉黄芩苷、汉黄芩素和黄芩新素等。具有抗菌、抗病毒、抗炎、保护神经、抗氧化、解热、保肝、抗肿瘤、保护心血管、抗高血糖等作用。

黄连《神农本草经》

为毛茛科植物黄连、三角叶黄连或云连的干燥根茎。以上三种分别可称为"味连""雅连""云连"。秋季采挖，除去须根及泥沙，干燥。生用或清炒、姜汁炙、酒炙、吴茱萸水炙用。

【性味归经】　苦，寒。归心、肝、胃、大肠经。

【功效与应用】

1. **清热燥湿**　用于胃肠湿热。本品大苦大寒，长于清中焦湿热。治疗湿热阻滞中焦所致脘腹痞满，恶心呕吐，常与黄芩、半夏、干姜等同用，如半夏泻心汤。本品善除胃与大肠湿热，为治湿热泻痢要药。如治湿热所致泻痢、腹痛、里急后重，可单用或与木香配伍；如见泄泻身热，可配葛根、黄芩；如有下利脓血，可配当归、白芍。本品善清胃火，可用于胃热呕吐，常与竹茹、半夏等同用，若属肝火犯胃，可配吴茱萸，如左金丸；用治胃火牙痛，可配石膏、升麻等，如清胃散。

2. **泻火解毒**　用于热盛火炽，高热烦躁及热毒疮疡。本品尤善清泻心经实火，可用治心火亢盛所致神昏、烦躁之证，如黄连解毒汤；若属心经血热所致吐衄，可配大黄、黄芩等，如泻心汤。本品泻火解毒之力甚强，亦长于治疗各种疔疮肿毒。

【用法用量】　煎服，2～10g。外用适量。本品生用长于泻火解毒燥湿，清心火与大肠湿热；酒炒收药上行，可缓其苦寒之性；姜汁或吴茱萸炒，可缓和其苦寒碍胃之性，并增强降逆止呕之用，且吴茱萸制后又增其疏肝泻火功效。

【注意事项】　本品大苦大寒，不宜过服、久服。脾胃虚寒及阴虚津伤忌用。

【现代研究】　本品含有小檗碱、甲基黄连碱等。有解热、抗炎、降血压、降血糖、抗肿瘤、利胆、抗溃疡等作用，可用于各型流感病毒的治疗。对痢疾杆菌、霍乱弧菌等多种致病菌有明显的抑制作用。

黄柏《神农本草经》

为芸香科植物黄皮树或黄檗的干燥树皮。前者习称"川黄柏"，后者习称"关黄柏"。清明之后剥取树皮，除去粗皮、晒干压平；润透，切片或切丝。生用或盐水炙、炒炭用。

【性味归经】 苦，寒。归肾、膀胱、大肠经。

【功效与应用】

1. 清热燥湿 用于下焦湿热诸证。本品长于清下焦湿热。若属湿热带下，常与山药、芡实等同用，如易黄汤；如是湿热淋证，可配车前子、滑石等相伍；如属湿热黄疸，可与栀子相配，如栀子柏皮汤；用治湿热下注，足膝肿痛，常配牛膝、苍术等，如三妙丸。

2. 泻火除蒸 用于阴虚发热。本品入肾，清相火以退虚热。治疗肾阴亏虚、骨蒸潮热、盗汗遗精等，配知母、熟地黄、山茱萸等，如六味地黄丸、大补阴丸等。

3. 解毒疗疮 用于疮疡肿毒、湿疹瘙痒。本品既能清热燥湿，又能泻火解毒，用治疮疡肿毒，内服外用均可。可单用，亦可与黄连、黄芩、大黄等配伍，或配青黛、滑石等外敷。

【用法用量】 煎服，3～10g。外用适量。清热燥湿宜生用，清退虚热宜盐水炒，止血宜炒炭用。

【注意事项】 本品苦寒伤胃，脾胃虚寒者忌用。

【现代研究】 本品含有小檗碱、黄柏碱、黄柏酮和黄柏内脂等。具有抗菌、利胆、清热、降血糖、利尿、保护血小板等作用。

> **链 接** 黄连、黄芩、黄柏功效比较
>
> 三黄都为苦寒之品，具有清热燥湿，泻火解毒的作用，用于湿热引起的黄疸、泻痢、淋证、湿疹湿疮、痈肿疮毒等。黄芩善清上焦湿热，泻肺火，为治湿温、暑温及肺热咳嗽之要药；还能泻火止血，治血热吐血；清热安胎，治胎动不安；而黄连善清中焦湿热，尤长于清心火，既是治湿热泻痢、痞满呕逆之要药，又为治热盛火炽之良品；且善泻火解毒疗疮，常用于痈疽疔毒诸证；黄柏则善清下焦湿热火毒，为治湿热下注之带下、淋浊及足膝肿痛等证之良药；具有泻相火、清虚热之功效，治阴虚火旺，骨蒸潮热。

龙胆草《神农本草经》

为龙胆科植物条叶龙胆、龙胆、三花龙胆或滇龙胆的干燥根及根茎。前三种习称"龙胆"，后一种习称"坚龙胆"。春、秋两季采挖，洗净，晒干，切段。生用。

【性味归经】 苦，寒。归肝、胆、膀胱经。

【功效与应用】

1. 清热燥湿 用于肝胆湿热诸证。本品苦寒，清热燥湿之中，尤善清肝胆及下焦湿热，常用治肝胆及下焦湿热所致黄疸、尿赤及阴痒阴肿、带下诸证，常配茵陈、栀子或苦参、黄柏等。

2. 泻肝胆火 用于肝胆实火所致肝火头痛、目赤耳聋、胁痛口苦等证。本品善泻肝火胆实火，治上述诸症常与柴胡、黄芩配伍，如龙胆泻肝汤。亦可用于肝经热盛生风之惊风抽搐，常与牛黄、钩藤、黄连等配伍，如凉惊丸。

【用法用量】 煎服，3～6g。

【注意事项】 本品用量不宜过大，脾胃寒者忌服。

【现代研究】 本品含有龙胆苦苷、龙胆黄碱、龙胆碱和龙胆三糖等。具有保肝、利胆、抗炎、镇静、降压和助消化等作用。

苦参《神农本草经》

为豆科植物苦参的干燥根。春、秋两季采挖，除去根头及小须根，洗净，干燥；或趁鲜切片，干燥。生用。

【性味归经】 苦，寒。归心、肝、胃、大肠、膀胱经。

【功效与应用】

1. **清热燥湿** 用于湿热泻痢、黄疸、带下等。本品味苦性寒,善清下焦湿热。如治湿热下利,可单用,亦可配伍白头翁、木香、黄连等;若是湿热便血、肠风下血、痔疮出血,可配生地黄、地榆等;若治湿热黄疸,可与茵陈、栀子、龙胆等同用;治湿热带下,配蛇床子、黄柏等,内服外洗均可。

2. **杀虫止痒** 用于风疹、湿疹、疥癣、皮肤瘙痒。本品苦寒燥湿,兼能杀虫止痒,治疗风疹、湿疹所致皮肤瘙痒,可配荆芥、防风等内服,或配川椒、百部等煎汤外洗。单用煎洗可治疥癣,或配枯矾、硫黄制软膏外敷。

3. **利尿** 用于热淋。本品既能清热,又能利尿,可用治湿热下注膀胱所致之小便不利、灼热涩痛,可单用,亦可配滑石、车前子、泽泻等。

【用法用量】 煎服,3～10g。外用适量,研末敷,或煎汤外洗。

【注意事项】 脾胃虚寒者忌用。反藜芦,不宜同用。

【现代研究】 本品含有苦参碱、氧化苦参碱等多种生物碱。具有抗菌、利尿、镇静、平喘和祛痰等作用。此外,苦参中多种成分还能抗心律失常。其煎剂或醇提物有抑制肿瘤的作用。

第三节 清热凉血药

凡以清热凉血为主要功效,用以治疗热入营血证的药物,称为清热凉血药。

本类药物多为甘苦咸寒之品,咸能入血,寒能清热,多归心、肝经,故有清解营分和血分热邪的作用,主要用于营分、血分实热证。如温病热入营分之舌绛、身热夜甚、心烦不寐、脉细数,甚则神昏谵语、斑疹隐隐;以及热邪深入血分,而见舌深绛、吐血衄血、尿血便血、斑疹紫暗、躁动不安,甚则昏狂。亦可用于其他疾病引起的血热出血证。

生地黄《神农本草经》

为玄参科植物地黄的新鲜或干燥块根。全国大部分地区有栽培。秋季采挖,去除芦头、须根及泥沙。鲜用,或干燥生用。

【性味归经】 甘,寒。归心、肝、肾经。

【功效与应用】

1. **清热凉血** 用于温病热入营血。若属热入营分,症见身热口干,舌绛神昏,配水牛角、黄连、玄参等,如清营汤;热入血分,血热壅盛,吐血衄血,斑疹紫黑,可与水牛角、赤芍、牡丹皮同用,如犀角地黄汤。用治血热妄行之血证,可与侧柏叶、荷叶、艾叶同用,如四生丸。

2. **养阴生津** 用于津伤口渴,内热消渴。本品甘寒,入肾经而滋阴降火,养阴津而泄伏热。用治内热消渴,常与葛根、天花粉同用,如玉泉散;治温病邪热伤阴,肠燥便秘,可配玄参、麦冬,如增液汤。

【用法用量】 煎服,10～30g。或入丸散,或鲜品捣汁服。鲜品长于清热凉血,干品长于滋阴,炒炭用于止血。

【注意事项】 脾虚湿滞,腹满便溏者不宜使用。

【现代研究】 本品含有苷类、苯甲酸、氨基酸、甾醇和萜类物质。具有抗癌、抗辐射、抗炎、强心、利尿、降血糖和保肝作用。能增强网状内皮细胞的吞噬功能。

玄参《神农本草经》

为玄参科植物玄参的干燥根。冬季茎叶枯萎时采挖。除去根茎、幼芽、须根及泥沙,晒或烘至半干,堆放3～6天,反复数次至干燥。生用。

【性味归经】 甘、苦、咸,微寒。归肺、胃、肾经。

【功效与应用】

1. **清热凉血** 用于温病热入营血,温毒发斑。若属热入营分,身热口干、舌绛,常与生地黄、黄连、连翘等配伍，如清营汤；若热入血分，血热壅盛，吐血衄血，斑疹紫黑，可与水牛角、牡丹皮等同用；用于肺热燥咳，咽喉肿痛，可与贝母、百合等同用，如百合固金汤。

2. **滋阴降火**　用于热病伤阴之心烦不寐，阴虚火旺之骨蒸潮热。治阴虚咳血，常配伍百合、麦冬、川贝母等；治骨蒸潮热，可配地骨皮、银柴胡、牡丹皮等；治内热消渴，常与麦冬、五味子、枸杞子等配伍。

3. **解毒散结**　用于咽喉肿痛、痈肿疮毒、瘰疬痰核、阳毒脱疽。本品苦解热毒，咸能软坚，能解毒散结。治外感瘟毒于上的咽喉肿痛、大头瘟，常配薄荷、连翘等，如普济消毒饮；治阴虚火旺之咽喉肿痛，则配生地黄、甘草、麦冬等，如玄麦甘桔汤；若治瘰疬痰核，常配贝母、牡蛎等；若治疹子、疮疡肿毒，可与金银花、连翘、紫花地丁等同用；治疗脱疽，可配当归、甘草等，如四妙勇安汤。

【用法用量】　煎服，9～15g。

【注意事项】　脾胃虚寒，食少便溏者不宜服用。反藜芦。

【现代研究】　本品含有环烯醚萜类、苯丙苷类、挥发油、生物碱和甾醇类。具有扩张血管、降血压、降血糖、强心和抗菌的作用。

牡丹皮《神农本草经》

为毛茛科植物牡丹干燥根皮。秋季采挖根部，除去细根，剥取根皮，晒干。生用或酒炙用。

【性味归经】　苦、甘，微寒。归心、肝、肾经。

【功效与应用】

1. **清热凉血**　用于斑疹吐衄及阴虚发热证。本品治温病热入营血，迫血妄行所致发斑、吐血、衄血，血热吐衄，阴虚血热吐衄等，常与生地黄和赤芍等相须为用，如犀角地黄汤。本品入血分而善于清透阴分伏热，为治无汗骨蒸之要药，用于温病伤阴，阴虚内热，骨蒸潮热，常与青蒿、鳖甲等同用，如青蒿鳖甲汤。

2. **活血祛瘀**　用于血滞经闭、痛经、癥瘕、跌打伤痛。治血滞经闭、痛经，常与桂枝、桃仁、红花等同用；治瘀血癥瘕，常配伍当归、五灵脂、赤芍等；治跌打损伤，常与桃仁、乳香、没药等配伍。

3. **消痈解毒**　用于痈肿疮毒、肠痈腹痛。治热毒疮痈，常配伍金银花、连翘、蒲公英等；治肠痈初起，少腹疼痛者，与大黄、芒硝等同用。

【用法用量】　煎服，6～12g。清热凉血宜生用，活血祛瘀宜酒炙用，止血宜炒炭用。

【注意事项】　血虚有寒、月经过多及孕妇不宜用。

【现代研究】　本品含牡丹酚、芍药苷、挥发油和甾醇类。具有抗菌、通经、降压、镇静、解热、镇痛和利尿作用。还能抗血小板聚集和抗动脉粥样硬化斑块形成等。

赤芍《开宝本草》

为毛茛科植物赤芍或川赤芍的干燥根。春、秋两季采挖，除去根茎、须根及泥沙，晒干切片。生用，或炒用。

【性味归经】　苦，微寒。归肝经。

【功效与应用】

1. **清热凉血**　用于温病热入营血，斑疹吐衄。本品善走血分，能清肝泻火，除血分郁热，有凉血止血，消瘀散斑之功。用治温病热入血分，斑疹紫黑，常与生地黄、牡丹皮同用，如犀角地黄汤。

2. **散瘀止痛**　用于经闭癥瘕、痈肿疮毒、跌打损伤等。若治痛经、闭经，常与益母草、丹参、泽兰同用；治血瘀癥瘕，可配桃仁、牡丹皮、桂枝，如桂枝茯苓丸；治跌打损伤、瘀肿疼痛，常配当归、乳香、没药等；用于疮疡肿毒，可与金银花、连翘、蒲公英同用。

【用法用量】　煎服，6～15g。

【注意事项】　闭经、痛经属虚寒者不宜用。反藜芦。

【现代研究】　本品含芍药苷、芍药内酯苷、挥发油、鞣质和蛋白质等。具有镇静、解痉、解热、镇痛、抗炎、抗惊厥和降压的作用。还能扩张冠状动脉，增加血流量，抗血栓形成等。

水牛角《名医别录》

为牛科动物水牛的角。取角后，水煮，除去角塞，干燥，镑片或锉成粗粉。生用，或制为浓缩粉用。

【性味归经】 苦，寒。归心、肝经。

【功效与应用】

1. **清热凉血** 用于血热炽盛，迫血妄行所致吐血衄血，常配生地黄、牡丹皮等，如犀角地黄汤。

2. **泻火解毒** 用于温病热入营血，症见高热惊厥，烦躁口渴，神昏谵语，或见斑疹隐隐。本品苦寒，专入心、肝经，走血分，善清心肝之火而有凉血解毒之功，常配玄参、生地黄等同用。

3. **定惊** 用于小儿惊风，常配全蝎、钩藤等息风止痉。

【用法用量】 煎服，15～30g，大剂可 30～60g。宜锉碎先煎 3 小时以上。水牛角浓缩粉冲服，每次 1.5～3g，每日 2 次，开水冲下。

【注意事项】 脾胃虚寒者忌用。

【现代研究】 本品含有胆甾醇、肽类、氨基酸和多种微量元素。具有强心、抗炎、镇惊、解热、降压和降低胆固醇等作用。

第四节 清热解毒药

凡以清热解毒为主要功效，用以治疗热毒证的药物，称为清热解毒药。

本类药物以苦寒为主，于清热泻火中能解热毒。主要适用于痈肿疮毒、丹毒、瘟毒发斑、痄腮、咽喉肿痛、热毒下痢、蛇虫咬伤、水火烫伤、癌肿及其他急性热病等。临证之时，宜随证配伍，提高疗效。如热毒邪在血分者，当配清热凉血之品；夹湿者，宜配燥湿或利湿之品；素体虚弱者，可配适当的补虚药扶正。

金银花《新修本草》

为忍冬科植物忍冬的干燥花蕾或带初开的花。夏初花开放前采摘，阴干。生用、炒用或制成露剂使用。

【性味归经】 甘，寒。归肺、胃、大肠经。

【功效与应用】

1. **清热解毒** 用于痈肿疔疮。本品清热解毒，散痈消肿，为治一切痈肿疔疮阳证之要药。治疗痈疮初起，红肿热痛者，可单用本品煎服，或鲜品捣烂外敷，亦可配伍蒲公英、野菊花、紫花地丁等，如五味消毒饮；治疗热毒痢疾，可单用生品浓煎频服，或配黄连、白头翁等药；若见肺痈咳吐脓血，可与鱼腥草、芦根、桃仁等同用。

2. **疏散风热** 用于外感风热，温病初起。本品芳香疏散，善散肺经热邪，清心胃热毒。常与连翘、薄荷、牛蒡子等配伍，如银翘散；本品有透热转气之功，如热入营分，舌绛神昏，心烦少寐，常与生地黄、黄连等同用，如清营汤。

【用法用量】 煎服，10～20g。炒炭宜用于血痢及便血。

【注意事项】 脾胃虚寒及气虚疮疡脓清者忌用。

【现代研究】 本品含有绿原酸、挥发油、皂苷类和木犀草素等。具有抗炎、解热、抗菌、抗病毒和降血脂等作用。对痢疾杆菌、肺炎球菌、皮肤真菌都有明显的抑制作用。

链接 金银花与山银花

2000 年版《中华人民共和国药典》记载金银花的来源，为忍冬科植物忍冬、腺忍冬、山银花或毛花柱忍冬的干燥花蕾或带初开的花。2005 年版《中华人民共和国药典》将金银花与山银花分别列为两个品种，并将木犀草苷含量多少作为是否为正品金银花的评判标准，规定木犀草苷含量不得少于 0.05%。金银花的来源仅为忍冬科植物忍冬一种植物；而灰毡毛忍冬、红腺忍冬或华南忍冬干燥花蕾或带初开的花，则被列入山银花的来源，其按干燥品计算，绿原酸含量不得少于 2.0%。2010年版《中华人民共和国药典》山银花的来源，除了上述三种外还增加了黄褐毛忍冬。

2010 年版、2015 年版、2020 年版《中华人民共和国药典》中对金银花与山银花的描述完全一致，如性味与归经均为甘、寒。归肺、心、胃经；功能与主治均为清热解毒，疏散风热，用于痈肿疔疮、喉痹、丹毒、热毒血痢、风热感冒、温热发热；用法与用量均为 6～15g。

连翘《神农本草经》

为木犀科植物连翘的干燥果实。秋季果实初熟尚带绿色时采收，除去杂质，蒸熟，晒干，习称"青翘"；果实熟透时采收，晒干，除去杂质，习称"老翘"或"黄翘"。青翘采得后即蒸熟晒干，筛取籽实作"连翘心"用。生用。

【性味归经】　苦，微寒。归肺、心、小肠经。

【功效与应用】

1. **清热解毒，消肿散结**　用于痈肿疮毒，瘰疬痰核。本品苦寒，主入心经，既能清心火，解疮毒，又能消肿散结，有"疮家圣药"之称。常与金银花、蒲公英等配伍。治瘰疬痰核，常与夏枯草和玄参配伍。

2. **疏散风热**　用于风热外感，温病初起。本品长于清心火，散上焦风热，可用治风热外感或温病初起，头痛发热、口渴咽痛，如银翘散、清营汤等。连翘心长于清心热，用于高热神昏等症，常与麦冬、莲子心等配伍，如清宫汤。

此外本品兼有清心利尿之功，能用于淋证，治疗湿热壅滞所致之小便不利或淋沥涩痛。

【用法用量】　煎服，6～15g。

【注意事项】　脾胃虚寒及气虚脓清者不宜用。

【现代研究】　本品含有连翘酚、生物碱、甾醇和三萜皂苷等。具有解热、镇吐、抗炎、利尿、抗菌、强心、利尿、降压和抗病毒等作用。对痢疾杆菌、金黄色葡萄球菌、流感病毒和其他致病菌都有一定的抑制作用。

> **链接**　连翘的应用
>
> 连翘是常用的清热解毒药，药用分为青翘、老翘两种。青翘在 9 月上旬，果皮呈青色，尚未成熟时采摘，置沸水中稍煮片刻或蒸笼中蒸半小时，取出晒干即可；老翘在 10 月上旬果实成熟，颜色变黄，果壳裂开时采摘，晒干后去除种子及杂质。
>
> 连翘味苦，其性微寒，归肺、胃、小肠经。功能清热解毒，消痈散结，有"疮家圣药"之谓；也可疏散风热。张元素谓："连翘用之有三：泻心经客热，一也；去上焦诸热，二也；为疮家圣药，三也"。
>
> 连翘树姿优美，生长旺盛，开花早，花期长，花量多，是早春优良观花灌木，具有较好的观赏价值，故韩国首都首尔将其定为市花。

穿心莲《岭南采药录》

为爵床科植物穿心莲的干燥地上部分。秋初茎叶茂盛时采收，除去杂质，洗净，切段，晒干生用，或鲜用。

【性味归经】　苦，寒。归肺、胃、大肠、小肠经。

【功效与应用】

1. **清热解毒**　用于外感风热，温病初起之肺热咳喘，咽喉肿痛。本品善清肺火，凡肺热肺火诸证皆可应用。凡外感风热，温病初起，发热头痛，常与金银花、连翘、薄荷等同用；治肺热咳喘，常配伍桑白皮、黄芩等；与鱼腥草同用，可治肺痈吐脓；与玄参、牛蒡子等同用，可治咽喉肿痛。

2. 燥湿 用于湿热泻痢，热淋涩痛，湿疹瘙痒等湿热证。治胃肠湿热，腹痛泻痢，下痢脓血，可单用，或与马齿苋、黄连等同用；治膀胱湿热，热淋涩痛，多与黄柏、车前子等同用；治咽喉肿痛，常配玄参、牛蒡子等药。

本品还可用于痈肿疮毒，蛇虫咬伤。可单用，或鲜品捣烂外敷，亦可与金银花、野菊花等煎服。

【用法用量】 煎服，6～15g。煎剂易致呕吐，故多作丸、散、片剂。外用适量。

【注意事项】 不宜多服久服；脾胃虚寒者不宜用。

【现代研究】 本品含有二萜类、黄酮类和多酚类。具有解热、抗炎、抗病毒、保肝、抗肿瘤等作用。穿心莲内酯及其衍生物对人胃肿瘤细胞 KATO-Ⅲ 具有抑制作用。穿心莲的正己烷提取部分对牛眼晶状体内醛糖还原酶有一定的抑制作用。

板蓝根《新修本草》

为十字花科植物菘蓝的干燥根。秋季采挖，除去泥沙，晒干。切片，生用。

【性味归经】 苦，寒。归心、胃经。

【功效与应用】

1. 凉血利咽 用于外感发热，温病初起，咽喉肿痛等证。本品功似大青叶的清热解毒之功，而更以解毒利咽散结见长。用治外感风热或温病初起，发热头痛咽痛，常与金银花、连翘、牛蒡子等配伍。

2. 清热解毒 用于温毒发斑、痄腮、丹毒、痈肿疮毒。本品可主治多种瘟疫热毒之证，常与连翘、牛蒡子配伍，如普济消毒饮。

【用法用量】 煎服，9～15g。

【注意事项】 体虚而无实火热毒者忌服，脾胃虚寒者慎用。

【现代研究】 本品含靛蓝、靛玉红、苷类和氨基酸等。具有抗菌、抗病毒和增强免疫力的作用。对血小板聚集也有一定的抑制作用。

链 接 板蓝根、大青叶、青黛的区别

板蓝根和大青叶均来自十字花科植物菘蓝，分别以根、叶入药。青黛为爵床科植物马蓝、蓼科植物蓼蓝、十字花科植物菘蓝的叶或茎叶，经加工制成的干燥粉末或团块。

三者来源相近，均性寒，功善清热解毒、凉血，主治温病高热、温毒发斑、丹毒、痄腮、喉痹等。但大青叶大寒苦咸，善凉血而消斑，温毒发斑最宜。又治口舌生疮等；板蓝根苦泄性寒，善解毒散结利咽，治大头瘟及痄腮最宜；青黛咸寒，亦善凉血而消斑，除温毒发斑宜用外，又善治血热吐血；还能凉肝定惊，治肝火犯肺之咳痰带血、小儿惊风；外用能解毒收湿敛疮，治湿疹、湿疮等。

蒲公英《新修本草》

为菊科植物蒲公英、碱地蒲公英或同属数种植物的干燥全草。夏至秋季花初开时采挖，除去杂质，洗净，切段，晒干。鲜用或生用。

【性味归经】 苦、甘，寒。归肝、胃经。

【功效与应用】

1. 清热解毒，消痈散结 用于热毒所致痈肿疔毒及乳痈内痈。本品味苦性寒，能清解火热毒邪和泄降滞气，故为清热解毒、消痈散结之佳品，治痈肿疔毒，常配伍金银花、紫花地丁、野菊花等，如五味消毒饮。另本品为治乳痈之要药，可单用，鲜品内服或外敷，也可与全瓜蒌、金银花等同用；治肺痈胸痛、咳吐脓痰，可配鱼腥草、芦根、冬瓜仁；治热毒壅盛之肠痈，可配伍赤芍、牡丹皮、大黄等。

2. 利湿通淋 用于热淋涩痛，湿热黄疸。本品能清利湿热，利尿通淋，常与白茅根、金钱草等配

伍。对湿热引起的淋证、黄疸，常与茵陈、栀子等配伍。

【用法用量】　煎服，10～20g。鲜品酌加。外用鲜品适量捣敷或煎汤熏洗患处。

【注意事项】　本品用量过大可致缓泻，故脾虚便溏者慎服。

【现代研究】　本品含有蒲公英甾醇、胆碱、菊糖、果胶等。具有抗菌、通乳、抗肿瘤、利胆等作用。本品醇提液1∶400能抑制结核菌，但煎剂1∶100无效。其1∶80的水煎剂能延缓ECHO11病毒细胞病变，醇提物（31mg/kg）能杀死钩端螺旋体，对某些真菌亦有抑制作用。对幽门螺杆菌有良好的杀灭作用。

牛黄《本草经集注》

为牛科动物牛干燥的胆结石。如发现有牛黄，即滤去胆汁，将牛黄取出，除去外部薄膜，即天然牛黄。

【性味归经】　苦，凉。归肝、心经。

【功效与应用】

1. **清热解毒**　用于咽喉肿痛溃烂及痈疽疔毒等热毒郁结之证。治咽喉肿痛溃烂、口舌生疮，常配伍黄芩、雄黄等药，如牛黄解毒丸，或与珍珠研末合用吹喉，如珠黄散；治痈毒瘰疬，多与麝香、乳香、没药同用。

2. **息风止痉**　用于温热病及小儿惊风。症见壮热神昏，痉挛抽搐。常与朱砂、全蝎、钩藤等配伍，如牛黄散。

3. **化痰开窍**　用于温病热入心包，或中风、惊风、癫痫等痰热阻闭心窍之神昏、口噤等证。本品单用为末，淡竹沥化服，可治小儿口噤，若与麝香、栀子、黄连等同用，效果更佳，如安宫牛黄丸。

【用法用量】　内服：入丸散，0.15～0.35g。外用适量，研末敷患处。

【注意事项】　本品性凉，故非实热证不宜用，孕妇慎服。

【现代研究】　本品主含胆酸和胆红素，还含有去氧胆酸、胆固醇、麦角固醇、牛黄酸、磷脂酰胆碱及铜、铁、锌等金属元素。有镇静、抗惊、解热、抗炎、抗过敏、利胆、镇咳祛痰、抗菌、抗病毒、强心降压等作用。

> **链接　牛黄的品种**
>
> 由于国内天然牛黄资源日益稀缺，难以满足临床用药的需要，我国自1972年陆续批准了三个牛黄代用品，即人工牛黄、培植牛黄和体外培育牛黄。
>
> 人工牛黄由牛胆粉、胆碱、猪去氧胆酸等组成，与天然牛黄相比，无论在成分、结构还是药效上都存在着一定的差距，故规定安宫牛黄丸等42种临床急重病症用药不得以人工牛黄替代天然牛黄入药。
>
> 培植牛黄是用人工方法促使牛体产生的胆结石，培植牛黄胆红素含量达到35%以上才可替代天然牛黄入药，胆红素含量在18%到35%之间的不能用于急救药配方，胆红素含量在18%以下的不可入药。
>
> 体外培育牛黄是在工厂化的环境中，模拟牛胆结石的生成原理而人工合成的牛黄代用品。

射干《神农本草经》

为鸢尾科植物射干的干燥根茎。春初刚发芽或秋末茎叶枯萎时采挖，以秋季采收为佳。除去苗茎、须根及泥沙，洗净，晒干。切片，生用。

【性味归经】　苦，寒。归肺经。

【功效与应用】

1. **清热解毒，祛痰利咽**　用于热结痰瘀之咽喉肿痛。本品苦寒清泄，主入肺经，善清肺热，解热毒而利咽喉，且有祛痰得咽之功，临证见热毒咽痛及肺热痰多常用之。治热毒上壅，痰火互结所致咽喉肿痛，可单用鲜品捣汁含咽，或配黄芩、马勃、桔梗等同用；治肺热咳嗽痰多，配桑白皮、马兜铃，如射干马兜铃汤。本品消痰力强，若属寒痰气喘，咳嗽痰多，可配麻黄、细辛、半夏等，如射干麻黄汤。

2. 散结消肿 用于久疟疟母、闭经、痈肿、瘰疬、癥瘕。

【**用法用量**】 煎服，6～10g。外用适量，研末吹喉，或外敷。

【**注意事项**】 本品苦寒缓泻，又能散血，孕妇及脾虚便溏者不宜使用。

【**现代研究**】 本品含射干酮、鸢尾黄铜等，具有抗炎、解热、镇痛、利尿等作用。能抑制流感病毒和疱疹病毒。

白头翁《神农本草经》

为毛茛科植物白头翁的干燥根。春、秋两季采挖，除去叶及残留的花茎和须根，保留根头白绒毛，晒干。切薄片，生用。

【**性味归经**】 苦，寒。归胃、大肠经。

【**功效与应用**】

清热解毒，凉血止痢 用于热毒血痢。本品苦寒降泄，尤善于清胃肠湿热及血分热毒，为治热毒血痢之良药。可单用，或配伍黄连、黄柏、秦皮等药，如白头翁汤。近年来用本品治阿米巴痢疾，有良好疗效。

本品与秦皮等配伍，煎汤外洗，可治疗阴痒、带下。

【**用法用量**】 煎服，6～15g，鲜品15～30g。外用适量，可用作保留灌肠。

【**注意事项**】 虚寒泄痢者忌服。

【**现代研究**】 本品含有白头翁素、三萜皂苷等，具有镇静、镇痛和抗痉挛作用。对金黄色葡萄球菌、铜绿假单胞菌、痢疾杆菌、伤寒杆菌等均有抑制作用。能显著抑制阿米巴原虫生长和抑杀阴道滴虫。

秦皮《神农本草经》

为木犀科植物苦枥白蜡树、白蜡树、尖叶白蜡树或宿柱白蜡树的干燥枝皮干皮。春、秋两季剥取，晒干，生用。

【**性味归经**】 苦、涩，寒。归肝、胆、大肠经。

【**功效与应用**】

1. 清热解毒 用于湿热泻痢。本品苦寒，味涩收敛，既能清热解毒，又能涩肠止泻。治疗湿热泻痢，里急后重，可单用煎服，或配黄连、黄柏、白头翁等，如白头翁汤。

2. 燥湿止带 用于湿热下注，赤白带下。可配当归、牡丹皮、椿皮等药。

3. 清肝明目 用于肝热所致目赤肿痛，目生翳膜。本品入肝经，清肝火以明目，可单用煎水洗眼，或配菊花、夏枯草煎服。

【**用法用量**】 煎服，3～12g。外用适量，水煎洗眼。

【**注意事项**】 脾胃虚寒者忌用。

【**现代研究**】 本品含七叶树苷、秦皮苷、七叶树内酯等成分，并分得微量成分 N-苯基-2-苯胺，该成分首次从木樨科中得到。另含马栗树皮苷、马栗树皮素、秦皮素、秦皮甲素、秦皮乙素、熊果酸、胡萝卜苷等成分。具有抗菌、抗炎、镇痛的作用，可用于痛风性关节炎，影响花生四烯酸代谢；还有止咳、祛痰、平喘作用。

第五节 清 虚 热 药

凡以清虚热，退骨蒸为主要功效，用以治疗虚热证的药物，称为清虚热药。

本类药物主要适用于肝肾阴虚，虚火内扰所致骨蒸潮热，午后发热，手足心热，虚烦不寐，盗汗遗精，舌红少苔，脉细数等症。亦可用于温热病后期，邪热未尽，阴液已伤所致夜热早凉，热退无汗，舌质红绛，脉细数等症。

青蒿《神农本草经》

为菊科植物黄花蒿的干燥地上部分。夏秋季花将开时采割，除去老茎。鲜用或阴干，切段生用。

【性味归经】　苦、辛，寒。归肝、胆经。

【功效与应用】

1. **清虚热，退骨蒸**　用于温病后期，余热未尽，夜热早凉，热退无汗或热病后低热不退。本品善于清透阴分伏热，常与鳖甲、生地黄、知母同用，如青蒿鳖甲汤。治疗阴虚发热，劳热骨蒸，常与银柴胡、鳖甲、知母等同用，如清骨散。

2. **解暑**　用于暑热外感证。本品善解暑热，故可用治外感暑热，头昏头痛，发热口渴等症。常与连翘、滑石、西瓜翠衣等配伍。如清凉涤暑汤。

3. **截疟**　用于疟疾寒热往来。本品截疟之功甚强，尤善除疟疾寒热，为治疗疟疾之良药。可用大剂量鲜品捣汁服，或与草果、黄芩等配伍。

【用法用量】　煎服，6～12g。不宜久煎。或鲜用绞汁服。

【注意事项】　脾胃虚弱，肠滑泄泻者忌服。

【现代研究】　本品有抗菌、抗病毒、抗寄生虫、抗肿瘤、解热作用；能调节机体免疫功能；可减慢心率、抑制心肌收缩力、降低冠状动脉血流量、降低血压，且有一定抗心律失常作用；尚能保护肝脏、防辐射、缩短戊巴比妥睡眠时间等。

链接　屠呦呦和青蒿素

青蒿素主要用于间日疟、恶性疟的症状控制，以及耐氯喹虫株的治疗，也可用以治疗凶险型恶性疟，如脑型、黄疸型等。亦可用以治疗系统性红斑狼疮与盘状红斑狼疮。

屠呦呦是中国著名药学家，青蒿素的主要研究者。她在1971年首先从黄花蒿中发现抗疟有效提取物，1972年又分离出新型结构的抗疟有效成分青蒿素，1979年获国家发明奖二等奖。2011年9月获得拉斯克临床医学奖，获奖理由是"因为发现青蒿素——一种用于治疗疟疾的药物，挽救了全球特别是发展中国家的数百万人的生命"。2015年10月，获得诺贝尔生理学或医学奖。

地骨皮《神农本草经》

为茄科植物枸杞子或宁夏枸杞子的干燥根皮。初春或秋后采挖根部，洗净，剥取根皮，晒干，切段入药。

【性味归经】　甘，寒。归肺、肝、肾经。

【功效与应用】

1. **凉血退蒸**　用于阴虚血热，小儿疳疾发热及骨蒸潮热、盗汗等。本品善清虚热，常与知母、鳖甲同用，如地骨皮汤；用于血热妄行的吐血、衄血，可与白茅根、侧柏叶等配伍。

2. **清肺降火**　用于肺热咳嗽证。本品善清泄肺热，除肺中伏火，故多用治肺火郁结，气逆不降，咳嗽，气喘，皮肤蒸热等症。常与桑白皮、甘草等配伍，如泻白散。

【用法用量】　煎服，6～15g。

【注意事项】　脾虚便溏及表邪未解者不宜用。

【现代研究】　本品含桂皮酸、大量的酚类物质、甜菜碱、苦可胺、枸杞子环八肽、枸杞子酰胺、东莨菪素等成分。具有解热、降低血压、降血糖、降血脂作用；具有抗微生物作用；对未孕大鼠的离体子宫有显著兴奋作用，还有升白细胞作用，而对免疫器官的重量和常压耐缺氧作用无明显影响。对结核病及慢性炎症引起的低热、潮热等有较好效果，并能改善口渴。

第六节 其他清热药

其他清热药见表 4-1。

表 4-1 其他清热药简表

类别	药名	性味归经	功效与应用	用法用量
清热泻火药	密蒙花	甘，微寒。归肝、胆经	清热养肝，明目退翳。用于肝热目赤，羞明多泪，眼生翳膜，肝虚目暗，视物昏花	3～10g
	谷精草	辛、甘，平。归肝、胃经	疏散风热，明目退翳。用于风热目赤，肿痛羞明，目生翳膜；风热头痛	6～15g
	青葙子	苦，微寒。归肝经	清肝泻火，明目退翳。用于肝火上炎，目赤肿痛，目生翳膜	3～10g
清热凉血药	紫草	苦、甘、咸，寒。归心、肝经	凉血和血，解毒透疹。用于温病血热炽盛之斑疹紫黑，疮疡，湿疹，阴痒，水火烫伤	3～10g。外用适量，多煎膏或油浸
	大青叶	苦，寒。归心、肺、胃经	清热解毒，凉血消斑，利咽消肿。用于温病热入血分之高热，神昏，发斑；丹毒，咽喉肿痛，口疮，疖腮，痈肿疮毒	10～15g
	鱼腥草	辛，微寒。归肺、膀胱经	清热解毒，排脓消痈，利尿通淋。用于肺痈咳吐脓痰，肺热咳嗽痰稠；热毒疮疡，湿热痢疾；热淋涩痛	15～30g，不宜久煎
	败酱草	辛、苦，微寒。归胃、大肠、肝经	清热解毒，消痈排脓，祛瘀止痛。用于肠痈，肝痈，肺痈，痈肿疮毒；血滞之胸痛、腹痛，产后瘀阻腹痛	6～15g
	青黛	咸，寒。归肝、肺经	清热解毒，凉血消斑，定惊。用于热毒发斑，血热吐血、咯血、衄血；小儿急惊，发热抽搐；肝火扰肺之咳嗽胸痛，痰中带血；疖腮肿痛，喉痹，火毒痈疮	1.5～3g，冲服
	重楼	苦，微寒。有小毒。归肝经	清热解毒，消肿止痛，凉肝定惊。用于痈肿疮毒，毒蛇咬伤；小儿惊风抽搐，跌打肿痛，外伤出血	5～10g
	白鲜皮	苦，寒。归脾、胃、膀胱、小肠经	清热解毒，祛风燥湿，止痒。用于湿热疮疹，疥癣瘙痒；湿热黄疸，风湿热痹	5～10g
清热解毒药	半边莲	辛，平。归心、小肠、肺经	清热解毒，利水消肿。用于毒蛇咬伤，蜂蝎刺蜇；大腹水肿，小便不利，黄疸尿少	干品 10～20g，鲜品 30～60g
	土茯苓	甘、淡，平。归肝、胃经	解毒，利湿，通利关节。用于梅毒；淋浊，带下，脚气，湿疹，湿疮	15～60g
	山豆根	苦，寒。有毒。归肺、胃、心经	清热解毒，消肿利咽。用于火毒蕴结之咽喉肿痛，肺热咳嗽；牙龈肿痛，湿热黄疸	3～6g，煎服，或磨汁服
	马齿苋	酸，寒。归大肠、肝经	清热解毒，凉血止血，通淋。用于热毒血痢，热毒疮疡；血热崩漏、便血；热淋，血淋	干品 9～15g，鲜品 30～60g
	大血藤	苦，平。归大肠、肝经	清热解毒，活血止痛，祛风通络。用于肠痈腹痛，痈肿疮毒；跌打损伤，痛经，闭经，产后瘀阻；风湿痹痛	10～15g
	白花蛇舌草	苦、甘，寒。归肺、胃、大肠、小肠经	清热解毒，消痈，利湿。用于痈肿疮毒，咽喉肿痛，肠痈，毒蛇咬伤；热淋涩痛，小便不利；胃癌，食管癌，直肠癌	15～30g，鲜品加倍
	野菊花	苦、辛、微甘，微寒。归肺、肝经	清热解毒，疏风平肝。用于疔疮痈肿；风热感冒，咽喉肿痛，目赤肿痛，头痛眩晕	10～15g
	地锦草	苦、辛，平。归肝、胃、大肠经	清热解毒，活血止痛，利湿退黄。用于热毒泻痢，疮疖痈肿，毒蛇咬伤；咯血，尿血，便血，崩漏；湿热黄疸	15～30g
	紫花地丁	苦、辛，寒。归心、肝经	清热解毒，凉血消肿。用于疔疮肿毒，痈疽发背，丹毒，乳痈，肠痈；目赤肿痛；毒蛇咬伤	10～20g

续表

类别	药名	性味归经	功效与应用	用法用量
清热解毒药	金荞麦	苦，平。归肺、肝经	清热解毒，祛痰排脓，散瘀止痛，健脾除湿。用于肺痈，肺热咳痰，咽喉肿痛；热毒痢疾，痈毒疮毒，瘰疬，蛇虫咬伤；跌打损伤，风湿痹痛，痛经	15～30g
	鸦胆子	苦，寒。有小毒。归大肠、肝经	清热解毒，燥湿杀虫，止痢截疟，腐蚀赘疣。用于休息痢，热毒血痢；疟疾；赘疣，鸡眼	去壳取仁，不宜入煎剂，以龙眼肉包裹吞服，胶囊或每次 10～15 粒（疟疾）或 10～30 粒（痢疾），或 0.5～2g，每日 3 次
	垂盆草	甘、淡，凉。归肝、胆、小肠经	清热解毒，利湿退黄。用于疮痈肿毒，毒蛇咬伤，水火烫伤；湿热黄疸，水肿兼热，小便不利	干品 10～30g，鲜品 50～100g
	马勃	辛，平。归肺经	清肺，解毒，利咽，止血。用于风热或肺热之咽喉肿痛，咳嗽失音；血热吐衄，外伤出血	3～6g
	木蝴蝶	辛、苦，寒。归肺、肝、肾经	清热利咽，疏肝和胃。用于咽喉肿痛，音哑；肝肾气痛	3～6g
	半枝莲	辛、苦，寒。归肺、肝、肾经	清热解毒，散瘀止血，利水水肿。用于疮痈肿毒，毒蛇咬伤，癌肿；跌打损伤，吐血衄血；大腹水肿，血淋涩痛	干品 15～30g，鲜品 30～60g
清虚热药	白薇	苦、咸，寒。归肝、肾、肺经	退虚热，凉血清热，利尿通淋，解毒疗疮。用于阴虚发热，骨蒸潮热，产后虚热，阴虚外感；温病热入营血，肺热咳嗽；热淋，血淋；痈肿疮毒，咽喉肿痛，毒蛇咬伤	3～12g
	胡黄连	苦，寒。归心、肝、肾、大肠经	退虚热，除疳热，清湿热，解热毒。用于骨蒸潮热；小儿疳疾；湿热泻痢，黄疸；咽痛，疮肿，痔肿便血	3～9g
	银柴胡	甘，微寒。归肝、胃经	退虚热，清疳热。用于阴虚发热，骨蒸潮热；小儿疳热	3～9g

自 测 题

1. 既能清热泻火，又能除烦止渴的药物是（　　）
    A. 夏枯草　　　　B. 决明子　　　　C. 蔓荆子
    D. 石膏　　　　　E. 柴胡

2. 既能生津止渴，又能清肺润燥的药物是（　　）
    A. 石膏　　　　　B. 芦根　　　　　C. 知母
    D. 葛根　　　　　E. 决明子

3. 黄芩具有的功效是　（　　）
    A. 消肿排脓　　　　　　B. 泻火除蒸
    C. 清肺祛痰　　　　　　D. 清肝明目
    E. 清热燥湿

4. 既能退虚热，又可凉血的药对是（　　）
    A. 大青叶、青黛　　　　B. 黄柏、知母
    C. 青蒿、地骨皮　　　　D. 白薇、胡黄连
    E. 板蓝根、紫花地丁

5. 既能清热解毒，又能疏散风热的药物是（　　）
    A. 连翘　　　　　B. 薄荷　　　　　C. 紫花地丁

    D. 蒲公英　　　　E. 半边莲

6. 下列何种药物具有清热生津，消肿排脓的作用（　　）
    A. 芦根　　　　　B. 栀子　　　　　C. 天花粉
    D. 黄芩　　　　　E. 石膏

7. 清热凉血，养阴生津的要药是（　　）
    A. 水牛角　　　　B. 赤芍　　　　　C. 牡丹皮
    D. 紫草　　　　　E. 生地黄

8. 肺热喘咳，咽喉肿痛，首选的药物应是（　　）
    A. 板蓝根　　　　B. 牛蒡子　　　　C. 山豆根
    D. 马勃　　　　　E. 射干

9. 青蒿的功效是清虚热和（　　）
    A. 利尿通淋　　　B. 除疳热　　　　C. 解毒
    D. 清湿热　　　　E. 解暑

10. 治疗湿热泻痢的药物应选（　　）
    A. 黄连　　　　　B. 黄芩　　　　　C. 黄柏
    D. 栀子　　　　　E. 大黄

（迟　栋　陈　鹏）

凡以引起腹泻，或润滑大肠，促进排便为主要功效，用以治疗便秘等证的药物，称为泻下药。

泻下药用于里实证，其主要功用可分为三点：一为通利大便，以排除肠道内的宿食积滞或燥屎；二为清热泻火，使实热壅滞通过泻下而解除；三为逐水退肿，使水邪从大小便排出，以达到驱除停饮、消退水肿的目的。

根据泻下作用的不同，一般可分攻下药、润下药和峻下逐水药三类。

攻下药的作用较猛，峻下逐水药尤为峻烈。这两类药物，奏效迅速，但易伤正气，宜用于邪实正气不虚之证，临证需注意用量用法，中病即止。对久病正虚、年老体弱以及妇女胎前产后、月经期等均应慎用或禁用。润下药的作用较缓和，能滑润大肠而解除排便困难，且不致引起大泻，故对老年虚弱患者，以及妇女胎前产后等由于血虚或津液不足所致的肠燥便秘，均可应用。

第一节 攻 下 药

凡以攻下为主要功效，用以治疗胃肠积滞，里热炽盛，大便秘结等里实证的药物，称为攻下药。本类药物性寒味苦，主入胃、大肠经，具沉降之性，兼具清热泻火作用。

大黄《神农本草经》

为蓼科植物掌叶大黄、唐古特大黄或药用大黄的干燥根及根茎。于秋末茎叶枯萎或次春发芽前采挖。除去须根，刮去外皮切块干燥，生用，或酒炒，酒蒸，炒炭用。

【性味归经】 苦，寒。归脾、胃、大肠、肝、心包经。

【功效与应用】

1. **泻下攻积** 用于胃肠积滞，大便秘结及湿热黄疸、湿热淋证。本品有较强的泻下作用，能荡涤肠胃，推陈致新，为治疗积滞便秘之要药。又因其苦寒沉降，善能泄热，故实热便秘尤为适宜。常与芒硝、厚朴、枳实配伍，以增强泻下攻积之力，为急下之剂，用治阳明腑实证，如大承气汤；若大黄用量较轻，与麻仁、杏仁、蜂蜜等润肠药同用，则泻下力缓和，如麻子仁丸。若里实热结而正气虚者，当与补虚药配伍，以攻补兼施，标本并顾。治热结而气血不足者，配人参、当归等药，如黄龙汤；若热结津伤者，配麦冬、生地黄、玄参等，如增液承气汤；若脾阳不足，冷积便秘，须与附子、干姜等配伍，如温脾汤。

本品具有泻下通便，导湿热外出之功，可用治湿热蕴结之证。如治肠道湿热积滞的痢疾，可单用，或与黄连、黄芩、白芍等同用；治湿热黄疸，常配茵陈、栀子，如茵陈蒿汤；治湿热淋证者，常配木通、车前子、栀子等，如八正散。

2. **清热泻火** 用于热毒疮疡，烧烫伤。本品内服外用均可。内服能清热解毒，并借其泻下通便作用，使热毒下泄。治热毒痈肿疔疮，常与金银花、蒲公英、连翘等同用；治疗肠痈腹痛，可与牡丹皮、桃仁、芒硝等同用，如大黄牡丹汤。本品外用能泻火解毒，凉血消肿，治热毒痈肿疔疮，如金黄散；用治口疮糜烂，多与枯矾等分为末擦患处；治烧烫伤，可研粉单用，或配地榆粉，用麻油调敷患处。

3. **解毒止血** 用于血热吐衄，目赤咽肿。本品苦降，能使上炎之火下泄，又具清热泻火，凉血止血之功。常与黄连、黄芩同用，治血热妄行之吐血、衄血、咯血，如泻心汤。

4. 逐瘀通经　用于瘀血证。本品有较好的活血逐瘀作用，其既可下瘀血，又清瘀热，为治疗瘀血证的常用药物。治妇女产后瘀阻腹痛、恶露不尽者，常与桃仁、土鳖虫等同用，如下瘀血汤；治妇女瘀血经闭，可与桃核、桂枝等配伍，如桃核承气汤；治跌打损伤，瘀血肿痛，常与当归、红花、穿山甲等同用，如复元活血汤。

此外，大黄可"破痰实"，通脏腑，降湿浊，用于老痰壅塞，喘逆不得平卧，大便秘结者，如礞石滚痰丸。

【用法用量】　煎服，5～15g；热结重症 15～20g。外用适量。入汤剂应后下，或用开水泡服。生大黄泻下力强，攻下宜生用，久煎则泻下力减弱。酒制大黄取其上行之性，多用于上部火热之证；制大黄泻下作用减弱，活血作用较好，宜用于瘀血证；大黄炭则多用于出血证。

【注意事项】　妇女妊娠期、月经期应慎服或忌服。脾胃虚寒，气血亏虚，无瘀血，无积滞，阴疽或痈肿溃后脓清者不可用。

【现代研究】　本品能增加肠蠕动，抑制肠内水分吸收，促进排便；大黄有抗感染作用，对多种革兰氏阳性和阴性细菌均有抑制作用，其中最敏感的为葡萄球菌和链球菌，其次为白喉杆菌、伤寒和副伤寒杆菌、肺炎球菌、痢疾杆菌等；对流感病毒也有抑制作用；由于鞣质作用，泻后又有便秘现象；有利胆和健胃作用；此外，还有止血、保肝、降压、降低血清胆固醇等作用。

芒硝《名医别录》

为含硫酸钠的天然矿物经精制而成的结晶体。主含含水硫酸钠（$Na_2SO_4 \cdot 10H_2O$）。将天然产品用热水溶解，滤过，放冷析出结晶，通称"皮硝"。再取萝卜洗净切片，置锅内加水与皮硝共煮，取上层液，放冷析出结晶，即芒硝。以青白色、透明块状结晶、清洁无杂质者为佳。芒硝经风化失去结晶水而成白色粉末称玄明粉（元明粉）。

【性味归经】　咸、苦，寒。归胃、大肠经。

【功效与应用】

1. 泻下软坚　用于实热积滞，大便秘结。本品能泻下攻积，且性寒能清热，味咸润燥软坚，对实热积滞，大便燥结者尤为适宜。常与大黄相须为用，以增强泻下通便作用，如大承气汤。

2. 清热消肿　用于咽痛、口疮、目赤及痈疮肿痛。本品外用有清热消肿作用。治咽喉肿痛、口舌生疮，可与硼砂、冰片、朱砂同用，如冰硼散，或以芒硝置西瓜中制成的西瓜霜外用；治目赤肿痛，可用芒硝置豆腐上化水或用玄明粉配制眼药水，外用滴眼；治乳痈初起，可用本品化水或用纱布包裹外敷；治肠痈初起，可与大黄、大蒜同用，捣烂外敷；治痔疮肿痛，可单用本品煎汤外洗。

【用法用量】　煎服，10～15g。冲入药汁内或开水溶化后服用。外用适量。

【注意事项】　脾胃虚寒及孕妇忌服。哺乳期妇女患乳痈外敷时，见效即止，以免敷用太过，乳汁减少。

【现代研究】　本品主要含硫酸钠，尚含少量氯化钠、硫酸镁、硫酸钙等无机盐。主要成分为硫酸钠，其硫酸根离子不易被肠壁吸收，存留肠内形成高渗溶液，阻止肠内水分的吸收，使肠内容积增大，引起机械刺激，促进肠蠕动而致泻。

番泻叶《饮片新参》

为豆科植物狭叶番泻或尖叶番泻的干燥小叶。通常于 9 月采收。晒干。生用。

【性味归经】　甘、苦，寒。归大肠经。

【功效与应用】

泻热通便　用于热结便秘证。本品苦寒降泄，既能泻下导滞，又能清导实热，适用于热结便秘，亦可用于习惯性便秘及老年便秘。大多单味泡服，小剂量可起缓泻作用，大剂量则可攻下。亦可与枳实、厚朴配伍，以增强泻下导滞作用。

本品尚可用于腹水肿胀，能泻下行水消胀，单味泡服，或与牵牛子、大腹皮同用。

【用法用量】　开水泡服，1.5～3g；煎服，2～6g，宜后下。

【注意事项】　妇女哺乳期、月经期及孕妇忌用。剂量过大，可致恶心、呕吐、腹痛等症，不可过量服。

【现代研究】　狭叶番泻叶和尖叶番泻叶均含番泻苷、芦荟大黄素葡萄糖苷、大黄酸葡萄糖苷以及芦荟大黄素、大黄酸、山柰素、植物甾醇及其苷等。所含的蒽醌衍生物，其泻下作用及刺激性比含蒽醌类之其他泻药更强，因而泻下时可伴有腹痛。其有效成分主要为番泻苷 A、番泻苷 B，经胃、小肠吸收后，在肝中分解，分解产物经血行而兴奋骨盆神经节以收缩大肠，引起腹泻。蒽醌类对多种细菌（葡萄球菌、大肠杆菌等）及皮肤真菌有抑制作用。

第二节　润　下　药

润下药，多为植物的种仁或果仁，富含油脂，具有润滑作用，使大便易于排出，适用于一切血虚津枯所致的便秘。临床还根据不同病情，适当地与其他药物配伍应用，如热盛伤津而便秘者，可与养阴药配伍；兼血虚者，可与补血药配伍；兼气滞者，须与理气药配伍。

除本节所载外，凡以果仁或种仁入药的，一般都有润肠通便的作用，如杏仁、瓜蒌仁、桃仁、柏子仁、决明子等。此外，当归、蜂蜜、黑芝麻等也有润肠通便之功。

火麻仁《神农本草经》

为桑科植物大麻的干燥成熟果实。秋季果实成熟时采收，除去杂质，晒干。生用，用时打碎。

【性味归经】　甘，平。归脾、大肠经。

【功效与应用】

润肠通便　用于肠燥便秘证。本品甘平，质润多脂，能润肠通便，且又兼有滋养补虚作用。适用于老人、产妇及体弱津血不足的肠燥便秘证。单用有效，如《肘后备急方》用本品研碎，以米杂之煮粥服。亦常与郁李仁、瓜蒌仁、苏子、杏仁等润肠通便药同用，或与大黄、厚朴等配伍，以加强通便作用，如麻子仁丸。

【用法用量】　煎服，10～15g。生用打碎。或捣取汁煮粥。

【注意事项】　本品超大剂量食用，可引起恶心、呕吐、腹泻、四肢麻木、失去定向力、抽搐、精神错乱、昏迷及瞳孔散大等中毒症状。

【现代研究】　本品主要含脂肪油约 30%，油中含有大麻酚、植酸钙镁。有润滑通肠的作用，同时在肠中遇碱性肠液后产生脂肪酸，刺激肠壁，使蠕动增强，从而达到通便作用。本品还能降低血压以及阻止血脂上升。

第三节　峻下逐水药

凡具有强烈泻下作用，用以治疗水液潴留如水肿、胸腹积水及痰饮积聚等病证的药物称为峻下逐水药。本类药物作用峻猛，能引起强烈腹泻，而使大量水分从大小便排出，以达到消除肿胀的目的。

本类药物多具有毒性，故对炮制、配伍、剂量、运用方法及禁忌等，都必须注意。

甘遂《神农本草经》

为大戟科植物甘遂的干燥块根。春季开花前或秋末茎叶枯萎后采挖，除去外皮，晒干。生用或醋制用。

【性味归经】　苦、甘，寒。有毒。归肺、肾、大肠经。

【功效与应用】

1. 泻水逐饮　用于水肿，臌胀，胸胁停饮。本品苦寒性降，善行经隧之水湿，泻下逐饮力峻，药后可连续泻下，使潴留水饮排泄体外。凡水肿、大腹臌胀、胸胁停饮，正气未衰者，均可用之。可单用研末服，或与牵牛子同用，如二气汤；或与大戟、芫花为末，枣汤送服，如十枣汤。另可与大黄、阿胶配伍治疗妇人少腹满如敦状，小便微难而不渴，如大黄甘遂汤。

本品尚有泻水逐痰作用，可用于风痰癫痫。临证以甘遂为末，入猪心煨后，与朱砂末为丸服，如遂心丹。

2. **消肿散结**　用于疮痈肿毒。本品外用能消肿散结，治疮痈肿毒，可用甘遂末水调外敷。

【用法用量】　宜入丸散，每次 0.5～1g。其泻下有效成分不溶于水，醋制可减低毒性。外用，生品适量，捣敷。

【注意事项】　本品峻泻有毒，孕妇及虚寒阴水者忌用。体弱慎服，不可连续过量服。胃肠刺激性大，服后易出现恶心呕吐、腹痛等副作用，用枣汤调服或研末装胶囊吞服，可减轻反应。反甘草。

【现代研究】　本品能刺激肠管，增加肠蠕动，造成峻泻。生甘遂作用较强，毒性亦较大，醋制后其泻下作用和毒性均减轻。甘遂萜酯 A、甘遂萜酯 B 有镇痛作用。甘遂的乙醇提取物给妊娠豚鼠腹腔或肌内注射，均有引产作用。甘遂的粗制剂对小鼠免疫系统的功能表现为明显的抑制作用。所含甘遂素 A、甘遂素 B 有抗白血病的作用。

第四节　其他泻下药

其他泻下药见表 5-1。

表 5-1　其他泻下药简表

类别	药名	性味归经	功效与应用	用法用量
攻下药	芦荟	苦，寒。归大肠、肝经	泻下，清肝，杀虫。用于热结便秘，肝经实火，肝热惊风；小儿疳积，虫积腹痛；癣疮（外用）	2～5g，入丸散，不入煎剂
润下药	郁李仁	辛、苦、甘，平。归脾、大肠经	润肠通便，利水消肿。用于肠燥便秘；水肿腹满，脚气浮肿	5～12g
峻下逐水药	巴豆	辛，热。有大毒。归胃、大肠、肺经	泻下冷积，逐水退肿，祛痰利咽，蚀疮去腐。用于寒积便秘，腹满胀痛，小儿痰食积滞；大腹水肿；寒实结胸，喉痹痰阻；痈肿脓成未溃，恶疮烂肉，疥癣	0.1～0.3g，不入汤剂，入丸散或装胶囊。止泻必须炒炭服
	牵牛子	苦，寒。有毒。归肺、肾、大肠经	泻下，逐水，去积，杀虫。用于水肿臌胀，痰饮喘满；大便秘结，食积停滞；虫积腹痛	3～6g，打碎煎服。入丸散，每次 1.5～3g。炒后药性缓
	京大戟	苦、辛，寒。归肺、肾、大肠经	泻水逐饮，消肿散结。用于身面浮肿，大腹水肿，胸胁停饮；痈肿疮毒，瘰疬痰核	汤剂 1.5～3g，散剂 0.5～1g，内服宜醋制
	红大戟	苦，寒。有小毒。归肺、肾、大肠经	泻水逐饮，消肿散结。用于身面浮肿，大腹水肿，胸胁停饮；痈肿疮毒，瘰疬痰核	1.5～3g，煎服；研末 0.3～1g，或入丸散
	芫花	辛、苦，温。有毒。归肺、肾、大肠经	泻水逐饮，祛痰止咳，外用杀虫疗疮。用于身面浮肿，大腹水肿，胸胁停饮；寒痰咳喘；头疮，白秃，顽癣，冻疮	汤剂 1.5～3g，散剂 0.5～1g，内服宜醋制
	千金子	辛，温。有毒。归肝、肾、大肠经	泻水逐饮，破血消癥。用于水肿臌胀；癥瘕，闭经；顽癣，赘疣，毒蛇咬伤	0.5～1g，制霜后入丸散或装胶囊

自测题

1. 大黄配何药用于寒积便秘最佳（　　　）
　A. 甘遂　　　　　　　　B. 麻子仁
　C. 芒硝　　　　　　　　D. 附子

E. 连翘

2. 用于出血证时，大黄宜采用（　　　）
　A. 炒炭　　　　　　　　B. 酒炒

C. 酒蒸　　　　　　　　D. 生用后下
E. 醋制

3. 大黄用于热结便秘的最佳配伍是（　　）
A. 牵牛子　　　　　　　B. 芒硝
C. 芦荟　　　　　　　　D. 番泻叶
E. 甘遂

4. 芒硝的服用方法是（　　）

A. 包煎　　　　　　　　B. 烊化
C. 后下　　　　　　D. 冲入药汁内或开水溶化后服
E. 先煎

5. 具有泻下、软坚、清热作用的药物是（　　）
A. 大黄　　　　　　　　B. 芒硝
C. 芦荟　　　　　　　　D. 玄参
E. 番泻叶

（侯辰阳　冉海霞）

第六章

祛 风 湿 药

凡以祛除风湿，解除痹痛为主要功效，用以治疗痹证的药物，称为祛风湿药。

本类药物多辛散苦燥，具有祛除肌表、经络风湿的作用，有的还具有散寒或清热、舒筋、通络、解表，以及补肝肾、强筋骨等作用。

本类药物主要适用于风湿痹痛，筋脉拘挛，麻木不仁，腰膝酸痛，下肢痿弱，或热痹关节红肿。对痹证日久，肝肾不足、外感表证夹湿、头风头痛等也有治疗作用。临床之时，病邪在表，或疼痛偏于上者，配祛风解表药；病邪入络，血凝气滞者，配活血通络药；寒湿偏盛者，配温经药；郁久化热者，配清热药；气血不足配益气养血药；肝肾不足配补养肝肾药。

根据祛风湿药的性能，可以分为祛风湿散寒药、祛风湿清热药、祛风湿强筋骨药三类。

本类药中的部分药物辛温香燥，易耗伤阴血，故阴亏血虚者应慎用。

第一节　祛风湿散寒药

本类药物性味多为辛苦温，入肝脾肾经。辛行散祛风，苦燥湿，温通祛寒。有较好的祛风、除湿、散寒、止痛、通经络等作用，尤以止痛为其特点，主要适用于风寒湿痹，肢体关节疼痛，筋脉拘挛，痛有定处，遇寒加重等。经配伍亦可用于风湿热痹。

独活《神农本草经》

为伞形科植物重齿毛当归的干燥根。春初或秋末采挖，除去须根及泥沙，炕至半干，堆置 2～3 天，发软后再炕至全干。切片，生用。

【性味归经】　辛、苦，微温。归肾、肝、膀胱经。

【功效与应用】

1. **祛风湿**　用于风寒湿痹痛。本品辛散苦燥，气香温通，功善祛风湿，止痹痛，为治风湿痹痛主药，凡风寒湿邪所致之痹证，无论新久，均可应用；因其主入肾经，性善下行，尤以腰膝、腿足关节疼痛属下部寒湿者为宜。治感受风寒湿邪的风寒湿痹，肌肉、腰背、手足疼痛，常与当归、白术、牛膝等同用，如独活汤；若与桑寄生、杜仲、人参等配伍，可治痹证日久正虚，腰膝酸软，关节屈伸不利者，如独活寄生汤。

2. **解表**　用于风寒夹湿表证。本品辛散温通苦燥，能散风寒湿而解表，治外感风寒夹湿所致的头痛头重，一身尽痛，多配羌活、藁本、防风等，如羌活胜湿汤。

3. **止痛**　用于少阴头痛。本品善入肾经而搜伏风，与细辛、川芎等相配，可治风扰肾经，伏而不出之少阴头痛，如独活细辛汤。

此外，其祛风湿之功，亦治皮肤瘙痒，内服或外洗皆可。

【用法用量】　煎服，3～10g。

【注意事项】　素体阴虚血燥或气血亏虚，以及无风寒湿邪者慎服。肝风内动者忌服。

【现代研究】　本品有抗炎、镇痛及镇静作用；对血小板聚集有抑制作用；并有降压作用，但不持久；所含香柑内酯、花椒毒素等有光敏及抗肿瘤作用。

川乌《神农本草经》

为毛茛科植物乌头的干燥母根。6 月下旬至 8 月上旬采挖,除去子根、须根及泥沙,晒干。生用或制后用。

【性味归经】 辛、苦,热。有大毒。归心、肝、肾、脾经。

【功效与应用】

1. **祛风除湿** 用于风寒湿痹。本品辛热升散苦燥,善于祛风除湿、温经散寒,有明显的止痛作用,为治风寒湿痹之佳品,尤宜于寒痹痛甚者。治寒湿侵袭,历节疼痛,不可屈伸者,常与麻黄、芍药、甘草等配伍,如乌头汤;若治寒湿瘀血留滞经络,肢体筋脉挛痛,关节屈伸不利,日久不愈者,可与草乌、地龙、乳香等同用,如活络丹。

2. **散寒止痛** 用于寒湿诸痛,寒疝疼痛。本品性热,散寒止痛之功显著,若心腹冷痛,常配赤石脂、干姜、蜀椒等,如乌头赤石脂丸;治寒疝,绕脐腹痛,手足厥冷者,多与蜂蜜同煎,如大乌头煎。

本品止痛作用强,可治跌打损伤,骨折瘀肿疼痛,多与自然铜、地龙、乌药等同用,如回生续命丹。古方又常以本品作为麻醉止痛药,多以生品与生草乌并用,配伍羊踯躅、姜黄等内服,如整骨麻药方;配生南星、蟾酥等外用,如外敷麻药方。

【用法用量】 煎服,1.5~3g。宜先煎 30~60 分钟。外用适量。

【注意事项】 孕妇忌用。不宜过量或久服,反贝母类、半夏、白及、白蔹、天花粉、瓜蒌类;畏犀角。酒浸、酒煎服易致中毒,应慎用。

【现代研究】 本品有明显的抗炎、镇痛作用,有强心作用,但剂量加大则引起心律失常,终致心脏抑制;乌头碱可引起心律不齐和血压升高,还可增强毒毛旋花子苷 G 对心肌的毒性作用,有明显的局部麻醉作用;乌头多糖有显著降低正常血糖作用;注射液对胃癌细胞有抑制作用。

蕲蛇《雷公炮炙论》

为蝰科动物五步蛇的干燥体。多于夏、秋两季捕捉,剖开蛇腹,除去内脏,洗净,干燥。去头、鳞,切段生用、酒炙,或黄酒润透,去鳞、骨用。

【性味归经】 甘、咸,温。有毒。归肝经。

【功效与应用】

1. **祛风通络** 用于风湿顽痹,中风半身不遂。本品具走窜之性,性温通络,能内走脏腑,外达肌表而透骨搜风,以祛内外之风邪,为截风要药,又能通经络,凡风湿痹证无不宜之,尤善治病深日久之风湿顽痹,经络不通,麻木拘挛,以及中风口眼㖞斜,半身不遂者,常与防风、羌活、当归等配伍,如白花蛇酒。

2. **定惊止痉** 用于小儿惊风,破伤风。本品入肝,既能祛外风,又能息内风,风去则惊搐自定,为治抽搐痉挛常用药。治小儿急慢惊风、破伤风之抽搐痉挛,多与乌梢蛇、蜈蚣同用,如定命散。

【用法用量】 煎汤,3~10g;研末吞服,一次 1~1.5g,一日 2~3 次。亦可泡酒服。

【注意事项】 阴虚血热者慎服。

【现代研究】 本品含三种毒蛋白:AaT-I、AaT-II、AaT-III,由 18 种氨基酸组成。并含透明质酸酶、出血毒素等。蕲蛇有镇静、催眠及镇痛作用;注射液有显著降压作用;水提物能激活纤溶系统;醇提物可增强巨噬细胞吞噬能力,显著增加炭粒廓清率。

▌▌ **链 接** 蕲蛇与乌梢蛇比较

两者均归肝经而搜剔走窜,功能祛风通络以治风湿痹痛,麻木拘挛,中风口㖞,半身不遂及麻风疥癣;定惊止痉以治小儿急慢惊风。然蕲蛇有毒力强,多用于顽痹、顽癣及麻风;乌梢蛇无毒力缓,多用于风痹癣痒。

木瓜《名医别录》

为蔷薇科植物贴梗海棠的干燥近成熟果实。习称"皱皮木瓜"。夏、秋两季果实绿黄时采收，置沸水中烫至外皮灰白色，对半纵剖，晒干。切片，生用。

【**性味归经**】   酸，温。归肝、脾经。

【**功效与应用**】

1. **舒筋活络**   用于风湿痹痛。本品味酸入肝，益筋和血，善舒筋活络，且能祛湿除痹，尤为湿痹、筋脉拘挛要药，亦是治脚气水肿常用药。若筋急项强，常与乳香、没药等配伍，如木瓜煎；若脚气肿痛，常与吴茱萸、槟榔等同用，如鸡鸣散。

2. **化湿和中**   用于吐泻转筋。本品温香入脾，能除湿和中，舒筋活络，系治湿浊中阻、呕吐泄泻、腹痛转筋之要药，常与半夏、黄连、吴茱萸等配伍，如木瓜汤。

3. **生津开胃**   用于津亏食少。本品有消食作用，用于消化不良，并能生津止渴，可治津伤口渴。

【**用法用量**】   煎服，6~12g。

【**注意事项**】   本品酸温，阴虚腰膝酸痛及胃酸过多者忌服。

【**现代研究**】   本品含齐墩果酸、苹果酸、柠檬酸、酒石酸以及皂苷等。木瓜混悬液有保肝作用；新鲜木瓜汁和木瓜煎剂对肠道菌和葡萄球菌有明显的抑菌作用；其提取物对小鼠艾氏腹水癌及腹腔巨噬细胞吞噬功能有抑制作用。

第二节   祛风湿清热药

本类药物性味多为辛苦寒凉，入肝脾肾经。辛以祛风，苦以燥湿，寒以清热，具有良好的祛风除湿，通络止痛，清热消肿之功，适用于风湿热痹，关节红肿热痛等症。配伍温经散寒药亦可用于风寒湿痹。

秦艽《神农本草经》

为龙胆科植物秦艽、麻花秦艽、粗茎秦艽或小秦艽的干燥根。春、秋两季采挖，除去泥沙；秦艽及麻花艽晒软，堆置"发汗"至表面呈红黄色或灰黄色时，摊开晒干，或不经"发汗"直接晒干；小秦艽趁鲜时挫去黑皮，晒干。切片，生用。

【**性味归经**】   辛、苦，微寒。归胃、肝、胆、大肠经。

【**功效与应用**】

1. **祛风湿，舒经络**   用于风湿痹痛，关节筋脉拘挛，手足不遂。本品辛散苦燥，性微寒，痹证无论新久或寒热均可用之，尤以热痹为宜。若系风湿热痹，可配伍防己、知母、黄柏；若属风寒湿痹，可配伍附子、羌活、川芎等药。

2. **清虚热**   用于骨蒸潮热，疳积发热。本品能退虚热，除骨蒸，亦为治虚热要药。治骨蒸日晡潮热，常与青蒿、地骨皮、知母等同用，如秦艽鳖甲散；若治肺痿骨蒸劳嗽，可与人参、鳖甲、柴胡等配伍，如秦艽扶羸汤；治小儿疳积发热，多与薄荷、炙甘草相伍，如秦艽散。

3. **利湿热**   用于湿热黄疸。本品苦以降泄，能清肝胆湿热而退黄。可单用为末服；亦可与茵陈蒿、栀子、大黄等配伍，如山茵陈丸。

【**用法用量**】   煎服，5~10g。

【**注意事项**】   久病虚羸，溲多、便溏者慎服。

【**现代研究**】   本品具有镇静、镇痛、解热、抗炎作用；能抑制反射性肠液的分泌；能明显降低胸腺指数，有抗组胺作用；对病毒、细菌、真菌皆有一定的抑制作用。秦艽碱甲能降低血压、升高血糖；龙胆苦苷能抑制 CCl_4 所致转氨酶升高，具有抗肝炎作用。

防己《神农本草经》

为防己科植物粉防己的干燥根。秋季采挖，洗净，除去粗皮，切段，粗根纵切两半，晒干。切厚片，生用。

【性味归经】　苦、辛，寒。归膀胱、肺经。

【功效与应用】

1. **祛风湿，止痛**　用于风湿痹证。本品辛能行散，苦寒降泄，既能祛风除湿止痛，又能清热。对风湿痹证湿热偏盛，肢体酸重，关节红肿疼痛及湿热身痛者，尤为要药，常与滑石、薏苡仁、蚕沙、栀子等配伍，如宣痹汤；若治风寒湿痹，四肢挛急者，可与麻黄、肉桂、茯苓等同用，如防己饮。

2. **利水消肿**　用于水肿，脚气肿痛。本品能利水，清泄下焦湿热。若风水水肿，可与黄芪、白术等配伍，如防己黄芪汤；若治湿热壅滞所致腹胀水肿，可与椒目、葶苈子等同用，如己椒苈黄丸。

【用法用量】　煎服，5～10g。

【注意事项】　本品大苦大寒易伤胃气，胃纳不佳及阴虚体弱者慎服。

【现代研究】　本品含汉防己甲素、汉防己乙素及汉防己丙素，亦含黄酮苷、挥发油等。具有明显的镇痛、解热、抗炎、抗过敏性休克、抗心肌缺血、抗心律失常、利尿、降压、抗菌、抗肿瘤等作用。

链 接　防己运用沿革

　　本品又名汉防己、粉防己，属防己科植物粉防己的根。既往名为防己入药者还有广防己，系马兜铃科植物广防己的根。两者性味功用相同。但临床经验证明，传统认为汉防己长于利水消肿，治水肿尿少宜用；广防己长于祛风止痛，治风湿痹痛宜用。但广防己中马兜铃酸含量较高，可引起肾脏损害，故2004年国家食品药品监督管理局职能部门通报取消了广防己的药用标准。

第三节　祛风湿强筋骨药

　　本类药物多苦甘温，入肝、肾经。苦燥湿，甘温补益，故有祛风湿，强筋骨，补肝肾等作用。主要用于风湿日久累及肝肾所致的腰膝酸软无力、筋骨疼痛等风湿痹证。亦可用于肾虚腰痛、骨痿及中风后遗症，半身不遂。

五加皮《神农本草经》

　　为五加科植物细柱五加的干燥根皮。习称"南五加皮"。夏、秋采挖，剥取根皮，晒干。切厚片，生用。

【性味归经】　辛、苦，微温。归肝、肾经。

【功效与应用】

1. **祛风湿**　用于风湿痹证，四肢拘挛。本品辛能散风，苦能燥湿，温能祛寒，且兼补益之功，为强壮性祛风湿药，尤宜于老人及久病体虚者。治风湿痹证，腰膝疼痛，筋脉拘挛，可单用浸酒，如五加皮酒；亦可与木瓜、松节同用，如五加皮散。

2. **补肝肾，强筋骨**　用于肝肾不足之筋骨痿软，小儿行迟。本品有温补之效，能补肝肾，强筋骨，用治肝肾不足，筋骨痿软者，常与杜仲、牛膝等配伍，如五加皮散；治小儿行迟，则与龟甲、牛膝、木瓜等同用，如《保婴撮要》五加皮散。

3. **利水消肿**　用于水肿，脚气。本品能温肾而除湿利水。治水肿，小便不利，每与茯苓皮、大腹皮、生姜皮、地骨皮配伍，如五皮散；若风寒湿壅滞之脚气肿痛，可与远志同用，如五加皮丸浸酒为糊。

【用法用量】　煎服，5～10g。或酒浸，入丸、散。

【现代研究】　本品有抗炎、镇痛、镇静作用，能提高血清抗体的浓度、促进单核巨噬细胞的吞噬功能，有抗应激作用，能促进核酸的合成、降低血糖，有性激素样作用，并能抗肿瘤、抗诱变、抗溃疡，且有一定的抗排异作用。

链接　五加皮与香加皮比较

　　五加皮：来源于五加科植物细柱五加的干燥根皮，夏秋两季采挖，剥取根皮，晒干。气微香，味微辛而苦。功能祛风湿，补肝肾，强筋骨。主治风湿痹痛，筋骨痿软，小儿行迟，体虚乏力，水肿、脚气。用量4.5～9g。

　　香加皮：来源于萝藦科植物杠柳的干燥根皮，春秋两季采挖，剥去根皮，晒干。有特异香气，味苦。本品有毒，功能祛风湿，强筋骨。主治风寒湿痹，腰膝酸软，心悸气短，下肢浮肿。用量3～6g。

桑寄生《神农本草经》

　　为桑寄生科植物桑寄生的干燥带叶茎枝。冬季至次春采割，除去粗茎，切段，干燥，或蒸后干燥。切厚片，生用。

　　【性味归经】　苦、甘，平。归肝、肾经。

　　【功效与应用】

　　1. 祛风湿，补肝肾，强筋骨　用于风湿痹证。本品能祛风湿，又长于补肝肾、强筋骨，治痹证日久，伤及肝肾，腰膝酸软，筋骨无力者尤宜，常与独活、杜仲、牛膝、桂枝等同用，如独活寄生汤。

　　2. 安胎　用于胎漏下血，胎动不安。本品能补肝肾，固冲任而安胎。治肝肾亏虚，冲任不固所致胎动不安，月经过多，崩漏下血，每与阿胶、续断、菟丝子同用，如寿胎丸。

　　此外，本品尚能降血压，可用于高血压病。

　　【用法用量】　煎服，10～20g。或入丸散、浸酒。

　　【现代研究】　桑寄生有降压作用；注射液对冠状血管有扩张作用，并能减慢心率；萹蓄苷有利尿作用；煎剂或浸剂在体外对脊髓灰质炎病毒和多种肠道病毒均有明显抑制作用，能抑制伤寒杆菌及葡萄球菌的生长；提取物对乙型肝炎病毒表面抗原有抑制活性作用。

第四节　其他祛风湿药

　　其他祛风湿药见表6-1。

表6-1　其他祛风湿药简表

类别	药名	性味归经	功效与应用	用法用量
	威灵仙	辛、咸，温。归膀胱经	祛风湿，通经络，消痰水，治骨鲠。用于风寒湿痹，肢体拘挛，瘫痪麻木；痰饮积聚，诸骨鲠喉	5～10g，治骨鲠用30g
	雷公藤	苦、辛，凉。有大毒。归心、肝经	祛风除湿，活血通络，消肿止痛，杀虫解毒。用于风湿顽痹，拘挛疼痛；疔疮肿毒，腰带疮，湿疹，麻风，疥癣	木质部10～25g，带皮根10～12g，文火煎1～2小时；制粉或装胶囊，每次0.5～1.5g
	乌梢蛇	甘，平。归肝经	祛风通络，定惊止痉。用于风湿痹痛，筋脉拘挛；中风半身不遂，口眼㖞斜，肢体麻木；破伤风，急慢惊风；麻风，顽癣，皮肤瘙痒	煎服9～12g；研末2～3g
祛风湿散寒药	伸筋草	苦、辛，温。归肝经	祛风除湿，舒筋通络，活血消肿。用于风湿痹痛，关节酸痛，屈伸不利；跌打损伤	6～15g
	海风藤	辛、苦，微温。归肝经	祛风湿，通经络。用于风湿痹痛，筋脉拘挛；跌打损伤，瘀血肿痛	5～10g
	青风藤	苦、辛，平。归肝、脾经	祛风湿，通经络，利小便。用于风湿痹痛，关节肿痛，拘挛麻木；脚气浮肿	6～12g
	徐长卿	辛，温。归肝、胃经	祛风止痛，活血通络，止痒，解蛇毒。用于风湿痹痛，脘腹疼痛，牙痛，术后痛，癌肿痛；跌打损伤；风疹，湿疹，顽癣；毒蛇咬伤	3～10g，不宜久煎；散剂1.5～3g

续表

类别	药名	性味归经	功效与应用	用法用量
祛风湿散寒药	路路通	辛、苦，平。归肝、胃、膀胱经	祛风通络，利水，通经下乳，止痒。用于风湿痹痛，肢麻拘挛，跌打损伤；水肿，小便不利；闭经，乳房胀痛，乳汁不下；风疹瘙痒	5～10g
	鹿衔草	苦、甘，温。归肝、肾、肺经	祛风湿，强筋骨，调经止血，补肺止咳。用于风湿痹痛，腰膝酸软；崩漏经多，白带不止；肺虚久咳，肺痨咳血；劳伤吐血，外伤出血	10～30g
	穿山龙	苦、辛，平。归肝、肺经	祛风除湿，活血通络，化痰止咳。用于风湿痹痛，跌打损伤；咳嗽痰多；闭经，疮肿	6～10g，鲜品30～45g
祛风湿清热药	络石藤	苦，微寒。归心、肝经	祛风通络，凉血消肿。用于风湿痹痛，筋脉拘挛；喉痹，痈肿	6～15g
	桑枝	苦、辛，平。归肝经	祛风通络，利水。用于风湿痹痛；水肿，脚气浮肿	10～30g
	稀莶草	苦、辛，寒。归肝、肾经	祛风湿，通经络，清热解毒，降血压。用于风湿痹痛，肢体麻木；中风手足不遂；痈肿疮毒，湿疹瘙痒；高血压病	10～15g
	丝瓜络	甘，平。归肺、胃、肝经	祛风通络，化痰解毒。用于风湿痹痛，拘挛麻木；咳嗽胸痛，胸痹疼痛，肝郁胸胁胀痛；乳痈肿痛，疮肿	6～10g，大量可用至60g
	臭梧桐	辛、苦，凉。归肝经	祛风湿，通经络，降血压。用于风湿痹痛，半身不遂；外洗治湿疹瘙痒	5～15g
祛风湿强筋骨药	千年健	苦、辛，温。归肝、肾经	祛风湿，强筋骨。用于风寒湿痹，腰膝冷痛，下肢拘挛麻木	5～10g
	香加皮	辛、苦，温。有毒。归肝、肾、心经	祛风湿，强筋骨，利水消肿。用于风寒湿痹，腰膝酸软；水肿，小便不利	3～6g

自 测 题

1. 既能舒筋活络，又善化湿和胃以治吐泻转筋的药是（　　）
A. 木瓜　　　　　　　　B. 吴茱萸
C. 薏苡仁　　　　　　　D. 藿香
E. 佩兰

2. 具有祛风湿、补肝肾、强筋骨、安胎之效的药物是（　　）
A. 五加皮　　　　　　　B. 桑寄生
C. 狗脊　　　　　　　　D. 独活
E. 杜仲

3. 祛风湿作用好，且被誉为"风药中之润剂"的药物是（　　）
A. 威灵仙　　　　　　　B. 防己
C. 秦艽　　　　　　　　D. 木瓜
E. 桑寄生

4. 痹证见发热，关节红肿者，应选用下列何药（　　）
A. 羌活　　　　　　　　B. 独活
C. 秦艽　　　　　　　　D. 威灵仙

E. 连翘

5. 蕲蛇的功效是（　　）
A. 祛风、通络、定惊　　B. 祛风、通络、解毒
C. 祛风、通络、止痛　　D. 祛风、通络、除湿
E. 祛风、豁痰、止痛

6. 功能祛风湿、止痹痛、退虚热、清湿热的药是（　　）
A. 独活　　　　　　　　B. 秦艽
C. 木瓜　　　　　　　　D. 防己
E. 地骨皮

7. 功能祛风除湿、散寒止痛的药物是（　　）
A. 五加皮　　　　　　　B. 桑寄生
C. 防己　　　　　　　　D. 川乌
E. 附子

8. 祛风湿、止痹痛，善通行十二经脉的药是（　　）
A. 防风　　　　　　　　B. 秦艽
C. 威灵仙　　　　　　　D. 木瓜
E. 五加皮

（侯辰阳　舟海霞）

第七章

化 湿 药

凡以化湿运脾为主要功效，用以治疗湿浊内阻中焦证的药物，称为化湿药。化湿药大多气味芳香，故又称为"芳香化湿药"。使用化湿药后，可以使湿化除，从而解除湿困脾胃的症状，所以又称为"化湿醒脾药"或"化湿悦脾药"。

脾胃为后天之本，主运化，喜燥而恶湿，爱暖而悦芳香，易为湿邪所困，湿困脾胃（又称湿阻中焦）则脾胃功能失常，化湿药能宣化湿浊，醒悦脾胃而使脾运复健，故在临床应用上具有重要意义。

化湿药主要适用于湿困脾胃、身体倦怠、脘腹胀闷、胃纳不香、口甘多涎、大便溏薄、舌苔白腻等症。此外，对湿温、暑温诸症亦有治疗作用。

化湿药性味大都辛温，归入脾胃，而且气味芳香，性属温燥或偏于温燥，易伤阴分，故阴虚者慎用。本类药物多含挥发油，入汤剂宜后下，不宜久煎。

第一节　常用化湿药

藿香《名医别录》

为唇形科植物广藿香的地上部分。夏秋季枝叶茂盛时采割。切段生用。

【性味归经】　辛，微温。归脾、胃、肺经。

【功效与应用】

1. 化湿　用于湿阻中焦。本品气味芳香，为芳香化湿浊要药。又因其性微温，故多用于寒湿困脾所致的脘腹痞闷，少食作呕，神疲体倦等症，常与苍术、厚朴等同用，如不换金正气散。

2. 止呕　用于呕吐。本品既能化湿，又能和中止呕。治湿浊中阻所致之呕吐，本品最为捷要，常与半夏、丁香等同用，如藿香半夏汤；若偏于湿热者，配黄连、竹茹等；妊娠呕吐，配砂仁、苏梗等；脾胃虚弱者，配党参、白术等。

3. 发表解暑　用于暑湿、湿温。本品既能化湿，又可解暑。治暑月外感风寒，内伤生冷而致恶寒发热，头痛脘闷，呕恶吐泻暑湿证者，配紫苏、厚朴、半夏等，如藿香正气散；若湿温病初起，湿热并重者，多与黄芩、滑石、茵陈等同用，如甘露消毒丹。

【用法用量】　煎服，3～10g。鲜品加倍，不宜久煎。

【注意事项】　阴虚火旺者忌服。

【现代研究】　本品含挥发油约1.5%，油中主要成分为广藿香醇，其他成分有苯甲醛、丁香油酚、桂皮醛等。另有多种其他倍半萜如竹烯等。尚含生物碱类。挥发油能促进胃液分泌，增强消化力，对胃肠有解痉作用。有防腐和抗菌作用，此外，尚有收敛止泻、扩张微血管而略有发汗等作用。

佩兰《神农本草经》

为菊科植物佩兰的干燥地上部分。夏、秋两季分两次采割。切段生用，或鲜用。

【性味归经】　辛，平。归脾、胃、肺经。

【功效与应用】

1. 化湿　用于湿阻中焦。本品气味芳香，其化湿和中之功与藿香相似，治湿阻中焦之证，每相须为用，并配苍术、厚朴、蔻仁等，以增强芳香化湿之功。又因其性平，芳香化湿浊，去陈腐，用治脾经湿热、口中甜腻、多涎、口臭等的脾瘅症，可单用煎汤服，如兰草汤，或配伍黄芩、白芍、甘草等药。

2. **解暑** 用于暑湿、湿温。本品化湿又能解暑，治暑湿证常与藿香、荷叶、青蒿等同用。湿温初起，可与滑石、薏苡仁、藿香等同用。

【用法用量】 煎服，3～10g。鲜品加倍。

【注意事项】 阴虚血燥，气虚者慎服。

【现代研究】 本品全草含挥发油0.5%～2%。油中含聚伞花素（对异丙基甲苯）、乙酸橙花醇酯、叶含香豆精、邻香豆酸、麝香草氢醌。其他尚含有三萜类化合物。佩兰水煎剂，对白喉杆菌、金黄色葡萄球菌、八叠球菌、变形杆菌、伤寒杆菌有抑制作用。其挥发油及油中所含的伞花烃、乙酸橙花酯对流感病毒有直接抑制作用。佩兰挥发油及其有效单体对伞花烃灌胃具有明显祛痰作用。

苍术《神农本草经》

为菊科植物茅苍术或北苍术的干燥根茎。春、秋两季采挖，晒干。切片，生用、麸炒或米泔水炒用。

【性味归经】 辛、苦，温。归脾、胃、肝经。

【功效与应用】

1. **燥湿健脾** 用于湿阻中焦证。本品苦温燥湿以祛湿浊，辛香健脾以和脾胃。对湿阻中焦，脾失健运而致脘腹胀闷，呕恶食少，吐泻乏力，舌苔白腻等症，最为适宜。常与厚朴、陈皮等配伍，如平胃散；若脾虚湿聚，水湿内停的痰饮或外溢的水肿，则同利水渗湿之茯苓、泽泻、猪苓等同用，如胃苓汤。若湿热或暑湿证，则可与清热燥湿药同用。

2. **祛风湿** 用于风湿痹证。本品辛散苦燥，长于祛湿，故痹证湿胜者尤宜。若治湿热痹痛，可与薏苡仁、独活等祛风湿药同用，如薏苡仁汤；治湿热痿证，可与黄柏、薏苡仁、牛膝配伍合用，即四妙散；若治下部湿浊带下、湿疮、湿疹等，可与龙胆草、黄芩、栀子等清热燥湿药同用。

3. **明目** 用于夜盲症及眼目昏涩。可单用，或与羊肝、猪肝蒸煮同食。

【用法用量】 煎服，3～10g。

【注意事项】 阴虚内热，气虚多汗者忌用。

【现代研究】 本品主要含挥发油，油中主含苍术醇（系β-桉油醇和茅术醇的混合结晶物）。其他尚含少量苍术酮、维生素A样物质、维生素B及菊糖。其挥发油有明显的抗副交感神经介质乙酰胆碱引起的肠痉挛作用；对交感神经介质肾上腺素引起的肠肌有松弛作用，苍术制剂能促进肾上腺抑制作用的振幅恢复，苍术醇有促进胃肠运动作用，对胃平滑肌也有微弱收缩作用。其挥发油对中枢神经系统有双向调节作用，小剂量呈镇静作用，同时使脊髓反射亢进；大剂量则呈抑制作用。煎剂有降血糖作用，同时具排钠、排钾作用；其维生素A样物质可治疗夜盲及角膜软化症。

厚朴《神农本草经》

为木兰科植物厚朴或凹叶厚朴的干燥干皮、根皮及枝皮。4～6月剥取，根皮及枝皮直接阴干，干皮置沸水中微煮后堆置阴湿处，"发汗"至内表面变紫褐色或棕褐色时，蒸软取出，卷成筒状，干燥。切丝，姜制用。

【性味归经】 苦、辛，温。归脾、胃、肺、大肠经。

【功效与应用】

1. **燥湿，行气，消积** 用于湿阻中焦，脘腹胀满。本品苦燥辛散，能燥湿，又下气除胀满，为消除胀满的要药。常与苍术、陈皮等同用，如平胃散。亦可用于食积气滞，腹胀便秘。本品可下气宽中，消积导滞，常与大黄、枳实同用，如厚朴三物汤；若热结便秘者，配大黄、芒硝、枳实，以达峻下热结，消积导滞之效，即大承气汤。

2. **平喘** 用于痰饮喘咳。本品能燥湿消痰，下气平喘。若痰饮阻肺，肺气不降，咳喘胸闷者，可与苏子、陈皮、半夏等同用，如苏子降气汤；若寒饮化热，胸闷气喘，喉间痰声辘辘，烦躁不安者，与麻黄、石膏、杏仁等同用，如厚朴麻黄汤；若宿有喘病，因外感风寒而发者，可与桂枝、杏仁等同用，如桂枝加厚朴杏子汤。

【用法用量】　煎服，3～10g。

【注意事项】　本品辛苦温燥，易耗气伤津，故气虚津亏者及孕妇当慎用。

【现代研究】　本品含挥发油约1%，油中主要含β-桉油醇和厚朴酚。此外，还含有少量的木兰箭毒碱、厚朴碱及鞣质等。厚朴煎剂对肺炎球菌、白喉杆菌、溶血性链球菌、枯草杆菌、志贺氏及施氏痢疾杆菌、金黄色葡萄球菌、炭疽杆菌及若干皮肤真菌均有抑制作用。厚朴碱、异厚朴酚有明显的中枢性肌肉松弛作用。厚朴碱、木兰箭毒碱能松弛横纹肌。对肠管，小剂量为兴奋作用，大剂量则为抑制作用。厚朴酚对实验性胃溃疡有防治作用。厚朴有降压作用，降压时反射性地引起呼吸兴奋，心率增加。

砂仁《药性论》

为姜科植物阳春砂绿壳砂或海南砂的干燥成熟果实。于夏、秋间果实成熟时采收，晒干或低温干燥。用时打碎生用。

【性味归经】　辛，温。归脾、胃经。

【功效与应用】

1. **化湿行气**　用于湿阻中焦及脾胃气滞证。本品辛散温通，气味芬芳，其化湿醒脾，行气温中之效均佳，古人谓之"醒脾调胃要药"。凡湿阻或气滞所致之脘腹胀痛等脾胃不和诸证常用，尤其是寒湿气滞者最为适宜。若湿阻中焦者，常与厚朴、陈皮、枳实等同用；若脾胃气滞，可与木香、枳实同用，如香砂枳术丸；脾胃虚弱，可配健脾益气之党参、白术、茯苓等，如香砂六君子汤。

2. **温中止泻**　用于脾胃虚寒吐泻。本品善能温中暖胃以达止呕止泻之功，但其重在温脾。可单用研末吞服，或与干姜、附子等药同用。

3. **安胎**　用于气滞妊娠恶阻及胎动不安。本品能行气和中而止呕安胎。若妊娠呕逆不能食，可单用，如缩砂散，或与苏梗、白术等配伍同用；若气血不足，胎动不安者，可与人参、白术、熟地黄等配伍，以益气养血安胎，如泰山磐石散。

【用法用量】　煎服，3～6g。打碎入煎，后下。

【注意事项】　阴虚血燥者慎用。

【现代研究】　阳春砂含挥发油，油中主要成分为右旋樟脑、龙脑、乙酸龙脑酯、柠檬烯、橙花叔醇等，并含皂苷。缩砂含挥发油，油中主要成分为樟脑、一种萜烯等。本品煎剂可增强胃的功能，促进消化液的分泌，可促进肠运动，排出消化管内的积气。可起到帮助消化，消除肠胀气症状的作用。砂仁能明显抑制腺苷二磷酸（ADP）所致家兔血小板聚集，对花生四烯酸诱发的小鼠急性死亡有明显保护作用，同时有明显的对抗由胶原和肾上腺素所诱发的小鼠急性死亡作用。

白豆蔻《名医别录》

为姜科植物白豆蔻或爪哇白豆蔻的干燥成熟果实。于秋季果实由绿色转成黄绿色时采收，晒干生用，用时捣碎。

【性味归经】　辛，温。归肺、脾、胃经。

【功效与应用】

1. **化湿行气**　用于湿阻中焦及脾胃气滞证。本品可化湿行气，常与藿香、陈皮等同用。若脾虚湿阻气滞之胸腹虚胀，食少无力者，常与黄芪、白术、人参等同用，如白豆蔻丸。此外，本品辛散入肺而宣化湿邪，还常用于湿温初起，胸闷不饥证。若湿邪偏重者，每与薏苡仁、杏仁等同用，如三仁汤；若热重于湿者，又常与黄芩、滑石等同用，如黄芩滑石汤。

2. **温中止呕**　用于呕吐。本品能行气宽中，温胃止呕。尤以胃寒湿阻气滞呕吐最为适宜。可单用为末服，或配藿香、半夏等药，如白豆蔻汤；若小儿胃寒，吐乳不食者，可与砂仁、甘草等药研细末服之。

【用法用量】　煎服，3～6g。打碎入煎，后下。

【注意事项】　火升作呕者忌用。

【现代研究】　本品含挥发油，主要成分为 1,4-桉叶素、α-樟脑、莀草烯及其环氧化物。能促进胃液分泌，增进胃肠蠕动，制止肠内异常发酵，祛除胃肠积气，故有良好的芳香健胃作用，并能止呕。挥发油对于豚鼠实验性结核，能增强小剂量链霉素作用。

第二节　其他化湿药

其他化湿药见表 7-1。

表 7-1　其他化湿药简表

类别	药名	性味归经	功效与应用	用法用量
化湿药	草豆蔻	辛，温。归脾、胃经	燥湿行气，温中止呕。用于寒湿中阻之胀满疼痛，恶心呕吐	3～6g
	草果	辛，温。归脾、胃经	燥湿温中，除痰截疟。用于寒湿中阻证及寒湿偏盛之疟疾	3～6g

自 测 题

1. 脾经湿热，口中甜腻，多涎者宜选用（　　）

　A. 藿香　　　　　　　　　　B. 白豆蔻

　C. 佩兰　　　　　　　　　　D. 砂仁

　E. 草豆蔻

2. 夏月外感风寒，内伤生冷者当选用（　　）

　A. 苍术　　　　　　　　　　B. 白豆蔻

　C. 厚朴　　　　　　　　　　D. 藿香

　E. 佩兰

3. 肠胃积滞，腹胀便秘者可选用（　　）

　A. 砂仁　　　　　　　　　　B. 厚朴

　C. 白豆蔻　　　　　　　　　D. 苍术

　E. 草果

4. 功能化湿、行气、温中，又可宣通肺气，常用于湿温初

起的药是（　　）

　A. 白豆蔻　　　　　　　　　B. 砂仁

　C. 藿香　　　　　　　　　　D. 佩兰

　E. 白术

5. 化湿之外，又善和中，善治湿浊呕吐的药是（　　）

　A. 佩兰　　　　　　　　　　B. 苍术

　C. 紫苏　　　　　　　　　　D. 藿香

　E. 生姜

6. 痰饮壅肺，咳喘痰多宜选用（　　）

　A. 砂仁　　　　　　　　　　B. 苍术

　C. 生姜　　　　　　　　　　D. 厚朴

　E. 紫苏

（侯辰阳　舟海霞）

第八章

利水渗湿药

凡能通利水道，渗泄水湿，治疗水湿内停病证为主的药物，称利水渗湿药。

本类药物味多甘淡，主归膀胱、小肠经，作用趋向偏于下行，具有利水消肿、利尿通淋、利湿退黄等功效。主要用于小便不利、水肿、泄泻、痰饮、淋证、黄疸、湿疮、带下、湿温等水湿所致的各种病证。故本类药物分为利水消肿、利尿通淋和利湿退黄三类。

应用利水渗湿药，须视不同病证，选用有关药物，作适当配伍。如水肿骤起有表证者，配宣肺解表药；水肿日久，脾肾阳虚者，配温补脾肾药；湿热合邪者，配清热药；寒湿相并者，配温里祛寒药，热伤血络而尿血者，配凉血止血药；至于泄泻、痰饮、湿温、黄疸等，则常与健脾、芳香化湿或清热燥湿等药物配伍。气行则水行，气滞则水停，利水渗湿药还常与行气药配伍使用，以提高疗效。

本类药物易耗伤津液，对阴亏津少、肾虚遗精遗尿者，宜慎用或忌用。有些药物有较强的通利作用，孕妇应慎用。

第一节　利水消肿药

本类药物能使小便畅利，水肿消退，具有利水消肿作用。用于水湿内停之水肿、小便不利，以及泄泻、痰饮等证。

茯苓《神农本草经》

为多孔菌科真菌茯苓的干燥菌核。寄生于松科植物赤松或马尾松等树根上。多于7～9月采挖。挖出后除去泥沙，堆置"发汗"后，摊开晾至表面干燥，再"发汗"，反复数次至现皱纹、内部水分大部散失后，阴干，称为"茯苓个"。取之浸润后稍蒸，及时切片，晒干；或将鲜茯苓按不同部位切制，阴干，生用。

【性味归经】　甘、淡，平。归心、脾、肾经。

【功效与应用】

1. **利水消肿**　用于小便不利，水肿停饮。本品味甘而淡，可用治寒热虚实各种水肿。治疗水湿内停所致之水肿、小便不利，常与泽泻、猪苓、白术、桂枝等同用，如五苓散；治脾肾阳虚水肿，可与附子、生姜同用，如真武汤；用于水热互结，阴虚小便不利之水肿，与滑石、阿胶、泽泻合用，如猪苓汤。

2. **健脾**　用于脾虚诸证。本品能健脾渗湿而止泻，尤宜于脾虚湿盛泄泻，可与山药、白术、薏苡仁同用，如参苓白术散；治疗脾胃虚弱，倦怠乏力，食少便溏常配以人参、白术、甘草，如四君子汤。

3. **安神**　用于心悸，失眠。本品益心脾而宁心安神。常用治心脾两虚，气血不足之心悸、失眠、健忘，多与黄芪、当归、远志同用，如归脾汤；若心气虚，不能藏神，惊恐而不安卧者，常与人参、龙齿、远志同用，如安神定志丸。

【用法用量】　煎服，10～15g。

【注意事项】　阴虚而无湿热，虚寒精滑，气虚下陷者慎服。

【现代研究】 本品含 β-茯苓聚糖、茯苓酸、蛋白质、脂肪、卵磷脂、胆碱、组氨酸、麦角甾醇等。茯苓煎剂、糖浆剂、醇提取物、乙醚提取物，分别具有利尿、镇静、抗肿瘤、降血糖、增加心肌收缩力的作用。茯苓多糖有增强免疫功能的作用。茯苓有护肝作用，能降低胃液分泌，对胃溃疡有抑制作用。

> **链接** 茯苓、茯神木、茯苓皮及赤茯苓的比较
>
> 茯苓：为多孔菌科真菌茯苓的干燥菌核。味甘淡而性平，归心、脾、胃经。甘能补益，淡可渗湿，取其补益功用，可益脾养心。其淡渗效力，可利下窍祛水湿。因此白茯苓具有补而不峻，利而不猛，既能扶正，又可祛邪的特点。其效用有利水渗湿、健脾补中、养心安神之功。
>
> 茯神木：为茯神中间之松根。又称为抱木茯神。味苦性温，偏于舒筋利痹，主治风湿筋骨挛缩、中风口眼㖞斜、心痛等症。内服：煎汤，常用量6～9g；或入丸、散。
>
> 茯苓皮：为茯苓的干燥外皮。多于7～9月采挖，加工"茯苓片""茯苓块"时，收集削下的外皮，阴干。味甘、淡，性平。归肺、脾、肾经。专于利水消肿。常用于水肿、小便不利的治疗。内服，煎汤，常用量为15～30g。《本草纲目》记载其"主水肿肤胀，开水道，开腠理"。
>
> 赤茯苓：为茯苓内部色淡红者，性味同茯苓，但偏于入血分，长于渗湿热利小便，主治膀胱湿热引起的小便不利，淋漓涩痛等症，常与车前子、滑石、甘草等同用。

薏苡仁《神农本草经》

为禾本科植物薏苡的干燥成熟种仁。秋季果实成熟时采割植株，晒干，打下果实，再晒干，除去外壳、黄褐色种皮及杂质，收集种仁。生用或炒用。

【性味归经】 甘、淡，凉。归脾、胃、肺经。

【功效与应用】

1. **利水渗湿** 用于水肿，小便不利，脚气肿痛。本品淡渗甘补，既利水消肿，又健脾补中。常用于脾虚湿盛之水肿腹胀，小便不利，多与茯苓、白术、黄芪等药同用；治水肿喘急，可与郁李仁汁煮饭服食；治脚气浮肿可与防己、木瓜、苍术同用。

2. **健脾止泻** 用于脾虚泄泻。本品能渗除脾湿，健脾止泻，尤宜治脾虚湿盛之泄泻，常与人参、茯苓、白术等合用，如参苓白术散。

3. **除痹** 用于湿痹拘挛。薏苡仁渗湿除痹，能舒筋脉，缓和拘挛，治湿热痹痛尤宜。常用治湿痹而筋脉挛急疼痛者，与独活、防风、苍术同用，如薏苡仁汤；若风湿身痛发热，可与麻黄、杏仁等配伍，如麻黄杏仁薏苡甘草汤。

4. **清热排脓** 用于肺痈，肠痈。本品清肺肠之热，排脓消痈。治疗肺痈胸痛，咳吐脓痰，常与苇茎、冬瓜仁、桃仁等同用，如苇茎汤；治肠痈，可与附子、败酱草、牡丹皮合用，如薏苡附子败酱散。

【用法用量】 煎服，9～30g。清利湿热宜生用，健脾止泻宜炒用。

【注意事项】 脾虚无湿，大便燥结及孕妇慎用。

【现代研究】 本品含脂肪油、薏苡仁酯、薏苡仁内酯、薏苡多糖 A、薏苡多糖 B、薏苡多糖 C 和氨基酸、维生素 B_1 等。薏苡仁煎剂、醇及丙酮提取物对癌细胞有明显抑制作用。薏苡仁内酯对小肠有抑制作用。其脂肪油能使血清钙、血糖量下降，并有解热、镇静、镇痛作用。

猪苓《神农本草经》

为多孔菌科真菌猪苓的干燥菌核。寄生于桦树、枫树、柞树的根上。春、秋两季采挖，去泥沙，晒干。切片入药，生用。

【性味归经】 甘、淡，平。归肾、膀胱经。

【功效与应用】

利水渗湿 用于水肿，小便不利，泄泻。本品甘淡渗泄，利水作用较强，用于水湿停滞的各种水

肿，单味应用即可取效。治疗水湿内停所致之水肿、小便不利，常与泽泻、茯苓、白术等同用，如四苓散；治肠胃寒湿，濡泻无度，常与肉豆蔻、黄柏同用，如猪苓丸。治热淋，小便不通，淋沥涩痛，配生地黄、滑石、木通等，如十味导赤汤。

【用法用量】　煎服，5～12g。

【注意事项】　水肿兼阴虚不宜单用。

【现代研究】　本品含猪苓葡聚糖Ⅰ、甾类化合物、游离及结合型生物素、粗蛋白等。其利尿机制是抑制肾小管对水及电解质的重吸收。猪苓多糖有抗肿瘤、防治肝炎的作用。猪苓水及醇提取物分别有促进免疫及抗菌作用。

泽泻《神农本草经》

为泽泻科植物泽泻的干燥块茎。冬季茎叶开始枯萎时采挖，洗净，干燥，除去须根及粗皮，以水润透切片，晒干。麸炒或盐水炒用。

【性味归经】　甘、淡，寒。归肾、膀胱经。

【功效与应用】

1. 利水渗湿　用于水肿，小便不利，泄泻。本品淡渗，其利水作用较强，治疗水湿停蓄之水肿，小便不利，常与茯苓、猪苓、桂枝配用，如五苓散；泽泻能利小便而实大便，治脾胃伤冷，水谷不分，泄泻不止，与厚朴、苍术、陈皮配用，如胃苓汤；本品泻水湿，行痰饮，常治痰饮停聚，清阳不升之头目昏眩，配白术同用，如泽泻汤。

2. 泄热　用于湿热带下，淋浊。本品性寒，既能清膀胱之热，又能泄肾经之虚火，下焦湿热者尤为适宜。常与木通、车前子等药同用；对肾阴不足，相火偏亢之遗精、潮热，则与熟地黄、山茱萸、牡丹皮同用，如六味地黄丸。

【用法用量】　煎服，5～10g。

【现代研究】　本品主要含泽泻萜醇A、泽泻萜醇B、泽泻萜醇C、挥发油、生物碱、天门冬素、树脂等。有利尿作用，能增加尿量，增加尿素与氯化物的排泄，对肾炎患者利尿作用更为明显。有降压、降血糖作用，还有抗脂肪肝作用。对金黄色葡萄球菌、肺炎球菌、结核杆菌有抑制作用。

第二节　利尿通淋药

本类药物性味多苦寒，或甘淡而寒。苦能降泄，寒能清热，淡味渗湿，尤能清利下焦湿热，以利尿通淋为主要作用，适用于小便短赤、热淋、血淋、石淋及膏淋等证。

车前子《神农本草经》

为车前科植物车前或平车前的干燥成熟种子。夏、秋两季种子成熟时采收果穗。晒干，搓出种子，除去杂质。生用或盐水炙用。

【性味归经】　甘，寒。归肝、肾、肺经。

【功效与应用】

1. 利尿通淋　用于淋证，水肿。本品甘寒而利，善通利水道，清膀胱热结。治疗湿热下注于膀胱而致小便淋沥涩痛者，常与木通、滑石、瞿麦等清热利湿药同用，如八正散；若水湿停滞水肿，小便不利，可与猪苓、茯苓、泽泻同用；若病久肾虚，腰重脚肿，可与牛膝、熟地黄、山茱萸、肉桂等同用，如济生肾气丸。

2. 渗湿止泻　用于泄泻。本品能利水湿，分清浊而止泻，即利小便以实大便。尤宜于小便不利之水泻，可单用本品研末，米饮送服；若脾虚湿盛泄泻，可配白术同用；若暑湿泄泻，可与香薷、茯苓、猪苓等同用，如车前子散。

3. 明目　用于目赤肿痛，目暗昏花，翳障。本品善清肝热而明目，治目赤涩痛，多与菊花、决明子等同用；若肝肾阴亏，两目昏花，则配熟地黄、菟丝子等养肝明目药，如驻景丸。

4. 清肺化痰 用于痰热咳嗽。本品入肺经，能清肺化痰止咳。治肺热咳嗽痰多，多与瓜蒌、浙贝母、枇杷叶等清肺化痰药同用。

【用法用量】 煎服，5～15g。宜包煎。

【注意事项】 阳气下陷，肾虚遗滑者及内无湿者忌用。

【现代研究】 本品含黏液质，琥珀酸，二氢黄酮苷，车前烯醇，腺嘌呤，胆碱，车前子碱，脂肪油，维生素 A、维生素 B 等。有显著利尿作用，还能促进呼吸道黏液分泌，稀释痰液，故有祛痰作用。对各种杆菌和葡萄球菌均有抑制作用。车前子提取液有预防肾结石形成的作用。

> **链接** 车前草与车前子的区别
>
> 车前草入药系干燥全草，清热解毒力强，鲜用效佳。常用治金疮、湿疮、下焦湿热、淋证等，具有抗炎、抗菌、抗溃疡的作用。
>
> 车前子系干燥成熟的果实入药，滋肾疏肝力胜，清热解毒较缓，常用治遗精、遗尿、阳痿早泄、目暗昏花等，具有保肝、降压、抗氧化等作用。

滑石《神农本草经》

为硅酸盐类矿物滑石族滑石，主含含水硅酸镁[$Mg_3(Si_4O_{10})(OH)_2$]。全年可采。采挖后，除去泥沙及杂石，洗净，砸成碎块，研粉用，或水飞晾干用。

【性味归经】 甘、淡，寒。归膀胱、肺、胃经。

【功效与应用】

1. 利尿通淋 用于热淋，石淋，尿热涩痛。滑石性滑利窍，寒则清热，故能清膀胱湿热而通利水道，是治淋证常用药，若湿热下注之小便不利，热淋及尿闭等，常与木通、车前子、瞿麦等同用，如八正散；若用于石淋，可与海金沙、金钱草、木通等配用。

2. 清热解暑 用于暑湿，湿温。本品甘淡而寒，既能利水湿，又能解暑热，是治暑湿之常用药。若暑热烦渴，小便短赤，可与甘草同用，即六一散；若湿温初起及暑温夹湿，头痛恶寒，身重胸闷，脉弦细而濡，则与薏苡仁、白蔻仁、杏仁等配用，如三仁汤。

3. 收湿敛疮 用于湿疮，湿疹，痱子。本品外用有清热收湿敛疮作用。治疗湿疮、湿疹，可单用或与枯矾、黄柏等为末，撒布患处；治痱子，可与薄荷、甘草等配合制成痱子粉外用。

【用法用量】 煎服，10～20g，宜包煎。外用适量，研细粉外敷。

【注意事项】 脾虚、滑精、热病伤津及孕妇忌用。

【现代研究】 本品含硅酸镁、氧化铝、氧化镍等。有吸附和收敛作用，内服能保护肠壁。滑石粉撒布创面形成被膜，有保护创面，吸收分泌物，促进结痂的作用。在体外，10%滑石粉对伤寒杆菌、甲型副伤寒杆菌有抑制作用。

木通《药性论》

本品为木通科植物木通、三叶木通或白木的干燥藤茎。秋季采收，截取茎部，除去细枝，阴干。

【性味归经】 淡、苦，寒。归心、肺、小肠、膀胱经。

【功效与应用】

1. 利尿通淋 用于湿热淋证，水肿尿少。本品气寒味淡而体轻，引热下行而利小便，既通淋，又消肿，尤宜于热淋之小便不利，淋沥涩痛，与冬葵子、滑石、石韦同用，如通草饮子。用治石淋，可与金钱草、海金沙等同用；用于血淋，可与石韦、白茅根、蒲黄等同用；用于水湿停蓄之水肿证，可配猪苓、地龙、麝香。

2. 泄热 用于心火上炎或下移小肠诸证。本品上清心火，下利小便，治疗心火上炎，口舌生疮，或心移热于小肠所致心烦尿赤，常配生地黄、甘草、竹叶等，如导赤散；治膀胱湿热，小便短赤，淋沥涩痛，常配萹蓄、瞿麦等，如八正散；若治水肿脚气，小便不利，配茯苓、紫苏、槟榔等，如木通散。

3. **通经下乳** 用于产后乳汁不下。本品入胃经，通胃气上达而下乳汁。多用于产后乳汁不畅或不下，与穿山甲、甘草、猪蹄同用，如通乳汤。

本品有通利关节之效，还可用于湿热痹证。

【用法用量】 煎服，3～6g。

【注意事项】 脾胃虚寒者慎用。孕妇忌用。

【现代研究】 本品含肌醇、多聚戊糖、葡萄糖、半乳糖醛酸及谷氨酸等 15 种氨基酸，尚含钙、镁、铁等 21 种微量元素。

链接 三种木通的区别

木通运用沿革有三种来源，一是来源于木通科植物木通、三叶木通或白木通的干燥茎藤；二是川木通，为毛茛科植物小木通或绣球藤的干燥茎藤；三是关木通，是马兜铃科植物东北马兜铃的干燥茎藤。三者都曾在临床广泛运用。但关木通中马兜铃含量较高，有明显的肾毒性，并可引起急性肾衰竭甚至死亡。因此 2003 年 4 月国家药监局公告取消关木通的药用标准。

瞿麦《神农本草经》

为石竹科植物瞿麦和石竹的干燥地上部分。夏、秋两季花果期采割，除去杂质，晒干，切段生用。

【性能】 苦，寒。归心、小肠、膀胱经。

【功效与应用】

1. **利尿通淋** 用于淋证。本品苦寒泄降，能清心与小肠火，导热下行，有利尿通淋之功，为治淋常用药，尤以热淋最为适宜。常与萹蓄、木通、车前子同用，如八正散；治小便淋沥有血，则与栀子、甘草等同用，如立效散；治石淋，与石韦、滑石、冬葵子配伍，如石韦散。

2. **破血通经** 用于瘀血闭经。本品能破血通经。对于血热瘀阻之经闭或月经不调尤宜，常与桃仁、红花、丹参、赤芍等同用。

【用法用量】 煎服，9～15g。

【注意事项】 孕妇忌服。

【现代研究】 瞿麦含花色苷、水杨酸甲酯、丁香油酚、维生素 A 样物质、皂苷、糖类。本品煎剂有利尿作用，其穗作用较茎强。还有兴奋肠管、抑制心脏、降低血压、影响肾血容积作用。对杆菌和葡萄球菌均有抑制作用。

萹蓄《神农本草经》

为蓼科植物萹蓄的干燥地上部分。夏季叶茂盛时采收。割取地上部分，除去杂质，切断，晒干，生用。

【性味归经】 苦，微寒。归膀胱经。

【功效与应用】

1. **利尿通淋** 用于淋证。本品性微寒，入膀胱经，清利下焦湿热。多用于热淋、石淋，常与木通、瞿麦、车前子同用，如八正散；用于血淋，与大蓟、小蓟、白茅根等同用。

2. **杀虫止痒** 用于虫证，湿疹，阴痒。本品苦能燥湿，微寒清热，又善"杀三虫"。用治蛔虫病、蛲虫病、钩虫病。用时宜煎汤空腹服，以提高疗效。治蛔虫腹痛，面青及小儿蛲虫，下部痒可以单味浓煎服用；用于湿疹、湿疮、阴痒等证，可单味煎水外洗，亦可配伍地肤子、蛇床子、荆芥等煎水外洗。

【用法用量】 煎服，9～15g；鲜者加倍。外用适量。

【注意事项】 脾虚便溏者慎用。

【现代研究】 本品含槲皮素、萹蓄苷、槲皮苷、咖啡酸、绿原酸、钾盐、硅酸等。萹蓄有显著的利尿作用。有驱蛔虫、蛲虫及缓下作用。对葡萄球菌、福氏痢疾杆菌、铜绿假单胞菌及多种皮肤真菌均有抑制作用。其水及乙醇提取物能促进血液凝固，增强子宫张力。静脉注射有降压作用。

第三节　利湿退黄药

本类药物性味多苦寒，主入脾胃肝胆经。以清利湿热，利胆退黄为主要功效，适用于湿热黄疸，症见目黄、身黄、小便黄等。部分药物还可用于湿疮痈肿等证。

茵陈《神农本草经》

为菊科植物滨蒿或茵陈蒿的干燥地上部分。春季幼苗高 6～10cm 采收或秋季花蕾长成时采割。春季采收的习称"绵茵陈"，秋季采割的称"茵陈蒿"。除去杂质及老茎，晒干。生用。

【性味归经】　苦，微寒。归脾、胃、肝、胆经。

【功效与应用】

清热利湿，退黄　用于黄疸。本品苦泄下降，性寒清热，善清利脾胃肝胆湿热，使之从小便而出，为治黄疸之要药。治阳黄，常与栀子、黄柏、大黄同用，如茵陈蒿汤；若治阴黄，多与附子、干姜等配用，如茵陈四逆汤。

本品苦微寒，有解毒疗疮之功，还可用于湿热内蕴之风瘙隐疹、湿疮瘙痒，可单味煎汤外洗，也可与黄柏、苦参、地肤子等同用。

【用法用量】　煎服，10～30g。外用适量，熏洗。

【注意事项】　脾胃虚寒者慎用。

【现代研究】　茵陈含挥发油，油中有 β-蒎烯、茵陈二炔烃、茵陈炔酮等多种成分。全草还含香豆素、黄酮、有机酸、呋喃类等成分。本品有显著利胆作用，并有解热、保肝、抗肿瘤和降压作用。其煎剂对人型结核菌有抑制作用。乙醇提取物对流感病毒有抑制作用。水煎剂对 ECHD11 病毒有抑制作用。

金钱草《本草纲目拾遗》

为报春花科植物过路黄的干燥全草。夏、秋两季采收。除去杂质，晒干，切段生用。

【性味归经】　甘、咸，微寒。归肝、胆、肾、膀胱经。

【功效与应用】

1. **除湿退黄**　用于湿热黄疸。本品清肝胆之火，除下焦湿热；有清热利湿退黄之效。治湿热黄疸，常与茵陈蒿、栀子、虎杖等同用。

2. **利水通淋**　用于石淋、热淋。本品利尿通淋，为治石淋要药。可单用大剂量金钱草煎汤代茶饮，或与海金沙、鸡内金、滑石等同用。治热淋，常与车前子、萹蓄等同用；治肝胆结石，配伍茵陈、大黄、郁金等同用。

3. **解毒消肿**　用于痈肿疔疮、毒蛇咬伤。本品有解毒消肿之效，可用治恶疮肿毒、毒蛇咬伤等证。可用鲜品捣汁内服或捣烂外敷，或配蒲公英、野菊花等同用。

【用法用量】　煎服，15～60g；鲜品加倍。外用适量。

【现代研究】　本品主要含酚性成分和甾醇、黄酮类、氨基酸、鞣质、挥发油、胆碱、钾盐等。水煎液能明显促进胆汁分泌，使胆管泥沙状结石易于排出，胆管阻塞和疼痛减轻，黄疸消退。本品有抑菌作用，还有抗炎作用。对体液免疫、细胞免疫均有抑制作用。其程度与环磷酰胺相似。金钱草与环磷酰胺合用抑制更明显。延迟皮肤移植排斥反应出现的时间。

第四节　其他利水渗湿药

其他利水渗湿药见表 8-1。

表 8-1　其他利水渗湿药简表

类别	药名	性味归经	功效与应用	用法用量
利水通淋药	石韦	苦、甘，微寒。归肺、膀胱经	利尿通淋，凉血止血，清肺止咳。用于血淋，热淋，石淋；血热所致崩漏，尿血，吐血，衄血；肺热咳喘	5～12g
	萆薢	苦，平。归肝、胃经	利湿浊，祛风湿。用于膏淋，白浊；湿盛带下；风湿痹痛	9～15g
	海金沙	甘、淡，平。归膀胱、小肠经	利尿通淋，止痛。用于热淋，血淋，石淋，膏淋；水肿	5～15g，包煎
	通草	甘、淡，微寒。归肺、胃经	利水清热，通气下乳。用于湿热淋证；湿温病水肿尿少；产后乳汁不下	2～5g
	地肤子	甘、苦、辛，寒。归肾、膀胱经	利尿通淋，祛风止痒。用于热淋；风疹，湿疹，阴痒，湿疮	9～15g
	灯心草	甘、淡，微寒。归心、肺、小肠经	利尿通淋，清心除烦。用于热淋；心烦失眠，小儿夜啼，口舌生疮	1～3g
	冬葵子	甘，寒。归大肠、小肠、膀胱经	利水通淋，下乳，润肠通便。用于湿热淋证，水肿；乳汁不下，乳房胀痛；肠燥便秘	3～9g
	广金钱草	甘、淡，凉。归肝、肾、膀胱经	清热除湿，利尿通淋，退黄。用于石淋，热淋；水肿尿少；黄疸尿赤	15～30g，鲜品30～60g
	连钱草	辛、微苦，微寒。归肝、肾、膀胱经	利湿通淋，清热解毒，散瘀消肿。用于石淋，热淋；湿热黄疸；疮痈肿痛，跌打损伤	10～15g，鲜品30～60g

自 测 题

1. 下列中能清肝明目的药是（　　　）
   A. 金钱草　　　　　　　B. 海金沙
   C. 滑石　　　　　　　　D. 车前子
   E. 茵陈蒿
2. 下列中兼能除痹、排脓的药是（　　　）
   A. 薏苡仁　　　　　　　B. 茯苓
   C. 泽泻　　　　　　　　D. 木通
   E. 车前子
3. 茵陈蒿最常用于（　　　）
   A. 淋证　　　　　　　　B. 黄疸
   C. 水肿　　　　　　　　D. 痰饮
   E. 结石

4. 既能下乳，又清心火的药是（　　　）
   A. 通草　　　　　　　　B. 木通
   C. 竹叶　　　　　　　　D. 穿山甲
   E. 通脱木
5. 善于清利湿热而通窍止痛，为尿道涩痛要药的是（　　　）
   A. 海金沙　　　　　　　B. 石韦
   C. 萆薢　　　　　　　　D. 瞿麦
   E. 萹蓄
6. 服用后可增加尿量的一类药是（　　　）
   A. 祛风湿药　　　　　　B. 化湿药
   C. 清热燥湿药　　　　　D. 利水渗湿药
   E. 润下药

（侯辰阳　冉海霞）

第九章

温 里 药

凡以温里祛寒为主要功效，用以治疗里寒证的药物，称温里药，又名祛寒药。

本类药物均味辛而性温热，辛能散、行，温能通，善走脏腑而能温里祛寒，温经止痛，故可用治里寒证，尤以里寒实证为主。即《黄帝内经》所谓"寒者热之"、《神农本草经》"疗寒以热药"之意。个别药物尚能助阳、回阳，用以治疗虚寒证、亡阳证。

本类药物因其主要归经的不同而有多种效用。主入脾胃经者，能温中散寒止痛，可用治外寒入侵，直中脾胃或脾胃虚寒证，症见脘腹冷痛、呕吐泄泻、舌淡苔白等；主入肺经者，能温肺化饮，用治肺寒痰饮证，症见痰鸣咳喘、痰白清稀、舌淡苔白滑等；主入肝经者，能暖肝散寒止痛，用治寒侵肝经的少腹痛、寒疝腹痛或厥阴头痛等；主入肾经者，能温肾助阳，用治肾阳不足证，症见阳痿宫冷、腰膝冷痛、夜尿频多、滑精遗尿等；主入心肾两经者，能温阳通脉，用治心肾阳虚证，症见心悸怔忡、畏寒肢冷、小便不利、肢体浮肿等；或回阳救逆，用治亡阳厥逆证，症见畏寒倦卧、汗出神疲、四肢厥逆、脉微欲绝等。

使用温里药应根据不同证候作适当配伍。若外寒已入里，表寒仍未解者，当与辛温解表药同用；寒凝经脉、气滞血瘀者，配以行气活血药；寒湿内阻，宜配芳香化湿或温燥祛湿药；脾肾阳虚者，宜配温补脾肾药；亡阳气脱者，宜与大补元气药同用。

本类药物多辛热燥烈，易耗阴动火，故天气炎热时或素体火旺者当减少用量；热伏于里，热深厥深，真热假寒证禁用；凡实热证、阴虚火旺、津血亏虚者忌用；孕妇慎用。

第一节　常用温里药

附子《神农本草经》

为毛茛科植物乌头的子根的加工品。6月下旬至8月上旬采挖，除去母根、须根及泥沙，习称"泥附子"。加工炮制为盐附子、黑附片（黑顺片）、白附片、淡附片、炮附片。

【性味归经】　辛，大热。有毒。归心、肾、脾经。

【功效与应用】

1. **回阳救逆**　用于亡阳证。本品为"回阳救逆第一要药"。常治吐利汗出，发热恶寒，四肢拘急，手足厥冷，或大汗、大吐、大泻所致亡阳证，常与干姜、甘草等同用，如四逆汤；若治气虚欲脱或气随血脱者，常配伍人参以大补元气，如参附汤。

2. **补火助阳**　用于阳虚证。本品有峻补元阳、益火消阴之效，凡肾、脾、心诸脏阳气衰弱者均可应用。若肾阳不足，命门火衰，可配肉桂、山茱萸、干地黄等，如肾气丸；属脾阳不足，脘腹冷痛，大便溏泻，常与党参、白术、干姜同用，如附子理中丸；脾肾阳虚水泛者可配白术、茯苓等，如真武汤；如心阳不足，可配人参、桂枝等温通心阳。

3. **散寒止痛**　用于寒痹证。本品气雄性悍，走而不守，能温经通络，逐经络中风寒湿邪，故有较强的散寒止痛作用。凡风寒湿痹周身骨节疼痛者均可用之，尤善治寒痹痛剧者。

【用法用量】　煎服，3～15g。本品有毒，宜先煎0.5～1小时，至口尝无麻辣感为度。

【注意事项】　孕妇及阴虚阳亢者忌用。反半夏、瓜蒌、贝母、白蔹、白及。生品外用，内服须炮制。若内服过量，或炮制、煎煮方法不当，可引起中毒。

【现代研究】　本品有显著的抗炎作用，能抑制蛋清、卡拉胶、甲醛等所致大鼠足跖肿胀，抑制乙酸所致毛细血管通透性增高，抑制肉芽肿形成及佐剂性关节炎；具有镇痛作用。能增强机体抗氧化能力，具有抗衰老作用。

干姜《神农本草经》

为姜科植物姜的干燥根茎。均系栽培。冬季采收，纯净后切片晒干或低温烘干。生用。

【性味归经】　辛，热。归脾、胃、心、肺经。

【功效与应用】

1. 温中散寒　用于脾胃受寒或虚寒所致腹痛、呕吐、泄泻。本品辛热燥烈，主入脾胃而长于温中散寒、健运脾阳，为温暖中焦之主药。用本品研末服，可治寒邪直中脏腑所致腹痛及中寒水泻之证；治脾胃虚寒，脘腹冷痛等，多与党参、白术等同用，如理中丸；治胃寒呕吐，可配高良姜，如二姜丸；治上热下寒，寒热格拒，食入即吐者，可与黄芩、黄连、人参等同用，如干姜黄芩黄连人参汤。

2. 回阳通脉　用于亡阳证。本品辛热，入心、脾、肾经，有温阳守中，回阳通脉的功效。用治亡阳证，每与附子相须为用，如四逆汤。

3. 温肺化饮　用于寒饮喘咳。本品辛热，入肺经，善能温肺散寒化饮，善治寒饮喘咳，形寒背冷，痰多清稀之证，常与细辛、五味子、麻黄等同用，如小青龙汤。

【用法用量】　煎服，3～10g。

【注意事项】　本品辛热燥烈，阴虚内热、血热妄行者及孕妇忌用。

【现代研究】　干姜含挥发油约2%，主要成分是姜烯、水芹烯、莰烯、姜烯酮、姜辣素、姜酮、龙脑、姜醇、柠檬醛等。尚含树脂、淀粉，以及多种氨基酸。本品的甲醇或醚提取物有镇静、镇痛、抗炎、止呕及短暂升高血压的作用；水提取物或挥发油能明显延长大鼠实验性血栓形成时间；干姜醇提取物及其所含姜辣素和姜辣烯酮有显著灭螺和抗血吸虫作用。干姜醇提取物能明显增加大鼠肝脏胆汁分泌量，维持长达3～4小时。

肉桂《神农本草经》

为樟科植物肉桂的干燥树皮。多于秋季剥取，刮去栓皮、阴干。因剥取部位及品质的不同而加工成多种规格，常见的有企边桂、板桂、油板桂等。生用。

【性味归经】　辛、甘，热。归肾、脾、心、肝经。

【功效与应用】

1. 补火助阳　用于肾阳不足，命门火衰之阳痿，宫冷。本品辛甘大热，能补火助阳，益阳消阴，作用温和持久，为治命门火衰之要药。常配附子、熟地黄、山茱萸等，用治肾阳不足，命门火衰的阳痿宫冷，腰膝冷痛，夜尿频多，滑精遗尿等，如肾气丸、右归饮。

2. 散寒止痛　用于心腹冷痛，寒疝作痛。本品甘热助阳以补虚，辛热散寒以止痛。治寒邪内侵或脾胃虚寒的脘腹冷痛，可单用研末，酒煎服；或与干姜、高良姜、荜茇等同用，如大已寒丸；若治脾肾阳虚之腹痛呕吐，四肢厥逆，大便溏泄，常与附子、人参、干姜配伍，如桂附理中汤；治寒疝腹痛，多与吴茱萸、小茴香等同用，如橘核丸。

3. 温通经脉　用于寒痹腰痛，胸痹，阴疽。本品辛散温通，能行气血、运经脉、散寒止痛。常与独活、桑寄生、杜仲等同用，治风寒湿痹，尤以治寒痹腰痛为主，如独活寄生汤；与附子、干姜、川椒等同用，可治胸阳不振，寒邪内侵的胸痹心痛，如桂附丸；与鹿角胶、炮姜、麻黄等同用，可治阳虚寒凝，血滞痰阻的阴疽、流注等，如阳和汤；若与当归、川芎、小茴香等同用，可治冲任虚寒，寒凝血滞的闭经、痛经等证，如少腹逐瘀汤。

4. 引火归原　用于虚阳上浮诸证。本品大热入肝肾，能使因下元虚衰所致上浮之虚阳回归故里，故曰引火归原。用治元阳亏虚，虚阳上浮的面赤、虚喘、汗出、心悸、失眠、脉微弱者，常与山茱萸、五味子、人参、牡蛎等同用。

此外，久病体虚气血不足者，在补气益血方中少量加入肉桂，有鼓舞气血生长之效。

【用法用量】 煎服，2～5g。宜后下或焗服。研末冲服，每次1～2g。

【注意事项】 阴虚火旺，里有实热，血热妄行出血及孕妇忌用。畏赤石脂。

【现代研究】 肉桂中含挥发油（桂皮油）1.98%～2.06%，主要成分为桂皮醛，占52.92%～61.20%，其他尚含有肉桂醇、肉桂醇醋酸酯、肉桂酸、醋酸苯丙酯、香豆素、黏液、鞣质等。肉桂有扩张血管、促进血液循环、增强冠状动脉及脑血流量、使血管阻力下降等作用；在体外，其甲醇提取物及桂皮醛有抗血小板凝集、抗凝血酶作用；桂皮油、桂皮醛、肉桂酸钠具有镇静、镇痛、解热、抗惊厥等作用；桂皮油能促进肠运动，使消化道分泌增加、增强消化功能、排除消化道积气、缓解胃肠痉挛性疼痛，并可引起子宫充血；其肉桂水提物、醚提物对动物实验性胃溃疡的形成有抑制作用。肉桂酸具有使人肺腺癌细胞逆转的作用。肇庆产肉桂降糖作用明显。桂皮油对革兰氏阴性菌及阳性菌有抑制作用。桂皮的乙醚、醇及水浸液对多种致病性真菌有一定的抑制作用。

吴茱萸《神农本草经》

为芸香科植物吴茱萸、石虎或疏毛吴茱萸的干燥近成熟果实。8～11月果实尚未开裂时，剪下果枝，晒干或低温干燥，除去枝、叶、果梗等杂质。用甘草汤制过应用。

【性味归经】 辛、苦，热。有小毒。归肝、脾、胃、肾经。

【功效与应用】

1. **散寒止痛** 用于寒凝肝脉诸痛。本品辛散苦泄，性热祛寒，主入肝经，既散肝经之寒邪，又疏肝气之郁滞，为治肝寒气滞诸痛之主药。治厥阴头痛，每与生姜、人参等同用，如吴茱萸汤；治寒疝腹痛，常与小茴香、川楝子、木香等配伍，如导气汤；治冲任虚寒，瘀血阻滞之痛经，常与桂枝、当归、川芎等同用，如温经汤；治寒湿脚气肿痛，或上冲入腹。常与木瓜、苏叶、槟榔等配伍，如鸡鸣散。

2. **疏肝下气** 用于中寒肝逆之头痛、呕吐。本品辛散苦泄，性热祛寒，善能散寒止痛，还能疏肝解郁，降逆止呕，兼能制酸止痛。常与干姜、甘草同用，治霍乱心腹痛，呕吐不止，如吴茱萸汤；与半夏、生姜等同用，可治外寒内侵、胃失和降之呕吐；配伍黄连，可治肝郁化火，肝胃不和的胁痛口苦、呕吐吞酸，如左金丸。

3. **燥湿止泻** 用于虚寒泄泻。本品性味辛热，能温脾益肾，助阳止泻，为治脾肾阳虚，五更泄泻之常用药，多与补骨脂、肉豆蔻、五味子等同用，如四神丸。

【用法用量】 煎服，2～5g。外用适量。

【注意事项】 本品辛热燥烈，有小毒，易耗气动火，故不宜多用、久服。阴虚有热者忌用。

【现代研究】 吴茱萸含挥发油，油中主要为吴茱萸烯、罗勒烯、月桂烯、吴茱萸内酯、吴茱萸内酯醇等。还含吴茱萸酸、吴茱萸碱、吴茱萸啶酮、吴茱萸精、吴茱萸苦素等。本品甲醇提取物、水煎剂有抗动物实验性胃溃疡的作用；水煎剂对药物导致动物胃肠痉挛有对抗作用。

第二节 其他温里药

其他温里药见表9-1。

表9-1 其他温里药简表

类别	药名	性味归经	功效与应用	用法用量
温里药	花椒	辛，热。有小毒。归脾、胃、肾经	温中止痛，杀虫止痒。用于脘腹冷痛，中寒呕吐，泄泻；蛔虫、蛲虫所致虫积腹痛；湿疹，阴痒	2～6g
	丁香	辛，温。归脾、胃、肾经	温中降逆，温肾助阳。用于中寒呃逆，呕吐，泄泻，脘腹冷痛；肾阳虚之阳痿、宫冷	1～3g

续表

类别	药名	性味归经	功效与应用	用法用量
	小茴香	辛，温。归肝、肾、脾、胃经	散寒止痛，理气和胃。用于寒疝腹痛，睾丸偏坠胀痛，经寒痛经；胃寒呕吐，寒凝气滞之脘腹胀痛	3～6g
	高良姜	辛，热。归脾、胃经	散寒止痛，温中止呕。用于中寒腹痛，呕吐，泄泻	3～6g
	荜茇	辛，热。归胃、脾、大肠经	温中散寒，行气止痛。用于脘腹冷痛，中寒呕吐，泄泻；胸痹冷痛，龋齿牙痛	1～3g

自 测 题

1. 附子入汤剂应（　　　）
   A. 后下　　　　　　　　　B. 另煎
   C. 先煎　　　　　　　　　D. 包煎
   E. 烊化

2. 善温脾阳以治脾胃虚寒，并能回阳的药是（　　　）
   A. 生姜　　　　　　　　　B. 干姜
   C. 高良姜　　　　　　　　D. 炮姜
   E. 煨姜

3. 上助心阳以通脉，中温脾阳以健运，下补肾阳以益火的药是（　　　）
   A. 附子　　　　　　　　　B. 干姜
   C. 肉桂　　　　　　　　　D. 桂枝
   E. 川乌

4. 能鼓舞气血生长，从而加强补气补血药作用的药是（　　　）
   A. 桂枝　　　　　　　　　B. 附子

C. 肉桂　　　　　　　　　D. 龙眼肉
E. 川乌

5. 药性甘热，功能补火助阳，为治命门火衰之要药是（　　　）
   A. 附子　　　　　　　　　B. 干姜
   C. 吴茱萸　　　　　　　　D. 肉桂
   E. 桂枝

6. 治肝郁化火，呕吐吞酸，口苦胁痛，吴茱萸最宜配（　　　）
   A. 黄芩　　　　　　　　　B. 黄连
   C. 黄柏　　　　　　　　　D. 黄芪
   E. 栀子

7. 温里药中善治寒滞肝经诸痛证的药是（　　　）
   A. 高良姜　　　　　　　　B. 吴茱萸
   C. 丁香　　　　　　　　　D. 干姜
   E. 附子

（侯辰阳　冉海霞）

第十章

理 气 药

凡以疏理气机为主要作用、用以治疗气滞或气逆证的药物，称为理气药。

理气药性味多辛苦温而芳香。其味辛能行，味苦能泄，芳香能走窜，性温能通行，故有疏理气机即行气、降气、解郁、散结的作用。并可通过畅达气机、消除气滞而达到止痛之效，即《素问》"逸者行之""结者散之""木郁达之"之意。因本类药物主归脾、胃、肝、肺经，以其性能不同，而分别具有理气健脾、疏肝解郁、理气宽胸、行气止痛、破气散结等功效。

理气药主要用治脾胃气滞所致脘腹胀痛、嗳气吞酸、恶心呕吐、腹泻或便秘等，肝气郁滞所致胁肋胀痛、抑郁不乐、疝气疼痛、乳房胀痛、月经不调等，肺气壅滞所致胸闷胸痛、咳嗽气喘等。

使用本类药物，须针对病证选择相应功效的药物，并进行必要的配伍。如脾胃气滞，要选用调理脾胃气机的药物，因于饮食积滞者，配伍消导药；因于脾胃气虚者，配伍补中益气药；因于湿热阻滞者，配伍清热除湿药；因于寒湿困脾者，配伍苦温燥湿药。肝气郁滞，应选用疏肝理气的药物，因于肝血不足者，配伍养血柔肝药；由于肝经受寒者，配伍暖肝散寒药；用于瘀血阻滞者，配伍活血祛瘀药。肺气壅滞，应选用理气宽胸的药物，因于外邪客肺者，配伍宣肺解表药，因于痰饮阻肺者，配伍祛痰化饮药。

本类药物性多辛温香燥，易耗气伤阴，故气阴不足者慎用。

第一节　常用理气药

陈皮《神农本草经》

为芸香科植物橘及其栽培变种的成熟干燥果皮，秋末冬初果实成熟时采收果皮，晒干或低温干燥。以陈久者为佳，故称陈皮。产广东新会者称新会皮、广陈皮。切丝，生用。

【性味归经】　辛、苦，温。归脾、肺经。

【功效与应用】

1. **理气调中**　用于脾胃气滞证。本品辛散通温，气味芳香，长于理气，为理气健脾之佳品。若脾虚气滞，消化不良，可与党参、白术、茯苓等配伍，如异功散；若肝气乘脾，腹痛泄泻，可与白术、白芍配伍，如痛泻要方。

2. **燥湿化痰**　用于痰湿壅滞证。本品长于燥湿化痰，是治痰之要药。若湿痰咳嗽，可配半夏、茯苓等药，如二陈汤；若寒痰咳嗽，常与干姜、细辛、甘草等配伍。

【用法用量】　煎服，3～10g。

【注意事项】　舌红少津，内有实热者慎服。

【现代研究】　本品含挥发油、橙皮苷、正癸醛、柠檬醛、柠檬烯、辛醇等成分。陈皮能调整消化系统；兴奋心脏，使心肌收缩力增强，剂量过大可减慢心率，又可使冠状动脉血流量增加；对高脂饮食引起的动脉硬化有一定的预防作用；平喘祛痰；使肾血管收缩，使尿量减少；抑制离体子宫，高浓度可松弛子宫；增强免疫功能；抗炎；缩短出血及凝血时间；能促进唾液、胃液等消化液分泌和消除肠内积气。

链接　橘的药用价值

　　陈皮、青皮、橘红、橘核、橘络都来源于芸香科植物橘及栽培变种。其中陈皮是以成熟果实入药，且以陈久者为佳。辛、苦，温，归脾、肺经，功能理气调中，燥湿化痰，主治脾胃气滞之脘腹胀满及湿痰、寒痰壅肺之咳嗽、胸闷等证，也是药食两用之佳品。青皮系以干燥幼果或未成熟果实的果皮入药，归肝、胆、胃经，善于疏肝破气，常用于肝气郁结、食积气滞及癥瘕积聚等证。橘红也以干燥外层果皮入药，但较陈皮新鲜，辛、苦，温，归肝、脾经，功能理气宽中，燥湿化痰，用于咳嗽痰多，食积伤酒，呕恶痞闷。橘核以干燥成熟种子入药，苦，平，归肝、肾经，功用理气，散结，止痛，用于疝气疼痛，睾丸肿痛，乳痈乳癖。橘络以中果皮及内果皮之间的纤维束群入药，性味甘、苦，平。归肝、肺经，功能行气通络，化痰止咳，用于痰滞经络之胸痛、咳嗽、痰多。橘叶以叶入药，辛、苦，平，归肝经，功能疏肝行气，散结消肿，用于胁肋作痛、乳痈、乳房结块等。

　　另有化橘红一味，为芸香科植物化州柚或柚的未成熟或近成熟的干燥外皮。辛、苦，温，归肺、脾经。功用主治与橘红相似。

枳实《神农本草经》

　　为芸香科植物酸橙及其栽培变种或甜橙的干燥幼果。5～6月采集自落的果实，自中部横切为两半，晒干或低温干燥，较小者直接晒干或低温干燥。洗净、闷透，切薄片，干燥。生用或麸炒用。

　　【性味归经】　苦、辛、酸，微寒。归脾、胃经。

　　【功效与应用】

　　1. **破气消积**　用于食积气滞，胃肠热结气滞证。本品辛行苦降，善破气消积导滞。治食积不化，脘腹痞满胀痛，常与山楂、麦芽、神曲等同用，如曲麦枳术丸；若胃肠积滞，热结便秘，腹满胀痛，则与大黄、芒硝、厚朴等同用，如大承气汤；治湿热泻痢、里急后重，多与黄芩、黄连同用，如枳实导滞丸。

　　2. **化痰除痞**　用于痰浊阻滞，胸脘痞满证。本品能行气化痰以消痞，破气行滞而止痛。治胸阳不振、痰阻胸中之胸痹，多与薤白、桂枝、瓜蒌等同用，如枳实薤白桂枝汤；治痰热结胸，可与黄连、瓜蒌、半夏同用，如小陷胸加枳实汤；治心下痞满，食欲不振，可与半夏曲、厚朴等同用，如枳实消痞丸；治疗气血阻滞之胸胁疼痛，可与川芎配伍，如枳芎散；若属寒凝气滞，可配桂枝，如桂枳散。

　　此外，本品尚可用治胃扩张、胃下垂、子宫脱垂、脱肛等脏器下垂病症，可单用本品，或配伍补中益气之品黄芪、白术等以增强疗效。

　　【用法用量】　煎服，3～10g；大量可用至15g。炒后性较平和。

　　【注意事项】　脾胃虚弱及孕妇慎用。

　　【现代研究】　枳实能缓解乙酰胆碱或氯化钡所致的小肠痉挛，可使胃肠收缩节律增加；枳实能使胆囊收缩、奥迪括约肌张力增加；枳实、枳壳有抑制血栓形成的作用；枳实与枳壳具有抗溃疡作用。

链接　枳实与枳壳

　　枳实：为芸香科植物酸橙及其栽培变种或甜橙的干燥幼果。性味苦、辛、酸，微寒，归脾、胃经。具有破气消积，化痰散痞的功效，常用于积滞内停，痞满胀痛，泻痢后重，大便不通，痰滞气阻，胸痹，结胸，脏器下垂的治疗。煎服，3～10g，孕妇慎用。

　　枳壳：为芸香科植物酸橙及其栽培变种的干燥未成熟果实。性味、归经与枳实相同，但作用较为缓和，具有理气宽中，行滞消胀之功效。常用于胸胁气滞，胀满疼痛，食积不化，痰饮内停，脏器下垂。煎服，3～10g，孕妇慎用。

木香《神农本草经》

为菊科植物木香的干燥根。秋、冬两季采挖，除去泥沙及须根，切段，大的再纵剖成瓣，干燥后撞去粗皮。生用或煨用。

【性味归经】　辛、苦，温。归脾、胃、大肠、胆、三焦经。

【功效与应用】　行气止痛，健脾消食。

用于脾胃气滞证。本品辛行苦泄温通，芳香气烈而味厚，善通行脾胃之滞气，既为行气止痛之要药，又为健脾消食之佳品。治脾胃气滞，脘腹胀痛，可单用本品或配砂仁、藿香等同用，如木香调气散；若脾虚气滞，脘腹胀满、食少便溏，可与党参、白术、陈皮等同用，如香砂六君子汤；若脾虚食少，兼食积气滞，可配砂仁、枳实、白术等同用，如香砂枳术丸。

本品辛行苦降，善行大肠之滞气，为治湿热泻痢里急后重之要药。治疗泻痢里急后重，常与黄连配伍，如香连丸；若治饮食积滞之脘腹胀满、大便秘结或泻而不爽，可与槟榔、青皮、大黄等同用，如木香槟榔丸。

本品气香醒脾，味辛能行，味苦主泄，走三焦和胆经，故既能行气健脾又能疏肝利胆。用治脾失运化、肝失疏泄而致湿热郁蒸、气机阻滞之脘腹胀痛、胁痛、黄疸，可与郁金、大黄、茵陈等配伍；若治寒疝腹痛及睾丸偏坠疼痛，可与川楝子、小茴香等同用，如导气汤。

本品辛行苦泄，性温通行，能通畅气机，气行则血行，故可止痛。用治寒凝气滞心痛，可与赤芍、姜黄、丁香等同用，如二香散；若治气滞血瘀之胸痹，可与郁金、甘草等同用，如颠倒木金散。

此外，本品气芳香能醒脾开胃，故在补益方剂中用之，能减轻补益药的腻胃和滞气之弊，有助于消化吸收，如归脾汤。

【用法用量】　煎服，3～6g。生用行气力强，煨用行气力缓而实肠止泻。

【注意事项】　本品辛温香燥，凡阴虚火旺者慎用。

【现代研究】　木香对胃肠道有兴奋或抑制的双向作用，能促进消化液分泌，木香单味药能通过胃肠蠕动加快、促进胃排空，明显拮抗大鼠急性胃黏膜损伤，溃疡抑制率达100%；有明显的利胆作用；有松弛气管平滑肌作用；并能抑制链球菌、金黄色葡萄球菌与白色葡萄球菌的生长；有利尿及促进纤维蛋白溶解等作用。

乌药《本草拾遗》

为樟科植物乌药的干燥块根。全年均可采挖，除去细根，洗净，趁鲜切片，晒干。生用或麸炒用。

【性味归经】　辛，温。归肺、脾、肾、膀胱经。

【功效与应用】

1. **行气止痛**　用于寒凝气滞之胸腹诸痛证。本品味辛行散，性温祛寒，入肺而宣通，入脾而宽中，故能行气散寒止痛。治胸腹胁肋闷痛，常与香附、甘草等同用，如小乌沉汤，也可与薤白、瓜蒌皮、延胡索等同用；若治脘腹胀痛，可配伍木香、青皮、莪术等，如乌药散，也可与香附、木香、陈皮等同用；治寒疝腹痛，多与小茴香、青皮、高良姜等同用，如天台乌药散；若寒凝气滞痛经，可与当归、香附、木香等同用，如乌药汤。

2. **温肾散寒**　用于尿频，遗尿。本品辛散温通，入肾与膀胱而温肾散寒，缩尿止遗。常与益智仁、山药等同用，治肾阳不足、膀胱虚冷之小便频数、小儿遗尿，如缩泉丸。

【用法用量】　煎服，6～10g。

【注意事项】　气阴不足或有内热者慎用。

【现代研究】　本品对胃肠道平滑肌有兴奋和抑制的双向调节作用，能促进消化液的分泌；其挥发油内服能兴奋大脑皮质，促进呼吸，兴奋心肌，加速血液循环，升高血压及发汗；外涂能使局部血管扩张，血液循环加速，缓和肌肉痉挛疼痛；本品对小鼠肉瘤S180有抑制作用。

川楝子《神农本草经》

为楝科植物川楝的干燥成熟果实。冬季果实成熟时采收，除去杂质，干燥。用时打碎。生用或炒用。

【性味归经】　苦，寒。有小毒。归肝、胃、小肠、膀胱经。

【功效与应用】

1. 行气止痛　用于肝郁化火所致诸痛证。本品苦寒降泄，能清肝火、泄郁热、行气止痛。每与延胡索配伍，用于肝郁气滞或肝郁化火所致胸腹诸痛，如金铃子散；治肝胃气痛，与延胡索同用，或以金铃子散与四逆散合用。用治热疝腹痛，可配延胡索、香附、橘核、芒果核等同用；治寒疝腹痛则宜配暖肝散寒之品小茴香、木香、吴茱萸等，如导气汤。

2. 杀虫　用于虫积腹痛。本品苦寒有毒，能驱杀肠道寄生虫，味苦又能降泄气机而行气止痛。可用治蛔虫等引起的虫积腹痛，每与槟榔、使君子等同用。

3. 疗癣　适用于头癣。本品苦寒有毒，能清热燥湿，杀虫而疗癣。可用本品焙黄研末，以油调膏，外涂治头癣、秃疮。

【用法用量】　煎服，3～10g。外用适量。炒用寒性减低。

【注意事项】　本品有毒，不宜过量或持续服用。脾胃虚寒者慎用。

【现代研究】　本品有松弛奥迪括约肌，收缩胆囊，促进胆汁排泄的作用；能兴奋肠管平滑肌，使其张力和收缩力增加；川楝子对金黄色葡萄球菌、多种致病性真菌有抑制作用；尚有抗炎、抗癌作用。

香附《名医别录》

为莎草科植物莎草的干燥根茎。秋季采挖，燎去毛须，置沸水中略煮或蒸透后晒干，或燎后直接晒干。生用，或醋炙用。用时碾碎。

【性味归经】　辛、微苦、微甘，平。归肝、脾、三焦经。

【功效与应用】

1. 疏肝解郁　用于肝郁气滞诸痛。本品为疏肝解郁，行气止痛之要药。治肝气郁结之胁肋胀痛，多与柴胡、川芎、枳壳等同用，如柴胡疏肝散；用治寒凝气滞、肝气犯胃之胃脘疼痛，可配高良姜用，如良附丸；若治寒疝腹痛，多与小茴香、乌药、吴茱萸等同用；治气、血、痰、火、湿、食六郁所致胸膈痞满、脘腹胀痛、呕吐吞酸、饮食不化等，可与川芎、苍术、栀子等同用，如越鞠丸。

2. 调经止痛　用于月经不调，痛经，乳房胀痛。本品辛行苦泄，善于疏理肝气，调经止痛，为妇科调经之要药。治月经不调、痛经，可单用，或与柴胡、川芎、当归等同用，如香附归芎汤；若治乳房胀痛，多与柴胡、青皮、橘核等同用。

【用法用量】　煎服，6～10g。醋炙止痛力增强。

【注意事项】　气虚无滞及阴虚血热者慎服。

【现代研究】　本品含挥发油。油中主要成分为β-蒎烯、香附子烯、α-香附酮、β-香附酮、广藿香酮、α-莎香醇、β-莎草醇、柠檬烯等。此外尚含生物碱、黄酮类及三萜类等。5%香附浸膏对实验动物离体子宫有抑制作用，能降低其收缩力和张力；其挥发油有轻度雌激素样作用；香附水煎剂可明显增加胆汁流量，并对肝细胞功能有保护作用；其水煎剂有降低肠管紧张性和拮抗乙酰胆碱的作用。

佛手《滇南本草》

为芸香科植物佛手的干燥果实。秋季果实尚未变黄或刚变黄时采收，纵切成薄片，晒干或低温干燥。生用。

【性味归经】　辛、苦，温。归肝、脾、胃、肺经。

【功效与应用】

1. 疏肝解郁　用于肝郁胸胁胀痛。本品辛行苦泄，善疏肝解郁、行气止痛。治肝郁气滞及肝胃不和之胸胁胀痛、脘腹痞满等，可与柴胡、香附、郁金等同用。

2. 和中　用于气滞脘腹疼痛。本品辛行苦泄，气味芳香，能醒脾理气，和中导滞。治脾胃气滞之脘腹胀痛、呕恶食少等，多与木香、香附、砂仁等同用。

3. **化痰**　用于久咳痰多，胸闷作痛。本品芳香醒脾，苦温燥湿而善健脾化痰，辛行苦泄又能疏肝理气。治咳嗽日久痰多，胸膺作痛者，可与丝瓜络、瓜蒌皮、陈皮等配伍。

【用法用量】　煎服，3～10g。

【注意事项】　气虚阴亏，阴虚火旺而无气滞者慎用。

【现代研究】　佛手含挥发油、香豆精类化合物。主要成分有佛手内酯、柠檬内酯、橙皮苷、布枯叶苷（地奥明）等。佛手醇提取物对肠道平滑肌有明显的抑制作用；有扩张冠状动脉，增加冠状动脉血流量的作用，高浓度时抑制心肌收缩力、减缓心率、降低血压、保护实验性心肌缺血；佛手有一定的平喘、祛痰作用；佛手多糖对多环节免疫功能有明显促进作用，可促进腹腔巨噬细胞的吞噬功能，明显对抗环磷酰胺所致的免疫功能低下。

薤白《神农本草经》

为百合科植物小根蒜或薤的地下干燥鳞茎。夏、秋两季采挖，洗净，除去须根，蒸透或置沸水中烫透，晒干。生用。

【性味归经】　辛、苦，温。归肺、心、胃、大肠经。

【功效与应用】

1. **通阳散结**　用于胸痹证。本品辛散苦降、温通滑利，善散阴寒之凝滞，通胸阳之闭结，为治胸痹之要药。治寒痰阻滞、胸阳不振所致胸痹证，常与瓜蒌、半夏、枳实等配伍，如瓜蒌薤白白酒汤、瓜蒌薤白半夏汤、枳实薤白桂枝汤等；若治痰瘀胸痹，则可与丹参、川芎、瓜蒌皮等同用。

2. **行气导滞**　用于脘腹痞满胀痛，泻痢里急后重。本品辛行苦降，有行气导滞、消胀止痛之功。治胃寒气滞之脘腹痞满胀痛，可与高良姜、砂仁、木香等同用；若治胃肠气滞，泻痢里急后重，可单用本品或与木香、枳实配伍。

【用法用量】　煎服，5～10g。

【注意事项】　气虚无滞、阴虚发热及不耐蒜味者慎服。

【现代研究】　本品含大蒜氨酸、甲基大蒜氨酸、大蒜糖等，醇提取物含有前列腺素 A_1 和 B_1 等。提取物能明显降低血清过氧化脂质，抗血小板凝集，降低动脉脂质斑块，具有预防实验性动脉粥样硬化作用；薤白提取物对动物（大鼠、小鼠）心肌缺氧、缺血及缺血再灌注心肌损伤有保护作用；薤白煎剂对痢疾杆菌、金黄色葡萄球菌、肺炎球菌有抑制作用。

第二节　其他理气药

其他理气药见表 10-1。

表 10-1　其他理气药简表

药名	性味归经	功效与应用	用法用量
沉香	辛、苦，温。归脾、胃、肾经	行气止痛，温中止呕，温肾纳气。用于寒凝气滞之胸腹胀闷作痛；胃寒呕吐；下元虚冷，肾不纳气之虚喘，痰饮咳喘属上盛下虚者	1～5g，煎汤，后下；研末，每次0.5～1.5g
化橘红	辛、苦，温。归肺、脾、胃经	理气宽中，燥湿化痰，消食。用于风寒咳嗽，喉痒痰多；食积伤酒	3～6g
青皮	苦、辛，温。归肝、胆、胃经	疏肝破气，消积化滞。用于肝气郁滞之胸胁、乳房胀痛或结块，乳痈，疝气痛；食积脘腹胀痛；癥瘕积聚，久疟癖块	3～10g
荔枝核	甘、微苦，温。归肝、胃经	行气散结，祛寒止痛。用于寒疝腹痛，睾丸肿痛；痛经，产后腹痛；肝胃不和之胃脘痛	5～10g
甘松	辛、甘，温。归脾、胃经	行气止痛，开郁醒脾。外用祛湿消肿。用于脘腹胀满，食欲不振，呕吐。外用治牙痛，脚气肿痛	3～6g

续表

药名	性味归经	功效与应用	用法用量
橘红	辛、苦，温。归肺、脾经	行气宽中，燥湿化痰，发表散寒。用于湿痰咳嗽，痰多胸闷；风寒咳嗽；湿阻中焦	3～10g
枳壳	苦、辛，微寒。归脾、胃、大肠经	理气宽中，行滞消胀。用于脾胃气滞，脘腹胀满；气滞胸闷	3～10g
柿蒂	苦，平。归胃经	降气止呃。用于胃失和降之呃逆证	5～10g
香橼	辛、苦、酸，温。归肝、脾、肺经	疏肝理气，和中化痰。用于肝郁气滞之胸闷胁痛；脾胃气滞之脘腹胀痛；咳嗽痰多	3～10g
玫瑰花	甘、微苦，温。归肝、胃经	行气解郁，和血止痛。用于肝胃气滞之胸胁脘腹胀痛；肝郁血瘀之月经不调，乳房胀痛；外伤肿痛	3～6g
梅花	微苦、微酸，平。归肝、胃、肺经	疏肝解郁，和中，化痰。用于肝胃气滞之胁肋胃脘胀痛，嗳气；梅核气	3～5g

自 测 题

1. 枳实用于食积停滞，痞满胀痛是因其能（　　）
　　A. 化痰除痞　　　　　　B. 破气消积
　　C. 行气燥湿　　　　　　D. 通阳散结
　　E. 燥湿消积

2. 枳实与补气升阳药同用可治疗（　　）
　　A. 胃下垂　　　　　　　B. 子宫脱垂
　　C. 脱肛　　　　　　　　D. 中气下陷
　　E. 以上均可

3. 被称为"气病之总司、女科之主帅"的药是（　　）
　　A. 木香　　　　　　　　B. 香附
　　C. 附子　　　　　　　　D. 沉香
　　E. 川芎

4. 肝郁气滞，月经不调首选（　　）
　　A. 青皮　　　　　　　　B. 木香
　　C. 香附　　　　　　　　D. 陈皮
　　E. 延胡索

5. 芳香辛散，善行脾胃气滞，为行气止痛要药的是（　　）
　　A. 木香　　　　　　　　B. 香附
　　C. 沉香　　　　　　　　D. 丁香
　　E. 玄胡

6. 既能行气止痛，又兼杀虫疗癣的药是（　　）
　　A. 沉香　　　　　　　　B. 薤白
　　C. 佛手　　　　　　　　D. 川楝子
　　E. 香橼

7. 薤白善于治疗（　　）
　　A. 胸痹证　　　　　　　B. 湿痹证
　　C. 梅核气　　　　　　　D. 呃逆证
　　E. 胃痛证

8. 功能行气止痛，调理三焦气分的药是（　　）
　　A. 木香　　　　　　　　B. 陈皮
　　C. 枳实　　　　　　　　D. 香附
　　E. 佛手

（侯辰阳　冉海霞）

第十一章

理 血 药

凡以促进血行、活血化瘀或止血为主要功效，用以治疗瘀血或出血证的药物，称为理血药。

血是人体重要的营养物质，正常情况下周流不息地循行于脉，灌注脏腑、四肢百骸，多种原因造成血行不畅、瘀蓄内停，或离经妄行、亏损不足，皆可引起瘀血、出血等证，分别予以活血化瘀及止血之法。因此本类药物亦分为活血化瘀药和止血药两类。

第一节 活血化瘀药

凡以通利血脉，畅通血行，消散瘀血为主要作用，用于治疗瘀血证的药物，称活血化瘀药，又称活血祛瘀药。

本类药物多味辛、苦，性多偏温。辛能行散，苦能疏泄。主归心、肝二经而入血分。活血化瘀药主要功效是通利血脉、消散瘀血。活血化瘀药适用于一切瘀血阻滞之证。瘀血既是病理产物，又是多种病证的致病因素，且致病广泛。

活血化瘀药，依据其作用强弱的不同，有和血行血、活血散瘀、破血逐瘀之分，按其作用特点和临床应用的不同，分为活血止痛药、活血调经药、活血疗伤药、破血消癥药四类。通过活血祛瘀而达到止痛、调经、消癥、疗伤等不同作用。适用于瘀血阻滞所致的各种病证，如瘀阻疼痛、月经不调、经闭、痛经、产后腹痛、癥瘕积聚、跌打损伤、骨折肿痛、风湿痹痛等。本类药物易动血耗血，月经量多及出血无瘀阻者慎用。孕妇慎用。破血药不宜过量，不宜久用。

现代药理研究证明，活血化瘀药具有改善血液循环，以促进病理变化恢复的作用；具有抗凝血的功能，并能改善机体的代谢功能，以防止血栓及动脉硬化斑块的形成。

川芎《神农本草经》

为伞形科植物川芎的干燥根茎。夏季当茎上的节盘显著突出，并略带紫色时采挖，除去泥沙，晒后烘干，再去须根。用时切片生用或酒炙。

【性味归经】 辛，温。归肝、胆、心包经。

【功效与应用】

1. **活血行气** 用于血瘀气滞诸痛证。本品为"血中气药"，亦为妇科活血调经之要药。《本草汇言》谓本品"上行头目，中开郁结，下调经水"。治瘀血停滞，胸胁刺痛，血瘀经闭，痛经，配伍赤芍、桃仁等，如血府逐瘀汤；治月经不调，常与当归、桃仁、香附等同用；治产后恶露不行，瘀滞腹痛，可配当归、桃仁等，如生化汤；用治肝郁气滞，胁肋疼痛，常配伍柴胡、白芍、香附等，如柴胡疏肝散；或心脉瘀阻，胸痹心痛，常配伍丹参、桂枝、檀香等。本品同时为外伤科常用之品，配黄芪、当归、皂角刺托毒排脓，用以治疗疮疡痛肿脓已成而正虚难溃者，如透脓散。配三七、乳香、没药活血消肿止痛，用治跌仆损伤，瘀血肿痛。

2. **祛风止痛** 用于头痛，风湿痹痛。本品"上行头目"，为治诸经头痛之要药，各类头痛皆可用之。治风寒头痛，配白芷、细辛等，如川芎茶调散；治风热头痛，配菊花、僵蚕等；治风湿头痛，配羌活、防风等，如羌活胜湿汤；治血瘀头痛，配当归、桃仁、红花等，如通窍活血汤。本品用于风湿痹痛，肢体麻木，常与独活、桂枝、防风等祛风湿通络药同用。

【用法用量】　煎服，3～9g。研末，每次 1～1.5g。

【注意事项】　阴虚火旺，气虚多汗，妇女月经过多及患出血性疾病者，均不宜服。

【现代研究】　本品含生物碱如川芎嗪，挥发油主要为藁本内酯、香桧烯等，酚类物质如阿魏酸，内酯素以及维生素 A、叶酸等。川芎嗪能扩张冠状动脉，增加冠状动脉血流量、改善心肌的血氧供应，并降低心肌耗氧量；可扩张脑血管，降低血管助力，显著增加脑及肢体血流量，改善微循环；能降低血小板表面活性，抑制血小板凝集，预防血栓的形成。所含阿魏酸的中性成分小剂量兴奋、大剂量抑制子宫平滑肌。

延胡索《雷公炮炙论》

为罂粟科植物延胡索的干燥块茎。夏初茎叶枯萎时采挖，除去须根，洗净，置沸水中煮至无白心时取出，晒干。切厚片或捣碎，生用；或醋炙用。

【性味归经】　辛、苦，温。归肝、脾经。

【功效与应用】

活血，行气，止痛　用于气滞血瘀所致的多种疼痛证。本品尤长于止痛，"能行血中气滞，气中血滞，故专治一身上下诸痛"，为止痛良药，无论何种痛证，均可配伍应用。治胃脘痛偏寒者，配温中散寒之品同用；偏热者；偏气滞者；偏血瘀者，配活血止痛药同用。治胸痹属心脉瘀阻者，可与丹参、川芎等活血通脉之品同用；属痰浊闭阻，胸阳不通者，又可与化痰通阳之品合用。治肝郁气滞，胸胁胀痛，与疏肝解郁药配伍。治疝气痛，睾丸肿痛。治妇女痛经、产后瘀阻腹痛，宜配伍活血养血、调经止痛之品。治跌打损伤，能活血消肿止痛。治风湿痹痛，能祛风湿止痹痛。

【用法用量】　煎服，3～10g；研粉吞服，每次 1.5～3g。醋炙增强行气止痛作用。

【注意事项】　孕妇慎服。

【现代研究】　本品含生物碱 20 余种，主要有延胡索甲素、延胡索乙素、延胡索丙素等。延胡索乙素有显著的镇痛、催眠、镇静与安定作用，延胡索甲素和延胡索丙素的镇痛作用也较为明显，并有一定的催眠、镇静与安定作用。

郁金《药性论》

为姜科植物温郁金、广西莪术或蓬莪术的干燥块根。冬季茎叶枯萎后采挖，摘取块根，除去细根，蒸或煮至透心，干燥。切片或打碎，生用，或矾水炙用。

【性味归经】　辛、苦，寒。归心、肝、胆、心经。

【功效与应用】

1. 活血止痛，行气解郁　用于血瘀气滞所致多种疼痛。本品味辛，既能活血化瘀以止痛，又能疏肝行气以解郁。治胸腹胁肋胀痛、刺痛，常配伍柴胡、香附、丹参等治之；治妇人乳胁胀痛，经行腹痛，常配伍当归、香附、白芍等同用，如宣郁通经汤；治胁下痞块、癥积，配丹参、鳖甲、青皮等化瘀消癥。

2. 行气解郁，凉血清心　用于热病神昏、癫痫发狂及血热吐衄、妇女倒经。本品寒清心热，辛开气郁，治湿温病湿浊蒙闭心窍者，可与石菖蒲、栀子同用；治癫狂、癫痫痰火蒙心者，配白矾，如白金丸；治血热妄行之吐衄、倒经等出血证，可配伍生地黄、牡丹皮、栀子、牛膝等同用。

3. 利胆退黄　用于肝胆湿热证。治湿热黄疸、尿赤口苦，可与清热利湿退黄之茵陈蒿、栀子等同用；治湿热煎熬成石之胆石症，可与金钱草等利胆排石之品合用。

【用法用量】　煎服，3～10g；研末服，2～5g。

【注意事项】　丁香畏郁金，不宜同用。

【现代研究】　本品含挥发油、姜黄素、姜黄酮等。另含淀粉、多糖、脂肪油等。郁金有保护肝细胞、促进肝细胞再生、去脂和抑制肝细胞纤维化的作用，能对抗肝脏毒性病变。

丹参《神农本草经》

为唇形科植物丹参的根及根茎。春、秋两季采挖，除去茎叶、泥沙，洗净，晒干。生用或酒炙用。

【性味归经】　苦，微寒。归心、肝经。

【功效与应用】

1. **活血祛瘀，通经止痛**　用于各科瘀血阻滞证。本品祛瘀作用较强，能内达脏腑而化瘀滞，外利关节而通脉络，为活血化瘀之要药；又善调妇女经水，为妇科要药。治血瘀痛经、经闭，月经不调，产后瘀阻腹痛，可单味为末，酒调服，即丹参散，或配伍当归、川芎、益母草等活血调经之品以增强疗效。用于血瘀之胸痹心痛，心腹疼痛，常配檀香、砂仁等，如丹参饮；治癥瘕积聚，与三棱、莪术等破血消癥药同用。治肢体关节疼痛，常配防风、秦艽等以活血和血止痛。

2. **凉血消痈**　用于疮疡痈肿。常与金银花、连翘等清热解毒药同用，可增强消散痈肿之效。

3. **清心除烦**　用于温热病热入营血，烦躁不寐，以及心悸失眠。本品能清心凉血，除烦安神，且能养心。治温热病之热入营血，扰乱心神，烦躁不安，可与生地黄、黄连、竹叶等清热凉血之品配伍同用，如清营汤；治阴血不足，虚热内扰之心悸、失眠，常配伍生地、酸枣仁、柏子仁等，如天王补心丹。

【用法用量】　煎服，10～15g。活血化瘀宜酒炙用。

【注意事项】　月经过多及孕妇慎服。反藜芦。

【现代研究】　本品能扩张冠状动脉，增加冠状动脉血流量，改善心肌缺血，促进心肌缺血或损伤的恢复，缩小心肌梗死范围；能提高耐缺氧能力；能改善微循环；能扩张血管，降低血压。

益母草《神农本草经》

为唇形科植物益母草的地上部分。通常在夏季茎叶茂盛，花未开或初开时采割，除去杂质，切段干燥。生用或熬膏用。

【性味归经】　苦、辛，微寒。归肝、心、膀胱经。

【功效与应用】

1. **活血祛瘀**　用于妇人血瘀经产诸证。本品善于活血祛瘀调经，为妇科经产要药，产后多用，故名"益母"。治血滞经闭、痛经或经行不畅，产后瘀滞腹痛、恶露不尽等，可单用熬膏服，即益母草膏，亦可与当归、川芎、赤芍活血止痛、养血调经之品配伍。用于跌打损伤等证，配红花、桃仁，内服外敷均可。

2. **利水消肿**　用于水肿，小便不利。本品对水瘀互结之证尤为适宜。可单用，或与白茅根、泽兰等同用，以活血利尿。

3. **清热解毒**　用于疮痈肿毒，皮肤痒疹。本品能清热解毒消肿。治疮痈肿毒、皮肤痒疹，可单用鲜品捣敷，或煎汤外洗。

【用法用量】　煎服，9～30g；或熬膏。外用适量。

【注意事项】　孕妇慎服。

【现代研究】　本品含益母草碱、水苏碱、益母草定、亚麻酸、油酸、月桂酸、苯甲酸、芸香苷及延胡索酸。煎剂、乙醇浸膏及所含益母草碱对多种动物的子宫有兴奋作用；对小鼠有一定的抗着床和抗早孕作用。

链接　益母草、茺蔚子比较

益母草和茺蔚子为同一种植物的不同药用部位，均能活血调经，用于血滞经闭、痛经、血行不畅、瘀滞腹痛等症。

益母草药用地上部分。苦泄辛散，主入血分，善活血调经，祛瘀通经，为妇产科要药，治血滞经闭、痛经、月经不调。

茺蔚子药用成熟果实。辛苦微寒，功善活血调经，清肝明目，用于月经不调、经闭痛经、目赤翳障、头晕胀痛等。

桃仁《神农本草经》

为蔷薇科植物桃或山桃的成熟种子。6～7月果实成熟时采摘，取出种子，晒干。生用或炒用。

【性味归经】　苦、甘，平。归心、肝、肺、大肠经。

【功效与应用】

1. **活血祛瘀**　用于多种血瘀证。本品有活血祛瘀之功，应用范围甚广。治血瘀经闭、痛经，常与红花、当归等活血调经之品合用，如桃红四物汤；治产后恶露不尽，小腹冷痛，配川芎、炮姜等，如生化汤；治癥积痞块，配桂枝、三棱等，如桂枝茯苓丸。治跌打损伤，瘀肿疼痛，配红花、大黄、当归等，如复元活血汤。本品善消内脏痈肿，治肠痈腹痛，配大黄、牡丹皮，如大黄牡丹皮汤；治肺痈咳吐脓血，配芦根、冬瓜仁等，如苇茎汤。

2. **润肠通便**　用于肠燥便秘。常与当归、麻仁等养血润肠之品同用。

3. **止咳平喘**　用于咳嗽气喘，本品苦降，可治肺气上逆之咳喘，常配伍桔梗、杏仁等止咳平喘药同用。

【用法用量】　煎服，5～10g。捣碎。或入丸散。

【注意事项】　孕妇忌用。

【现代研究】　本品含苦杏仁苷、苦杏仁酶、挥发油、脂肪油，油中主要含有油酸甘油酯和少量亚油酸甘油酯。桃仁提取液能明显增加脑血流量，降低血管阻力，改善血流动力学状况。提取物能改善动物的肝脏表面微循环，并促进胆汁分泌。

红花《新修本草》

为菊科植物红花的干燥花。产于河南者质优，为道地药材。夏收开花，花色由黄变为红时采收。阴干或微火烘干。生用。

【性味归经】　辛，温。归心、肝经。

【功效与应用】

1. **活血通经**　用于血瘀经闭、痛经、产后瘀滞腹痛等证。本品专入血分，为治血瘀的常用药物，尤长于通经止痛。用治瘀阻所致的经闭、痛经，单用即可奏效，或与桃仁、当归、川芎等化瘀活血之品配伍，如桃红四物汤；治腹中血气刺痛，单用本品加酒煎服，即红蓝花酒。

2. **祛瘀止痛**　用于癥瘕积聚，心腹瘀痛，跌打损伤等证。本品能活血祛瘀消癥，通畅血脉，消肿止痛。治癥瘕积聚，配三棱、莪术等活血消癥；治心脉瘀阻之胸痹心痛，配桂枝、瓜蒌、丹参以活血通阳，开痹止痛；治跌打损伤，瘀阻疼痛，配乳香、没药等活血止痛，或用红花酊、红花油涂擦。斑疹紫暗，热郁血瘀者，可配当归、紫草、大青叶等以活血凉血，泄热解毒。

【用法用量】　煎服，3～10g。外用适量。

【注意事项】　孕妇及月经过多者忌用。有出血倾向者慎用。

【现代研究】　本品含红花醌苷、新红花苷、红花苷、红花黄色素和黄色素。另含红花油，油中包括棕榈酸、肉豆蔻酸、月桂酸等。有轻度兴奋心脏、降低冠状动脉阻力、增加冠状动脉血流量和心肌营养性血流量的作用；保护和改善心肌缺血，缩小心肌梗死范围。

乳香《名医别录》

为橄榄科植物卡氏乳香树及其同属植物皮部渗出的树脂。春、夏两季将树干的皮部按由下向上顺序切伤，使树脂渗出，数天后凝成固体，即可采收。可打碎生用，内服多炒用。

【性味归经】　辛、苦，温。归心、肝、脾经。

【功效与应用】

1. **活血止痛**　用于瘀血阻滞证。本品既可活血化瘀，又可行气止痛。治跌打损伤，瘀滞疼痛，常配伍没药、血竭等，如七厘散；治心腹瘀痛，癥瘕积聚，常与当归、丹参、没药同用，如活络效灵丹；治风湿痹痛，配羌活、秦艽同用，如蠲痹汤；治气滞血瘀的痛经、闭经，常配伍当归、川芎、香附等药。

2. 消肿生肌 用于疮痈肿毒瘰疬。本品为外伤科要药。治疮疡初起，红肿热痛，常配金银花、天花粉、白芷等，如仙方活命饮；治疮疡破溃，久不收口，常配没药研末外敷；治肠痈，常与红藤、败酱草同用。

【用法用量】 煎服，3～5g。宜炒去油用。外用适量，研末敷。

【注意事项】 本品味苦活血，入煎剂常致汤液混浊，多服易致呕吐，故用量不宜过大，胃弱呕逆者慎服，孕妇及无血滞者不宜用。疮疡溃后勿服，脓多勿敷。

【现代研究】 本品有镇痛、消炎、升高白细胞的作用，并能加速炎症渗出排泄，促进伤口愈合；所含蒎烯有祛痰作用；乳香能明显减轻阿司匹林、保泰松、利血平所致胃黏膜损伤及应激性黏膜损伤，降低幽门结扎性溃疡指数及胃液游离酸度。

没药《药性论》

为橄榄科植物没药树及其他同属植物皮部渗出的油胶树脂。11月至翌年2月，采集由树皮裂缝处渗出于空气中变成红棕色的油胶树脂，去净树皮及杂质。打碎后炒用。

【性味归经】 苦、辛，平。归心、肝、脾经。

【功效与应用】

活血止痛，消肿生肌 没药功效与乳香类似。治心腹瘀痛，可单用煎服。治经闭、痛经，产后腹痛，跌打损伤，痈肿疮疡及胃脘疼痛，常与乳香相须为用。外用能消肿生肌。

【用法用量】 煎服，3～10g。外用适量。

【注意事项】 同乳香。与乳香相须为用时，宜减少用量。

【现代研究】 本品含树脂、树胶、挥发油、苦味质、没药酸、甲酸、乙酸和氧化酶等。可明显降低胆固醇和血浆纤维蛋白，对高凝状态所致的继发性纤溶亢进有治疗作用。还能缓解心绞痛、减轻胸闷。还有显著的镇痛作用，可增加白细胞的数量。挥发油对霉菌有轻度抑制作用，没药水浸液（1∶2）对堇色毛癣菌等多种真菌有抑制作用。本品尚有利尿作用。

牛膝《神农本草经》

为苋科植物牛膝的干燥根。冬季苗枯时采挖，洗净，晒干。生用或酒炙用。

【性味归经】 苦、甘、酸，平。归肝、肾经。

【功效与应用】

1. 活血通经 用于瘀血阻滞的经闭、痛经、月经不调，产后腹痛，跌打损伤等。本品活血祛瘀力强，常用于妇科经产诸疾，可与桃仁、红花、当归等活血调经之品配伍。治跌打损伤，瘀滞疼痛者，常与续断、当归、乳香、没药等活血疗伤止痛药合用。

2. 补肝肾，强筋骨 用于肾虚腰痛及久痹腰膝酸软无力。本品长于治下半身腰膝筋骨酸痛。若治肝肾虚弱，腰膝酸痛者，常与杜仲、续断、熟地黄等补肝肾药同用；若为痹证日久肝肾亏虚，应与独活、桑寄生等祛风湿、强筋骨之品同用，如独活寄生汤；治湿热成痿者，可配伍苍术、黄柏，如三妙丸。

3. 利水通淋 用于淋证、水肿、小便不利。本品性善下行，能利水通淋。治热淋、石淋、血淋，配瞿麦、滑石等；治水肿小便不利，配猪苓、泽泻。

4. 引火（血）下行 用于上部火热证。本品能导热下泄，引血下行，以降上炎之火、上逆之血。治气火上逆，血热妄行之吐血、衄血等上部出血证，常与白茅根、山栀子、代赭石等同用引血下行，降火止血；治肝阳上亢，头痛眩晕，常配代赭石、牡蛎等，如镇肝熄风汤；治胃火上炎，牙龈肿痛，口舌生疮，可配生石膏、知母、熟地黄等，如玉女煎。

【用法用量】 煎服，5～12g。补肝肾，强筋骨当酒制，余皆生用。

【注意事项】 孕妇、月经过多及梦遗滑精者慎服。

【现代研究】 本品含三萜皂苷、蜕皮甾酮、牛膝甾酮、紫茎牛膝甾酮等甾体类成分和多糖类成分。

牛膝总皂苷对子宫平滑肌有明显的兴奋作用，怀牛膝苯提取物有明显的抗生育、抗着床及抗早孕的作用，抗生育的有效成分为脱皮甾醇。

链 接 川牛膝、怀牛膝比较

　　二者均能活血通经、补肝肾、强筋骨、利尿通淋、引火下行。

　　怀牛膝主产于河南。长于补肝肾、强筋骨，用于腰膝酸痛、下肢痿软，治疗肝肾亏虚之腰痛。

　　川牛膝主产于四川、云南、贵州等地。长于活血通经。尤多用于妇科经产诸疾以及跌打伤痛，治疗瘀阻经闭、痛经、月经不调等。

水蛭《神农本草经》

　　为水蛭科动物蚂蟥、水蛭及柳叶蚂蟥的干燥全体。全国各地均产。夏秋季捕捉。夏、秋两季捕捉后，用沸水烫死，切段晒干或低温干燥，生用，或用滑石粉烫后用。

　　【性味归经】　咸、苦，平。有小毒。归肝经。

　　【功效与应用】

　　破血逐瘀，通经　用于癥瘕积聚、血瘀经闭及跌打损伤等。本品作用峻猛，长于破血逐瘀。治癥瘕积聚、血瘀经闭，常与三棱、红花、桃仁配伍，若兼体虚者，配人参、当归等补益气血药同用。治跌打损伤，常与苏木、自然铜等配伍。

　　【用法用量】　煎服，1～3g；研末服，每次1～1.5g。

　　【注意事项】　孕妇及月经过多者忌服。

　　【现代研究】　水蛭煎剂有较强抗凝血作用，能显著延长纤维蛋白的凝聚时间，水蛭提取物、水蛭素对血小板聚集有明显的抑制作用，抑制大鼠体内血栓形成，对弥散性血管内凝血有很好的治疗作用。

姜黄《新修本草》

　　为姜科植物姜黄的干燥根茎。冬季茎叶枯萎时采挖，除去须根，洗净。煮或蒸至透心，晒干，切厚片，生用。

　　【性味归经】　辛、苦，温。归肝、脾经。

　　【功效与应用】

　　1. **破血行气**　用于血瘀气滞诸证。本品辛散温通，破血行气，能化散瘀血以止痛。治胸胁疼痛，常配柴胡、白芍、香附同用；若治心腹疼痛，配当归、木香、乌药同用，如姜黄散；治经闭或产后瘀阻腹痛，常配当归、川芎、红花。

　　2. **通经止痛**　用于风湿痹痛。本品长于行肢臂而除痹痛，临床多与祛风湿止痛药配伍应用，用治寒凝血瘀所致上肢及肩背疼痛，配伍羌活、桂枝等祛风湿通络以止痛。

　　【用法用量】　煎服，3～10g。外用适量。

　　【注意事项】　孕妇慎服。

　　【现代研究】　姜黄素能抑制血小板聚集，降低血浆黏度和全血黏度；水煎剂、姜黄粉石油醚、乙醇和水提物有抗早孕作用；姜黄素、水提物及有效成分有抗肿瘤作用；姜黄素、醇或醚提取物和挥发油能降血脂。

链 接 郁金、莪术、姜黄、片姜黄比较

　　郁金、莪术、姜黄、片姜黄来源相近，入药部位有所差异。均能活血散瘀、行气止痛，用于治疗治气滞血瘀证。

　　郁金为姜科植物温郁金、姜黄、广西莪术或蓬莪术的干燥块根，冬季采挖，除去泥沙及细根，蒸或煮至透心，干燥。苦寒降泄，行气力强，且凉血，治血热瘀滞之证，又能利胆退黄，清心解郁

用于湿热黄疸，热病神昏等证。

莪术，为姜科植物蓬莪术、广西莪术或温郁金的根茎，冬季采挖，洗净，蒸或煮至透心，干燥。苦泄辛散温通，既入血分，又入气分，能破血散瘀，消癥化积，行气止痛，适用于癥瘕积聚及诸般痛证。还用于食积不化之脘腹胀痛。

姜黄为姜科多年生宿根草本植物姜黄的根茎，冬季采挖，洗净，蒸或煮至透心，干燥。辛温行散，祛瘀力强，以治寒凝气滞血瘀之证，且可祛风通痹而用于风湿痹痛。

片姜黄为姜科植物温郁金的干燥根茎，冬季采挖，洗净，晒干。辛、苦，温。归脾、肝经。功用破气行血，通经止痛，主治胸胁刺痛、胸痹心痛、痛经、经闭、癥瘕等。

五灵脂《开宝本草》

为鼯鼠科动物复齿鼯鼠的干燥粪便。全年均可采收，除去杂质，晒干。许多粪粒凝结成块状的称"灵脂块"，又称"糖灵脂"，质佳；粪粒松散呈米粒状的，称"灵脂米"，质量较次。生用或醋炙。

【性味归经】 苦、甘，温。归肝、脾经。

【功效与应用】

1. **活血止痛** 用于瘀血内阻诸痛证。本品温通经脉，有化瘀止痛之功。治瘀血所致闭经、痛经、产后腹痛，常配蒲黄，如失笑散；治胸痹心痛，配瓜蒌、薤白等同用；治气滞血瘀之脘腹疼痛，常配延胡索、川楝子等同用；治跌打损伤，瘀血肿痛，或骨折伤痛，配乳香、没药等。

2. **化瘀止血** 用于瘀血内阻。血不循经之出血证。治妇人血瘀崩漏、月经过多而见色紫多块，少腹刺痛者，可单用炒后研末，温酒送服，即五灵脂散，或配当归、蒲黄同用。

本品还用于蛇、蝎、蜈蚣咬伤，可单用内服或外敷，或与雄黄同用。

【用法用量】 煎服，3～10g。宜包煎。外用适量，研末调涂。活血止痛宜生用，化瘀止血宜炒用。

【注意事项】 孕妇慎服。人参畏五灵脂，不宜同用。

【现代研究】 本品可抑制血小板聚集，降低全血黏度、血浆黏度；降低心肌细胞耗氧量；提高耐缺氧、耐寒和耐高温能力；能缓解平滑肌痉挛；增强正常机体免疫功能，改善实验性微循环；对多种皮肤真菌有不同程度的抑制作用，并能抑制结核杆菌。

第二节 止 血 药

凡以制止出血为主要功效，用以治疗出血证的药物，称为止血药。

本类药物以酸涩多见，多归心、肝二经，具有收敛向内的作用，可防止血行不循常道，溢于脉外。根据本类药物的功效，一般分为凉血止血类，如大蓟、小蓟、地榆等；化瘀止血类，如三七、茜草、蒲黄等；收敛止血类，如白及、仙鹤草、藕节等；温经止血类，如艾叶、炮姜等。

临证之时，必须根据出血的不同病机选择相应的药物，并进行必要的配伍。血热妄行者，宜凉血止血，配清热泻火药、清热凉血药；阴虚火旺，阴虚阳亢之出血，宜配滋阴降火、滋阴潜阳之品；瘀血内阻，血不循经而出血者，应配化瘀止血药，并配活血行气药；虚寒性出血，治宜温经止血，或收敛止血，配益气健脾温阳之品。

气血联系十分紧密，因此使用止血药时，要牢牢把握气行则血行的关系，高度重视止血药与理气药的配伍。一般来说，上部出血，要配伍降气药，下部出血日久，正气亏损，应配伍升阳举陷之药。同时使用止血药时，还应注意止血不留瘀，不可一味清泄或止涩，可适当配伍行气或化瘀之品。

大蓟《名医别录》

为菊科植物蓟的地上部分。夏、秋季花开时割取地上部分，除去杂质，晒干，生用或炒炭用。

【性味归经】 甘、苦，凉。归心、肝经。

【功效与应用】

1. **凉血止血**　用于血热出血证。治血热妄行之吐血、咯血、衄血、尿血、崩漏等，单用浓煎或配伍凉血止血药等同用，如十灰散。

2. **消瘀消痈**　用于热毒疮痈。可单用鲜品捣敷或配伍其他清热解毒药内服，尤以鲜品为佳。

【用法用量】　煎服，9～15g；鲜品 30～60g。外用适量，捣敷患处。

【注意事项】　孕妇及无瘀滞者慎服，脾胃虚寒者忌服。

【现代研究】　大蓟水煎剂能显著缩短凝血时间，其水浸剂、乙醇-水浸出液和乙醇浸出液均有降低血压作用，酒精浸剂对人型结核杆菌有抑制作用，水提物对单纯疱疹病毒有明显的抑制作用。

地榆《神农本草经》

为蔷薇科植物地榆或长叶地榆的根。春季将发芽时或秋季植株枯萎后采挖，除去须根，洗净，晒干生用，或炒炭用。

【性味归经】　苦、酸，微寒。归肝、胃、大肠经。

【功效与应用】

1. **凉血止血**　用于各种血热出血证。本品善入血分，有凉血泄热，收敛止血之功，尤宜于下焦血热所致的便血、痔血、血痢及崩漏。治便血、痔血，常与槐花同用；治崩漏，常与生地、黄芩、蒲黄同用；治血痢，常配黄连、木香等。

2. **解毒敛疮**　用于烫伤、湿疹及疮疡痈肿。本品为治烧烫伤之要药，可单味研末麻油调敷，或配大黄粉，或配黄连、冰片用之。治湿疹及皮肤溃烂，可以本品浓煎，纱布浸药外敷，亦可配煅石膏、枯矾研末，撒于患处，或和凡士林调膏外涂。治疮痈肿毒，可单用煎汁温洗或湿敷，或配清热解毒药同用。

【用法用量】　煎服，9～15g。外用适量。生用凉血解毒、炒炭止血力强。

【注意事项】　虚寒及出血有瘀者慎服。对于大面积烧伤病人，不宜使用地榆制剂外涂，以防其所含鞣质被大量吸收而引起中毒性肝炎。

【现代研究】　地榆煎剂可明显缩短出血和凝血时间，生地榆止血作用明显优于地榆炭；实验表明，地榆制剂对烧伤、烫伤及伤口愈合有明显的作用，能降低毛细血管的通透性、减少渗出，减轻组织水肿，且药物在创面形成一层保护膜，有收敛作用。

白茅根《神农本草经》

为禾本科植物白茅的根茎。春、秋两季采挖，除去须根及膜质叶鞘，洗净，晒干，切段生用或炒炭用。

【性味归经】　甘，寒。归心、肺、胃、膀胱经。

【功效与应用】

1. **凉血止血**　用于血热妄行之出血证。如咳血、吐血、衄血、尿血等。可单用大量煎服，或配其他凉血止血药。

2. **清热利尿**　用于淋证、水肿、小便不利、湿热黄疸。可配伍木通、滑石、车前子等。

3. **清热生津**　用于热病烦渴、胃热呕吐，或肺热咳嗽等。

【用法用量】　煎服，9～30g；鲜品 30～60g。止血宜炒炭用。

【注意事项】　脾胃虚寒及血分无热者忌服。

【现代研究】　本品能显著缩短出血和凝血时间，其水煎剂和水浸剂有利尿作用，以给药 5～10 天时作用明显。

白及《神农本草经》

为兰科植物白及的块茎。夏、秋两季采挖，除去须根，洗净，晒干，生用。

【性味归经】　苦、甘、涩，微寒。归肺、胃、肝经。

【功效与应用】

1. **收敛止血**　用于体内外多种出血证。本品为收敛止血要药，尤以肺胃出血为主。治诸内出血，可单味研末，糯米汤调服，即验方独圣散；治肺络损伤之咯血，若属肺阴不足者，常配枇杷叶、阿胶等；若属肺气不足者，可与补益肺气药等同用，以益气摄血配人参、黄芪等。治胃出血之吐血、便血，常与乌贼骨同用，即乌及散。治外伤出血，可研末外掺或水调外敷。

2. **消肿生肌**　用于痈肿，烫伤及手足皲裂、肛裂等。本品能消肿生肌，对于痈肿，无论是否溃破，均可应用。治疮痈初起未溃，可配金银花、皂角刺、天花粉等，如内毒散；如疮疡已溃，久不收口，可研粉外掺；治手足皲裂、肛裂、烫伤，可研末麻油调涂，促进裂口愈合。

【用法用量】　煎服，6～15g；研末，每次3～6g。外用适量。

【注意事项】　外感咳血、肺痈初起者慎服。反乌头，不宜与附子、川乌、草乌同用。

【现代研究】　白及煎剂可明显缩短出血和凝血时间，其止血的作用与所含胶质有关。对胃黏膜损伤有明显保护作用，溃疡抑制率可达94.8%；白及粉对实验性犬胃及十二指肠穿孔有明显治疗作用，可迅速堵塞穿孔，阻止胃及十二指肠内容物外漏并加大网膜的遮盖。

链 接　白及的美容功效

　　白及中含有丰富的淀粉、葡萄糖、挥发油及黏液质等成分，具有美白祛斑、收敛止血、消肿生肌的功效，自古以来就是美容良药，被誉为"美白仙子"，《药性论》云其"治面上疮，令人肌滑"。外用涂擦，可消除脸上痤疮留下的痕迹，并可滋润、美白肌肤，令肌肤光滑如玉。

三七《本草纲目》

　　为五加科植物三七的干燥根。夏末秋初开花前或冬季种子成熟后采挖，去尽泥土，洗净，晒干，生用或研细粉用。

【性味归经】　甘、微苦，温。归肝、胃经。

【功效与应用】

1. **化瘀止血**　用于体内外各种出血。本品既能止血，又能散瘀，有止血不留瘀，化瘀不伤正的特点，为血证良药，对出血兼有瘀者尤为适宜。常用治咳血、吐血、便血、崩漏及外伤出血等，单味研末内服或外用即可奏效。

2. **活血定痛**　用于跌打损伤，瘀滞疼痛。本品活血化瘀，消肿定痛，为伤科要药，可单味内服或外敷。或配伍其他活血破瘀、接骨续筋药。

　　此外，本品还广泛用于胸痹心痛、中风及其后遗症等，有良好疗效。

【用法用量】　煎服，3～9g；研末吞服，每次1～3g。外用适量，研末掺或调敷。

【注意事项】　孕妇慎用。血热与阴虚有火者不宜单用。

【现代研究】　本品含皂苷、黄酮苷、氨基酸等。止血活性成分为三七氨酸。本品能缩短出血和凝血时间，具有抗血小板聚集及溶栓作用；能够促进多功能造血干细胞的增殖，具有造血作用；能够降低血压，减慢心率，对各种药物诱发的心律失常均有保护作用。

链 接　土三七

　　土三七：景天科植物，分布于中国东北、华北、西北及长江流域各省区；朝鲜、日本、蒙古、俄罗斯、越南亦有分布。其味甘、微苦、有酸味，性温。功能止血，散瘀，消肿止痛，清热解毒。主治吐血，衄血，咯血，便血，崩漏，外伤出血，痛经，产后瘀滞腹痛，跌打损伤，风湿痛，疮痈疔疖，虫蛇咬伤。

　　本品与三七是不同科属，而且含有具有肝毒性的吡咯烷生物碱，长期或过量会造成肝损伤。

茜草《神农本草经》

为茜草科植物茜草的干燥根及根茎。春、秋两季采挖，除去茎苗、泥土及细须根，洗净，晒干，生用或炒用。

【性味归经】　苦，寒。归肝经。

【功效与应用】

1. **凉血止血**　用于血热夹瘀的出血证。治疗血热妄行之出血，常配大蓟、侧柏叶等，如十灰散；治冲任不固之血热崩漏等，配黄芪、白术、乌贼骨等，如安冲汤。

2. **祛瘀通经**　用于血瘀经闭，跌打损伤，风湿痹痛。本品能消瘀滞，通血脉，利关节。尤多用于妇科，治血滞经闭，可与桃仁、红花、当归等活血调经之品同用。治跌打损伤及风湿痹痛，可单味泡酒服，或与活血疗伤止痛以及祛风通络之品同用。

【用法用量】　煎服，6～10g；亦入丸、散。止血炒炭用，活血通经生用或酒炒用。

【现代研究】　有明显的促进血液凝固作用，表现为复钙时间、凝血酶原时间及白陶土部分凝血活酶时间缩短；茜草的粗提取物具有升高白细胞作用，其煎剂有明显的镇咳和祛痰作用，水提取液对金黄色葡萄糖球菌、肺炎球菌、流感杆菌和部分皮肤证具有一定抑制作用。

蒲黄《神农本草经》

为香蒲科植物水烛香蒲、东方香蒲或同属植物的干燥花粉。夏季采收蒲棒上部的黄色雄性花序，晒干后碾轧，筛取细粉，生用或炒用。

【性味归经】　甘，平。归肝、心包经。

【功效与应用】

1. **活血祛瘀**　用于瘀滞心腹疼痛。治瘀血阻滞所致的胸痛、胃脘疼痛，以及产后腹痛、痛经等，常与五灵脂同用，如失笑散。

2. **收敛止血**　用于各种内外出血证。本品性平，化瘀止血，可用于各种出血证，以属实夹瘀尤为适宜。可单味冲服，亦可配伍其他止血药同用。外敷可治疗创伤出血。

3. **利尿通淋**　用于血淋。本品能化瘀止血，用治血淋，常配伍生地黄、冬葵同用。

【用法用量】　煎服，5～10g。包煎。外用适量，研末外掺或调敷。止血多炒用，活血宜生用。

【注意事项】　生蒲黄有收缩子宫作用，故孕妇慎用。

【现代研究】　本品含黄酮类如异鼠李素、槲皮素等，甾类如香蒲甾醇等。此外含有脂肪油、生物碱及氨基酸等。本品水浸液、煎剂或50%乙醇浸液均有促进凝血作用，且作用显著而持久；蒲黄多种制剂都能够降低血压，减轻心脏负荷，增加冠状动脉血流量。

炮姜《珍珠囊》

为姜科植物姜干燥根茎的炮制品，又名黑姜。以干姜砂烫至鼓起，表面呈棕褐色，或炒炭至外表色黑，内至棕褐色入药。

【性味归经】　苦、辛，温。归脾、胃、肝经。

【功效与应用】

1. **温经止血**　用于虚寒性出血证。本品性温味涩，有止血之功。治虚寒性吐血、便血，可单味为末，米汤调服；治冲任虚寒，崩漏下血，配棕榈炭、乌梅同用；治产后恶露不尽，小腹疼痛或痛经，配桃仁、川芎、当归等活血调经止痛。

2. **温中止痛**　用于中焦虚寒的腹痛、泄泻。可单用，或配附子同用。

【用法用量】　煎服，3～9g。

【注意事项】　孕妇慎服。阴虚有热之出血者忌服。

【现代研究】　本品能显著地缩短出血和凝血时间，对应激性及幽门结扎型胃溃疡、乙酸诱发的胃溃疡均有抑制作用。

链 接　生姜、干姜和炮姜的区别

生姜、干姜和炮姜都是姜冬多年生植物姜的根茎，实为一物而三用。

生姜，是姜的新鲜根茎，性味辛温。归肺、脾、胃经。有发表解表，温中止呕，温肺止咳之功。善治各种呕吐，寒热皆可应用，有"呕家圣药"之称。还能解鱼蟹、半夏及天南星之毒。

干姜，是姜的根茎挖出洗净，晒干或微火烘干而成。性味辛热，归脾、胃、心、肺经。本品有温中，回阳，温肺化饮之功。是温暖中焦之要药。

炮姜，又名黑姜，是干姜用砂烫至鼓起，其性味转为苦温，归胃、脾、肾经。功擅温经止血，温中散寒。各类虚寒血证用之益佳。

生姜长于发散走表，干姜温散多于温补，善疗脐部以上之寒并能够走散达表；炮姜温补多于温散，温补力较强并且作用缓和持久，故谓"生姜走而不守，干姜能守能走，炮姜守而不走"。

艾叶《名医别录》

为菊科植物艾的干燥叶。夏季花未开时采摘，除去杂质，晒干或阴干，生用、捣绒或制炭用。

【性味归经】　辛、苦，温。有小毒。归肝、脾、肾经。

【功效与应用】

1. **温经止血**　用于虚寒性出血证。本品是温经止血的要药。治崩漏、妊娠下血，常配阿胶、地黄同用，如胶艾汤；若治血热妄行所致出血诸证，可与凉血止血药如生地、侧柏叶等配伍，且多用鲜品，如四生丸。

2. **调经安胎**　用于虚寒性月经不调，胎动不安，常与桑寄生、续断等同用。

3. **散寒止痛**　用于虚寒性腹痛。治脾胃虚寒所致腹中冷痛、宫寒腹痛、经行腹痛等，常与当归、香附、肉桂等同用，如艾附暖宫丸。

此外，本品还用于泻痢霍乱，妇女带下，湿疹，疥癣。治寒湿带下、泻痢，可单用。治皮肤湿疹、疥癣，可单用，或煎水外洗。

【用法用量】　煎服，3～9g。外用适量，灸治或熏洗用。温经止血宜炒炭用，散寒止痛宜生用。

【注意事项】　阴虚血热者忌服。本品辛香温燥，不可过量或久服。

【现代研究】　本品能明显缩短出血和凝血时间，艾叶油对多种过敏性哮喘有对抗作用，具有明显的平喘、镇咳、祛痰作用，其平喘作用与异丙肾上腺素相近。

第三节　其他理血药

其他理血药见表 11-1。

表 11-1　其他理血药简表

类别	药名	性味归经	功效与应用	用法用量
活血化瘀药	莪术	辛、苦，温。归肝、脾经	破血行气，消积止痛。用于闭经腹痛，癥瘕积聚，胸痹心痛；积滞不化，脘腹胀痛	3～9g
	虎杖	苦，微寒。归肝、胆、肺经	利湿退黄，清热解毒，活血祛瘀，化痰止咳，泻下通便。用于湿热黄疸，淋浊，带下；水火烫伤，疮痈肿毒，毒蛇咬伤；闭经，痛经，癥瘕，跌打损伤，风湿痹痛；肺热咳嗽；热结便秘；肝胆及泌尿系结石	9～15g
	土鳖虫	咸，寒。有小毒。归肝经	破血逐瘀，续筋接骨。用于血瘀闭经，产后瘀阻腹痛，癥瘕痞块；跌打损伤，筋伤骨折	9～15g；研末，每次1～1.5g

续表

类别	药名	性味归经	功效与应用	用法用量
活血化瘀药	穿山甲	咸，寒。归肝、胃经	活血消癥，通经下乳，消肿排脓。用于瘀血闭经，癥瘕痞块，跌打肿痛；痹痛拘挛，中风瘫痪，麻木拘挛；乳汁不下；痈肿疮毒，瘰疬痰核	3～10g；研末，每次1～1.5g
	西红花	甘、咸。归心、肝经	活血祛瘀，凉血解毒，解郁安神。用于血滞经闭，痛经，产后瘀阻腹痛，癥瘕积聚，跌打损伤；热入营血，温毒发斑；忧郁痞闷，惊悸发狂	1～3g
	三棱	苦、辛，平。归肝、脾经	破血行气，消积止痛。用于闭经腹痛，癥瘕积聚，胸痹心痛；积滞不化，脘腹胀痛	3～10g
	鸡血藤	苦、微甘，温。归肝、肾经	活血补血，调经止痛，舒筋活络。用于月经不调，痛经，闭经，跌打损伤；血虚萎黄；手足麻木，肢体瘫痪，风湿痹痛	9～15g，大剂量可用30g
	川牛膝	甘、微苦，平。归肝、肾经	逐瘀通经，通利关节，利尿通淋，引血下行。用于月经不调，痛经，闭经，产后瘀阻，关节痹痛，跌打损伤；小便不利，淋浊涩痛；吐血，衄血，尿血，牙龈肿痛，口舌生疮；肝阳上亢，头痛眩晕	5～15g
	苏木	甘、咸、微辛，平。归心、肝、脾经	活血祛瘀，消肿止痛。用于血滞闭经，痛经，产后瘀阻腹痛，胸腹刺痛；跌打损伤，瘀滞肿痛	3～9g
	血竭	苦、辛，温。归心、肝、脾经	破血通经，化瘀止血，生肌敛疮。用于瘀血闭经，痛经，产后瘀阻腹痛，癥瘕痞块，胸腹刺痛；跌打损伤，瘀血肿痛；外伤出血，溃疡不敛	研末，1～2g
	刘寄奴	苦、辛，温。归心、肝、脾经	破血通经，散寒止痛，消食化积。用于闭经，产后腹痛，癥瘕；跌打损伤，创伤出血；食积腹痛，赤白痢疾	3～9g
	北刘寄奴	苦、凉。归脾、胃、肝、胆经	活血祛瘀，通经止痛，凉血止血，清热利湿。用于跌打损伤，瘀血闭经，月经不调，产后瘀血腹痛，癥瘕积聚；外伤出血，血痢，血淋；湿热黄疸，水肿，白带过多	3～9g
	王不留行	苦，平。归肝、胃经	活血通经，下乳消肿，利尿通淋。用于血瘀痛经，闭经，难产；乳汁不下，乳痈肿痛；淋证涩痛，小便不利	5～10g
	月季花	甘、微苦，温。归肝经	活血调经，疏肝解郁。用于月经不调，痛经，闭经；肝郁之胸胁胀痛	3～6g
	干漆	辛、苦，温。有小毒。归肝、胃经	破血祛瘀，杀虫。用于闭经，癥瘕积聚；虫积腹痛	3～9g；入丸散，每次0.06～0.1g
	自然铜	辛，平。归肝经	散瘀止痛，接骨疗伤。用于跌打损伤，骨折肿痛	3～9g，打碎先煎，或醋淬研末入散剂，每次0.3g
止血药	小蓟	甘、苦，凉。归心、肝经	凉血止血，散瘀消痈。用于血热尿血，血淋，咳血，衄血，吐血、崩漏，外伤出血；热毒痈肿	5～12g，鲜品30～60g
	侧柏叶	苦、涩，微寒。归肺、肝、脾、大肠经	凉血止血，祛痰止咳，生发乌发。用于各种出血证；肺热咳喘痰多；血热脱发，须发早白	6～12g
	仙鹤草	苦、涩，平。归肺、肝、脾经	收敛止血，止痢，截疟，解毒，杀虫，补虚。用于咳血，衄血，吐血，尿血，便血，崩漏；久泻、久痢；疟疾，痈肿疮毒；滴虫所致阴痒带下；脱力劳伤	6～12g，大剂量可用30～60g
	槐花	苦，微寒。归肝、大肠经	凉血止血，清肝泻火。用于血热妄行所致的各种出血证，尤宜便血、痔疮出血；肝火上炎之头痛目赤	6～9g
	苎麻根	甘，寒。归心、肝经	凉血止血，清热安胎，利尿，解毒。用于血热所致各种出血证；胎动不安，胎漏下血；热淋涩痛，热毒疮肿，蛇虫咬伤	10～15g
	棕榈炭	涩、苦，平。归肺、肝、大肠经	收敛止血。用于崩漏，便血，吐血，咳血，尿血	3～9g；研末，每次1～1.5g

续表

类别	药名	性味归经	功效与应用	用法用量
止血药	血余炭	苦、涩、平。归肝、胃、膀胱经	收敛化瘀止血。用于吐血，衄血，尿血，便血，崩漏，外伤出血；小便不利，血淋	5～10g；研末，每次1～1.5g
	紫珠叶	苦、涩、凉。归肝、肺、胃经	收敛凉血止血，散瘀解毒消肿。用于咳血，吐血，便血，尿血，崩漏，外伤出血；烧烫伤，疮疡肿毒	煎汤，3～15g；研末，1.5～3g
	藕节	甘、涩、平。归肝、肺、胃经	收敛止血。用于衄血，咳血，吐血，便血，尿血，崩漏，外伤出血	10～15g，大剂可30g，鲜品30～60g
	景天三七	苦、甘、平。归肝、心经	化瘀止血，宁心安神，解毒。用于各种出血证；跌打损伤；心悸，失眠，烦躁不安；疮肿，蜂蝎蜇伤	10～15g，鲜品50～100g
	鸡冠花	甘、涩、凉。归肝、大肠经	收敛止血，凉血，止带，止痢。用于吐血，崩漏，便血，痔疮出血；赤白带下；久痢不止	6～12g

自 测 题

1. 下列药物中，性善"上行头目"，为治头痛的要药是（　　）
　A. 羌活　　　　　　　　B. 川芎
　C. 细辛　　　　　　　　D. 白芷
　E. 吴茱萸

2. "行血中气滞，气中血滞，专治一身上下诸痛"的药物是（　　）
　A. 川芎　　　　　　　　B. 郁金
　C. 延胡索　　　　　　　D. 姜黄
　E. 乳香

3. 既能活血，又能凉血，并能养血的药物是（　　）
　A. 丹参　　　　　　　　B. 大黄
　C. 鸡血藤　　　　　　　D. 郁金
　E. 生地黄

4. 既能活血调经，又能补血调经的药物是（　　）
　A. 红花　　　　　　　　B. 益母草
　C. 丹参　　　　　　　　D. 鸡血藤
　E. 桃仁

5. 长于促进骨折愈合的药物是（　　）
　A. 骨碎补　　　　　　　B. 血竭
　C. 马钱子　　　　　　　D. 土鳖虫
　E. 自然铜

6. 具有活血行气、通经止痛作用，长于行肢臂而除痹痛的药物是
　A. 丹参　　　　　　　　B. 姜黄
　C. 乳香　　　　　　　　D. 红花

　E. 川芎

7. 郁金的归经是（　　）
　A. 归心、脾经　　　　　　B. 归心、肝、脾经
　C. 归肝、胆、脾经　　　　D. 归肝、脾经
　E. 归心、肝、胆经

8. 具有止血不留瘀，化瘀而不伤正特点的药物为（　　）
　A. 白及　　　　　　　　B. 蒲黄
　C. 三七　　　　　　　　D. 丹参
　E. 五灵脂

9. 既能化瘀止血，又能利尿的药物为（　　）
　A. 蒲黄　　　　　　　　B. 茜草
　C. 大蓟　　　　　　　　D. 小蓟
　E. 三七

10. 蒲黄止血的特点是（　　）
　A. 出血证属寒热不明显者　B. 出血兼有气滞疼痛者
　C. 出血兼有热者　　　　　D. 出血兼有寒者
　E. 对出血证无论属寒属热，但以属实夹瘀者为宜

11. 既能凉血止血，又能治肺热咳嗽有痰的药物为
　A. 车前子　　　　　　　B. 小蓟
　C. 石膏　　　　　　　　D. 侧柏叶
　E. 代赭石

12. 常用治脾胃虚寒之久泻，脾不统血的药物为
　A. 炮姜　　　　　　　　B. 生姜
　C. 干姜　　　　　　　　D. 仙鹤草
　E. 附子

（陈　鹏　迟　栋）

第十二章

化痰止咳平喘药

凡以化痰或祛痰为主要功效，用于治疗痰证的药物，称为化痰药；凡以制止或减轻咳嗽和喘息，用于治疗咳嗽及气喘证的药物，称为止咳平喘药。因咳喘多夹痰，痰多易发咳喘，且化痰药多兼止咳、平喘作用；而止咳平喘药又兼化痰之功，病证上痰、咳、喘三者相互兼杂，故将化痰药与止咳平喘药合并介绍。

本类药物或辛或苦，或温或寒，多入肺经，辛开宣散，苦燥降泄，温化寒清，能宣降肺气，化痰止咳，降气平喘。部分药物分别兼有散寒、清热、散结、润肺等作用。

化痰止咳平喘药分为温化寒痰药、清化热痰药和止咳平喘药三类。

化痰药主治痰证。痰既是病理产物，也是致病因素，能"随气升降，无处不到"，故痰病为患者甚多。化痰药主要功效是化痰、祛痰或消痰，适用于痰证。因药性不同，有燥湿化痰、温肺化痰、清热化痰之区别。止咳平喘药的主要作用为降气止咳、润肺止咳、清肺止咳，以及泻肺平喘、敛肺平喘，适用于咳嗽气喘之证。

某些温燥之性强烈的刺激性化痰药，凡痰中带血等有出血倾向者，宜慎用；麻疹初起有表邪之咳嗽，不宜单投止咳药，当以疏解轻宣为主，以免恋邪而致久喘不已及影响麻疹之透发，对收敛性及温燥之药尤为所忌。

第一节　温化寒痰药

本类药物味多辛苦，性多温燥，主归肺、脾、肝经，有温化寒痰、燥湿化痰之功。主治寒痰、湿痰证，症见咳嗽气喘、痰多色白、苔腻等；以及寒痰、湿痰所致的眩晕、肢体麻木、阴疽流注等。

本类药物性偏温燥，不宜用于热痰、燥痰之证。

半夏《神农本草经》

半夏为天南星科植物半夏的块茎。夏、秋两季采挖，洗净，除去外皮及须根，晒干。生用或制用。

【性味归经】　辛，温。有毒。归脾、胃、肺经。

【功效与应用】

1. **燥湿化痰**　用于湿痰证。本品辛温而燥，善燥湿浊而化痰，为治湿痰要药。治痰湿阻肺之咳嗽气逆，痰多质稀者，常配伍陈皮、茯苓等，如二陈汤；若兼表寒，痰多清稀，可与麻黄、桂枝、细辛、干姜等同用，如小青龙汤；治湿痰眩晕，配天麻、白术以化痰息风，如半夏白术天麻汤；治寒气痰浊互结之胸痹，与瓜蒌、薤白等同用，如瓜蒌薤白半夏汤。

2. **降逆止呕**　用于胃气上逆呕吐。胃气以降为顺，胃气上逆则见呕吐、恶心等症。本品既善燥湿以化痰，又兼降气以止呕，为止呕要药，无论寒热虚实，皆可用之，以痰饮及胃寒所致者尤佳，宜与生姜同用，以增其温中止呕之力，如小半夏汤。治胃热呕吐，则配伍黄连、竹茹等清胃止呕药；治阴虚呕吐，则配石斛、麦冬等养胃阴药。

3. **消痞散结**　用于结胸、心下痞、梅核气。治心下痞满，配干姜、黄连、黄芩，以苦辛通降，开痞散结，如半夏泻心汤；治痰热结胸，常配瓜蒌、黄连等清热化痰之品，如小陷胸汤。治气郁痰凝之梅核气，无热象者常与厚朴、紫苏叶、茯苓等同用，以行气解郁，化痰散结，如半夏厚朴汤。对于瘿瘰痰核，可与昆布、海藻、浙贝母等软坚散结药同用。

4. **消肿止痛**　用于痈疽肿毒及毒蛇咬伤等。治痈疽发背、无名肿毒、毒蛇咬伤，可用生品研末调敷或鲜品捣敷。

【**用法用量**】　煎服，5～9g。一般宜制用。姜半夏长于降逆止呕，清半夏长于化痰，法半夏长于燥湿，竹沥半夏长于清热化痰，半夏曲则有化痰消食之功。外用适量，以生品研末调敷。

【**注意事项**】　阴虚燥咳，出血证忌服，热痰慎服。生品毒性大，一般不作内服。不宜与川乌、草乌、附子等药物同用。

【**现代研究**】　本品块茎含挥发油，还含有左旋麻黄素、胆碱等，以及葡萄糖苷，多种氨基酸，皂苷，少量多糖、脂肪、直链淀粉等。可抑制呕吐中枢而止呕，各种炮制品对实验动物均有明显的止咳作用。半夏的烯醇和水浸液或其多糖组分、生物碱具有较广泛的抗肿瘤作用。

> **链接**　法半夏、姜半夏、清半夏、仙半夏、青盐半夏、竹沥半夏、半夏曲的区别
>
> 法半夏，又称法夏、黄法夏、京法夏、京夏、京半夏，为生半夏用白矾、甘草、石灰加工炮制后入药者。毒性低，化痰作用强。法半夏燥性较和缓，除可燥湿化痰外，尚有调脾和胃之功，常用于脾虚湿困、痰饮内停之证，取其清痰化饮、理脾和胃之效。
>
> 姜半夏，又称姜夏、姜夏片，为生半夏经水浸泡，漂至口尝仅有麻辣味，与鲜姜、白矾同煮至透，取出晾至六七成干，闷润后切片晾干入药者。姜半夏毒性已减，性偏温燥，具燥湿化痰、降逆止呕之功，适用于脾虚痰涎涌盛作呕或寒痰咳逆者。
>
> 清半夏，又称清水半夏、清夏、清夏片，为生半夏用白矾加工炮制后入药者。清半夏毒性及辛燥之性降低，化痰作用增强，宜用于体弱多痰、寒湿较轻者。
>
> 仙半夏，又名仙露半夏，为生半夏用甘草、五味子、青陈皮、枳壳、枳实、川芎、沉香等 14 味中药煎汁浸泡，待药汁吸干，再烘干入药者。仙半夏毒性降低，理气化痰作用增强。
>
> 青盐半夏，又称盐半夏，为清半夏用青盐水浸拌，晒干入药者。青盐半夏毒性降低，清热化痰作用增强，多用于治疗瘰疬痰核、梅核气等病症，可收消痰散结之功。
>
> 竹沥半夏，为清半夏用鲜竹沥淋洒拌匀，待竹沥被吸尽，晒干入药者。竹沥半夏清热化痰止咳作用增强，宜用于胃热呕吐，或肺热咳痰、黄稠而黏，或痰热内闭、中风不语等证。
>
> 半夏曲是为半夏加面粉、姜汁等制成的曲剂。半夏曲辛甘温，有止咳化痰、平喘降逆、和胃止呕、消痞散结之功效，是治疗风寒咳嗽，喘息气急，湿痰冷饮，胸脘满闷，久咳不愈，顽痰不化的良药，功效显著。

天南星《神农本草经》

天南星为天南星科植物天南星、异叶天南星或东北天南星的块茎。秋、冬两季采挖，除去须根及外皮，晒干。生用或制用。

【**性味归经**】　苦、辛，温。有毒。归肺、肝、脾经。

【**功效与应用**】

1. **燥湿化痰**　用于湿痰、寒痰证。本品温燥之性尤胜半夏，祛痰作用较强。治顽痰阻肺，咳喘痰多，常配半夏、枳实等，如导痰汤；若治肺热咳嗽，痰多黄稠，则须与贝母、瓜蒌等清热化痰药同用；治寒痰咳嗽，常与干姜、细辛等同用。

2. **祛风止痉**　用于风痰证。本品善祛风而止痉。治风痰上扰之头痛、眩晕者，配半夏、天麻等；治风痰留滞经络之半身不遂，手足顽麻，口眼㖞斜等，配半夏、川乌、白附子等；治破伤风之角弓反张，牙关紧闭，配白附子、天麻、防风等，如玉真散；治癫痫，常与水牛角、胡椒、冰片同用。

3. **消肿散结**　用于痈疽肿痛，瘰疬痰核。可研末以醋调敷。

【**用法用量**】　煎服，5～10g。外用适量。祛风止痉宜制用，外用散结消肿宜生用。

【注意事项】　本品燥烈有毒，故阴虚燥痰者忌服，孕妇慎服。生品毒性大，一般不宜内服。

【现代研究】　本品含三萜皂苷、苯甲酸、氨基酸、D-甘露醇等。煎剂具有祛痰及抗惊厥、镇静、镇痛作用。

> **链接**　制天南星和胆南星
>
> 　　制天南星是天南星的加工炮制品，功用、主治与生天南星相似。其炮制方法为取净天南星，按大小分别用水浸泡，每日换水2～3次，如起白沫时，换水后加白矾（每100kg天南星加白矾2kg），泡一日后，再进行换水，至切开口尝微有麻舌感时取出。将生姜片、白矾置锅内加适量水煮沸后，倒入天南星共煮至无干心时取出，除去姜片，晾至四至六成干，切薄片，干燥（每100kg天南星，用生姜、白矾各12.5kg）。
>
> 　　胆南星由天南星的细粉与牛、羊或猪胆汁经加工而成。其味微辛而苦，性凉。功能清火化痰，镇惊定痛。主治中风痰迷，惊风癫痫，痰火喘嗽，头风眩晕。具体炮制方法是将生天南星放在清水内反复漂至无麻辣感后，磨成细粉。另以滤去杂汁、并入铜锅熬过的等量胆汁，与天南星粉末拌匀。待胆汁完全吸收，晒至半干后，入白内打和，切成小块，日晒夜露至无腥味为度。一法取天南星粉1斤，加入牛胆汁1斤，拌匀，日晒夜霖，使干，经蒸制后，切成小块。次年再加牛胆汁1斤，拌匀，露晒使干。第三年再加牛胆汁半斤拌匀，露晒使干。这样色渐转黑，腥味渐消失。

旋覆花《神农本草经》

旋覆花为菊科植物旋覆花或欧亚旋覆花的头状花序。夏、秋两季花开时采收，除去杂质，阴干或晒干。生用或蜜炙用。

【性味归经】　苦、辛、咸，微温。归肺、脾、胃、大肠经。

【功效与应用】

1. 消痰利水　用于咳喘痰或痰饮蓄结证，胸膈痞满。本品化痰下气而止咳喘，除痞满，治痰饮壅肺，咳喘痰多者，无论寒热皆可配伍应用。治寒痰咳喘，配苏子、半夏等；治痰热，配桑白皮、瓜蒌等；治顽痰胶结，胸中满者，配海浮石、海蛤壳等化痰软坚。

2. 降气止呕　用于噫气，呕吐。本品除降肺气外，还善降胃气以止呕。治痰浊中阻、胃气上逆之噫气、呕吐，配代赭石、半夏、生姜等，如旋覆代赭汤。

本品还有活血通络之功，可用于胸胁疼痛，常与香附等药同用。

【用法用量】　煎服，3～9g。包煎。

【注意事项】　阴虚燥咳者忌用；本品有绒毛，易刺激咽喉作痒而致呛咳呕吐，故须布包入煎。

【现代研究】　旋覆花有明显的镇咳、祛痰作用，旋覆花黄酮类对组胺引起的豚鼠支气管痉挛性哮喘有明显的保护作用，对离体支气管痉挛亦有对抗作用，并有较弱的利尿作用。

芥子《新修本草》

芥子为十字花科植物白芥或芥的种子。前者习称"白芥子"，后者习称"黄芥子"。夏末秋初，果实成熟时割取全株，晒干后打下种子。生用或炒用。

【性味归经】　辛，温。归肺经。

【功效与应用】

1. 温肺祛痰　用于寒痰壅肺，悬饮。本品善治"皮里膜外之痰"。治寒痰壅肺，咳喘胸闷，痰多清稀者，配苏子、莱菔子，如三子养亲汤；治悬饮咳喘，胸满胀痛者，配甘遂、大戟等泄水逐饮，如控涎丹。

2. 利气散结，通络止痛　用于痰湿阻滞经络之肢体关节肿痛，阴疽流注。本品既能祛经络之痰，又能消肿散结，通络止痛。治痰滞经络肢体麻木或关节肿痛，配马钱子、没药等；治寒痰凝滞的阴疽流注，配鹿角胶、肉桂、熟地黄等，如阳和汤。

【用法用量】　煎服，3～9g。外用适量。

【注意事项】　外敷能刺激皮肤黏膜，引起发疱，故皮肤过敏者忌用。

【现代研究】　本品含芥子油苷、白芥子苷，还含脂肪油、芥子碱及数种氨基酸。小剂量能引起反射性气管黏膜分泌增加，而有恶心性祛痰作用，白芥子苷水解后产物白芥油有较强的刺激作用，可致皮肤充血、发疱。

第二节　清化热痰药

本类药物多寒凉，具有清化热痰的功效，部分药物质润，兼能润燥；味咸兼能软坚。主治热痰证，症见咳嗽气喘，痰黄质稠者。若治燥痰证，见痰稠难咯，唇舌干燥者，宜选润燥化痰药。其他如痰热痰火所致癫痫、中风、惊厥、瘿瘤、瘰疬等，均可配伍本类药物治疗。

本类药物药性寒凉，不适用于寒痰及湿痰证。

桔梗《神农本草经》

桔梗为桔梗科植物桔梗的根。春、秋两季采挖，洗净，除去须根，刮去外皮切片，干燥。生用。

【性味归经】　苦、辛，平。归肺经。

【功效与应用】

1. **宣肺，祛痰**　用于肺气不宣的咳嗽痰多，胸闷不畅。无论寒热皆可用之。治风寒咳嗽，痰白清稀者，配紫苏、杏仁等，如杏苏散；风热或温病初起，咳嗽痰黄而稠者，配桑叶、菊花、杏仁等，如桑菊饮；若痰阻气滞，肺失宣降，胸膈痞闷者，配枳壳以升降气机、理气宽胸。

2. **利咽**　用于咽喉肿痛，失声。凡外邪犯肺，咽痛失声者，配甘草、牛蒡子等，如桔梗汤及加味甘桔汤。若治热毒壅盛，咽喉肿痛者，与射干、马勃、板蓝根等同用。

3. **排脓**　用于肺痈咳吐脓痰。常配伍鱼腥草、冬瓜仁以加强清肺排脓之效。

本品有载药上行作用，治疗肺经病变的方药中，常配入桔梗以引药上行。

【用法用量】　煎服，3～10g。

【注意事项】　本品升散，用量过大易致恶心呕吐，凡呕吐、呛咳、眩晕等气机上逆之证及阴虚久咳、咯血者忌服。

【现代研究】　本品含多种皂苷，主要为桔梗皂苷，还含菊糖、植物甾醇等。桔梗皂苷对口腔、咽喉部位、胃黏膜的直接刺激，可反射性地增加支气管黏膜分泌亢进从而使痰液稀释，易于排出；桔梗有镇咳作用，有增强抗炎和免疫作用。

川贝母《神农本草经》

川贝母为百合科植物川贝母、暗紫贝母、甘肃贝母、梭砂贝母、太白贝母或瓦布贝母的干燥鳞茎。按性状不同分别习称"松贝""青贝""炉贝"。夏、秋两季采挖，除去须根、泥沙等，干燥。生用。

【性味归经】　苦、甘，微寒。归肺、心经。

【功效与应用】

1. **清热化痰，润肺止咳**　用于肺热、肺燥及虚劳咳嗽。本品味甘质润而润肺止咳，能清肺泄热化痰，尤适用于内伤久咳、燥痰、肺热之证。治肺热肺燥咳嗽，常配知母以清肺润燥化痰止咳，即二母丸。如痰热较甚，可与蛇胆汁配伍。治肺虚劳嗽，阴虚久咳少痰者，常配伍沙参、麦冬等养阴润肺药，如百合固金汤。

2. **散结消肿**　用于瘰疬及乳痈、肺痈、疮痈等。治痰火郁结之瘰疬，配玄参、牡蛎等以化痰软坚，如瘰疬丸；治热毒壅结之乳痈、肺痈、疮痈，配蒲公英、鱼腥草等清热解毒、消痈散结之品。

【用法用量】　煎服，3～9g；研末，每次1～5g。

【注意事项】　反乌头，不宜与乌头类药材同用。

【现代研究】　本品含多种生物碱，如川贝母含青贝碱、松贝碱甲和松贝碱乙。贝母总生物碱及非生物碱部分，均有镇咳作用；川贝流浸膏、川贝母碱均有不同程度的祛痰作用。

浙贝母《本草正》

浙贝母为百合科植物浙贝母的干燥鳞茎。初夏植株枯萎时采挖，洗净，切厚片或打成碎块。

【性味归经】　苦，寒。归肺、心经。

【功效与应用】

1. 清热化痰　用于风热、燥热、痰热咳嗽。本品功似川贝母，但清热之力更强。治外感风热咳嗽，常配桑叶、前胡等疏散风热、宣肺止咳药；治痰热郁肺之咳嗽痰黄稠者，常配伍瓜蒌、知母等药。

2. 消肿散结　用于瘰疬、瘿瘤、疮痈肿毒、肺痈等。本品清泄热毒，开郁散结力宏，治痰火郁结之瘰疬结核，可与玄参、牡蛎等化痰软坚散结药同用，如消瘰丸；治瘿瘤，常与海藻、昆布等软坚消瘿药同用。治热毒疮痈，常与连翘、蒲公英等清热解毒药同用；治肺痈，常与鱼腥草、芦根等清肺排脓药同用。

【用法用量】　煎服，3～9g。

【注意事项】　风寒咳嗽或寒痰咳嗽忌服，脾胃虚寒者慎服。反乌头，不宜与附子、川乌、草乌同用。

【现代研究】　本品含浙贝母碱、去氢浙贝母碱、浙贝宁、浙贝酮等。浙贝母碱在低浓度下对支气管平滑肌有明显扩张作用。浙贝母碱及去氢浙贝母碱有明显镇咳作用及中枢抑制作用。

瓜蒌《神农本草经》

瓜蒌为葫芦科植物栝楼和双边栝楼的干燥成熟果实。秋季果实成熟时采收，将壳与种子分别干燥。生用，或以仁制霜用。

【性味归经】　甘、寒。归肺、胃、大肠经。

【功效与应用】

1. 清热，润燥，化痰　用于痰热咳喘。本品甘寒，有清肺化痰之功。治痰热之咳痰黄稠，胸闷兼大便不畅者，可与黄芩、胆南星、枳实等同用，如清气化痰丸。治小儿膈热，咳嗽痰喘，久延不愈者，可单用本品，如润肺散，或与知母、浙贝等同用。

2. 利气宽胸　用于胸痹心痛，结胸痞满。本品既能清热化痰，又能利气散结。治痰浊痹阻，胸阳不通的胸痹者，常与薤白等药同用，如瓜蒌薤白白酒汤、瓜蒌薤白半夏汤等；治痰热结胸，胸膈痞满，按之疼痛者，常配黄连、半夏等药，如小陷胸汤。

3. 消肿散结　用于肺痈、肠痈、乳痈等。本品清热化痰，兼能消肿散结。治肺痈咳吐脓血，常与鱼腥草等清肺排脓之品同用。治肠痈，常配红藤、败酱草等药；治乳痈初起，红肿热痛者，可与当归、乳香、没药等同用，如神效瓜蒌散，或配伍蒲公英、金银花、牛蒡子等。

4. 润燥滑肠　用于肠燥便秘。瓜蒌仁味甘质润能润肠通便，常与火麻仁、郁李仁等润肠通便药同用。

【用法用量】　煎服，瓜蒌皮 6～12g，瓜蒌仁 9～15g，全瓜蒌 9～15g。或入丸散。

【注意事项】　脾虚便溏及寒痰、湿痰者忌服。反乌头，不宜与川乌、草乌、附子等药材同用。

【现代研究】　本品含三萜皂苷，有机酸及盐类、树脂、糖类和色素。皂苷及皮中总氨基酸有祛痰作用；瓜蒌注射液对豚鼠离体心脏有扩张冠状动脉的作用。

竹茹《本草经集注》

竹茹为禾本科植物青秆竹、大头典竹或淡竹的茎秆的干燥中间层。全年均可采制，取新鲜茎，刮去外层青皮，然后将中间层刮成丝状，摊放阴干。生用、炒用或姜汁炙用。

【性味归经】　甘，微寒。归肺、胃、胆经。

【功效与应用】

1. 清化热痰　用于肺热咳嗽。本品甘寒，善清痰热，使肺气清肃则咳止，为治痰热咳嗽之良药。用治肺热咳嗽、痰黄黏稠者，与瓜蒌、桑白皮等同用。

2. 除烦止呕　用于痰火内扰之心烦失眠。本品清化热痰而除烦，为治胆火挟痰之良药，亦为治胃热呕吐之要药。治胆火夹痰，痰火上扰的胸闷痰多，烦躁不眠者，常与枳实、半夏、茯苓等同用，如温胆汤；用于胃热呕吐。治胃热或胃有痰热，胃失和降之呕吐者，可与黄连、半夏等同用；治胃虚有热之呕吐者，配橘皮、生姜、人参等，如橘皮竹茹汤。

3. 安胎　用于胎热胎动，妊娠恶阻。若治妊娠恶阻，可与人参、陈皮、生姜等同用。

【用法用量】　煎服，6～10g。化痰宜生用，止呕宜姜汁制。

【注意事项】　寒痰咳喘，胃寒呕吐者慎服。

【现代研究】　竹茹粉对白色葡萄球菌、枯草杆菌、大肠杆菌、伤寒杆菌均有较强的抑制作用。

> **链 接**　竹茹、竹沥、天竺黄的比较
>
> 　　竹茹、竹沥、天竺黄均来源于竹，性寒，均可清热化痰，治痰热咳喘；竹沥、天竺黄又可定惊，用治火热或痰热所致惊风，癫痫，中风昏迷，喉间痰鸣。然竹沥性寒滑利，清热涤痰力强，惊痫中风、肺热顽痰胶结难咯者多用；天竺黄化痰之力较缓，但清心定惊之功较好，多用于小儿惊风，热病神昏抽搐；竹茹长于清心除烦，多用治痰热扰心的心烦失眠，并能清胃止呕，用治胃热呕秽。

前胡《雷公炮炙论》

前胡为伞形科植物白花前胡的干燥根。秋冬季或早春茎叶枯萎或未抽花茎时采挖，除去须根及泥土，晒干，切片生用或蜜炙用。

【性味归经】　苦、辛，微寒。归肺经。

【功效与应用】

1. 降气祛痰　用于痰热阻肺所致咳嗽。本品辛开肺气，苦能降气，寒能清热。治痰热阻肺，肺失宣降的咳喘胸闷，咯痰黄稠者，宜配伍杏仁、桑白皮、贝母等，如前胡散；若治寒痰、湿痰所致咳嗽，气喘，胸闷等，常与白前相须为用。

2. 宣散风热　用于外感风热咳嗽。本品能发散风热，宣开肺气而止咳化痰。治外感风热咳嗽有痰，可与桑叶、牛蒡子、桔梗等同用；若治风寒咳嗽，可与荆芥、紫菀等同用。

【用法用量】　煎服，3～10g。

【注意事项】　阴虚咳嗽，寒饮咳喘者慎服。

【现代研究】　紫花前胡有较好的祛痰作用，作用时间长，其效力与桔梗相当；甲醇总提取物能抑制炎症初期血管通透性，对溃疡有明显抑制作用，还有解痉作用；能延长巴比妥钠所致睡眠时间，有镇静作用。

第三节　止咳平喘药

本类药物主归肺经，其味或辛或苦或甘，其性或温或寒，由于药物性味不同，质地润、燥有异，故有宣肺、清肺、润肺、降肺、敛肺及化痰之别。主治咳喘，而咳喘证，病情复杂，有外感内伤之别，寒热虚实之异。临床应用时应审证求因，随证选用不同的止咳、平喘药，并配伍相应的有关药物。表证、麻疹初起，不能单投止咳药，当以疏解宣发为主，少佐止咳药物，更不能过早使用敛肺止咳药。

苦杏仁《神农本草经》

苦杏仁为蔷薇科植物山杏、西伯利亚杏、东北杏或杏的成熟种子。夏季采收成熟果实，除去果肉及核壳，晒干，生用或炒用。

【性味归经】　苦，微温。有小毒。归肺、大肠经。

【功效与应用】

　　1. 降气止咳平喘　用于咳嗽气喘。本品能降上逆之肺气，宣肺气之郁滞，为治咳喘之要药，可随证配伍，用于治疗多种咳喘病证。治风寒咳喘，配麻黄、甘草，如三拗汤；治风热咳嗽，配桑叶、菊花，如桑菊饮；治燥热咳嗽，配桑叶、贝母、沙参等，如桑杏汤；治肺热咳喘，配石膏等，如麻杏石甘汤。

　　2. 润肠通便　用于肠燥便秘。本品系种子入药，质润多脂，能治肠燥便秘，常与柏子仁、郁李仁等润肠通便药同用，如五仁丸。

　　【用法用量】　煎服，5～10g。宜打碎入煎。

　　【注意事项】　本品有小毒，用量不宜过大；婴儿慎用。

　　【现代研究】　本品含苦杏仁苷及脂肪油、蛋白质、各种游离氨基酸。所含苦杏仁苷口服后，在下消化道分解后产生少量氢氰酸，能抑制咳嗽中枢而起镇咳平喘作用。

紫苏子《名医别录》

　　紫苏子为唇形科植物紫苏的干燥成熟果实。秋季果实成熟时采收，晒干。生用或微炒，用时捣碎。

　　【性味归经】　辛，温。归肺、大肠经。

　　【功效与应用】

　　1. 降气化痰，止咳平喘　用于痰壅气逆之咳喘。本品长于降气化痰，气降痰消则咳喘自平。治咳喘痰多，胸闷食少者，配白芥子、莱菔子，如三子养亲汤；治上盛下虚之久咳痰喘者，配肉桂、当归、厚朴等，如苏子降气汤。

　　2. 润肠通便　用于肠燥便秘。本品质润性缓，能润燥滑肠，助大肠传导，常配伍火麻仁、瓜蒌仁等，如紫苏麻仁粥。

　　【用法用量】　煎服，5～10g。打碎煎服。或入丸散。

　　【注意事项】　气虚久咳、阴虚喘咳及脾虚便溏者忌服。

　　【现代研究】　紫苏子其有效成分是紫苏子油，含大量油脂，出油率高达 45%左右，油中含亚麻酸 62.73%、亚油酸 15.43%、油酸 12.01%。种子中蛋白质含量占 25%，内含 18 种氨基酸，其中赖氨酸、蛋氨酸的含量均高于高蛋白植物籽粒苋。此外还有谷维素、维生素 E、维生素 B_1、甾醇、磷脂等。苏子可增强学习记忆功能，有降血脂、降血压、抑制血小板聚集、防腐、抗氧化、抗癌、抑菌作用。

　　链 接　苏子、苏叶、苏梗比较

　　　苏子、苏叶、苏梗为同一株植物的不同部位。苏子为成熟果实，苏叶为干燥的叶，苏梗为干燥茎。

　　　苏子，辛，温，归肺、大肠经，有降气化痰、止咳平喘、润肠通便之功，长于降肺气，化痰涎，用治痰壅气逆；又能降泄肺气以助大肠传导。

　　　苏叶，辛，温，归肺、脾经，有解表散寒、行气宽中之功。外能解表散寒，内能行气宽中，略兼化痰止咳之功；又能行气以宽中除胀，和胃止呕，兼有理气安胎之功。

　　　苏梗，辛、甘，微温，归脾、肺、胃经，有宽胸利膈、顺气安胎之功，适用于胸腹气滞、痞闷作胀及胎动不安、胸胁胀痛等症。

百部《名医别录》

　　百部为百部科植物直立百部、蔓生百部或对叶百部的干燥块根。春、秋两季采挖，除去须根，洗净、置沸水中略烫或蒸至无白心，取出，晒干，切厚片。生用，或蜜炙用。

　　【性味归经】　甘、苦，平。归肺经。

　　【功效与应用】

　　1. 润肺止咳　用于新久咳嗽，百日咳，肺痨咳嗽。本品专入肺经，善润肺止咳，为治新久咳嗽之要药，可单用或配伍应用。治风寒咳嗽，常与荆芥、桔梗、紫菀等同用，如止嗽散；治气阴两虚之久咳，与黄芪、沙参、麦冬等同用；治肺痨咳嗽、痰中带血，常与沙参、麦冬、川贝母等药同用。治百日咳，可单用，或与贝母、紫菀、白前等同用。

2. 杀虫灭虱 用于蛲虫、阴道滴虫、头虱及疥癣等。治蛲虫病，可单用本品浓煎，睡前保留灌肠；治阴道滴虫，可单用，或配蛇床子、苦参等煎汤坐浴外洗；治头虱、体虱及疥癣，可制成20%乙醇液，或50%水煎剂外搽患处。

【**用法用量**】 煎服，5～9g。外用适量，煎汤熏洗，或研撒。久咳虚嗽宜蜜炙用，杀虫灭虱宜生用。

【**注意事项**】 脾虚食少便溏者慎服。

【**现代研究**】 百部所含生物碱能降低呼吸中枢兴奋性，抑制咳嗽反射，而奏止咳之效。对支气管痉挛有松弛作用，强度与氨茶碱相似。

桑白皮《神农本草经》

桑白皮为桑科植物桑的干燥根皮。秋末叶落时至次春发芽前挖根，刮去黄棕色粗皮，剥取根皮，晒干，切丝。生用，或蜜炙用。

【**性味归经**】 甘，寒。归肺经。

【**功效与应用**】

1. 泻肺平喘 用于肺热咳喘痰多。本品入肺经，泻肺火，消水气而平喘。治肺热咳嗽，常与地骨皮同用，如泻白散；治水饮停肺，胀满喘急，配麻黄、杏仁、葶苈子等；治肺虚有热，咳喘气短，潮热、盗汗者，与人参、五味子、熟地黄等同用，如补肺汤。

2. 利水消肿 用于浮肿尿少，小便不利。治肺气不宣、水气不行致全身面目肌肤浮肿，胀满喘急，兼小便不利者，常配伍茯苓皮、大腹皮、生姜皮等，如五皮饮。

此外，本品尚有清肝作用，用于肝阳上亢、肝火偏旺之头晕目眩、面红目赤等证。

【**用法用量**】 煎服，6～12g。泻肺利水宜生用，泻肺平喘宜蜜炙用。

【**现代研究**】 本品含多种黄酮类衍生物，如桑根皮素、桑皮色烯素、桑根皮素等。本品有轻度止咳作用，并能利尿，患者尿量及钠、钾、氯化物排出量均增加。

葶苈子《神农本草经》

葶苈子为十字花科植物独行菜或播娘蒿的干燥成熟种子。夏季果实成熟时采割植株，晒干，搓出种子，除去杂质，生用或炒用。

【**性味归经**】 苦、辛，大寒。归肺、膀胱经。

【**功效与应用**】

1. 泻肺平喘 用于痰涎壅盛咳喘。本品苦寒降泄，专泻肺中水饮及痰火。治痰涎壅喘咳，不得平卧，常与大枣同用，如葶苈大枣泻肺汤。若治外邪犯肺，痰阻所致咳嗽，常与苏子、桑白皮、杏仁等同用。

2. 利水消肿 用于胸腹积水实证。本品泄肺气之闭塞以通调水道，利水消肿。治腹水肿满属湿热蕴阻者，配防己、椒目、大黄，即己椒苈黄丸；治结胸之胸胁积水，配杏仁、大黄、芒硝，即大陷胸丸。

【**用法用量**】 煎服，3～10g。包煎。

【**注意事项**】 肺虚喘促，脾虚肿满者忌服。

【**现代研究**】 葶苈子提取物，均有强心作用，能使心肌收缩力增强，心率减慢，对衰弱的心脏可增加心排血量，降低静脉压。本品尚有利尿作用。

枇杷叶《名医别录》

枇杷叶为蔷薇科植物枇杷的干燥叶。全年均可采收，晒干，刷去毛，切丝。生用或蜜炙用。

【**性味归经**】 苦，微寒。归肺、胃经。

【**功效与应用**】

1. 清肺止咳 用于肺热咳嗽。本品能肃降肺气以止咳。治肺热咳嗽，痰黄而稠，常配伍桑叶、前胡等；若治燥热伤肺，咳嗽少痰或干咳无痰，常配伍桑白皮、知母、沙参等；治肺虚久咳，则配伍阿胶、百合等。

2. 降逆止呕 用于胃热呕逆,哕逆。本品能清胃热降胃气,可止呕、降呃逆。治胃热呕吐,呃逆,与橘皮、竹茹等同用;治妊娠呕吐,与生姜、紫苏等同用。

【用法用量】 煎服,6～10g。止咳宜蜜炙用,止呕宜生用。

【现代研究】 本品含挥发油,主要为橙花椒醇和金合欢醇,以及酒石酸、熊果酸、齐墩果酸、苦杏仁苷、鞣质等。本品有镇咳、平喘作用,祛痰作用较差。

第四节 其他止咳化痰平喘药

其他止咳化痰平喘药见表 12-1。

表 12-1 其他止咳化痰平喘药简表

类别	药名	性味归经	功效与应用	用法用量
温化寒痰药	白附子	辛,温。有毒。归肝、胃经	燥湿化痰,祛风止痉,解毒散结。用于中风痰壅,口眼㖞斜,破伤风,惊风癫痫,偏正头痛;瘰疬痰核,毒蛇咬伤	3～6g
	白前	苦、辛,微温。归肺经	降气祛痰止咳。用于肺气壅实之咳喘气逆,痰多	3～9g
清化热痰药	竹沥	甘,寒。归心、肺、脾经	清热化痰。用于肺热之痰壅咳喘;中风痰迷,惊痫癫狂	30～60g,冲服
	昆布	咸,寒。归肝、胃、肾经	消痰软坚,利水消肿。用于瘰疬,瘿瘤;脚气浮肿,水肿,小便不利	6～12g
	海藻	咸,寒。归肝、胃、肾经	消痰软坚,利水消肿。用于瘰疬,瘿瘤;脚气浮肿,水肿,小便不利	6～12g
	天竺黄	甘,寒。归心、肝经	清热化痰,清心定惊。痰热惊痫,中风痰壅	3～9g;研末,每次0.6～1g
	黄药子	苦,寒。有小毒。归肺、肝经	化痰软坚散结,清热解毒,凉血止血。用于瘿瘤;疮痈肿毒,咽喉肿痛,毒蛇咬伤;血热之吐衄,咯血	5～15g;研末,1～2g
	瓦楞子	咸,平。归肺、胃、肝经	消痰化瘀,软坚散结,制酸止痛。用于顽痰久咳,瘰疬,瘿瘤;癥瘕痞块;胃痛泛酸	9～15g,打碎先煎;研末,1～3g
	海蛤壳	苦、咸,寒。归肺、胃经	清热化痰,软坚散结,利尿消肿,制酸止痛。用于肺热,痰火咳喘;瘿瘤,瘰疬,痰核;水肿,小便不利;胃痛泛酸	9～15g,打碎先煎;蛤粉宜布包;入丸,1～3g
	海浮石	咸,寒。归肺经	清热化痰,软坚散结,通淋。用于肺热咳喘;瘰疬痰核;淋证	6～9g,打碎先煎
	礞石	甘、咸,平。归肺、心、肝经	消痰下气,平肝镇惊。用于顽痰,老痰胶结之气逆咳喘;惊风抽搐,癫痫发狂	10～15g,打碎布包,先下;入丸散,1.5～3g
止咳平喘药	紫菀	辛、苦,温。归肺经	润肺下气,化痰止咳。用于外感咳嗽,咳痰不爽;肺虚久咳,痰中带血	5～10g
	款冬花	辛、微苦,温。归肺经	润肺下气,止咳化痰。用于多种咳嗽	5～10g
	马兜铃	苦、微辛,寒。归肺、大肠经	清肺化痰,止咳平喘,清肠疗痔。用于肺热咳嗽;肺虚有热之咳嗽或痰中带血;痔疮肿痛,出血	3～9g
	白果	甘、苦、涩,平。有毒。归肺、肾经	敛肺平喘,止带缩尿。用于咳喘气逆痰多;白浊,带下,尿频遗尿	5～10g
	胖大海	甘,寒。归肺、大肠经	清宣肺气,清肠通便。用于肺热声哑,痰热咳嗽;燥热便秘,肠热便血	2～3枚,或沸水泡
	洋金花	辛,温。有毒。归肺、肝经	平喘止咳,解痉,定痛。用于咳嗽哮喘;小儿慢惊	入丸散,0.3～0.6g,亦可作卷烟分次燃吸(每日不超过1.5g)

自测题

1. 患者，女，36 岁。发热胸痛 5 天，咳吐腥臭脓血痰，舌红苔黄。用药宜首选（　　）
   A. 桑叶、杏仁、枇杷叶
   B. 麻黄、杏仁、石膏
   C. 紫菀、款冬花、百部
   D. 桔梗、薏苡仁、鱼腥草
   E. 白果、川贝母、杏仁

2. 半夏具有的功效是（　　）
   A. 燥湿化痰，降逆止呕，消痞散结，消肿止痛
   B. 清热化痰，软坚散结
   C. 宣肺化痰，清热散结
   D. 燥湿化痰，解毒散结
   E. 燥湿化痰，消肿散结

3. 患者，女，50 岁。胸闷憋气，痰多黄黏，大便干结，舌体胖大。用药宜首选（　　）
   A. 川芎
   B. 瓜蒌
   C. 郁金
   D. 桂枝
   E. 枳实

4. 患者，男，45 岁。咳嗽痰少，时有咳血，潮热，自汗盗汗，神疲乏力，舌红少苔，脉细数无力。用药宜首选（　　）
   A. 陈皮、半夏、白芥子
   B. 川贝母、百部、紫菀
   C. 麻黄、桑白皮、地龙
   D. 黄芩、瓜蒌、鱼腥草
   E. 苏子、莱菔子、白芥子

5. 功效燥湿化痰，祛风解痉，散结消肿的药物是（　　）
   A. 防风
   B. 蕲蛇
   C. 天南星
   D. 蝉衣
   E. 胆南星

6. 治头痛，口眼㖞斜，首选药是（　　）
   A. 半夏
   B. 天南星
   C. 白附子
   D. 白芥子
   E. 胆南星

7. 下列除哪项外，均是半夏与天南星的共同点（　　）
   A. 均为天南星科植物的块茎
   B. 均辛温，有毒
   C. 均能燥湿化痰
   D. 均能消肿止痛
   E. 均能祛风解痉

8. 治阴疽流注及痰阻肢体麻木关节肿痛之证的首选药物是（　　）
   A. 半夏
   B. 天南星
   C. 禹白附
   D. 白芥子
   E. 黄药子

（陈　鹏　迟　栋）

第十三章

安 神 药

凡以安神定志为主要作用，用于治疗心神不宁病证的药物，称为安神药。

安神药多为矿石类、贝壳类与植物种子类药物，主入心、肝两经。心藏神，主神志；肝藏魂。心、肝两脏的功能与人的神志活动有着密切的关系，主宰着人体的精神、意识、思维活动。故本类药物具有镇惊安神或养心安神之效。主要适用于心神不宁所致的惊悸、失眠、健忘、多梦，以及惊风、癫狂、痫证等神志异常的病证。但心神不宁证有虚实之分，可由多种原因引起。若热邪内扰，痰热内阻等导致烦躁不安、惊悸、失眠，多属于实证；而阴血不足，心肾不交，心脾两虚，心失所养所致虚烦不眠、心悸怔忡、健忘失眠、眩晕等，多属于虚证。

根据本类药物的性能及适应证的不同分为两类：一类为重镇安神药，多来源于矿石、贝壳类，其"重则能镇"，"重可去怯"，具有重镇安神的作用，适用于心神不安属实证者；一类为养心安神药，多来源于植物种子类，质润性补，具有滋养心肝阴血的作用，适用于心神不宁属虚证者。

应用本类药物时需要根据不同的病因病机选择适宜的药物，并进行相应的配伍。若阴血虚少者，当配伍滋养阴血的药物；若属心脾两虚者，当配伍补益心脾之品；若属心肾不交者，当配伍滋阴降火、交通心肾的药物；若心火亢盛者，热扰心神者配伍清心降火药物；痰浊内阻扰心者，配伍化痰清热药；肝阳上亢者，配伍平肝潜阳药；气滞血瘀者，配伍活血化瘀、理气开郁药。此外，惊风、癫狂、痫证等证，多以化痰开窍或平肝息风药为主，而本类药物常作辅助之品。

矿石类安神药入煎剂时，宜打碎先煎、久煎；入丸、散服，易伤脾胃，故不宜长期服用，并需酌情配伍健脾养胃之品；部分药物有毒，更须慎用，不宜过量或长期服用，以防中毒。

第一节　重镇安神药

本类药物多为矿石、化石及贝壳类药物，质重沉降，重可去怯，能镇能降，具有重镇安神、平惊定志之功。主要用于心火亢盛，痰热扰心等引起的烦躁不安、惊悸、失眠，以及惊风、癫狂、痫证等证。

本类药物如作丸散，易伤脾胃，须酌配养胃健脾之品。部分药物有毒，临证须慎用。

朱砂《神农本草经》

朱砂为硫化物类矿物辰砂族辰砂，主含硫化汞。采挖后选取纯净者，用磁铁吸净含铁的杂质，再用水淘去杂石和泥沙，晒干，水飞法研成极细粉末，晾干生用。

【性味归经】　甘，寒。有毒。归心经。

【功效与应用】

1. **镇心安神**　用于心火亢盛之心神不安，胸中烦热，心悸失眠，惊风、癫痫。本品既可重镇安神，又能清心火，故心火亢旺、内扰神明之心神不宁证最宜，每与黄连、莲子心、栀子等同用，以增强清心安神之效。兼心血虚者，可配伍当归、生地黄等，共奏清心养血安神之功，如朱砂安神丸；治热入心包或痰热内闭所致的高热烦躁，神昏谵语，惊厥抽搐者，常与麝香、牛黄、冰片等配伍，如安宫牛黄丸；治小儿惊风，常与牛黄、全蝎等同用，如牛黄散；合磁石、神曲，即磁朱丸，常用治癫痫。

2. **清热解毒**　用于疮痈肿毒，咽喉肿痛，口舌生疮及毒蛇咬伤。本品内服外用均有较强的清热解毒作用。治疗疮疡肿毒，常与雄黄、山慈菇等配伍，如紫金锭。合冰片、硼砂等外用，可用治咽喉肿痛、口舌生疮，如冰硼散。

【用法用量】　入丸散或研末冲服，每次 0.1～0.5g，不入煎剂。外用适量。

【注意事项】　本品有毒，不可过量或久服，以防汞中毒。孕妇及肝肾功能不良者慎用。忌火煅，否则析出水银，有剧毒。

【现代研究】　朱砂主含硫化汞（HgS），有镇静、抗惊厥、抗心律失常及保护脑损伤的作用。外用能抑制或杀灭皮肤细菌和寄生虫。长期口服朱砂制剂可引起慢性中毒及以神经衰弱症候群为主的症状，以及肝肾功能损害、性功能减退等。

链接 朱砂的不良反应

朱砂为无机汞化合物，汞与人体蛋白质中巯基有特别的亲和力，浓度高时，可抑制多种酶的活性，使代谢发生障碍，直接损害中枢神经系统。急性中毒的症状表现为尿少或尿闭、浮肿，甚至昏迷抽搐、血压下降或因肾衰竭而死亡。慢性中毒者口有金属味、流涎增多、口腔黏膜充血、口腔溃疡、牙龈肿痛、出血、恶心、呕吐、腹痛腹泻、手指或全身肌肉震颤，肾脏损害可表现为血尿、蛋白尿、管型尿等。

龙骨《神农本草经》

龙骨为古代多种大型哺乳动物，如三趾马、犀类、鹿类、牛类、象类等的骨骼化石或象类门齿的化石。全年可采挖，除去泥沙及杂石。生用或煅用。

【性味归经】　甘、涩，微寒。归心、肝、肾经。

【功效与应用】

1. **镇惊安神**　用于神志不安、心悸失眠、惊痫癫狂。本品有良好的镇惊安神作用，为重镇安神常用药。用治心神不宁，心悸失眠，健忘多梦，常与朱砂、远志、酸枣仁等同用。与牛黄、羚羊角、胆南星、礞石等同用，又治痰热内盛，惊痫抽搐，癫狂发作者。

2. **平肝潜阳**　本品质重沉降，有较强的平肝潜阳作用。本品常与牡蛎、代赭石、白芍等同用，治疗阴虚阳亢之头晕目眩，烦躁易怒等症，如镇肝息风汤。

3. **收敛固涩**　用于滑脱诸证。本品收敛固涩之功颇佳，尤善涩精，常用于遗精、带下、虚汗、崩漏、自汗及盗汗等正虚滑脱之证。治肾虚遗精、滑精，常与牡蛎、沙苑子、芡实等配伍，如金锁固精丸；治带下赤白及月经过多，可与牡蛎、海螵蛸、山药等同用；治虚汗，每与五味子、牡蛎等配伍。

4. **收湿敛疮**　用于湿疮湿疹，疮疡溃后不敛。煅龙骨外用，有吸湿、敛疮、生肌之功，可用于湿疹痒疮，常配伍牡蛎研粉外敷；若疮疡溃后经久不愈，常与枯矾同用，掺敷患处。

【用法用量】　煎服，15～30g。打碎先煎。外用适量。收敛固涩煅用，其他生用。

【现代研究】　本品主含钙盐，尚含五氧化二磷、氯化镁。三氧化二铁和少量铝、镁、氯等，其所含钙盐被吸收后，有促进血液凝固、降低血管壁通透性及抑制骨骼肌兴奋的作用，此外还具有镇静、抗抑郁及抗惊厥的作用。

第二节　养心安神药

本类药物多为植物种子及种仁类，主入心、肝经，有甘润滋养之性，故能滋养心肝，养补阴血。主要用于阴血不足、心脾两虚、心肾不交等所致的心悸怔忡、虚烦不眠、健忘多梦等神志不安属虚证者。

酸枣仁《神农本草经》

酸枣仁为鼠李科植物酸枣的干燥成熟种子。秋末冬初果实成熟时采收，除去果肉及核壳，晒干。生用或炒用，用时打碎。

【性味归经】　苦、酸，平。归心、肝、胆经。

【功效与应用】

1. 养心安神　用于失眠、心悸。本品是养心安神要药。主要用于心肝血虚引起的心烦、失眠、多梦、眩晕等，对兼有心悸不安、虚汗的患者尤宜，常与当归、白芍、何首乌、龙眼肉同用。若肝虚有热之虚烦失眠，常与知母、茯苓等同用，如酸枣仁汤；若心肾不足、阴亏血少所致虚烦不眠、心悸、健忘，可与玄参、生地黄、柏子仁等同用，如天王补心丹。

2. 敛汗生津　用于体虚多汗，盗汗。本品有收敛止汗之功，常用于体虚自汗、盗汗，兼心神不宁者。如合人参、茯苓各等份为末，米饮调下，治盗汗。此外，本品味酸而收敛，有敛阴生津止渴之功，用于津伤口渴咽干者，常与生地黄、麦冬、天花粉等同用。

【用法用量】　煎服，9～15g。研末吞服，每次 1～1.5g。

【注意事项】　内有实邪郁火者慎服。

【现代研究】　本品富含脂肪油，含多种皂苷及黄酮类成分，另外还含有阿魏酸、生物碱及多糖类成分。本品有镇静、催眠、抗惊厥、镇痛、增强免疫和降温作用，并有降血压、降血脂、兴奋子宫及抗脂质过氧化的作用。

远志《神农本草经》

远志为远志科植物远志或卵叶远志的干燥根。春季出苗前或秋季地上部分枯萎后采挖，除去须根和泥沙，晒干。生用或蜜炙用。

【性味归经】　苦、辛，温。归心、肾、肺经。

【功效与应用】

1. 安神益智　用于心神不安所致的失眠多梦、健忘、惊悸。本品既能益心气而宁心安神，又能通肾气而强志不忘，为交通心肾、安神定志、益智强识之佳品。治健忘，常与人参、石菖蒲配伍，如不忘散；治失眠、惊悸等证，常与朱砂、龙齿、茯神等同用，如远志丸。

2. 祛痰开窍　用于咳嗽痰多及痰阻心窍之神志恍惚、惊风发狂。治咳嗽痰多、难咳出者，每与杏仁、桔梗、甘草、瓜蒌等同用。治痰阻心窍之精神错乱、惊痫等症，常与石菖蒲、郁金、白矾同用。

3. 消散痈肿　用于痈疽肿毒。本品可疏散气血壅滞，而消痈散肿、疗痈疽疮毒等证一般单用为末，酒送服或外用调敷即效。

【用法用量】　煎服，3～9g。外用适量。一般生用。蜜炙能增强化痰止咳作用，并可缓和对胃的刺激。

【注意事项】　本品对胃有刺激性，剂量过大易致呕吐。有胃炎及溃疡者慎用。

【现代研究】　本品主要包含三萜皂苷类、糖脂类，也含有少量的生物碱、香豆素、木质素等，有抗痴呆、脑保护、镇静、抗惊厥、抗抑郁、祛痰镇咳、保护心脑血管等作用。

第三节　其他安神药

其他安神药见表 13-1。

表 13-1　其他安神药简表

分类	药名	性味归经	功效与应用	用法用量
重镇安神药	磁石	咸，寒。归心、肝、肾经	镇惊安神，平肝潜阳，聪耳明目，纳气定喘。用于心神不宁、惊悸、癫狂等证；用于肝阳上亢证；用于肝肾阴虚，耳聋目暗；用于肾虚喘咳	15～30g；宜打碎先煎。入丸、散剂，每次 1～3g
	琥珀	甘，平。归心、肝、膀胱经	镇惊安神，活血散瘀，利尿通淋。用于心神不宁，惊风，癫痫；用于瘀血证；用于淋证，癃闭；用于尿频、尿痛等	研末冲服，或入丸、散剂，每次 1.5～3g
	珍珠	甘、咸，寒。归心、肝、肾经	镇静安神，明目祛翳，收敛生肌。用于惊悸怔忡、癫痫惊风；用治目赤肿痛、翳膜遮睛等眼科疾病，多外用；咽喉腐烂、口舌生疮、溃疡久不收口，宜外用	入丸、散剂，每次 0.3～1g

续表

分类	药名	性味归经	功效与应用	用法用量
养心安神药	柏子仁	甘，平。归心、肾、大肠经	养心安神，润肠通便。用于心悸失眠；用于肠燥便秘；用治体虚肠燥便秘	10～20g，煎服
	夜交藤	甘，平。归心、肝经	养心安神，祛风通络。用于虚烦失眠，多梦等；用于血虚身痛，风湿痹痛。此外，单用本品煎汤外洗，可治皮肤痒疹	9～15g，煎服
	合欢皮	甘，平。归心、肝、肺经	安神解郁，活血消肿。用于忿怒忧郁，烦躁不眠；用于跌打骨折，疮痈肿毒，疮痈；可用治内、外痈疽	6～12g，煎服

自 测 题

1. 朱砂的用量是（　　　）

　A. 0.01g 　　　　　　　B. 0.5g

　C. 2g 　　　　　　　　D. 3g

　E. 5g

2. 关于朱砂的用法不正确的是（　　　）

　A. 研末冲服 　　　　　B. 入丸散

　C. 入煎剂 　　　　　　D. 调敷

　E. 喷喉

3. 药性沉降，入肾纳气平喘，治虚喘常用的药为（　　　）

　A. 葶苈子 　　　　　　B. 磁石

　C. 桑白皮 　　　　　　D. 龙骨

　E. 以上均是

4. 夜交藤的功效是（　　　）

　A. 养心安神，消散痈肿 　　B. 宁心安神，祛痰开窍

　C. 解郁安神，活血消肿 　　D. 养心安神，润肠通便

　E. 养心安神，祛风通络

5. 珍珠不具有的功效是（　　　）

　A. 安神定惊 　　　　　B. 明目除翳

　C. 解毒敛疮 　　　　　D. 润肤祛斑

　E. 平肝潜阳

（吴　君　吴立明）

第十四章

平肝息风药

凡以平肝潜阳、息风止痉为主要功效，用治肝阳上亢或肝风内动证的药物，称为平肝息风药。

本类药物多为咸寒之品，主入厥阴肝经，有平肝潜阳、缓和或制止肝阳上亢，以及息风止痉、制止或缓解痉挛抽搐的作用。部分药兼有清泄肝火和明目退翳的作用。

根据药物作用的不同，平肝息风药主要分为平肝潜阳药和息风止痉药。平肝潜阳药主要用于肝阴不足、阴不维阳、肝阳亢逆于上所致的头晕头痛、耳鸣耳聋、烦躁不安，以及惊悸癫狂等症。息风止痉药主治温热病的高热神昏、惊风抽搐、热极生风、肝血不足、筋失濡养、虚风内动，以及中风后遗症的半身不遂等证。此外，部分药物兼治肝火上炎所致的目赤肿痛、翳膜障睛、视物不清等症。

本类药物需针对不同的病因和病情配伍用药。因肝阴不足，肝阳上亢者，当配滋补肝阴药；因肾水不足，水不涵木，肝阳偏亢者，当配滋补肾阴之品，以滋水涵木。惊风抽搐之证，属热极生风，当配清热泻火药；因肝血不足、血不濡筋的虚风内动者，当配养血柔筋之品；如系脾虚慢惊者，当配健脾药；风痰上扰而致惊痫者，当配化痰开窍药；面部中风而口眼㖞斜者，当配化痰通络药；对破伤风角弓反张者，除重用息风止痉药外，还当配疏散外风、化痰镇静之品；对中风后遗症的半身不遂，应视其病因的不同和病程的长短及正气的虚实，配以活血化瘀、补益气血之品。

本类药物有寒凉、温热之不同，应区别使用。凡性质偏于寒凉的药物，宜用于肝经热盛证而不宜用于脾虚慢惊证；少数性质偏于温燥的药物，阴虚血亏者当忌用。

第一节　平肝潜阳药

凡以平抑上亢之肝阳为主要作用，用于治疗肝阳上亢病证的药物，称为平肝潜阳药。本证常由素体阴虚或肝郁化火，暗耗其阴，不能制阳，使阴虚于下，阳亢于上而致。主症为气血上冲之头晕耳鸣、头目胀痛、面红目赤；兼症有头重足轻、腰膝酸软、急躁易怒、心悸、失眠、舌质红、脉弦细。本类药物，除常与滋养肾阴的药物配伍外，还须根据不同兼症作相应配伍，如肝阳化风，导致肝风内动，痉挛抽搐者，应配以息风止痉药；肝火亢盛，急躁易怒者，应配以清泻肝火药。需要注意的是，本类药大部分来源于贝壳和矿石类，需煅后入药，有些药长期服用会产生不良反应，应适量。

石决明《名医别录》

石决明为鲍科动物杂色鲍、皱纹盘鲍、羊鲍、澳洲鲍、耳鲍或白鲍的贝壳。夏、秋两季捕捉，去肉，洗净，干燥。打碎，生用或煅用。

【性味归经】　咸，寒。归肝经。

【功效与应用】

1. **平肝潜阳**　用于肝阳上亢。治肝肾阴虚、肝阳上亢之眩晕、头痛，常配生地、白芍、牡蛎等；治肝火上炎的头痛、眩晕、烦躁，配夏枯草、菊花等；治肝热风动之惊痫抽搐，多与钩藤、生地、白芍等同用。

2. **清肝明目**　用于各种目疾。治肝火上炎之目赤肿痛，常与决明子、菊花配伍；治疗风热目赤翳障，常与蝉蜕、菊花配伍；治肝虚血少之目涩、视物昏花，常与熟地黄、枸杞子配伍。

【用法用量】　煎服，6～20g。打碎先煎。平肝清肝宜生用，外用点眼宜煅后水飞。

【注意事项】　脾胃虚寒食少便溏者慎服。

【现代研究】　主要含碳酸钙，亦含有机质和少量的镁、铁、硅酸盐、硫酸盐、磷酸盐、氯化物和极微量的碘。本品具有抗凝，耐氧，扩张支气管平滑肌和增强免疫等作用，对金黄色葡萄球菌、大肠杆菌、铜绿假单胞菌也有较强抑制作用。

牡蛎《神农本草经》

牡蛎为牡蛎科动物长牡蛎、大连湾牡蛎或近江牡蛎的贝壳。我国沿海一带均有分布。全年均可采收，去肉，洗净，晒干。打碎，生用或煅用。

【性味归经】　咸，微寒。归肝、肾经。

【功效与应用】

1. **平肝潜阳**　用于肝阳上亢证。治肝肾阴虚、肝阳上亢之眩晕耳鸣、失眠心悸，常与龟甲、龙骨等配伍，如镇肝熄风汤；热病伤阴之虚风内动，常与龟甲、鳖甲配伍，如大定风珠。

2. **重镇安神**　用于心神不安。治惊悸怔忡、失眠多梦等，常与龙骨相须为用，如桂枝甘草龙骨牡蛎汤。

3. **软坚散结**　用于瘰疬痰核，癥瘕痞块等，常与玄参相须为用。治痰火郁结之瘰疬，常与玄参、浙贝母配伍，如消瘰丸；若治血瘀气结之癥瘕痞块，与丹参、鳖甲等同用。

4. **收敛固涩**　用于滑脱诸证。本品长于收敛固涩，常与龙骨相须为用。治自汗、盗汗，常与黄芪、浮小麦、麻黄根同用，即牡蛎散；治肾虚精关不固之遗精、滑精，常与沙苑子、芡实等同用，如金锁固精丸；治崩漏、带下等，常配煅龙骨、山药、乌贼骨等，如清带汤。

5. **制酸止痛**　用于胃痛泛酸。治疗胃酸过多，胃脘胀满疼痛，可研末单用，与乌贼骨、浙贝母共为细末内服。

【用法用量】　煎服，15～30g。打碎先煎。平肝潜阳、软坚散结宜生用、收敛固涩、制酸止痛宜煅用。

【注意事项】　不宜多服久服，以免引起便秘和消化不良。有湿热实邪者忌服。

【现代研究】　牡蛎主含碳酸钙80%～95%、磷酸钙及硫酸钙。此外尚含镁、铁、铝、硅等多种无机元素及多种氨基酸。本品具有抗酸、镇静、消炎的作用。

代赭石《神农本草经》

代赭石为氧化物类矿物刚玉族赤铁矿，主含三氧化二铁（Fe_2O_3）。采挖后，除去杂石。打碎，生用或煅淬用。

【性味归经】　苦，寒。归肝、肺、胃、心经。

【功效与应用】

1. **平肝潜阳**　用于肝阳上亢。治肝阳上亢兼肝火偏盛者，常与石决明、牛膝等配伍，如代赭石汤；治肝肾阴虚，肝阳上亢者，常与龟甲、牡蛎等配伍，如镇肝熄风汤。

2. **重镇降逆**　用于胃气上逆及气逆喘息。治胃气上逆之呕吐、呃逆、噫气，可单研末，米醋调服；治肺肾不足之气逆喘息者，常与党参、山茱萸等配伍，如参赭镇气汤。

3. **凉血止血**　用于血热出血证。用于血热妄行之吐血，常与白芍、竹茹等配伍，如寒降汤；衄血及血热崩漏者，常与禹余粮、赤石脂等配伍，如震灵丹。

【用法用量】　煎服，9～30g。打碎先煎。平肝宜生用，止血宜煅用。

【注意事项】　虚寒证及孕妇慎用。含微量砷，不可久服。

【现代研究】　本品主要成分为Fe_2O_3，对中枢神经有镇静作用，能促进红细胞及血红蛋白的新生。

蒺藜《神农本草经》

蒺藜为蒺藜科植物蒺藜的干燥成熟果实。主产于东北、华北及西北等地，秋季果实成熟时采割植株，晒干，打下果实，除去杂质。生用或炒用。

【性味归经】　辛、苦，微温；有小毒。归肝经。

【功效与应用】

1. **平肝解郁**　用于肝阳上亢及肝郁气滞证。治肝阳上亢之头痛眩晕，常与钩藤、珍珠母等配伍；治肝气郁结之胸胁疼痛，常与柴胡、香附等配伍；治产后肝郁乳汁不通、乳房胀痛，常与穿山甲配伍。

2. **祛风明目**　用于风热目赤翳障。治疗风热上犯之目赤肿痛、多泪多眵、翳膜遮睛，常与菊花、决明子等配伍，如白蒺藜散。

3. **止痒**　用于风疹瘙痒，常与防风、荆芥等配伍。

【用法用量】　煎服，6～9g。祛风明目宜生用，平肝疏肝宜炒用。

【注意事项】　血虚气弱及孕妇慎服。

【现代研究】　本品含脂肪油及少量挥发油类、鞣质、树脂、生物碱等，具有降压、利尿、抑制小肠运动等作用。

第二节　息风止痉药

以平息肝风，制止痉挛抽搐为主要功效，常用于治肝风内动证的药物，称为息风止痉药。

肝风内动证是指由肝阳上亢、高热、痰浊、血虚、阴虚等原因所致，以肢体痉挛、抽搐、颤动等为特点的证候。该证以痉挛、抽搐为特征，但病因不同，伴见症状各异。如肝阳化风所致者，多以眩晕欲仆，头痛而摇，肢体震颤，语言不利，或猝然昏倒，不省人事，舌强不语，偏瘫为主症，兼见手足麻木，步履不正等；温热病，热入营血，或肝热内盛而热极生风者，常以四肢抽搐，两目上视，牙关紧闭为主症，并伴见高热、神昏、躁扰如狂等；阴虚动风，血虚生风者，多以手足蠕动、震颤，关节拘急，肢体麻木为主症，常伴见阴血不足之表现。

息风止痉药主要适用于肝阳化风、热极动风的肝风内动证，亦可用于痫证、破伤风、脾虚慢惊风等痉挛抽搐者。大多数息风止痉药常分别兼有平肝潜阳、清热解毒、明目等作用。

羚羊角《神农本草经》

羚羊角为牛科动物赛加羚羊的角。猎取后锯取其角，晒干。镑片或研粉用。

【性味归经】　咸，寒。归肝、心经。

【功效与作用】

1. **平肝息风**　用于肝风内动证。本品是治疗肝风内动、惊风抽搐的要药。治温病热盛所致高热惊痫、神昏痉厥、手足抽搐，或小儿热极生风，常与钩藤、菊花、白芍等同用，如羚羊钩藤汤。

2. **平肝潜阳**　用于肝阳上亢之头痛眩晕、烦躁失眠等，常与石决明、菊花、天麻等同用。

3. **清肝明目**　用于肝火上炎之目赤翳障。治疗肝火上炎之目赤肿痛、羞明流泪、目生翳障，常与龙胆、决明子、黄芩等配伍，如羚羊角汤。

4. **散血解毒**　用于温毒发斑，壮热神昏。本品入心、肝经，能泻火解毒散血，使气血两清。用治温病气血两燔之壮热躁狂、神昏谵语及温病热毒炽盛之壮热、神昏、发斑等，常与犀角（现用水牛角）相须。

【用法用量】　煎服，1～3g。宜另煎2小时以上，与煎好的药液合兑；磨汁或研粉服，每次0.3～0.6g。

【注意事项】　脾虚慢惊忌服。脾胃虚寒者慎服。

【现代研究】　本品主要含角蛋白、磷酸钙、不溶性无机盐、多种氨基酸，并含五种磷脂类成分，具有解热镇痛、镇静、抗惊厥、兴奋胃肠及子宫平滑肌、降低血压等作用。

链接　山羊角

山羊角为牛科动物青羊的角。味咸性寒，归肝经。功效为平肝镇惊，适用于肝阳上亢所致的头晕、目眩，肝火上炎所致的目赤肿痛及中风、惊痫等。其功效与羚羊角相似，虽作用较弱，但可作为代用品使用，剂量常酌情增加。煎服，10～15g。

钩藤《名医别录》

钩藤为茜草科植物钩藤、大叶钩藤、毛钩藤、华钩藤或无柄果钩藤的干燥带钩茎枝。秋、冬两季采收，去叶，切段，晒干。生用。

【性味归经】　甘，凉。归肝、心包经。

【功效与应用】

1. **息风止痉**　用于肝风内动，惊痫抽搐。治热盛动风，常与羚羊角、白芍、菊花等同用，如羚角钩藤汤；治小儿急惊风，常与天麻、全蝎等同用，如钩藤饮。

2. **清热平肝**　用治肝阳上亢之头晕目眩等。属肝火上攻者，常与夏枯草、黄芩、栀子配伍；属肝阳上亢者，常与天麻、石决明、菊花配伍。

【用法用量】　煎服，3～12g。后下。

【注意事项】　本品最能盗气，脾胃虚寒者慎服。

【现代研究】　本品含钩藤碱、异钩藤碱、毛钩藤碱、去氢毛钩藤碱等生物碱，具有降压、护肝和抗血栓的作用。

天麻《神农本草经》

天麻为兰科植物天麻的干燥块茎。立秋至次年清明前采挖，洗净，除去粗皮，蒸透，低温干燥。切片，生用。

【性味归经】　甘，平。归肝经。

【功效与应用】

1. **息风止痉**　用于肝风内动、惊痫抽搐及破伤风。本品专入肝经，能息风止痉，凡肝风内动，惊痫抽搐及头痛眩晕等一切内风，无论寒热虚实，均可配用。治小儿急惊风及小儿脾虚慢惊，常与钩藤、羚羊角、全蝎同用，如钩藤饮子；治脾虚慢惊，常与人参、白术、僵蚕等配伍，如醒脾丸。

2. **平抑肝阳**　用于肝阳上亢之头痛眩晕。本品息肝风，平肝阳，为治眩晕良药。治肝阳上亢之头痛、眩晕，常与钩藤、黄芩、怀牛膝等配伍，如羚羊钩藤汤；治风痰上扰之眩晕、头痛，常与半夏、白术、茯苓等同用，如半夏白术天麻汤。

3. **祛风通络**　用于风湿痹痛。用治风中经络之手足不遂、肢体麻木或筋骨疼痛等，常与川芎同用，如天麻丸；若治风湿痹痛，关节屈伸不利，常与秦艽、桑寄生等同用，如大秦艽汤。

【用法用量】　煎服，3～9g；研末，每次 1～1.5g。

【注意事项】　气血虚甚者慎服。

【现代研究】　本品主要含天麻苷、天麻素、天麻醚苷、天麻核苷、胡萝卜苷、巴利森苷 A、腺苷、微量生物碱、多糖等，另含镍、铬、钡、锰、锌、铜等微量元素。本品具有镇静，镇痛，抗惊厥，抗炎，抗衰老，抑制血小板聚集，保护心肌细胞等作用。

全蝎《蜀本草》

全蝎为钳蝎科动物东亚钳蝎的干燥体。春末至秋初捕捉，除去泥沙，置沸水或沸盐水中，煮至全身僵硬，捞出，置通风处，阴干。生用。

【性味归经】　辛，平。有毒。归肝经。

【功效与应用】

1. **息风止痉**　用于抽搐痉挛。本品入肝经，能平肝息风而止痛，搜风剔络而止痉，是治痉挛抽搐要药。治各种原因所致的痉挛抽搐，常与蜈蚣相须为用，共研细末服用，如止痉散；治小儿惊风之高热神昏、抽搐痉挛，常与钩藤、天麻、羚羊角等配伍；治脾虚慢惊抽搐，常与党参、白术、天麻等配伍；治痰迷心窍的癫痫抽搐，与郁金、蝉蜕、天南星等同用，如五虎追风散；若治风中经络所致口眼㖞斜，与白附子、僵蚕同用，如牵正散。

2. **攻毒散结**　用于疮痈肿毒，瘰疬结核。本品味辛，能解毒散结而治疗诸疮肿毒。《澹寮方》用全蝎 7 枚、栀子 7 个，麻油煎黑去渣，入黄蜡化成膏外用，治痈肿恶疮；《医学衷中参西录》用全蝎 10 枚焙焦，黄酒下，治颔下肿硬。

3. **通络止痛**　用于顽固性偏正头痛，风湿顽痹。本品味辛，能外散风邪，通络止痛。治疗顽固性偏正头痛，可单用研末，也可与蜈蚣、僵蚕、川芎等同用；治风寒湿顽痹久治不愈，筋脉拘挛，甚则关节变形，可与川乌、白花蛇舌草、没药等同用。

【用法用量】　煎服，3～6g；研末，每次 0.6～1g，外用适量。

【注意事项】　本品有毒，量不宜大。孕妇忌服，血虚生风者慎服。

【现代研究】　全蝎主要成分为蝎毒，蝎毒中含较复杂的毒性蛋白和非毒性蛋白。本品具有镇痛、抗惊厥、抗癫痫作用。

蜈蚣《神农本草经》

蜈蚣为蜈蚣科动物少棘巨蜈蚣的干燥体。全国各地均产。春、夏两季捕捉，用竹片插入头尾，绷直，干燥。微火焙黄用。

【性味归经】　辛，温。有毒。归肝经。

【功效与应用】

1. **息风止痉**　用于痉挛抽搐。本品息风止痉、搜风通络作用较全蝎更强，常相须为用，以增强疗效，如止痉散，用治多种原因引起的痉挛抽搐。治疗小儿口撮，手足抽搐，常配伍钩藤、全蝎、僵蚕等，如撮风散；治风中经络，口眼㖞斜，可将本品研末，每次 1g，一日 3 次，用防风、僵蚕各 10g 煎汤送服。

2. **攻毒散结**　用于疮疡、瘰疬、毒蛇咬伤等。本品味辛有毒，解毒散结力强。用治恶疮肿毒，配伍雄黄、猪胆汁，制膏外用，如不二散；治瘰疬溃烂，配全蝎、土鳖虫等，或用本品与茶叶共为细末外用；治毒蛇咬伤，用本品焙黄研细末服，或配黄连、大黄、生甘草同用。

3. **通络止痛**　用于顽固性头痛，风湿顽痹。本品通络止痛作用与全蝎相似，常相须为用，以增强止痛效果。治久治不愈之顽固性头痛或偏正头痛，与天麻、川芎、僵蚕等同用；治风湿顽痹，常与防风、独活、威灵仙等同用。

【用法用量】　煎服，3～5g；研末，每次 0.6～1g，外用适量。

【注意事项】　本品有毒，用量不宜过大。孕妇忌服，血虚生风者慎用。

【现代研究】　蜈蚣含有 2 种类似蜂毒的成分，即组胺样物质及溶血蛋白质，还含有胆甾醇、脂肪酸、蛋白质和多种氨基酸。蜈蚣提取物对戊四氮、纯烟碱及硝酸士的宁碱引起的惊厥均有不同程度的对抗作用；对多种皮肤真菌有不同程度的抑制作用，对结核杆菌有抑制和杀灭的作用；还具有抗肿瘤、抗炎、镇痛、抗衰老和增加心肌收缩力的功能。

地龙《神农本草经》

地龙为钜蚓科动物参环毛蚓、通俗环毛蚓、威廉环毛蚓或栉盲环毛蚓的干燥体。前者主产于广东、广西、福建等地，习称"广地龙"；后三者全国各地均有分布，习称"沪地龙"。广地龙春季至秋季捕捉，沪地龙夏季捕捉，及时剖开腹部，除去内脏及泥沙，洗净，晒干或低温干燥。生用。

【性味归经】　咸，寒。归肝、肺、膀胱经。

【功效与应用】

1. **清热息风**　用于高热神昏，惊痫抽搐，癫痫。本品咸寒，善清肝热，有息风定惊之效。用治温病高热狂躁、神昏谵语、痉挛抽搐，可单用研末，也可与钩藤、牛黄、僵蚕等配伍；治小儿急惊风，可用本品研烂，与朱砂为丸服。

2. 祛风通络　用于风热痹痛，四肢屈伸不利及气虚血滞，半身不遂。本品长于通行经络，性味咸寒，用治风湿热痹，关节红肿热痛，常与防己、秦艽、忍冬藤等配伍；若治寒湿痹痛，关节屈伸不利，常与川乌、天南星、乳香等同用，如小活络丹；治气虚血滞之中风、半身不遂等，常与黄芪、川芎、当归等配伍，如补阳还五汤。

3. 清肺平喘　用于肺热哮喘。本品寒凉入肺，能清热平喘。治痰热壅肺或热邪犯肺之哮喘，可单用本品研末内服，常与麻黄、石膏等同用。

4. 利尿消肿　用于热结膀胱之水肿、尿闭不通等。可单用鲜品捣烂浸水，滤取浓汁饮服，或与车前子、木通等配伍。

【用法用量】　煎服，干品 5～10g；鲜品 9～20g。研末服，每次 1～2g。外用适量。

【注意事项】　脾胃虚寒或内无实热者慎服，孕妇禁服。本品味腥，内服易致呕吐，煎剂宜配少量陈皮，或炒香研末装胶囊，可减少此反应。

【现代研究】　地龙具有解热、镇静、抗惊厥等作用。通过阻滞组胺受体起到平喘作用，舒张子宫、肠管平滑肌，具有快速杀灭精子的作用；对人型结核杆菌有较强的抑制作用。

僵蚕《神农本草经》

僵蚕为蚕蛾科昆虫家蚕 4～5 龄的幼虫感染（或人工接种）白僵菌而致死的干燥体，多于春、秋季生产，将感染白僵菌病死的蚕干燥。生用或炒用。

【性味归经】　咸、辛，平。归肝、肺、胃经。

【功效与作用】

1. 息风止痉　用于惊风抽搐。本品能息肝风，止抽搐，兼以化痰。用治小儿痰热壅盛所致惊风，可配伍胆南星、牛黄、全蝎等，如千金散；治小儿脾虚久泻、慢惊抽搐及破伤风等，常与党参、白术、天麻等配伍，如醒脾散。治疗风中经络，口眼㖞斜，常与全蝎、白附子等配伍，如牵正散。

2. 祛风止痛　用于风热头痛，咽喉肿痛，或风疹瘙痒。本品能疏散外风，功能泻热、止痛、止痒。治风热上犯所致头痛、目赤，常与桑叶、荆芥等配伍，如白僵蚕散；治风热所致咽喉肿痛，声音嘶哑，可配桔梗、甘草、薄荷为用，如六味汤；治疗风疹瘙痒，可单用研末，或与薄荷、蝉蜕等同用。

3. 化痰散结　用于瘰疬、痰核。本品味咸，能软坚散结，并有化痰之功，常与浙贝母、夏枯草、玄参配伍，用治痰热互结之瘰疬、痰核。

【用法用量】　煎服，5～9g；研末吞服，每次 1～1.5g。散风热宜生用，其余均制用。

【注意事项】　心虚不宁、血虚生风者慎服。

【现代研究】　本品主要含蛋白质、脂肪，尚含多种氨基酸及铁、锌、铜、锰、铬等微量元素。本品具有镇静、抗惊厥作用；具有抗凝血、降血糖和明显抑制肉瘤 S180 的生长及较弱的抑制细菌生长等作用。

第三节　其他平肝息风药

其他平肝息风药见表 14-1。

表 14-1　其他平肝息风药简表

分类	药名	性味归经	功效与应用	用法用量
平肝抑阳药	珍珠母	咸，寒。归肝、心经	平肝潜阳，清肝明目，安神定惊。用于肝阳上亢之头晕目眩、惊悸失眠；肝热目赤，肝虚目昏；湿疮湿疹	10～15g，打碎先煎
	罗布麻叶	甘、苦，凉。归肝、肾经	平肝清热，降血压，利水。用于肝阳上亢之头晕目眩；高血压属肝阳上亢者；水肿，小便不利	6～12g

自 测 题

1. 平抑肝阳药中能祛风明目的是
   A. 珍珠母　　　　　　　B. 代赭石
   C. 蒺藜　　　　　　　　D. 牡蛎
   E. 罗布麻叶
2. 药性苦寒，功善重镇降逆、平肝潜阳、凉血止血的药物是
   A. 磁石　　　　　　　　B. 龙骨
   C. 牡蛎　　　　　　　　D. 石决明
   E. 代赭石
3. 为重镇降逆要药，尤善降上逆之胃气的药物是
   A. 代赭石　　　　　　　B. 牡蛎

   C. 珍珠母　　　　　　　D. 石决明
   E. 蒺藜
4. 功能平抑肝阳、清热利尿的药物是
   A. 蒺藜　　　　　　　　B. 罗布麻叶
   C. 牡蛎　　　　　　　　D. 羚羊角
   E. 钩藤
5. 治疗惊风抽搐，无论寒热虚实皆可选用的药物是
   A. 地龙　　　　　　　　B. 羚羊角
   C. 天麻　　　　　　　　D. 钩藤
   E. 牛黄

（迟　栋　陈　鹏）

第十五章

开 窍 药

　　凡具辛香走窜之性，以开窍醒神为主要功效，治疗闭证神昏的药物，称为开窍药。

　　开窍药味辛，其气芳香，具有走窜之性，主入心经，能通关开窍，醒神回苏。心藏神，主神明，心窍开通则神明有主，神志清醒，思维敏捷。若心窍被阻，则神明内闭，神志昏迷，人事不省，治疗则须用辛香开通心窍之品，以启闭回苏。本类药主要用于温热病热陷心包、痰浊蒙蔽清窍之神昏、谵语，以及惊风、癫痫、中风等猝然昏厥、痉挛抽搐等闭证神昏。部分药物以其辛香行散之性，还兼具活血、行气、止痛、辟秽、解毒等功效。可用于血瘀气滞所致的心胸脘腹疼痛、阴疽肿毒、经闭、癥瘕、跌仆损伤、风湿痹痛等。

　　神志昏迷有虚实之分，实证即闭证，虚证即脱证。闭证是指各种实邪阻闭心窍导致神志昏迷的一类证候，多由热邪内陷心包，或痰湿、秽浊、瘀血等实邪阻闭心窍所致，症见神志昏迷、口噤握拳、脉搏有力等，治宜开窍醒神。闭证又分为寒闭和热闭，寒闭兼有面青、身凉、苔白、脉迟等；热闭兼有面赤、身热、苔黄、脉数等。脱证是指阴阳亡失，或气血虚极而心窍失荣导致神志昏迷的一类证候，每由大汗、大吐、大泻、大出血等病因所致，症见神志昏迷、口开手撒、脉虚无力，兼有汗出、遗尿等，治宜急救回阳，益气固脱，非开窍药所宜。

　　闭证神昏当选用开窍药治疗，以开窍醒神、救急治标。但临证尚需分辨寒闭、热闭，以治病求本。治疗寒闭证，宜选用辛温开窍药，并与温里散寒药配伍，组成温开剂；治疗热闭证，宜选用辛凉开窍药，并与清热泻火药、清热解毒药、清热凉血药等配伍，组成凉开剂；痰浊内闭者，宜配伍化痰药；伴有抽搐者，宜配伍息风止痉药；兼烦躁不安者，宜配伍安神药。

　　开窍药为急救治标之品，且能耗伤正气，故只宜暂用，不可久服，并忌用于脱证。其药性辛香走窜，有效成分易于挥发，故不入煎剂，内服只入丸、散剂。孕妇慎用或禁用。

第一节　常用开窍药

麝香《神农本草经》

　　麝香为鹿科动物林麝、马麝或原麝成熟雄体香囊中的干燥分泌物。阴干入药。

　　【性味归经】　辛，温。归心、脾经。

　　【功效与应用】

　　1. 开窍醒神　用于窍闭神昏证。本品辛香走窜之性甚烈，为醒神回苏之要药，无论寒闭、热闭，均可使用。治疗邪热内陷心包、痰热内陷心窍、中风昏迷及小儿惊厥等热闭神昏证，常配伍朱砂、牛黄及冰片等，组成凉开之剂，如安宫牛黄丸；治疗中风卒昏、蒙蔽神明之寒闭神昏，常配伍苏合香、安息香等组成温开之剂，如苏合香丸。

　　2. 活血止痛　用于血瘀经闭、心腹暴痛、跌打损伤、痹证疼痛及疮疡肿毒、咽喉肿痛。本品活血散结、消肿止痛作用颇佳，内服外用，均有良效。用治血瘀经闭，常与红花、桃仁等同用，如通窍活血汤；用治心腹暴痛，常与木香、桃仁等行气活血药同用，如麝香汤；用治跌打损伤，常与乳香、没药、红花等同用，如伤科常用之七厘散；用治疮疡肿毒，常与雄黄、乳香、没药同用，如醒消丸；用治咽喉肿痛，常与牛黄、蟾酥等同用，如六神丸。

3. **催产**　用于难产、胎死腹中或胞衣不下。本品有催生下胎作用，可与肉桂同用，如香桂散。

【用法用量】　入丸散，每次 0.03～0.1g。不入煎剂。外用适量。

【注意事项】　妇女月经期及孕妇忌用。口服可能引起喉水肿，并引起过敏性糖尿病。

【现代研究】　本品主含麝香酮，还含麝香吡啶、胆甾醇酯、雄性激素、少量降麝香酮。对中枢神经系统表现为双重作用，小剂量表现为兴奋作用，大剂量则表现为镇静作用。本品尚有正性肌力、抗炎、抑制血小板聚集和抗凝血酶作用，对离体及在体子宫均呈明显兴奋作用，妊娠子宫较非妊娠子宫敏感。此外，由于含有雄性激素，因而具有雄激素样作用。

冰片《新修本草》

冰片为龙脑香科植物龙脑香树脂的加工品，或龙脑香的树干经蒸馏冷却而得的结晶，称"龙脑冰片"，亦称"梅片"；由菊科植物艾纳香（大艾）叶的升华物加工劈削而成者，称"艾片"；用松节油、樟脑等，经化学方法合成者，称"机制冰片"，为国产冰片的主流品种。研粉用。

【性味归经】　苦、辛，微寒。归心、脾、肺经。

【功效与应用】

1. **开窍醒神**　用于窍闭神昏证。本品苏神醒志力缓，一般不单独使用，每与麝香相须为用。因其性寒凉，故用于治疗痰热内闭，小儿惊风等热闭证，常与牛黄、麝香、黄连等配伍，如安宫牛黄丸；若闭证属寒，常与苏合香、安息香、丁香等温开药配伍同用，如苏合香丸。

2. **清热止痛**　用于胸腹疼痛及疮疡肿痛、目赤肿痛、咽痛口疮。本品能清热解毒，消肿止痛，防腐生肌。用治胸腹疼痛，常与苏合香等同用。治疮痈肿毒，单用即效，如调入核桃油中外滴耳道，治化脓性中耳炎；治目赤肿痛，可单用点眼，亦可与熊胆、硼砂等制成点眼药水；治咽喉肿痛、口舌生疮，常与硼砂、玄明粉等共研细末吹患处，如冰硼散。

【用法用量】　入丸散，每次 0.15～0.3g。不宜入煎剂。外用适量。

【注意事项】　孕妇慎用。

【现代研究】　冰片主含龙脑，还有多种萜类成分，其中龙脑冰片含右旋龙脑，又含葎草烯、β-榄香烯、石竹烯等倍半萜，以及齐墩果酸、麦珠子酸、龙脑香醇等。艾片含左旋龙脑，机制冰片含消旋混合龙脑。本品可促进其他药物通过血-脑屏障，增加耐缺氧能力，增强抑制中枢、抗炎、抗菌的作用，对中晚期妊娠小鼠有引产作用。在各种外用制剂中，可以促进药物的透皮吸收，偶致过敏反应。

石菖蒲《神农本草经》

石菖蒲为天南星科植物菖蒲的根茎。秋冬两季采挖，除去须根及泥沙，晒干。生用或鲜用。

【性味归经】　辛，苦，温。归心、胃经。

【功效与应用】

1. **开窍宁神**　用于痰浊蒙蔽清窍之神志昏乱。本品能宁心安神，兼有化湿、豁痰、辟秽之功。治中风痰迷心窍，神志昏乱，常与半夏、天南星、橘红同用，如涤痰汤。治湿痰热蒙蔽，神昏谵语者，常与半夏、郁金同用，如菖蒲郁金汤。治湿浊蒙蔽、耳鸣、头痛、耳聋等，常与远志、茯苓等配伍，如安神定志丸。

2. **化湿和胃**　用于湿阻中焦证。本品芳香，善醒脾胃，行气消胀，是治疗湿阻中焦、脘闷腹胀之良药，常与砂仁、厚朴、苍术等同用。

此外，本品可用治痈疽疥癣、风湿痹痛、跌打损伤，内服外用均效。

【用法用量】　煎服，3～10g；鲜品加倍。外用适量。

【注意事项】　阴亏血虚及滑精多汗者慎用。

【现代研究】　本品主含 β-细辛醚、α-细辛醚等挥发油，尚含氨基酸、生物碱、黄酮、有机酸和糖类。本品有镇静、抗惊厥、改善学习记忆及抗抑郁的作用。其水煎剂能缓解胃肠平滑肌的痉挛，促进消化液分泌。此外，有松弛气管平滑肌、抗心律失常的作用，对结核杆菌、致病真菌有抑制作用。

第二节　其他开窍药

其他开窍药见表 15-1。

表 15-1　其他开窍药简表

分类	药名	性味归经	功效与应用	用法用量
开窍药	苏合香	辛，温。归心、脾经	开窍醒神，辟秽止痛。用于寒闭神昏，心胸冷痛、满闷	入丸、散剂，每次 0.3~1g。不入煎剂
	安息香	辛、苦，温。归心、肝、脾经	开窍辟秽，行血气。用于闭证神昏，心腹疼痛	入丸、散剂，每次 0.3~1g

自 测 题

1. 冰片除开窍醒神外，还可（　　）
   A. 清热止痛　　　　　B. 回阳救逆
   C. 行气活血　　　　　D. 活血散结
   E. 化湿和胃
2. 成人内服冰片的一日常用量是（　　）
   A. 0.15~0.3g　　　　B. 0.4~0.6g
   C. 0.7~0.9g　　　　D. 1~1.2g
   E. 1.5~3g
3. 麝香的成人一日内服量是（　　）
   A. 0.01~0.015g　　　　B. 0.03~0.1g

C. 0.2~0.5g　　　　D. 0.6~0.8g
E. 0.9~1.5g
4. 石菖蒲的主治病症是（　　）
   A. 热闭神昏　　　　　B. 气绝神昏
   C. 亡阳神昏　　　　　D. 气脱神昏
   E. 痰湿蒙蔽清窍之神昏
5. 冰片除开窍醒神外，还可（　　）
   A. 清热止痛　　　　　B. 回阳救逆
   C. 行气活血　　　　　D. 活血散结
   E. 化湿和胃

（吴　君　吴立明）

第十六章

补 益 药

凡是以补益人体阴阳气血之不足，增强机体功能，提高机体抗病能力为主要作用的药物，称为补益药，亦称为补虚药。

本类药物多甘味，五脏皆入，药性寒、温、润、燥、平皆有，主治各种虚证。补气、补阳药多温性，补血、补阴药多凉性。根据补益药不同的功能，分为补气药、补血药、补阴药、补阳药四类。

运用补虚药时，应分清虚证的类型予以相应的药物。当然也要重视人体阴阳气血相互依存、相互影响的关系。所以，补气药和补阳药，补血药和补阴药也往往相伍为用。补益药若配伍祛邪药，能够"扶正祛邪"，用于正虚邪实或邪气未尽者，但运用时应处理好扶正与祛邪的关系，分清主次，恰当地与祛除邪气的药物配伍。

凡实邪方盛，正气未虚，当以祛邪为要，如若误用补益药，易致"闭门留寇"，加重病情。若无虚弱表现，不可滥用补益药，以免阴阳失调，气血不和，"误补益疾"。补益药多腻滞，服用时应注意顾护脾胃，可适当配伍健脾开胃、行气化湿药物，以促进消化吸收，充分发挥补益药的作用。

补益药如需久服，一般多作丸、散剂或膏剂。入汤剂则宜久煎。

第一节 补 气 药

凡具有补气功效，用于治疗以气虚证为主的药物，称为补气药。

气虚是脏腑组织功能减退所表现的证候，多由久病体虚、劳累过度、年老体弱等因素引起。补气药多甘温或甘平，能补益脏腑之气，尤其是肺、脾之气，故多归脾、肺二经。

脾主运化，为气血生化之源，脾气虚则食少纳呆、脘腹虚胀、大便溏薄、肢体倦怠、少气懒言、面色萎黄，甚则浮肿、脱肛、脏器下垂。肺主一身之气，肺气虚则少气懒言、语音低微，甚则喘促、易出虚汗等。临床当根据辨证，选取有针对性的药物。兼阴虚或阳虚者，当与补阴药或补阳药同用。因气能生血、摄血，故补气药还可用于血虚证或出血证。

因补气药药性多滞，易致中满，使用补气药时可适当配伍理气药；对脾胃虚弱、虚不受补者，应与健脾和胃药同用。

人参《神农本草经》

人参为五加科植物人参的干燥根。野生者名"野山参"或"山参"，栽培者称"园参"。鲜参干燥后称"生晒参"；蒸制后干燥者称"红参"；焯烫浸糖后干燥者称"糖参"或"白参"；加工断下的细根称"参须"。切片或研粉用。

【性味归经】 甘、微苦，微温。归心、肺、脾、肾经。

【功效与应用】

1. **大补元气** 用于元气虚脱证。人参是补气固脱第一要药，可用于大失血、大吐、大泻或久病、大病所致之气虚欲脱、脉微欲绝的危重证候，可单用人参浓煎频服，即独参汤；若兼见四肢逆冷、阳气衰微者，可配附子以补气回阳救逆，即参附汤；若兼见汗多口渴、气阴两伤者，可配麦冬、五味子以益气养阴，敛汗固脱，即生脉散。

2. 补脾益肺　用于肺脾气虚证。治肺气虚弱之短气喘促，懒言声微，易出虚汗等，常与黄芪、五味子同用；治脾气虚弱之倦怠乏力、食少便溏等，常与白术、茯苓、甘草等同用，如四君子汤；若肺肾两虚之咳喘，以人参配伍蛤蚧或核桃仁。

3. 生津止渴　用于热病气津两伤及消渴。治热病气津两伤，身热汗多，口渴脉虚，常与石膏、知母等同用，如白虎加人参汤；治消渴，可与生地黄、玄参、麦冬等同用。

4. 安神益智　用于气血不足之心神不安、失眠多梦、心悸健忘。可单用，亦可与当归、龙眼肉、酸枣仁等同用，如归脾汤。

此外，还可配伍用于血虚、出血及阳痿等证。对邪实正虚之证，可用人参配伍祛邪药，以扶正祛邪。

【用法用量】　煎服，3～9g；大补元气可用 15～30g。文火另煎，与煎好的药液合兑，或频频灌之。研粉，一次 1g，一日 2 次，或入丸散。野生人参功效最佳，多用于挽救虚脱；生晒人参性较平和，适用于气阴不足者；红参药性偏温，多用于气阳两虚者。

【注意事项】　本品反藜芦，畏五灵脂，恶皂荚，均忌同用。不宜同时吃萝卜或喝茶，以免影响药力。邪实而正不虚者忌服。

【现代研究】　本品主要成分为人参皂苷，尚含挥发油、有机酸、多糖、多肽、微量元素等。小剂量有兴奋作用，大剂量有抑制中枢神经的作用，还有抗休克、抗疲劳、提高脑力、促进造血功能、增强机体免疫功能、增强肾上腺皮质功能、增强性功能等作用；此外，尚能促进蛋白质、核酸代谢，降低血糖、血脂，以及抗过敏、抗应激、抗肿瘤及延缓衰老等。其药理活性常因机体功能状态不同呈双向作用，是具有"适应原样作用"的典型药。人参可引起早熟和雌激素样作用，出血是人参急性中毒的特征。

> **链 接**　人参与人参叶
>
> 人参和人参叶分别为五加科植物人参的根和干燥叶。人参具有大补元气、复脉固脱、补脾益肺、生津止渴、安神益智的功效。主治劳伤虚损、食少、倦怠、反胃吐食、大便滑泄、虚咳喘促、自汗暴脱、惊悸、健忘、眩晕头痛、阳痿、尿频、消渴、妇女崩漏、小儿慢惊风及久虚不复，一切气血津液不足之证。人参叶具有补气、益肺、祛暑、生津功效，用于气虚咳嗽，暑热烦躁，津伤口渴，头目不清，四肢倦乏。

党参《本草从新》

党参为桔梗科植物党参、素花党参或川党参的干燥根。本品以山西上党所产最佳，故名党参。秋季采挖，洗净，晒干。生用或蜜炙用。

【性味归经】　甘，平。归脾、肺经。

【功效与应用】

1. 补脾肺气　用于肺、脾气虚证。党参以补脾肺之气为主要作用。治中气不足之食少便溏、体虚倦怠等，常与白术、茯苓等同用，如四君子汤。其又能补肺气，可与黄芪、五味子等同用，治肺气虚弱之咳嗽气促、语声低微等。

2. 补气生津　用于气津两伤之气短口渴。可与麦冬、五味子等生津药同用。

3. 益气生血　用于血虚或气血两虚之面色萎黄、头晕心悸等。常与当归、熟地黄等药同用。

此外，本品可与解表药或泻下药同用，治体虚外感或里实正虚之证，以扶正祛邪。

【用法用量】　煎服，9～30g。

【注意事项】　实热证不宜服用。反藜芦。

【现代研究】　党参主含多糖、皂苷、植物甾醇、挥发油、黄酮、微量元素等。本品能增强免疫功能，提高抗应激能力，抑制溃疡形成，保护胃黏膜，调节胃肠运动；能强心，抗休克，调节血压，抗心肌缺血，增强造血功能，改善血液流变学；尚可益智、镇静、催眠、抗惊厥等。

黄芪《神农本草经》

黄芪为豆科植物蒙古黄芪或膜荚黄芪的干燥根。春、秋两季采挖，除去须根及根头，晒干。生用或蜜炙用。

【性味归经】   甘，微温。归脾、肺经。

【功效与应用】

1. **补气升阳**   用于脾胃气虚、中气下陷及肺气虚证。黄芪为补气升阳要药，擅补脾、肺之气，又善升举阳气。配白术或人参，治脾胃气虚，食少便溏，倦怠乏力等；配当归补气生血，治气虚血亏，如当归补血汤；配附子补气助阳，治气虚阳衰，畏寒多汗；与人参、白术、升麻等同用，可治中气下陷，久泻脱肛，脏器下垂，如补中益气汤；配人参、龙眼肉等，治气不摄血的便血、崩漏，如归脾汤；配人参、五味子等，又治肺气虚弱，短气喘咳。

2. **益卫固表**   用于表虚卫外不固之自汗，易感冒者。治表虚自汗，常与白术、防风同用，如玉屏风散。此外，亦可用于阴虚盗汗，但须与生地黄、黄柏等同用，如当归六黄汤。

3. **托毒生肌**   用于气血不足之痈疽不溃或久溃不敛，常与当归、穿山甲等同用，治痈疽脓成不溃，如透脓散；与当归、人参、肉桂等同用，可生肌敛疮，治痈疽久溃不敛，如十全大补汤。

4. **利水消肿**   用于水肿尿少。黄芪为补气利水要药，常用治气虚脾弱，脾失健运而致的水肿、脚气、面目浮肿、小便不利等，多与防己、白术等同用，如防己黄芪汤。

此外，还可用于气虚血滞之肢体麻木、关节痹痛或半身不遂，以及气虚津亏的消渴等证。

【用法用量】   煎服，6～30g。补气升阳宜蜜炙用，余皆生用。

【注意事项】   表实邪盛，食积内停，气滞湿阻，阴虚阳亢，疮痈毒盛者，均不宜用。

【现代研究】   本品主含多种黄芪多糖及皂苷，尚含有生物碱及微量元素。本品能提高机体免疫功能和应激能力，增强造血功能，增强性腺功能，延缓衰老，有强心、扩张血管、改善微循环、调节血压、保肝、抗溃疡、抗肿瘤、抗骨质疏松等作用。

白术《神农本草经》

白术为菊科苍术属植物白术的干燥根茎。冬季下部叶枯黄、上部叶变脆时采收，除去泥沙，再去须根。切厚片。生用或土炒、麸炒、炒焦用。

【性味归经】   苦、甘，温。归脾、胃经。

【功效与应用】

1. **补气健脾**   用于脾胃气虚证。白术专入脾胃，为补气健脾要药。治脾虚气弱之食少便溏、脘腹胀痛、倦怠乏力等证，常配伍人参、茯苓、甘草等，如四君子汤；若脾胃虚寒，脘腹冷痛，大便泄泻者，可与人参、干姜、炙甘草同用，如理中汤；与枳实同用，即枳术丸，消补兼施，用于脾胃虚而有积滞者。

2. **燥湿利水**   用于痰饮、水肿。白术为治疗脾虚不运、水湿停留所致痰饮、水肿之良药。治痰饮，可与桂枝、茯苓等同用，如苓桂术甘汤；治水肿，可与茯苓皮、大腹皮等同用。

3. **固表止汗**   用于脾虚气弱，肌表不固之自汗、盗汗之证。可与黄芪等同用，如玉屏风散。

4. **健脾安胎**   用于脾虚气弱所致之胎动不安。常配伍当归、白芍，如当归散，为安胎常用之剂。有内热者，与黄芩同用；兼气滞者，与苏梗、砂仁同用；兼肝肾不足、腰酸脚弱者，与杜仲、续断同用。

【用法用量】   煎服，6～12g。燥湿利水宜生用，补气健脾宜炒用，健脾止泻宜焦用。

【注意事项】   津亏燥渴、阴虚内热者不宜用。

【现代研究】   本品含挥发油，白术内酯A、B，多糖及氨基酸等。本品有调整胃肠功能、抗溃疡、抗应激、增强造血功能、利尿、抗氧化、延缓衰老及抑制子宫收缩的作用；尚有降血糖、抗血凝、抗肿瘤等作用。

山药《神农本草经》

山药为薯蓣科植物薯蓣的干燥块茎。冬季茎叶枯萎后采挖，切去根头，洗净，除去外皮及须根，用硫黄熏，干燥；或用肥大直顺的干燥山药，置清水中，浸至无干心，闷透，用硫黄熏后，两端切齐，习称"光山药"。生用或麸炒用。

【性味归经】 甘，平。归脾、肺、肾经。

【功效与应用】

1. **补脾肺肾** 用于脾虚气弱，消瘦乏力，食少便溏或脾虚泄泻。山药补益中兼涩性，有止泻之功。常配伍人参、白术、茯苓等，如参苓白术散。因其为药食同源之品，所以可以长期食用调补慢病久病者或病后身体虚弱之人。

2. **补肺养阴** 用于肺虚喘咳。本品可与党参、麦冬、五味子等同用，治肺虚久咳虚喘。

3. **补肾固精** 用于肾虚遗尿、尿频、遗精、白带过多。治肾虚遗精，以本品配伍熟地黄、山茱萸等，如六味地黄丸。治肾虚遗尿、尿频，与益智仁、乌药等同用，如缩泉丸。治肾虚不固之白带过多，多配熟地黄、菟丝子、山茱萸等。若白带过多因于脾湿者，多配伍党参、白术、茯苓等药。

4. **生津止渴** 用于消渴。山药补气养阴而止渴。可以本品大量水煎代茶饮，对消除口渴症状有一定效果。亦可配伍黄芪、知母、天花粉等，如玉液汤。

【用法用量】 煎服，15～30g；大量 60～250g。研末吞服，每次 6～9g。养阴生用，健脾止泻、收涩止带炒黄用。

【注意事项】 湿盛中满者不宜服。

【现代研究】 本品含薯蓣皂苷、薯蓣皂苷元、胆碱、多糖等。本品有止渴、祛痰、脱敏、降血糖等作用。

甘草《神农本草经》

甘草为豆科甘草属植物甘草、胀果甘草或光果甘草的干燥根及根茎。春、秋两季采挖，除去须根，晒干，切厚片或段。生用或蜜炙用。

【性味归经】 甘，平。归心、肺、脾、胃经。

【功效与应用】

1. **益气补中** 用于脾气虚弱之食少便溏、倦怠乏力及心气不足之心悸、脉结代者。治脾气虚，常作辅助药，常与人参、白术等补气之品同用，如四君子汤；治心气虚，常作主药，与人参、阿胶、桂枝等同用，如炙甘草汤。

2. **祛痰止咳** 用于咳嗽气喘。本品对咳嗽痰喘之证，不分寒热虚实，有痰无痰，均有良效。如治风寒犯肺之喘咳，配伍麻黄、杏仁，即三拗汤；三拗汤加石膏，即麻杏石甘汤，为辛凉重剂，用治肺热咳喘。

3. **缓急止痛** 用于脘腹及四肢挛急疼痛。本品可缓急止痛，常与白芍同用，即芍药甘草汤，治阴血不足，四肢挛急作痛。

4. **清热解毒** 用于热毒证、咽喉肿痛及药物、食物中毒。临床广泛用于各种热毒证，尤长于疮痈、咽喉肿痛等的治疗。治热毒疮痈，常配伍金银花、连翘等；治咽喉肿痛，常配伍桔梗，如桔梗汤。本品常用于解除食物及药物中毒，可单用煎汤服，或与绿豆同用。

5. **调和药性** 用在药性峻猛的方剂中，调和药性，降低方中某些药物的烈性或减轻毒副作用。如白虎汤中与石膏、知母同用，能缓和石膏、知母之寒；调胃承气汤中与大黄、芒硝同用，能缓其泻下作用，并防腹痛。还可矫正方中药物的滋味。

【用法用量】 煎服，2～10g。清热解毒生用，补中缓急炙用。

【注意事项】 湿盛中满者不宜用。反大戟、芫花、甘遂、海藻，均忌同用。大剂量服用本品，易引起浮肿，故不宜大量久服。

【现代研究】　本品主含三萜皂苷和黄酮类，有类似肾上腺皮质激素样作用，调节机体免疫功能，具有抗菌、抗病毒、抗炎、抗消化性溃疡、解痉、保肝等作用，并能解毒、抗变态反应及镇咳祛痰；尚能抗心律失常、降血脂、抗动脉粥样硬化及抗肿瘤等。

白扁豆《名医别录》

本品为豆科植物扁豆的干燥成熟种子。秋冬两季采摘成熟果实，晒干，取出种子，再晒干。生用或炒用。

【性味归经】　甘，微温。归脾、胃经。

【功效与应用】

1. 健脾化湿　用于脾虚夹湿之食少便溏或泄泻，妇女带下。本品是一味补脾而不滋腻，除湿而不燥烈的健脾化湿良药。治脾虚湿盛，运化失常，饮食减少，便溏泄泻，常和党参、白术、茯苓等同用，如参苓白术散；用于妇女湿浊下注、白带清稀，配伍莲子、芡实等药健脾止带。

2. 消暑解毒　用于暑湿吐泻。本品补而不腻，化湿不燥，为和中消暑之要药，治夏伤暑湿，脾胃不和，呕吐泄泻，胸闷腹胀，可单用水煎服，或与香薷、厚朴等同用，如香薷饮。

本品可用于治疗食物中毒。若解饮酒中毒，多与葛花、白豆蔻同用；治食物中毒引起的呕吐，可单用鲜品研水绞汁服，有解毒及缓和呕吐的作用。

【用法用量】　煎服，9～15g，健脾止泻宜炒用；消暑解毒宜生用。

【注意事项】　本品含毒性蛋白，生用有毒，加热后毒性大减。

【现代研究】　现代研究表明，本品有抗菌、抗病毒作用，能提高细胞免疫功能。其所含凝集素有抗胰蛋白酶活性作用，属毒性成分。

大枣《神农本草经》

本品为鼠李科植物枣的干燥成熟果实。主产于河北、河南、山东、陕西等地。秋季果实成熟时采收，晒干。生用。

【性味归经】　甘，温。归脾、胃、心经。

【功效与应用】

1. 补中益气　用于脾虚证。本品为调补脾胃之常用辅助药。用治脾胃虚弱所致的食少便溏、体倦乏力及脾胃虚寒的食少泄泻。

2. 养血安神　用于血虚萎黄及妇女脏躁，神志不安。本品有养血安神之功。用治血虚面色萎黄、妇女血虚脏躁，精神不安、睡眠不佳及内伤心脾，失眠健忘、惊悸怔忡、食少等。

3. 缓和药性　用于药性较峻烈的方剂中，可以减少烈性药的副作用，并保护正气。

此外，本品常与生姜配伍，入解表剂以调和营卫，入补益剂以调补脾胃，均可以增强疗效。

【用法用量】　煎服，6～15g。劈破入煎。亦可去皮、核捣烂为丸服。

【注意事项】　本品质偏滋腻，凡湿阻中满、虫积齿痛，皆当慎用。

【现代研究】　本品主含有机酸，还含生物碱类、黄酮、维生素、微量元素等。大枣能增强肌力，增加体重；保护肝脏，调节胃肠；镇静催眠。此外，还有镇咳祛痰的作用。

第二节　补　血　药

凡能滋生血液，以补肝养心益脾为主要功效，用于治疗血虚证的药物，称为补血药。补血药味甘性温或平，多归心、肝二经，能补心养肝，滋生血液，主要用于心肝血虚所致面色萎黄、头晕眼花、心悸怔忡、唇舌爪甲淡白或月经后期、量少、色淡，甚则闭经等。

血虚往往导致阴虚。血虚兼阴虚者，当与补阴药同用，或选用兼补阴作用的补血药。因气能生血，故补血药又常与补气药同用，可以增强疗效。脾为气血生化之源，故在使用补血药时可适当配伍健脾助运药。

补血药多滋腻碍胃，凡湿浊中阻，脘腹胀满，食少便溏者慎用。

当归《神农本草经》

本品为伞形科植物当归的干燥根。秋末采挖，除去须根和泥土，待水分稍蒸发后，捆成小把，上棚，用小火慢慢熏干。切薄片，或身、尾分别切片。生用或酒炙用。

【性味归经】 甘、辛，温。归肝、心、脾经。

【功效与应用】

1. **补血** 用于血虚诸证。本品甘温质润，长于补血，为补血要药。若血虚面色萎黄，心悸失眠，常配伍熟地黄、白芍等，如四物汤；如果气血两虚，可与黄芪同用，如当归补血汤。

2. **活血止痛** 用于瘀血作痛、跌打损伤、风寒痹痛。治瘀血作痛、跌打损伤，常配丹参、乳香、没药等，如活络效灵丹；治风湿痹痛，可与羌活、桂枝等药同用。

3. **调经** 用于月经不调、经闭、痛经。本品既能补血活血，又善止痛，为调经要药。常与川芎、白芍、熟地黄同用，即四物汤，既为补血之要剂，又为调经基本方。该方加桃仁、红花，即桃红四物汤，可治经闭不通，加香附、延胡索等行气止痛药，又可用于痛经。

4. **消肿生肌** 用于痈疽疮疡。本品为外科常用药。治痈疽疮疡，初起及脓成溃后均可应用。治疮疡初起，配伍金银花、赤芍、炮穿山甲等，如仙方活命饮。治痈疽溃后不敛，配伍黄芪、人参等，如十全大补汤。

5. **润肠通便** 用于血虚肠燥便秘。本品性滋润，既能补血又可润肠，为治血虚肠燥便秘要药，常配伍牛膝、肉苁蓉等，如济川煎。

【用法用量】 煎服，6～12g。当归身补血，当归尾破血，全当归和血；一般宜生用，活血通经宜酒炒。

【注意事项】 湿盛中满，大便溏泄者忌服。

【现代研究】 本品主含挥发油成分藁本内酯和水溶性成分阿魏酸等。本品能抗血栓、促进造血功能、降血脂；能扩张血管、降压，抗心肌缺血、缺氧；能增强免疫功能，调节子宫平滑肌；还具有保肝、镇静、镇痛、抗炎、抗辐射损伤及抗氧化等作用。

熟地黄《本草图经》

本品为玄参科植物地黄的干燥块根经黄酒拌蒸至内外色黑油润，质地柔软黏腻或直接蒸至黑润而成。切厚片用。

【性味归经】 甘，微温。归肝、肾经。

【功效与应用】

1. **补血滋阴** 用于血虚诸证及肾阴不足。本品为补血之要药。治疗血虚面色萎黄，心悸失眠及月经不调等，与当归、川芎、白芍同用，即四物汤。本品为滋阴之要药，用于肾阴虚证。若肝肾阴虚，腰膝酸软、遗精、盗汗等，与山茱萸、山药等同用，如六味地黄丸。

2. **填精益髓** 用于精血亏虚之证。本品色黑入肾，长于滋补肾阴及肝肾精血。治肾虚潮热，骨蒸盗汗，或有遗精者，配山药、山茱萸等，如六味地黄丸；治肝肾精血亏虚，腰膝酸软，早衰，或须发早白，可与制首乌、枸杞子等同用；治精血亏虚之腰酸脚软、头昏眼花、耳鸣耳聋、须发早白、小儿发育迟缓等。

取本品补肾之功，还可用于肾虚喘咳。

【用法用量】 煎服，9～15g。

【注意事项】 本品质黏滋腻，易碍消化，故脾胃气滞，痰湿内阻之脘腹胀满，食少便溏者忌服。

【现代研究】 本品含梓醇、地黄素、糖类、氨基酸及微量元素等。本品有增强免疫功能、抗甲状腺、降血糖、促凝血及增强造血功能、降压、抗溃疡等作用。

阿胶《神农本草经》

阿胶为马科动物驴的皮，经煎煮、浓缩制成的固体胶块。捣成碎块或以蛤粉、蒲黄炒成珠用。

【性味归经】　甘，平。归肺、肾、肝经。

【功效与应用】

1. 补血　用于血虚证。本品为补血要药，常与黄芪、熟地黄等补气养血之品同用。亦可单味应用，黄酒化服。

2. 止血　用于出血证。本品为止血要药，常用于吐血、衄血、便血、崩漏，对出血而兼见阴虚、血虚者尤宜，单用即效，多入复方使用。若脾气虚寒便血或吐血，可配伍灶心土、生地黄、黄芩、附子等，如黄土汤；治崩漏、月经过多、妊娠下血，可配伍白芍、生地黄、艾叶炭等，如胶艾汤。

3. 滋阴润肺　用于热病伤阴，心烦失眠，虚劳喘咳或阴虚燥咳。本品是治阴虚及肺燥的常用药物。治热病伤阴、心烦失眠，可配伍黄连、白芍、鸡子黄等，如黄连阿胶汤；治肺虚火旺、喘咳咽干痰少或痰中带血，可与牛蒡子、杏仁等同用，如补肺阿胶汤；治燥热伤肺，干咳无痰或少痰，可与石膏、杏仁、桑叶、麦冬等同用，如清燥救肺汤。

【用法用量】　烊化兑服，3～9g。止血宜蒲黄炒，润肺宜蛤粉炒。

【注意事项】　脾胃不健，纳食不佳，消化不良及大便溏泄者忌服。

【现代研究】　本品主含胶原及多种氨基酸，尚含钙、硫等。能促进红细胞和血红蛋白的生成，预防和治疗进行性肌营养障碍，改善动物体内钙平衡，促进钙的吸收和在体内的停留，并可使血压升高而有抗休克作用。

何首乌《日华子本草》

何首乌为蓼科植物何首乌的干燥块根。秋冬两季叶枯萎时采挖，削去两端，洗净，个大的切成块，干燥，即为生首乌；再以黑豆汁拌匀后蒸至内外均为棕褐色，为制首乌。

【性味归经】　甘、苦，涩，微温。归肝、肾经。

【功效与应用】

1. 补益精血　用于肝肾精血亏虚之证。制首乌为滋补良药，常用于精血亏虚之头晕眼花、腰膝酸软、耳鸣耳聋、遗精滑精、崩漏带下、须发早白等，常配伍当归、菟丝子、枸杞子等，如七宝美髯丸。

2. 解毒　用于痈疽瘰疬。生首乌有解毒之功，配金银花、连翘等，可治痈疽疮疡，如何首乌汤；与夏枯草、香附、土贝母等同用，可治瘰疬痰核。

3. 截疟　用于久疟。以生首乌配伍人参、当归、煨姜等，治气血两虚，久疟不止，如何人饮。

4. 润肠通便　用于肠燥便秘。生首乌滋润滑肠，常配火麻仁、当归等养血润肠之品，治精血亏虚、肠燥便秘。

【用法用量】　煎服，制首乌6～12g，生首乌3～6g。补益精血用制首乌；截疟、解毒、润肠通便用生首乌。

【注意事项】　脾虚便溏者慎服。

【现代研究】　本品主含磷脂、蒽醌、葡萄糖苷类物质，蒽醌类主要为大黄酚、大黄素。本品能促进造血功能，增强免疫功能，降血脂，抗动脉粥样硬化及延缓衰老，并有保肝、抗菌、润肠通便及减慢心律、增加冠脉血流量、抗心肌缺血等作用。生首乌经炮制后，糖含量增加，结合型蒽醌衍生物含量降低，游离型蒽醌衍生物含量显著增加，故泻下作用不明显。

白芍《药品化义》

白芍为毛茛科植物芍药的干燥根。夏秋两季采挖，洗净，除去头尾及细根，置沸水中煮后除去外皮，或去皮后再煮，晒干。切薄片。生用或炒用、酒炒用。

【性味归经】　苦、酸、甘，微寒。归肝、脾经。

【功效与应用】

1. 养血调经   用于血虚之月经不调、崩漏等。本品能养肝血兼调经，为妇科调经常用药。治面色萎黄，或有月经不调者，配当归、熟地黄、川芎，即四物汤；治崩漏不止，可于上方加阿胶、艾叶炭；治经行腹痛，可加香附、延胡索；若属阴虚血热，月经先期，或崩漏不止，可配阿胶、地骨皮等。

2. 平肝抑阳   用于肝肾阴虚，肝阳上亢诸证。本品滋养阴血而调肝气，主沉降，故能平抑肝阳。治阴虚阳亢之眩晕、头痛、烦躁易怒，失眠，可配生地黄、怀牛膝、石决明等以滋阴潜阳，如建瓴汤；若肝火偏旺，面红、目赤、口苦者，可配菊花、黄芩等清泻肝火。

3. 柔肝止痛   用于肝气郁结不舒诸证。本品柔肝而缓急，凡血不能滋养脏腑，不濡养四肢致胁痛、四肢挛急疼痛、泻痢腹痛等均可使用。治血虚肝郁，胁肋疼痛，与当归、柴胡同用如逍遥散；治肝脾不和，脘腹挛急疼痛，或伴吐泻，配甘草、防风、白术等；治肝血不足，四肢、脘腹失养而拘挛作痛，常与甘草同用，如芍药甘草汤。

4. 敛阴止汗   用于自汗、盗汗。本品酸收敛阴，既能养阴，又具收涩之性，可治阴虚阳浮的自汗、盗汗及营卫不和的表虚自汗。治表虚自汗，常配伍桂枝，如桂枝汤；治阴虚之汗证可配伍生地黄、浮小麦、牡蛎等。

【用法用量】   煎服，5～15g。平肝敛阴多生用，养血调经多炒用或酒炒用。

【注意事项】   反黎芦。

【现代研究】   本品含芍药苷等多种苷类、挥发油及三萜类化合物等。本品有保肝、镇静、镇痛、抗惊厥、解痉、抗炎、抗血栓、抗心肌缺血、增强免疫功能及抗应激作用。此外还有抗菌、抗病毒及泻下的作用。

链接   赤芍与白芍的比较

《神农本草经》中白芍、赤芍不分，通称芍药。唐末宋初，始将二者区分。虽同出一物而性微寒，但前人谓"白补赤泻，白收赤散"，道破二者的主要区别。一般认为，在功效方面，白芍长于养血调经，敛阴止汗，平抑肝阳；赤芍则长于清热凉血，活血散瘀，清泄肝火。在应用方面，白芍主治血虚阴亏，肝阳偏亢诸证；赤芍主治血热、血瘀、肝火所致诸证。又白芍、赤芍皆能止痛，均可用治疼痛的病证。但白芍长于养血柔肝，缓急止痛，主治肝阴不足，血虚肝旺，肝气不舒所致的胁肋疼痛、脘腹四肢拘挛作痛；而赤芍则长于活血祛瘀止痛，主治血滞诸痛证，因能清热凉血，故血热瘀滞者尤为适宜。

第三节 补 阴 药

凡以补阴、滋液、润燥为主要功效，用于治疗阴虚证的药物，称为补阴药。

阴虚证多发生于热病后期及慢性病证。常见有肺阴虚、胃阴虚、肝阴虚和肾阴虚。故补阴药多甘寒或甘凉，多归肺、胃或肝、肾经，能滋养阴液、生津润燥，历代医家常以"甘寒养阴"概括其性用。肺阴虚则干咳少痰、咯血、虚热、口干舌燥；胃阴虚则舌绛、苔剥、咽干口渴，或不知饥饿，或胃中嘈杂、呕哕，或大便燥结；肝阴虚则两目干涩昏花、眩晕；肾阴虚则腰膝酸痛，手足心热，心烦失眠，遗精或潮热盗汗。

补阴药各有专长，应随证选用，并作相应配伍。如热病阴液已伤而邪热未尽者，当配伍清热药；阴虚阳亢者，当配伍平肝潜阳药；阴虚风动者，当配伍息风止痉药；阴虚内热者，当配伍清虚热药；阴血俱虚者，当配伍补血药。而据阴阳依存之理，对肾阴虚证，可适当辅以补阳药，于阳中求阴，使阴得阳升而源泉不竭。

补阴药大多滋腻，凡脾胃虚弱、痰湿内阻、腹胀便溏者不宜用。

麦冬《神农本草经》

麦冬为百合科植物麦冬的干燥块根。夏季采挖，洗净，反复暴晒、堆置，至七八成干，除去须根，干燥。生用。

【性味归经】　甘、微苦，微寒。归心、肺、胃经。

【功效与应用】

1. **润肺养阴**　用于阴虚燥咳。本品为常用的养肺阴、润肺燥的药物。治肺阴虚或虚劳咳嗽，干咳痰黏，配天冬、蜂蜜熬膏，如二冬膏；治温燥伤肺，见干咳少痰、咽干鼻燥、气逆而喘、舌干无苔等证，可配桑叶、杏仁、枇杷叶、阿胶等，如清燥救肺汤。

2. **益胃生津**　用于胃阴不足所致口渴、消渴、津亏便秘等胃阴虚证。本品既能益胃阴，又能清胃热，并能生津止渴。治胃阴不足，舌干口渴，多配伍沙参、生地黄、玉竹等，如益胃汤；治津液不足，肠燥便秘，多配伍玄参、生地黄等，如增液汤；治疗胃阴不足之气逆呕吐，与人参、半夏等药同用，如麦冬汤。

3. **清心除烦**　用于温病热扰营血及阴虚有热之心烦不眠。本品既能清心除烦，又能养心安神，常与黄连、竹叶心、生地黄、玄参等配伍，治温病热扰营血，身热夜甚、烦躁不安等症，如清营汤；配酸枣仁、生地黄、柏子仁等药同用，又可治阴虚有热之心烦失眠，如天王补心丹。

【用法用量】　煎服，6～12g。

【注意事项】　风寒或痰饮咳嗽、脾虚便溏者忌服。

【现代研究】　本品含多种甾体皂苷、β-谷甾醇、豆甾醇、黄酮类化合物及氨基酸等。本品能增强免疫功能，抗过敏，平喘，改善心功能，抗心肌缺血，抗心律失常，镇静，抗氧化，延缓衰老，降血糖。此外还具有抗菌、促进胃肠道运动等作用。

石斛《神农本草经》

本品为兰科植物金钗石斛、鼓槌石斛或流苏石斛的栽培品及其同属植物近似种的新鲜或干燥茎。全年均可采收，以秋季为佳。鲜用者除去根及泥沙；干用者采收后除去杂质，干燥。切段，生用。或栽于湿砂内，以备鲜用。

【性味归经】　甘，微寒。归胃、肾经。

【功效与应用】

1. **养阴清热**　用于热病后期，虚热烦渴。常与山茱萸、牛膝、杜仲等药同用。肾虚火旺，骨蒸劳热者，常配伍生地黄、黄柏等滋阴清热之药。

2. **益胃生津**　用于热病伤津或胃阴不足证。本品善养胃阴，生津液，鲜品更佳。治热伤胃津，口干，低热，烦渴，舌红少苔者，常以鲜石斛配鲜生地黄、麦冬同用，如《时病论》之清热保津法。治胃阴不足，胃脘隐痛，可单用本品煎汤代茶，或配麦冬、山药等养阴健胃；治胃阴虚致口渴咽干，食少干呕，或胃脘嘈杂，配麦冬、玉竹、天花粉、鲜生地黄等；治肺火炽盛，咽燥口干，引饮不休，配沙参、天花粉、胡黄连等；若胃中痰火，消谷善饥，以鲜石斛配生石膏、天花粉。

3. **明目，强腰**　用于肾阴虚证。本品滋肝肾除虚热，明目兼能强腰膝。治年老或久病，精血不足而目暗不明，视力减退，配熟地黄、枸杞子、菊花等，如石斛夜光丸；治雀目，与苍术、淫羊藿同用；治肾阴不足致痿证或久痹，腰膝软弱，行走无力，与熟地黄、牛膝、杜仲、桑寄生等同用。

【用法用量】　煎服，6～12g；鲜品15～30g。干品入汤剂宜先下。

【注意事项】　湿热不宜早用；湿温尚未化燥者忌服。

【现代研究】　石斛含石斛碱等多种生物碱及黏液质等。本品能促进胃液分泌，有镇痛、退热增强代谢及延缓衰老等作用。

⫛ 链接　铁皮石斛与金钗石斛

　　铁皮石斛可以增强免疫功能，具有滋阴养血、益胃生津的功效，是治疗胃脘痛、上腹胀痛的常用药物，对致病菌幽门螺杆菌有较好的抑制作用。药理研究表明，铁皮石斛含有丰富的多糖类物质，还能提高应激能力，具有良好的抗疲劳、耐缺氧作用。铁皮石斛还是治疗各种肝胆病的要药，可用于治疗肝炎、胆囊炎、胆结石等肝胆疾病。同时铁皮石斛能够滋养阴液、润滑关节，从而达到强筋健骨、流利关节、增强抗风湿的效果。

金钗石斛气微，性寒，味甘、淡、微咸，具有保健功能，可以滋阴润肺，益胃补肾，健脑明目，为降火良药，并具生津止渴，补五脏虚劳，清肺止咳，防感冒，抗疲劳的功效。药理研究表明，石斛在提高人体免疫能力、抗衰老、抑制肿瘤、补五脏虚劳等方面有明显的效果。

金钗石斛和铁皮石斛的主要区别是石斛碱的含量和多糖的含量。在石斛碱的含量上铁皮石斛少于金钗石斛，这也是金钗石斛苦，铁皮石斛不苦的原因。越苦的金钗石斛，说明石斛碱含量越高，其药用价值也越高。而铁皮石斛多糖含量比较多，所以铁皮石斛不苦，胶多，有黏性。所以才有"药用选金钗，保健选铁皮"的说法。

天冬《神农本草经》

本品为百合科植物天冬的干燥块根。秋冬两季采挖，洗净，除去茎基和须根，置沸水中煮或蒸至透心，趁热除去外皮，洗净，干燥，切薄片。生用。

【性味归经】 甘、苦，寒。归肺、肾经。

【功效与应用】

1. **清肺润燥** 用于阴虚肺热或劳嗽咳血。本品甘苦性寒，质地滋腻，专于滋养肺肾而生津润燥。治肺阴虚之燥咳痰黏，配川贝、麦冬等；治劳嗽咳血，或顿咳痰黏，痰中带血者，配麦冬、百部、阿胶等；治久咳气阴两伤者，配人参、熟地黄等。

2. **滋阴降火** 用于肾阴不足所致骨蒸潮热，津伤口渴，阴虚消渴。本品甘寒能滋肾阴，苦寒能清虚火，功善滋阴降火。治肾阴不足，阴虚火旺，潮热骨蒸，盗汗或遗精，可与熟地黄、知母同用；治热病伤津，咽干口渴，或内热消渴，配生地黄、人参，如三才汤。

3. **润肠通便** 用于热病伤阴，肠燥便秘证。本品甘润，可润肠燥而通利。治热伤津液，肠燥便秘，可与玄参、生地黄同用；治阴血亏虚所致便秘，可与当归、肉苁蓉同用。

【用法用量】 煎服，6～12g。

【注意事项】 脾胃虚寒、食少便溏者慎服。

【现代研究】 本品含天门冬素、黏液质、β-谷甾醇、多种氨基酸及多糖等成分。本品具有升高外周白细胞，增强单核-吞噬细胞系统吞噬能力及体液免疫功能的作用；对实验动物有非常显著的抗细胞突变作用，可升高肿瘤细胞 cAMP 水平，抑制肿瘤细胞增殖。

百合《神农本草经》

本品为百合科植物卷丹、百合或细叶百合的干燥肉质鳞叶。秋季采挖，洗净，置沸水中略烫，干燥。生用或蜜炙用。

【性味归经】 甘，寒。归心、肺经。

【功效与应用】

1. **养阴润肺** 用于阴虚肺燥或肺虚久咳。本品滋补肺阴而有润燥止咳之功。治燥热伤肺，干咳不止，或痰中带血，常配款冬花、蜂蜜熬膏内服；若治肺阴虚，虚劳久嗽，潮热盗汗，或有咯血，可配生地黄、玄参、川贝等。

2. **清心安神** 用于热病余热未清所致心神不安。本品微苦性寒，能清虚热，味甘养心安神。治热病津血耗伤，或余热未尽，扰动心神致虚烦惊悸，或失眠多梦，可与知母、生地黄同用；治阴血不足，惊悸或有精神恍惚，坐卧不宁，莫名所苦者，常与生地黄、大枣同用；治暑热气阴两伤，汗出，心烦，体倦，不欲食，配莲子、大枣、绿豆煮粥服。

【用法用量】 煎服，6～12g。清心宜生用，润肺蜜炙用。

【注意事项】 本品寒润，故风寒咳嗽或中寒便溏者忌用。

【现代研究】　本品含酚酸甘油酯、甾体糖苷、甾体生物碱等。水提液有祛痰止咳作用；还有强壮、镇静、抗过敏作用；百合水煎醇提取液有耐缺氧作用。

黄精《雷公炮炙论》

黄精为百合科植物滇黄精、黄精或多花黄精的干燥根茎。春秋两季采挖，除去须根，洗净，置沸水中略烫或蒸至透心，干燥，切厚片。生用或酒制用。

【性味归经】　甘，平。归脾、肺、肾经。

【功效与应用】

1. **滋阴润肺**　用于阴虚肺燥，肺肾阴虚。本品味甘补益，药性平和，滋肾阴，润肺燥。治阴虚肺燥，干咳少痰，单用加蜂蜜熬膏服，或与沙参、知母、川贝同用；治肺肾阴虚，劳嗽久咳，痰少或咯血，或短气乏力，与沙参、天冬、百部、黄芪同用。

2. **补肾益精**　用于肾虚精亏及内热消渴。治精血不足致头昏耳鸣，腰膝酸软，须发早白等，配枸杞子等量研末，炼蜜为丸服；治阳痿遗精，配淫羊藿、菟丝子等；治消渴，配生地黄、麦冬、知母等。

3. **补脾益气**　用于脾胃虚弱。本品既补脾气，又益脾阴。治脾胃气虚而倦怠乏力、食欲不振、脉象虚软者，可配伍党参、茯苓、白术等药；若胃阴虚致口干食少、饮食无味、舌红无苔者，可配伍石斛、沙参、麦冬、谷芽等。

【用法用量】　煎服，9～15g。

【注意事项】　脾虚有湿，咳嗽痰多、中寒便溏者忌服。

【现代研究】　本品含黏液质、淀粉及糖分等。本品能增强免疫功能，有延缓衰老、耐缺氧、抗疲劳、降血糖等作用，对多种细菌和皮肤真菌有抑制作用。

枸杞子《神农本草经》

枸杞子为茄科植物宁夏枸杞子的干燥成熟果实。夏秋两季果实呈红色时采收，热风烘干，除去果梗；或晾至皮皱后，晒干，除去果梗。生用。

【性味归经】　甘，平。归肝、肾经。

【功效与应用】　滋补肝肾，明目，润肺。用于肝肾阴虚，血虚面色萎黄，内热消渴。本品性平味甘质润，长于滋养肝肾之精血，兼明目，止渴，为补肝肾要药。治肝肾阴虚，精血不足致腰膝酸痛，眩晕耳鸣，配杜仲、续断、桑寄生等补肝肾强筋骨。治肝肾精血不能上养，目昏不明，两目羞明，或有血虚萎黄，配熟地黄、山茱萸、菊花等以养肝明目；治肾阳不足，阳痿遗精，配肉桂、附子、菟丝子以助阳固精。治内热消渴，可单独蒸熟后食用，或与生地黄、麦冬同用以生津止渴。

【用法用量】　煎服，6～12g。

【注意事项】　大便溏薄者慎服。

【现代研究】　本品含甜菜碱和多糖等。本品能增强免疫功能，有保肝、降血压、降血糖、抗突变、抗肿瘤、抗疲劳及延缓衰老等作用。

链接　枸杞子与地骨皮

　　枸杞子与地骨皮为同一植物，果实是枸杞子，根皮就是地骨皮。地骨皮是清虚热药，能清虚热，凉血除蒸，清肺降火，主要用于骨蒸潮热，肺热咳嗽，咯血，衄血及内热消渴等病证；枸杞子是补血药，能补肝肾，益精血，明目，用于肝肾阴血亏虚所致的头晕目眩、视力减退、腰膝酸软、遗精消渴等证。两药虽出自一科植物，但用药部位不同，功效差别较大，切勿混淆。

北沙参《本草汇言》

北沙参为伞形科植物珊瑚菜的干燥根。夏秋两季采挖，洗净，稍晾，置沸水中烫后，除去外皮，干燥；或洗净直接干燥。生用。

【性味归经】　甘、微苦，微寒。归肺、胃经。

【功效与应用】

1. 养阴清肺 用于肺阴虚。本品能滋养肺阴，兼清里热。治肺阴虚，干咳少痰，或有咯血，常配伍麦冬、玉竹等水煎内服；治燥热伤肺，咽干鼻燥，干咳少痰或无痰，配天花粉、桑叶等清燥润肺；肺痨日久，或有潮热、痰中带血、盗汗、咽干、声音嘶哑，配麦冬、百合等滋养肺阴。

2. 益胃生津 用于胃阴虚，或热伤胃津。本品甘味以生胃津，微苦而寒兼清胃热。治胃阴虚所致胃脘隐痛，嘈杂纳呆，或有干呕，口渴，配石斛、麦冬等；治热伤胃津，口渴咽干，舌绛少津，无苔或花剥，以鲜北沙参配鲜生地黄、鲜石斛等，冰糖水煎服。

【用法用量】 煎服，5～12g。

【注意事项】 虚寒证忌服。反藜芦。

【现代研究】 本品含多种香豆素类成分、多糖及生物碱等。乙醇提取物有降低体温和镇痛作用。水浸液低浓度时能加强离体蟾蜍心脏收缩，浓度高则出现抑制作用。

> **链 接** 南沙参与北沙参的比较
>
> 南沙参、北沙参为两种不同的植物，均有养阴清肺、益胃生津的功效，均用于肺热燥咳、阴虚劳嗽及胃阴虚有热、口干咽燥等证。南沙参能祛痰益气，较适用于气阴两伤及燥痰咳嗽，北沙参清养肺胃作用较强，多用于肺胃阴虚有热之证。

龟甲《神农本草经》

龟甲为龟科动物龟的背甲及甲。捕捉后杀死，或用沸水烫死，剥取背甲或腹甲，除去残肉，晒干。砂炒后醋淬用。

【性味归经】 甘、咸，寒。归肝、肾、心经。

【功效与应用】

1. 滋阴潜阳 用于阴虚内热、阴虚阳亢及虚风内动。龟甲为血肉有情之品，是滋补肝肾的要药。治阴虚内热之骨蒸盗汗，常与知母、黄柏、熟地黄等滋阴清热药同用，如大补阴丸；治阴虚阳亢之头晕目眩，烦躁易怒，常与生地黄、菊花、石决明等同用；治虚风内动，手足蠕动，舌干红绛，脉虚，或久病阴血亏虚，神昏目眩，甚或瘛疭，常与牡蛎、阿胶、生地黄等同用，如大定风珠。

2. 益肾健骨 用于肾虚骨痿，或小儿发育迟缓。龟甲益肾健骨，治肝肾亏虚，筋骨不健的腰膝酸软或骨痿，与牛膝、熟地黄、锁阳等同用；治小儿囟门迟合、齿迟、行迟，与五加皮、鳖甲、熟地黄等同用。

3. 养血补心 用于心虚惊悸、心神不安。本品有滋补肝肾、养血安神之功。治心失血养的惊悸、失眠、健忘，可与龙骨、远志、石菖蒲同用，如孔圣枕中丹。

4. 凉血止血 用于阴虚血热及冲任不固之出血。本品补肝肾，固冲任。治妇女阴虚血热、冲任不固所致的崩漏、月经过多，可配牡蛎为散，酒送服，或配伍黄柏、椿皮、香附等，如固经丸。

【用法用量】 煎服，9～30g。打碎先煎。

【注意事项】 脾胃虚寒者忌服。孕妇慎服。

【现代研究】 本品含胶质、脂肪及钙、磷等，有增强免疫作用。

鳖甲《神农本草经》

鳖甲为鳖科动物鳖的背甲。全年均可捕捉，以秋冬两季为多，捕捉后杀死，置沸水中烫至背甲上硬皮能剥落时，取出，剥取背甲，除去残肉，晒干。砂炒炮用或醋淬用。

【性味归经】 咸，寒。归肝、肾经。

【功效与应用】

1. 滋阴潜阳 用于阴虚阳亢、阴虚风动。本品为血肉有情之品，滋肝肾，退骨蒸，又能息风潜阳。治阴虚阳亢之头晕目眩，常配生地黄、石决明、菊花、牡蛎等药；治阴虚风动之手指蠕动、舌干红绛，常配龟甲、牡蛎、生地黄等药。

2. **退热除蒸**　用于阴虚发热、劳热骨蒸。本品为退虚热要药，常与青蒿、知母等药同用，如青蒿鳖甲汤。

3. **软坚散结**　用于癥瘕积聚、疟母。治癥瘕积聚，可配伍大黄、琥珀等，即鳖甲丸；治疟母，可与地鳖虫、牡丹皮、柴胡等同用，如鳖甲煎丸。

【用法用量】　煎服，9～30g。打碎先煎。滋阴潜阳宜生用，软坚散结宜醋制用。

【注意事项】　脾胃虚寒、食少便溏者及孕妇忌服。

【现代研究】　本品含胶质、角蛋白及维生素 D 等。本品能抑制肝、脾的结缔组织增生，提高血浆蛋白水平，并有抗肿瘤作用。

第四节　补　阳　药

凡以温补人体阳气为主要功效，用于治疗阳虚证，尤其是肾阳虚衰为主的药物，称为补阳药。

阳虚多与心、脾、肾三脏有关，而肾阳为一身元阳，为诸阳之本，对人体各脏腑起着温煦生化的作用，所以阳虚诸证往往与肾阳不足有密切关系。本节所介绍的药物，大多以温补肾阳为主。

补阳药味多甘、辛、咸，性多温热，多入肾经，主要用于肾阳虚之畏寒肢冷、腰膝酸软、阳痿早泄、宫冷不孕、尿频遗尿等；肾阳虚而精髓不足的眩晕耳鸣，须发早白，筋骨痿软，小儿发育不良，囟门不合，齿迟行迟；肾阳虚衰，气化不行之水肿；肾虚不能纳气之呼多吸少，咳嗽喘促；脾肾阳虚之脘腹冷痛，黎明泄泻；肾阳亏虚，冲任不固之崩漏不止，带下清稀等。

使用本类药物时，除常与补气药、温里药及补肝肾药同用外，还当重视阴阳互根之理，注意配伍滋阴益精血之品，使"阳得阴助，生化无穷"。

补阳药性多温燥，阴虚火旺者不宜使用。

鹿茸《神农本草经》

本品为鹿科动物梅花鹿或马鹿的雄鹿未骨化密生茸毛的幼角。前者习称"花鹿茸"，后者习称"马鹿茸"。经加工后，阴干或烘干。横切薄片，或劈成碎块，研成细粉用。

【性味归经】　甘、咸，温。归肾、肝经。

【功效与应用】

1. **补肾阳、益精血**　用于肾阳不足、精血亏虚之阳痿早泄、宫冷不孕、腰膝酸软、遗尿尿频、肢冷神疲、头晕耳鸣、须发早白等症。本品峻补元阳，作用强而全面，兼能益精血，是壮阳生精益血的要药。可单用研末服，也可配伍人参、熟地黄、枸杞子等同用，以增强疗效。

2. **强筋骨**　用于肾虚骨痿、小儿发育不良。鹿茸常与熟地黄、山药、山茱萸等同用，如加味地黄丸。

3. **调冲任**　用于妇女冲任虚寒，崩漏带下。本品有补肝肾、调冲任、固崩止带之功，配当归、海螵蛸、蒲黄等，可治崩漏不止；配狗脊、白蔹等可治白带过多。

4. **托疮毒**　用于阳虚阴盛之疮疡久溃不敛或阴疽内陷不起。本品温补内托，并能生肌，可与黄芪、当归、肉桂等同用。

【用法用量】　入丸、散剂，或研末冲服，每次 1～2g。

【注意事项】　阴虚阳亢、实热、痰火内扰、血热出血及外感热病者忌服。宜从小剂量开始，逐渐加量，以免伤阴动血。

【现代研究】　鹿茸含性激素类物质鹿茸精、胶质及蛋白质等。能促进蛋白质、核酸合成，增强造血功能，促进骨生长，增强免疫功能，提高机体工作效率，改善睡眠和食欲，延缓衰老，抗应激，并兼有雄激素和雌激素样作用。此外还有抗炎作用，鹿茸多糖对实验性胃溃疡有保护作用。

鹿角、鹿角胶、鹿角霜来源相同，入药部位及炮制方法不同，功用相类似，药力有差异。

鹿角是已骨化的角或锯茸后翌年春季脱落的角基，味咸，性温。归肾、肝经，功能温肾阳，强筋骨，行血消肿。用于肾阳不足，阳痿遗精，腰脊冷痛，阴疽疮疡，乳痈初起，瘀血肿痛；鹿角胶是鹿角经水煎煮，浓缩制成的固体胶。甘、咸，温。归肾、肝经。功能温补肝肾，益精养血。用于肝肾不足所致腰膝酸冷，阳痿遗精，虚劳羸瘦，崩漏下血，便血尿血，阴疽肿痛；鹿角霜是鹿角熬去胶质后的角块，将骨化角熬去胶质，取出角块干燥而成。性温味咸，归肝、肾经，功能温肾助阳，收敛止血。用于脾肾阳虚，白带过多，遗尿尿频，崩漏下血，疮疡不敛。

淫羊藿《神农本草经》

淫羊藿为小檗科植物淫羊藿、箭叶淫羊藿、柔毛淫羊藿、巫山淫羊藿或朝鲜淫羊藿的干燥地上部分。夏秋季茎叶茂盛时采割，除去粗梗及杂质，晒干或阴干。切丝生用或羊脂油炙用。

【性味归经】 辛、甘，温。归肝、肾经。

【功效与应用】

1. **补肾阳** 用于肾阳虚证之阳痿、不孕、尿频、筋骨痿软。本品甘温性燥，归肝肾经，助肾阳。治肾虚阳痿，遗精，筋骨痿软，可单用浸酒服，或与熟地黄、枸杞子、巴戟天等同用；治肾虚尿频，或夜尿多，与山药、益智仁等同用；治元阳不足，宫冷不孕，可与鹿角胶、熟地黄、肉桂等同用。

2. **祛风湿，强筋骨** 用于肝肾不足，或久患之风寒湿痹或肢体麻木。本品益肝肾，强筋骨，兼能辛散温行，祛风除湿，散寒通痹。治肝肾不足，或久患痹证的肢体麻木，可单用浸酒服。如兼见筋骨痿软，或步履艰难，可与杜仲、巴戟天、桑寄生等同用。

【用法用量】 煎服，6～10g。

【注意事项】 阴虚火旺及湿热痹证忌服。

【现代研究】 本品主含黄酮和多糖两类等成分。本品能增强性腺功能，增强机体免疫功能，促进股骨增长并延缓衰老、抗心肌缺血、扩张血管、降压、改善微循环，促进阳虚动物的核酸、蛋白质合成，并有增强造血功能、抗血栓、抑菌、抗病毒、抗炎、降血脂、降血糖、抗肿瘤等作用。

肉苁蓉《神农本草经》

本品为列当科植物肉苁蓉的干燥带叶肉质茎，多于春季苗未出土或刚出土时采挖，除支花序，切段，干燥。生用或制用，鲜品干后为淡苁蓉，盐制者为咸苁蓉。

【性味归经】 甘、咸，温。归肾、大肠经。

【功效与应用】

1. **补肾阳、益精血** 用于肾虚之阳痿、不孕。本品补肾阳而益精血。治肾虚精血不足之阳痿、不育，常配熟地黄、菟丝子、五味子等；治宫冷不孕，常配鹿角胶、杜仲、当归等；治肝肾不足，腰膝酸软，筋骨无力，与巴戟天、杜仲、萆薢等同用。

2. **润肠通便** 用于肠燥津苦便秘。本品质地滋润，又无燥性，是治疗老年体弱、血虚及产后、病后津液不足而致肠燥便秘的常用药。治老人体虚、肾虚肠燥之便秘，可单用大剂量煎汤服，或与火麻仁、沉香同用，如润肠丸；治妇女产后精亏血少，肠燥便秘，可与当归、熟地黄等同用。

【用法用量】 煎服，6～10g。

【注意事项】 阴虚火旺及湿热痹痛者忌服。

【现代研究】 本品主含甜菜碱、β-谷甾醇等水溶性成分及6-甲基吲哚等脂溶性成分。本品有延缓衰老作用及抗家兔动脉粥样硬化作用，水浸液能降低实验动物血压；能促进小鼠唾液分泌，提高小鼠小肠推进度，缩短通便时间，同时对大肠的水分吸收有明显抑制作用。

补骨脂《雷公炮炙论》

补骨脂为豆科植物补骨脂的干燥成熟果实。秋季果实成熟时采收果序，晒干，搓出果实，除去杂质。生用或盐水炙用。

【性味归经】　苦、辛，温。归肾、脾经。

【功效与应用】

1. **补肾助阳**　用于肾阳不足之阳痿，腰膝冷痛。本品补火助阳，兼强腰膝，固精缩尿。治肾阳亏虚，畏寒肢冷，腰膝冷痛，配杜仲、胡桃仁等，如青娥丸；治阳痿早泄，配菟丝子、沉香等，如补骨脂丸。

2. **固精缩尿**　用于肾精不固之遗精及遗尿、尿频。治遗精、滑精，可单用，或与青盐同炒后研末服；若治肾气不固，遗尿尿频，夜尿多，可配小茴香等量为丸服，或与益智仁、菟丝子同用。

3. **温脾止泻**　用于脾肾阳虚之泄泻。常与肉豆蔻、五味子、吴茱萸同用，即四神丸。

4. **纳气平喘**　用于肾虚作喘。本品补肾阳，能纳气平喘，可治虚寒喘咳，常与人参、肉桂、沉香等同用。

本品外用可治白癜风。

【用法用量】　煎服，6～10g。外用适量，可制成 20%～30%酊剂涂患处。

【注意事项】　阴虚内热及大便秘结者忌服。

【现代研究】　本品含补骨脂素、树脂、脂肪油等。本品能抑菌、杀虫、强心、扩张冠脉、抗肿瘤、延缓衰老、收缩子宫，有致光敏及雌激素样作用。

杜仲《神农本草经》

杜仲为杜仲科植物杜仲的干燥树皮。4～6 月间剥取树皮，刮去粗皮，堆置"发汗"至内皮呈紫褐色，晒干，切块或丝。生用或盐水炙用。

【性味归经】　甘，温。归肝、肾经。

【功效与应用】

1. **补肝肾，强筋骨**　用于肝肾不足之腰膝酸软，筋骨无力。本品为平补肝肾之要药。治肝肾不足，或久病、年老、外伤所致筋骨无力，腰膝酸痛，常与续断、补骨脂、胡桃肉等同用；治肾虚阳痿，尿频，可与山茱萸、菟丝子等同用。

2. **安胎**　用于肝肾亏虚之胎动不安、胎漏下血。治胎动腰痛如坠，常配续断研末，枣肉为丸服；亦常与阿胶、菟丝子、续断同用。

本品有可靠的降血压作用，尤适用于高血压有肾阳不足表现者。老年肾虚而又血压高者，可与淫羊藿、桑寄生、怀牛膝等同用；属肝阳肝火偏亢者，可配伍夏枯草、菊花、黄芩。

【用法用量】　煎服，6～10g。炒用疗效更佳。

【注意事项】　本品为温补之品，阴虚火旺者慎用。

【现代研究】　本品含杜仲胶、杜仲苷及黄酮类等成分。本品有降压、减少胆固醇的吸收、抑制子宫收缩等作用。煎剂能明显加强家兔离体心脏心肌收缩力，并有镇静、镇痛、增强肾上腺皮质功能及免疫功能的作用。

蛤蚧《雷公炮炙论》

蛤蚧为壁虎科动物蛤蚧 *Gekko gecko* Linnaeus 除去内脏的干燥体。全年均可捕捉，除去内脏，将血拭净，用竹片撑开，使全体扁平顺直，低温干燥。用时除去鳞片及头足，切成小块，黄酒浸润后，烘干。研末或浸酒服。

【性味归经】　咸，平。归肺、肾经。

【功效与应用】

1. **补肾阳、益精血**　用于肾阳不足、精血亏虚之肾阳虚。可单用浸酒服，或与人参、鹿茸、淫羊藿等同用。

2. 补肺气、定喘嗽 用于肺气虚或肺肾两虚之久咳虚喘。本品为治虚喘劳嗽要药，尤适用于肾不纳气所致者。本品多与人参、杏仁、贝母等同用，如人参蛤蚧散。

【用法用量】 煎服，3～6g；研末，每次 1～12g；浸酒，每次 1～2 对。

【注意事项】 风寒、实热及痰湿咳嗽者忌服。

【现代研究】 本品含蛋白质、微量元素及氨基酸等成分。本品雄激素和雌激素样作用，能增强免疫功能，降低血糖，显著提高自由基代谢酶的活性及还原型谷胱甘肽的含量，并有抗炎、平喘及延缓衰老作用。

续断《神农本草经》

本品为川续断科植物川续断的干燥根。秋季采挖，除去根及须根，用微火烘至半干，堆置"发汗"至内部变绿色时，再烘干。用微火烘至半干，堆置"发汗"至内部变绿色时，再烘干。切片。生用、酒炙或盐水炙用。

【性味归经】 苦、辛，微温。归肝、肾经。

【功效与应用】

1. 补肝肾 用于肝肾不足之腰痛脚弱，风湿痹痛。本品补中有行，主补肝肾兼强筋骨。治肝肾亏虚、筋骨不健所致腰膝酸痛，软弱无力，常与杜仲、牛膝同用；治风湿痹痛日久，筋骨挛急疼痛，常与防风、牛膝、萆薢等同用。

2. 行血脉 用于肝肾亏虚之崩漏经多、胎漏下血、胎动欲坠。本品补肝肾，固冲任，有止血安胎之功。治肝肾亏损，精血不足的胎动、胎漏，常与桑寄生、杜仲、菟丝子、阿胶等同用，如寿胎丸；治冲任不固之崩漏、月经多，与黄芪、地榆、艾叶等同用。

3. 续筋骨 用于跌打损伤，筋伤骨折。本品能活血祛瘀，又能壮骨强筋，而有续筋接骨、疗伤止痛之能，为伤科要药，常与苏木、红花、当归等同用。

【用法用量】 煎服，9～15g。外用适量。补肝肾宜盐水炒，行血脉、续筋骨宜酒炒。

【注意事项】 风湿热痹者慎用。

【现代研究】 本品含有三萜皂苷类、挥发油。本品有抗维生素 E 缺乏症的作用。对疮疡有排脓、止血、镇痛、促进组织再生作用。

冬虫夏草《本草从新》

本品为麦角菌科真菌冬虫夏草菌寄生在蝙蝠蛾科昆虫幼虫上的子座及幼虫尸体的复合体。初夏子座出土，孢子未发散时挖取。晒至六七成干，除去似纤维状的附着物及杂质，晒干或低温干燥。生用。

【性味归经】 甘，平。归肾、肺经。

【功效与应用】

1. 益肾 用于肾阳所致不足之腰膝酸痛，阳痿遗精。可单用本品浸酒，或与淫羊藿、巴戟天等同用。

2. 补肺，止血化痰 用于肺虚或肺肾两虚所致咳喘等。本品甘平补虚，入肾、肺经，既能补肾助阳，又能补益肺阴，是治肺肾亏虚的要药。治劳咳痰血，常配北沙参、川贝母、阿胶等药；治肺虚喘咳，或肺肾气虚，咳喘短气，每与人参、核桃仁、蛤蚧等药同用；治病后体虚不复、畏寒、自汗、多汗等，配黄芪、白术等固表止汗；治阴虚盗汗，可与生地黄、熟地黄等同用。

病后体虚不复，自汗畏寒，可与鸭、鸡等同炖服，有补虚扶弱之功。

【用法用量】 煎汤，3～9g，或与鸡、鸭、猪肉等炖服。

【注意事项】 表邪未尽者慎服。

【现代研究】 本品含粗蛋白，其水解产物为谷氨酸、苯丙氨酸、脯氨酸等；亦含虫草酸、甘露醇及微量元素等。本品有性激素样作用，调节机体免疫功能，平喘，保护肾功能，增强造血功能，抗衰老，调节消化系统功能，抑制红斑狼疮，降血糖及抗癌等作用。

海马《本草拾遗》

海马为海龙科动物线纹海马、刺海马、大海马、三斑海马或小海马（海蛆）的干燥体。多在夏秋两季捕捞，洗净，晒干，或除去皮膜及内脏，晒干。生用。

【**性味归经**】　甘、咸，温。归肝、肾经。

【**功效与应用**】

1. **补肾助阳**　用于肾阳虚衰之阳痿精少，宫冷不孕，尿频遗尿。治阳痿及宫冷，可单用研末或浸酒服，亦可与补骨脂、淫羊藿等同用。治肾阳不足，尿频遗尿，或夜尿频繁，如带下量多，配桑螵蛸、覆盆子等补肾固涩；治肾虚作喘，动则加剧，常与人参、蛤蚧、胡桃肉等药补益肺肾。

2. **活血散结，消肿止痛**　用于癥瘕积聚及跌打损伤等。对年久阳虚的癥瘕积聚尤为适宜，常与大黄、青皮等配伍，如海马汤；治跌打损伤，瘀血肿痛，与苏木、红花等药配伍以活血止痛；治痈肿疔疮，或外伤出血，可用本品研粉，直接外敷患处。

【**用法用量**】　煎服，3～9g；研末，1～1.5g。外用适量，研末敷患处。

【**注意事项**】　孕妇及阴虚阳亢者忌服。

【**现代研究**】　本品含蛋白质等。线纹海马乙醇提取物可延长雌小鼠的交尾期，亦可使去势小鼠出现交尾期，并能使子宫及卵巢重量增加。海马提取液亦表现出雄性激素样作用，可增加小鼠前列腺、精囊及肛提肌的重量。

紫河车《本草拾遗》

本品为健康人的干燥胎盘。新鲜胎盘去羊膜和脐带后，反复冲洗至去净，蒸或沸水中略煮，干燥。生用或研粉用。

【**性味归经**】　甘、咸，温。归肾、肺、肝经。

【**功效与应用**】

1. **温肾补精**　用于肾气不足、精血亏虚证。本品单用有较好的补肾阳、益精血作用，常用于肾虚，精血不足之不孕、阳痿、遗精，单用研粉吞服，或配人参、鹿茸、当归等同用；治久病气血不足，虚劳羸弱，或大病后失于调养，可单用，亦可与黄芪、当归等同用。

2. **益气养血**　用于肺肾两虚、喘咳日久之证，以及气血不足所致诸证。本品为补血、益气、养精之佳品，可单用治之。治肺肾两虚之喘咳，可单用本品，或配伍人参、蛤蚧、胡桃肉等药，有治本之功；治气血不足的面色萎黄，消瘦，或产后少乳，配人参、当归为丸服；治阴虚内热，骨蒸盗汗，可与熟地黄、龟甲、黄柏等同用。

3. **补气血**　用于气血不足之证。单用或与党参、黄芪、当归等药同用，常用于治疗气血不足，易受外感，萎黄消瘦，产后乳少等。

【**用法用量**】　研末或装胶囊吞服，每次2～3g。也可鲜品煨食，每次半个至一个。

【**注意事项**】　阴虚火旺者不宜单独使用。

【**现代研究**】　本品含多种抗体、干扰素、激素、酶、红细胞生成素及磷脂等，有提高免疫、刺激造血系统、防治疮疡、止血及抗病毒作用；亦有雌激素、雄激素样作用，能促进男女性腺功能，促进子宫、卵巢、睾丸等器官发育。

益智仁《本草拾遗》

本品为姜科植物益智的成熟果实。夏秋间果实由绿变红时采收，晒干或低温干燥，去壳取仁。生用或盐炙，入药捣碎用。

【**性味归经**】　辛，温。归脾、肾经。

【**功效与应用**】

1. **温脾止泻摄唾**　用于脾肾阳虚，腹痛吐泻及食少多唾。治脾胃虚寒，腹痛吐泻，多配白术、干姜等药；治食少多唾，或小儿流涎不止，与陈皮、党参、白术等药同用。

2. 暖肾固精缩尿　用于肾阳亏虚之遗精、滑精、遗尿、尿频。本品既能补肾助阳，又善固精缩尿。治遗尿、尿频，可与山药、乌药同用，如缩泉丸；治遗精、滑精，可与补骨脂、龙骨、金樱子等同用。

【用法用量】　煎服，3～10g。

【注意事项】　阴虚火旺及有湿热者不宜用。

【现代研究】　本品含桉油精、姜烯等挥发油、微量元素及人体必需氨基酸等。本品有健胃、抗利尿及减少唾液分泌等作用。

第五节　其他补虚药

其他补虚药见表16-1。

表 16-1　其他补虚药简表

分类	药名	性味归经	功效与应用	用法用量
补气药	西洋参	甘、微苦，凉。归心、肺、肾经	补气养阴，清热生津。用于阴虚热盛之咳嗽痰血；热病气阴两伤之烦倦；津液不足之口干舌燥，内热消渴	3～6g，另煎兑服
	刺五加	甘、辛、微苦，温。归脾、肾、心经	补气健脾，益肾强腰，养心安神，活血通络。用于脾肺乏力，食欲不振，气虚浮肿；肾虚腰膝酸软，小儿行迟；心悸气短，失眠多梦，健忘；胸痹心痛，痹痛日久，跌打损伤	9～20g
	太子参	甘、微苦，平。归脾、肺经	补气生津。用于脾虚食少倦怠，气津两伤；肺虚咳嗽；心悸，失眠，多汗	9～30g
	蜂蜜	甘，平。归肺、脾、大肠经	补中缓急，润肺止咳，滑肠通便，脘腹疼痛。用于脾胃虚弱之食少便溏，脘腹疼痛，燥咳少痰，肺虚久咳；肠燥便秘；解乌头类中毒；疮疡不敛，水火烫伤	3～6g
	红景天	甘、苦，平。归肺、心经	益气，平喘，活血通脉。用于气虚体倦；久咳虚喘；气虚血瘀之胸痹心痛，中风偏瘫	15～30g，冲服
	绞股蓝	苦、甘，寒。归脾、肺、肾经	健脾益气，祛痰止咳，清热解毒。用于气虚乏力，气津两伤；痰热咳嗽，燥痰劳嗽；热毒疮痈，癌肿	煎服，15～30g；研末 3～6g。可沸水泡服
	饴糖	甘，温。归脾、胃、肺经	补脾益气，缓急止痛，润肺止咳。用于劳倦伤脾，气短无力；虚寒腹痛；肺虚咳嗽，干咳无痰	30～60g，分次烊化冲服
补阳药	巴戟天	甘、辛，微温。归肝、肾经	补肾阳，强筋骨，祛风湿。用于肾虚阳痿，不孕，尿频；肾虚兼风湿之腰膝疼痛或软弱无力	3～10g
	锁阳	甘，温。归肝、肾、大肠经	补肾阳，益精血，润肠通便。用于肾虚之阳痿，不孕；精血亏虚之腰膝痿弱，筋骨无力；肠燥便秘	5～10g
	核桃仁	甘，温。归肾、肺、膀胱经	补肾，温肺，润肠。用于肾虚之腰痛脚弱，阳痿遗精；肺肾两虚之咳喘；肠燥便秘	6～9g
	沙苑子	甘，温。归肝、肾经	补肾固精，养肝明目。用于肾虚腰痛，阳痿遗精，遗尿、尿频，白带过多；肝肾亏虚之目暗不明，头昏眼花	9～15g
	仙茅	辛，热。有毒。归肾、肝、脾经	补肾壮阳，强筋健骨，祛寒除湿。用于肾虚之阳痿精冷；肾虚之筋骨冷痛，寒湿痹证；阳虚冷泻	3～10g
	狗脊	苦、甘，温。归肝、肾经	补肝肾，强腰膝，祛风湿。用于肾虚之腰痛脊强，足膝酸软；小便不禁，白带过多；风湿痹痛	6～12g
补血药	龙眼肉	甘，温。归心、脾经	补心脾，益气血，安心神。用于心脾两虚之心悸怔忡，失眠健忘；气血不足	干品 3～10g，鲜品酌加
补阴药	南沙参	甘、微苦，微寒。归肺、肾经	清肺养阴，祛痰行气。用于肺热燥咳，阴虚劳嗽咯血；气阴两伤之舌干口渴	干品 9～15g，鲜品 15～30g
	女贞子	甘、苦，凉。归肝、肾经	滋补肝肾，清虚热，明目乌发。用于肝肾阴虚之头晕目眩，腰膝酸软，须发早白；阴虚发热；肝肾亏虚之目暗不明，视力减退	6～12g

续表

分类	药名	性味归经	功效与应用	用法用量
补阴药	玉竹	甘，平。归肺、胃经	滋阴润肺，生津养胃。用于肺燥咳嗽，阴虚劳嗽，阴虚外感；胃阴耗伤之舌干口燥，消渴	6～12g
	墨旱莲	甘、酸，寒。归肝、肾经	滋阴益肾，凉血止血。用于肝肾阴虚之头目眩晕，须发早白；阴虚血热之吐血、衄血、尿血、便血、崩漏	6～12g
	桑椹	甘，寒。归心、肝、肾经	滋阴补血，生津，润肠。用于阴虚血亏之眩晕，目暗，耳鸣，失眠，须发早白；津伤口渴，消渴；肠燥便秘	9～15g
	哈蟆油	甘、咸，平。归肺、肾经	补肾益精，养阴润肺。用于病后体弱，神疲乏力，盗汗；咯血	5～15g
	楮实子	甘，寒。归肝、肾经	滋阴益肾，清肝明目，利尿。用于肝肾不足，腰膝酸软，虚劳骨蒸；头晕目昏，目生翳膜；水肿胀满	6～12g

自测题

1. 既能补血活血，又能调经润肠的药是（　　　）
   A. 红花　　　　　　　　　B. 当归
   C. 熟地黄　　　　　　　　D. 肉苁蓉
   E. 月季花

2. 补中益气，生津养血的药是（　　　）
   A. 党参　　　　　　　　　B. 蜂蜜
   C. 饴糖　　　　　　　　　D. 红景天
   E. 绞股蓝

3. 滋阴润肺，补脾益气的药是（　　　）
   A. 石斛　　　　　　　　　B. 黄精
   C. 百合　　　　　　　　　D. 北沙参
   E. 枸杞子

4. 核桃仁的功效是（　　　）
   A. 补肾，益精，缩尿　　　B. 补肾，润肺，明目
   C. 补肾，清火，滋阴　　　D. 补肾，活血，续伤
   E. 补肾，温肺，润肠

5. 既滋肾补肝，又清虚热的药是（　　　）
   A. 黄精　　　　　　　　　B. 秦艽
   C. 地骨皮　　　　　　　　D. 女贞子
   E. 枸杞子

6. 某男，45岁，5年来，既患肾虚腰膝酸疼、阳痿，又患脾虚溏泄与阴阳两虚之消渴，只当补阳益阴、止泻、生津，宜选用的药是（　　　）
   A. 女贞子　　　　　　　　B. 楮实子
   C. 枸杞子　　　　　　　　D. 覆盆子
   E. 菟丝子

7. 阿胶除治阴虚燥咳外，又治（　　　）
   A. 骨蒸劳热　　　　　　　B. 血虚眩晕
   C. 带下不止　　　　　　　D. 小便不禁
   E. 咽痛，失音

8. 不属于桑椹主治病证的是（　　　）
   A. 肠燥便秘　　　　　　　B. 津伤口渴
   C. 阴虚血亏　　　　　　　D. 脾肾阳虚
   E. 须发早白

9. 具有暖肾固精缩尿、温脾止泻摄唾的药是（　　　）
   A. 沙苑子　　　　　　　　B. 菟丝子
   C. 砂仁　　　　　　　　　D. 益智仁
   E. 肉豆蔻

10. 哪项不属于大枣的功效（　　　）
   A. 安神　　　　　　　　　B. 调和营卫
   C. 缓和药性　　　　　　　D. 补中益气
   E. 养血

（吴　君　吴立明）

第十七章

固　涩　药

凡以收敛固涩为主要功效，用于治疗各种滑脱病证的药物，称为固涩药。

本类药物味多酸涩，性温或平，主入肺、脾、肾、大肠经，有收敛固涩之功，分别具有固表止汗、敛肺止咳、涩肠止泻、固精缩尿、收敛止血、收湿止带等作用。主要用于久病体虚、正气不固所致的自汗、盗汗、久咳虚喘、久泻、久痢、滑精、遗尿、尿频、崩漏、带下等滑脱不禁的病证。

滑脱病证的根本原因是正气虚弱，故用收涩药治疗乃属治病之标，因此应用本类药物时，须与相关的扶正固本的补益药配伍，以标本兼顾。如治气虚自汗、阴虚盗汗则分别配伍补气药、补阴药；脾肾阳虚之久泻、久痢，则配伍温补脾肾药；肾虚不固之遗精、滑精、遗尿、尿频者，当配伍补益肝肾药；冲任不固，崩漏不止者，宜配伍补肝肾、固冲任药；肺肾虚损，久咳虚喘者，宜配伍补肺益肾纳气之品。总之，应根据具体证候，辨证求本，标本兼治，才能收到较好的疗效。

本类药性涩敛邪，故凡外感六淫、湿热、热毒、瘀血等实邪所致的汗出、咳喘、泻痢、遗精、遗尿、崩漏、带下者，均不宜用，否则有"闭门留寇"之弊。

第一节　常用固涩药

五味子《神农本草经》

五味子为木兰科植物五味子的干燥成熟果实。习称"北五味子"，主产于东北。秋季果实成熟时采摘，晒干或蒸后晒干，除去果梗及杂质。生用或醋蒸用。

【性味归经】　酸、温。归肺、心、肾经。

【功效与应用】

1. **收敛固涩**　用于久咳虚喘及自汗、盗汗。本品味酸收敛，甘温而润，能上敛肺气，下滋肾阴，为治疗久咳虚喘之要药。治肺虚久咳，可与罂粟壳同用，如五味子丸；治肺肾两虚喘咳，常与山茱萸、熟地黄、山药等同用，如都气丸。本品长于敛肺止咳，配伍麻黄、细辛、干姜等，可用于寒饮咳喘证，如小青龙汤。本品五味俱全，以酸为主，长于敛肺止汗，治自汗、盗汗者，可与麻黄根、牡蛎等同用。

2. **益气生津**　用于津伤口渴，消渴。本品甘以益气，酸能生津，具有益气生津止渴之功。治热伤气阴，汗多口渴者，常与人参、麦冬同用，如生脉散；治阴虚内热、口渴多饮之消渴证，多与山药、知母、天花粉、黄芪等同用，如玉液汤。

3. **滋肾宁心**　用于遗精、滑精，脾肾两虚之五更泄泻及虚烦内扰之失眠多梦。本品甘温而涩，入肾，能补肾涩精止遗，为治肾虚精关不固所致遗精、滑精之常用药。治滑精者，可与桑螵蛸、附子、龙骨等同用，如桑螵蛸丸；治梦遗者，常与麦冬、山茱萸、熟地黄、山药等同用，如麦味地黄丸。本品味酸涩性收敛，能涩肠止泻。治脾肾虚寒久泻不止，可与吴茱萸同炒香研末，米汤送服，如五味子散；或与补骨脂、肉豆蔻、吴茱萸同用，如四神丸。本品既能补益心肾，又能宁心安神。治阴血亏损，心神失养，或心肾不交之虚烦心悸、失眠多梦，常与麦冬、丹参、生地黄、酸枣仁等同用，如天王补心丹。

【用法用量】　煎服，2～6g。

【注意事项】　凡表邪未解或内有实邪者，咳嗽初起及麻疹初发慎用。

【现代研究】　北五味子主含挥发油、有机酸、鞣质、维生素、糖及树脂等。种子挥发油中的主要成分为五味子素。本品对神经系统各级中枢均有兴奋作用，对大脑皮质的兴奋和抑制过程均有影响，使之趋于平衡；对呼吸系统有兴奋作用，有镇咳和祛痰作用；能降低血压；能利胆，降低血清转氨酶，对肝细胞有保护作用。本品有与人参相似的作用，能增强机体对非特异性刺激的防御能力。能增加细胞免疫功能，使脑、肝、脾脏 SOD 活性明显增强，故具有提高免疫、抗氧化、抗衰老作用。对金黄色葡萄球菌、肺炎杆菌、肠道沙门菌、铜绿假单胞菌等均有抑制作用。

乌梅《神农本草经》

乌梅为蔷薇科植物梅的干燥近成熟果实。夏季果实近成熟时采收，低温烘干后闷至色变黑，除去杂质，干燥。生用、去核生用或炒炭用。

【性味归经】　酸、平。归肝、脾、肺、大肠经。

【功效与应用】

1. **敛肺**　用于肺虚久咳。本品味酸而涩，其性收敛，入肺经，能敛肺气，止咳嗽，适用于肺虚久咳少痰或干咳无痰之证。本品可与罂粟壳、杏仁等同用，如一服散。

2. **涩肠**　用于久泻、久痢。本品酸涩入大肠经，有良好的涩肠止泻痢作用，为治疗久泻、久痢之常用药。本品可与罂粟壳、诃子等同用，如固肠丸。取其涩肠止痢之功，配伍解毒止痢之黄连，亦可用于湿热泻痢，便脓血者，如乌梅丸。

3. **生津**　用于虚热消渴。本品味酸性平，善能生津液，止烦渴。治虚热消渴，可单用煎服，或与天花粉、麦冬、人参等同用，如玉泉散。

4. **安蛔**　用于蛔厥腹痛，呕吐。蛔得酸则静，本品极酸，具有安蛔止痛、和胃止呕的功效，为安蛔之良药。本品适用于蛔虫所致腹痛、呕吐、四肢厥冷的蛔厥病证，常与细辛、川椒、黄连、附子等同用，如乌梅丸。

5. **止血**　用于崩漏、便血。本品炒炭后，涩重于酸，收敛力强，能固冲止漏，可用于崩漏不止、便血等；外敷能消疮毒，可治胬肉外突、头疮等。

【用法用量】　煎服，6～12g。止泻止血宜炭炒，生津安蛔当生用。

【注意事项】　凡表邪未解或内有实邪者慎用。

【现代研究】　本品主含柠檬酸、苹果酸、琥珀酸、酒石酸、碳水化合物、谷甾醇、蜡样物质及齐墩果酸样物质。本品水煎剂在体外对多种致病性细菌及皮肤真菌有抑制作用；能抑制离体兔肠管的运动；有轻度收缩胆囊作用，能促进胆汁分泌；在体外对蛔虫的活动有抑制作用；对豚鼠的蛋白质过敏性休克及组胺性休克有对抗作用，但对组胺性哮喘无对抗作用；能增强机体免疫功能。

肉豆蔻《药性论》

肉豆蔻为肉豆蔻科植物肉豆蔻的干燥种仁。冬、春两季果实成熟时采收，除去皮壳，干燥。生用或煨制去油用。

【性味归经】　辛，温。归脾、胃、大肠经。

【功效与应用】

1. **涩肠止泻**　用于虚泻、冷痢。本品辛温而涩，入中焦，能暖脾胃，固大肠，止泻痢，为治疗虚寒泻痢之要药。治脾胃虚寒之久泻、久痢者，常与肉桂、干姜、党参、白术、诃子等药同用；若配补骨脂、五味子、吴茱萸，可治脾肾阳虚，五更泄泻证，如四神丸。

2. **温中行气**　用于胃寒胀痛，食少呕吐。本品辛香温燥，能温中理脾、行气止痛。治胃寒气滞、脘腹胀痛、食少呕吐等证，常与木香、干姜、半夏等药同用。

【用法用量】　煎服，3～10g；入丸、散服，每次 1.5～3g。温中止泻宜煨用。

【注意事项】　湿热泻痢者忌用。

【现代研究】　本品含挥发油 5%～15%。另含肉豆蔻醚、丁香酚、异丁香酚及多种萜烯类化合物。其中的挥发油，少量能促进胃液的分泌及胃肠蠕动，且有开胃和促进食欲、消胀止痛的功效；但大量服用则有抑制作用，有较显著的麻醉作用；挥发油中的萜类成分对细菌和霉菌均有抑制作用。肉豆蔻醚对正常人有致幻、抗炎作用；肉豆蔻及肉豆蔻醚具有增强色胺的作用，体内外试验均对单胺氧化酶有中度的抑制作用。肉豆蔻对 MCA 和 DMBA 诱发的小鼠子宫癌及皮肤乳头状瘤有抑制作用。

山茱萸《神农本草经》

本品为山茱萸科植物山茱萸的干燥成熟果肉。秋末冬初果皮变红时采收果实，用文火烘或置沸水中略烫后，及时除去果核，干燥。生用或酒蒸用。

【性味归经】 酸、甘，微温。归肝、肾经。

【功效与应用】

1. 补益肝肾 用于腰膝酸软，头晕耳鸣，阳痿。本品酸微温质润，其性温而不燥，补而不峻，补益肝肾，既能益精，又可助阳，为平补阴阳之要药。治肝肾阴虚、头晕目眩、腰酸耳鸣者，常与熟地黄、山药等同用，如六味地黄丸；治命门火衰，腰膝冷痛，小便不利者，常与肉桂、附子等同用，如肾气丸；治肾阳虚、阳痿者，多与鹿茸、补骨脂、巴戟天、淫羊藿等配伍，以补肾助阳。

2. 收敛固涩 用于遗精滑精，遗尿尿频及妇女崩漏，月经过多。本品既能补肾益精，又能固精缩尿。于补益之中又具封藏之功，为固精止遗之要药。治肾虚精关不固之遗精、滑精者，常与熟地黄、山药等同用，如六味地黄丸、肾气丸；治肾虚膀胱失约之遗尿、尿频者，常与覆盆子、金樱子、沙苑子、桑螵蛸等药同用。

用于崩漏，月经过多。本品入下焦，能补肝肾、固冲任以止血。治妇女肝肾亏损，冲任不固之崩漏及月经过多者，常与熟地黄、白芍、当归等同用，如加味四物汤；若治脾气虚弱，冲任不固而漏下不止者，常与龙骨、黄芪、白术、五味子等同用，如固冲汤。

用于大汗不止，体虚欲脱。本品酸涩性温，能收敛止汗，固涩滑脱，为防止元气虚脱之要药。治大汗欲脱或久病虚脱者，常与人参、附子、龙骨等同用，如来复汤。

此外，本品亦治消渴证，多与生地黄、天花粉等同用。

【用法用量】 煎服，6～12g；急救固脱 20～30g。

【注意事项】 命门火炽，素有湿热而致小便淋涩者慎服。

【现代研究】 本品果实煎剂在体外对痢疾杆菌、金黄色葡萄球菌及堇色毛癣菌、流感病毒等有不同程度抑制作用。山茱萸注射液能强心、升压，并能抑制血小板聚集，抗血栓形成。山茱萸醇提取物对四氧嘧啶、肾上腺素性及链脲佐菌素（STZ）所形成的大鼠糖尿病，有明显降血糖作用。山茱萸流浸膏对麻醉犬有利尿作用。山茱萸对非特异性免疫功能有增强作用，体外试验能抑制腹水患者癌细胞增殖；有抗实验性肝损害作用；对于因化学疗法及放射疗法引起的白细胞下降，有使其升高的作用。

桑螵蛸《神农本草经》

本品为螳螂科昆虫大刀螂、小刀螂或巨斧螳螂的干燥卵鞘。以上三种分别习称"团螵蛸"、"长螵蛸"及"黑螵蛸"。全国大部分地区均产。深秋至次春采收，除去杂质，蒸至虫卵死后，干燥。生用。

【性味归经】 甘、咸，平。归肝、肾经。

【功效与应用】

1. 固精缩尿 用于遗精滑精，遗尿尿频，白浊。本品甘能补益，咸以入肾，性收敛，能补肾气，固精关，缩小便，为治疗肾虚不固之遗精滑精、遗尿尿频、白浊之良药。治肾虚遗精、滑精，常与龙骨、五味子、制附子等同用，如桑螵蛸丸；治小儿遗尿，可单用为末，米汤送服；治心神恍惚，小便频数，遗尿，白浊，可与远志、龙骨、石菖蒲等同用，如桑螵蛸散。

2. 补肾助阳 用于肾虚阳痿。本品有补肾助阳功效，可治肾虚阳痿，常与鹿茸、肉苁蓉、菟丝子等药同用。

【用法用量】 煎服，5～10g。

【注意事项】 助阳固涩、阴虚火旺之遗精及湿热尿频等者忌用。

【现代研究】　本品含蛋白质、脂肪、粗纤维，并有铁、钙及胡萝卜素样的色素。另外，团螺蛸外层与内层均含有17种氨基酸，7种磷脂成分。药理试验证明，本药具有轻微抗利尿及敛汗作用，其作用机制有待进一步研究。另有报道，本药还具有促进消化液分泌；降低血糖、血脂及抑制癌症作用。

莲子肉《神农本草经》

莲子肉为睡莲科植物莲的干燥成熟种子。秋季果实成熟时采割莲房，取出果实，除去果皮，干燥。生用。

【性味归经】　甘、涩，平。归脾、肾、心经。

【功效与应用】

1. **补脾止泻**　用于脾虚泄泻。本品甘可补脾，涩能止泻，既可补益脾气，又能涩肠止泻。治脾虚久泻，食欲不振者，常与党参、茯苓、白术等同用，如参苓白术散。

2. **益肾固精**　用于遗精，滑精。本品味甘而涩，入肾经而能益肾固精。治肾虚精关不固之遗精、滑精，常与芡实、龙骨等同用，如金锁固精丸。

3. **止带**　用于带下。本品既补脾益肾，又固涩止带，其补涩兼施，为治疗脾虚、肾虚带下之常用品。治脾虚带下者，常与茯苓、白术等药同用；治脾肾两虚，带下清稀，腰膝酸软者，可与山茱萸、山药、芡实等药同用。

4. **养心安神**　用于心悸，失眠。本品甘平，入于心肾，能养心血，益肾气，交通心肾而有安神之功。治心肾不交之虚烦、心悸、失眠者，常与酸枣仁、茯神、远志等药同用。

【用法用量】　煎服，6～15g。去心打碎用。

【注意事项】　本品甘涩，大便秘结者慎服。

【现代研究】　本品主含淀粉、蛋白质、脂肪、碳水化合物、棉子糖、钙、磷、铁等。

链接　莲的多种药用价值

1. 莲须为莲花中的雄蕊。味甘、涩，性平。功能固肾涩精。主治遗精、滑精、带下、尿频。煎服，1.5～5g。

2. 莲房为莲的成熟花托。味苦、涩，性温。功能止血化瘀。主治崩漏、尿血、痔疮出血、产后瘀阻、恶露不尽。炒炭用。煎服，5～10g。

3. 莲子心，莲子中的青嫩胚芽。味苦，性寒。功能清心安神，交通心肾，涩精止血。主治热入心包，神昏谵语；心肾不交，失眠遗精；血热吐血。煎服，1.5～3g。

4. 荷叶为莲的叶片。味苦、涩，性平。功能清暑利湿，升阳止血。主治暑热病证、脾虚泄泻和多种出血证。煎服，3～10g。

5. 荷梗为莲的叶柄及花柄。味苦，性平。功能通气宽胸，和胃安胎。主治外感暑湿、胸闷不畅、妊娠呕吐、胎动不安。煎服，10～15g。

芡实《神农本草经》

芡实为睡莲科植物芡的干燥成熟种仁。秋末冬初采收成熟果实，除去果皮，取出种子，再除去硬壳，晒干。生用或麸炒用。

【性味归经】　甘、涩，平。归脾、肾经。

【功效与应用】

1. **益肾固精**　用于遗精，滑精。本品甘涩收敛，善能益肾固精。治肾虚不固之腰膝酸软，遗精滑精者，常与金樱子相须而用，如水陆二仙丹；亦可与莲子、莲须、牡蛎等配伍，如金锁固精丸。

2. **补脾止泻**　用于脾虚久泻。本品既能健脾除湿，又能收敛止泻。若用治脾虚湿盛，久泻不愈者，常与白术、茯苓、扁豆等药同用。

3. **除湿止带**　用于带下。本品能益肾健脾、收敛固涩、除湿止带，为治疗带下证之佳品。治脾肾两虚之带下清稀，常与党参、白术、山药等药同用；若治湿热带下，则配伍清热利湿之黄柏、车前子等，如易黄汤。

【用法用量】 煎服，9～15g。

【现代研究】 本品主含淀粉、蛋白质、脂肪、碳水化合物、钙、磷、铁、硫胺素、维生素 B₂、尼古酸、维生素 C 等。本品具有收敛、滋养作用。

第二节 其他固涩药

其他固涩药见表17-1。

表 17-1 其他固涩药简表

药名	性味归经	功效与应用	用法用量
椿皮	苦、涩，寒。归大肠、胃、肝经	清热燥湿，涩肠，止血，止带，杀虫。用于久泻久痢，湿热泻痢，便血；崩漏，赤白带下；蛔虫病；疮癣作痒	6～9g。外用适量，煎汤洗，或熬膏涂
赤石脂	甘、酸、涩，温。归大肠、胃经	涩肠止泻，止血，止带，敛疮生肌。用于泻痢不止，便血脱肛；崩漏，赤白带下；湿疮流水，溃疡不愈，外伤出血	9～12g，打碎先煎。外用适量，研末调敷
海螵蛸	咸、涩，温。归肝、脾、肾经	收敛止血，固精止带，制酸止痛，收湿敛疮。用于崩漏下血，肺胃出血，创口出血；肾虚遗精，赤白带下；胃痛吞酸；湿疮湿疹，溃疡不愈	煎服，3～10g；研末，每次 1.5～3g
诃子	酸、涩、苦，平。归肺、大肠经	涩肠，敛肺，下气，利咽。用于久泻久痢，便血脱肛；肺虚久咳，咽痛，失音	3～10g
覆盆子	甘、酸，微温。归肝、肾、膀胱经	益肾，固精，缩尿，养肝，明目。用于肾虚不固之遗精滑精，遗尿尿频；肾虚阳痿；肝肾不足之目暗不明	6～12g
浮小麦	甘，凉。归心经	益气，除热止汗。用于气虚自汗，阴虚盗汗；骨蒸潮热	15～30g
金樱子	酸、涩，平。归肾、膀胱、大肠经	固精缩尿，涩肠止泻，固崩止带。用于遗精滑精，尿频遗尿；久泻久痢；崩漏带下	6～12g
五倍子	酸、涩，寒。归肺、大肠、肾经	敛肺降火，涩肠固精，敛汗止血，收湿敛疮。用于肺虚久咳；久泻久痢，遗精滑精；自汗盗汗，崩漏，便血痔血，外伤出血；疮肿，湿疹	3～6g
糯稻根	甘，平。归肺、胃、肾经	止汗退热，益胃生津。用于自汗盗汗；虚热不退，骨蒸潮热	15～30g
罂粟壳	酸、涩，平。有毒。归肺、大肠、肾经	敛肺，涩肠，止痛。用于肺虚久咳；久泻久痢；心腹筋骨诸痛	3～6g
石榴皮	酸、涩，温。归胃、大肠经	涩肠止泻，止血，杀虫。用于久泻久痢；便血，崩漏；虫积腹痛	3～9g

自 测 题

1. 久泻久痢宜选哪组药（ ）

   A. 白头翁、苦参   B. 秦皮、黄连

   C. 木香、黄连   D. 肉豆蔻、赤石脂

   E. 银花、连翘

2. 除哪味药外均可治肾虚咳喘（ ）

   A. 五味子   B. 蛤蚧   C. 磁石

   D. 赤石脂   E. 胡桃肉

3. 长于缩尿，又可补肾助阳的药是（ ）

   A. 桑螵蛸   B. 五味子   C. 金樱子

   D. 肉桂   E. 蛤蚧

4. 虚烦心悸、失眠多梦可选用（ ）

   A. 乌梅   B. 五味子   C. 五倍子

   D. 芡实   E. 莲子

5. 大汗淋漓，虚极欲脱宜选用（ ）

   A. 麻黄根   B. 浮小麦   C. 黄芪

   D. 山茱萸   E. 防风

6. 哪项不可使用收涩药（ ）

   A. 表邪未解   B. 内有湿滞

   C. 郁热未清   D. 湿热黄疸

   E. 以上均是

7. 可补肾固精、健脾止泻，又可养心益肾安神的药是（ ）

   A. 莲子   B. 五味子

   C. 芡实   D. 山药

（侯辰阳 冉海霞）

第十八章

消 食 药

凡以消化食积为主要作用，主治饮食积滞的药物，称为消食药。

消食药多味甘性平，主归脾、胃二经，具消食化积，以及健脾开胃、和中之功。主治宿食停留，饮食不消所致之脘腹胀满，嗳气吞酸，恶心呕吐，不思饮食，大便失常；以及脾胃虚弱，消化不良等证。

本类药物多属渐消缓散之品，适用于病情较缓、积滞不甚者。食积者多有兼证，应根据不同病情予以适当配伍。若宿食内停，气机阻滞，需配理气药，使气行而积消；若积滞化热，当配苦寒清热或轻下之品；若寒湿困脾或胃有湿浊，当配芳香化湿药；若中焦虚寒者，宜配温中健脾之品；而脾胃素虚，运化无力，食积内停者，则当配伍健脾益气之品，以标本兼顾，使消积而不伤正，不可单用消食药取效。

本类药物虽多数效缓，但仍不乏有耗气之弊，故气虚而无积滞者慎用。

山楂《神农本草经集注》

本品为蔷薇科植物山里红或山楂的成熟果实。秋季果实成熟时采收。切片，干燥。生用或炒用。

【**性味归经**】　酸、甘，微温。归脾、胃、肝经。

【**功效与应用**】

1. 消食化积　用于饮食积滞证。本品酸甘，微温不热，功善消食化积，能治各种饮食积滞，尤为消化油腻肉食积滞之要药。凡肉食积滞之脘腹胀满、嗳气吞酸、腹痛便溏者，均可应用。如《简便方》即以单味药煎服，治食肉不消。若配莱菔子、神曲等，可加强消食化积之功。若配木香、青皮以行气消滞，治积滞脘腹胀痛，如匀气散。

2. 活血散瘀　用于泻痢腹痛，疝气痛，瘀阻疼痛。山楂入肝经，能行气散结，活血止痛，炒用兼能止泻止痢。治泻痢腹痛，可单用焦山楂水煎服，或用山楂炭研末服，亦可与木香、槟榔等同用；治疝气痛，常与橘核、荔枝核等同用。治瘀滞胁痛，常与川芎、桃仁、红花等同用；治产后瘀阻腹痛、恶露不尽或痛经、经闭，可单用本品加糖水煎服，亦可与当归、香附、红花同用，如通瘀煎。

【**用法用量**】　煎服，9~12g，大剂量30g。消食导滞宜用焦山楂。

【**注意事项**】　胃酸过多者忌服，脾胃虚弱者慎用。

【**现代研究**】　山楂含黄酮类、三萜皂苷类（熊果酸、齐墩果酸、山楂酸等）、皂苷鞣质、游离酸、脂肪酸、维生素C、无机盐、红色素等。所含脂肪酸能促进脂肪消化，并增加胃消化酶的分泌而促进消化，且对胃肠功能有一定调整作用。其提取物能扩张冠状动脉，增加冠脉血流量，保护缺血缺氧心肌；并可强心、降血压及抗心律失常；又降血脂，抗动脉粥样硬化，其降低血清胆固醇及三酰甘油水平，可能是通过提高血清中高密度胆固醇及其亚组分浓度，增加胆固醇的排泄而实现的。另外，山楂还能抗血小板聚集、抗氧化、增强免疫、利尿、镇静、收缩子宫、抑菌等。

神曲《药性论》

神曲为面粉和其他药物混合后经发酵而成的加工品。取较大量面粉或麸皮，与杏仁泥、赤小豆粉，以及鲜青蒿、鲜苍耳、鲜辣蓼自然汁，混合拌匀，使干湿适宜，放入筐内，复以麻叶或楮叶，保温发酵一周，长出黄菌丝时取出，切成小块，晒干即成。生用或炒用。

【**性味归经**】　甘、辛，温。归脾、胃经。

【功效与应用】

消食和胃　用于饮食积滞证。本品辛以行散消食，甘温健脾开胃，和中止泻。常与山楂、麦芽、木香等同用，治疗食滞脘腹胀满，食少纳呆，肠鸣腹泻者。又因本品略能解表退热，故尤适用外感表证兼食滞者。

此外，丸剂中有金石、贝壳类药物者，前人用本品糊丸以助消化，如磁朱丸。

【用法用量】　煎服，6～15g。消食宜炒焦用。

【注意事项】　胃阴虚，胃火炽盛者不宜用。

【现代研究】　神曲为酵母制剂，含酵母菌、淀粉酶、维生素 B 复合体、麦角甾醇、蛋白质及脂肪、挥发油等。本品因含有多量酵母菌和复合维生素 B，故有增进食欲，维持正常消化功能等作用。

麦芽《药性论》

麦芽为禾本科植物大麦的成熟果实经发芽干燥而成。将大麦洗净、浸泡 4～6 小时后，捞出，保持适宜温、湿度，待幼芽长至约 0.5cm 时，晒干或低温干燥。生用、炒黄或炒焦用。

【性味归经】　甘，平。归脾、胃、肝经。

【功效与应用】

1. **消食和中**　用于米面薯芋食滞证。本品甘平，健胃消食，尤能促进淀粉性食物的消化。主治米面薯芋类积滞不化，常与山楂、神曲、鸡内金同用；治小儿乳食停滞，单用本品煎服或研末服有效；若配白术、陈皮，可治脾虚食少，食后饱胀，如健脾丸。

2. **回乳消胀**　用于断乳、乳房胀痛。本品有回乳之功。可单用生麦芽或炒麦芽120g（或生、炒麦芽各 60g），煎服，用治妇女断乳或乳汁郁积之乳房胀痛等。

3. **疏肝**　用于肝郁气滞，肝胃不和。本品兼能疏肝解郁，常配川楝子、柴胡等，用治肝气郁滞或肝胃不和之胁痛、脘腹痛等。

【用法用量】　煎服，10～15g，大剂量 30～120g。消积宜炒焦用，疏肝宜生用。回乳可用至 120g。

【注意事项】　哺乳期妇女不宜大量服。

【现代研究】　麦芽主要含淀粉酶、催化酶、麦芽糖及大麦芽碱、腺嘌呤、胆碱、蛋白质、氨基酸、维生素 B、维生素 D、维生素 E、细胞色素 C 等。本品所含淀粉酶能将淀粉分解成麦芽糖和糊精，其煎剂对胃酸及胃蛋白酶的分泌有轻度促进作用；水煎剂中提出一种胰淀粉酶激活剂，亦可助消化；因淀粉酶不耐高温，麦芽炒焦及入煎剂将会降低其活力。麦芽浸剂口服可使家兔与正常人血糖降低；其注射液，可使血糖降低 40% 或更多。生麦芽可扩张母鼠乳腺泡及增加乳汁充盈度，炮制后则作用减弱；麦芽回乳和催乳的双向作用关键不在于生用或炒用，而在于剂量大小的差异，即小剂量催乳，大剂量回乳，如用于抑制乳汁分泌（回乳），用量应在 30g 以上；麦芽有类似溴隐亭类物质，能抑制催乳素分泌。大麦碱的药理作用类似麻黄碱，其中大麦碱 A 和大麦碱 B 还有抗真菌作用。

链接　焦　三　仙

麦芽、山楂、神曲三味药炒焦后具有良好的消积化滞功能。其中焦麦芽有很好的消化淀粉类食物的作用；焦山楂善于治疗肉类或油腻过多所致的食滞；焦神曲则利于消化米面食物。三药合用，能明显地增强消化功能。因此常将三药合用并称为"焦三仙"。

谷芽《名医别录》

本品为禾本科植物粟的成熟果实经发芽干燥而成。将粟谷用水浸泡后，保持适宜的温、湿度，待须根长至约 6mm 时，干燥。生用或炒用。

【性味归经】　甘，温。归脾、胃经。

【功效与应用】

消食和中，健脾开胃　用于米面薯芋食滞证及脾虚食少消化不良。本品消食和中，作用和缓，助消化而不伤胃气，常与麦芽相须为用，以提高疗效。

【用法用量】　9～15g。煎服，生用长于和中；炒用偏于消食。

【现代研究】　本品含蛋白质、脂肪油、淀粉、淀粉酶、麦芽糖、腺嘌呤、胆碱，以及天冬氨酸、γ-氨基丁酸等 18 种氨基酸。所含的 β-淀粉酶能将糖淀粉完全水解成麦芽糖，α-淀粉酶则使之分解成短直链缩合葡萄糖，但本品所含的 α-淀粉酶和 β-淀粉酶量较少，其消化淀粉的功能不及麦芽。

莱菔子《日华子本草》

莱菔子为十字花科植物萝卜的成熟干燥种子。夏季果实成熟时采割植株，晒干，搓出种子，除去杂质，再晒干。生用或炒用，用时捣碎。

【性味归经】　辛、甘，平。归肺、脾、胃经。

【功效与应用】

1. **消食除胀**　用于食积气滞证。本品味辛行散，消食化积，尤善行气消胀。本品常与山楂、神曲、陈皮同用，治食积气滞所致的脘腹胀满或疼痛，嗳气吞酸，如保和丸；若再配白术，可攻补兼施，治疗食积气滞兼脾虚者，如大安丸。

2. **降气化痰**　用于咳喘痰多，胸闷食少。本品既能消食化积，又能降气化痰，止咳平喘。尤宜治咳喘痰壅，胸闷兼食积者，可单用本品为末服，或与白芥子、苏子等同用，如三子养亲汤。

【用法用量】　煎服，5～12g。打碎入煎。消食宜炒用。

【注意事项】　本品辛散耗气，故气虚及无食积、痰滞者慎用。不宜与人参同用。

【现代研究】　莱菔子含莱菔素、芥子碱、脂肪油（油中含大量芥酸、亚油酸、亚麻酸）、β-谷甾醇、糖类及多种氨基酸、维生素等。本品提取液，实验证明有缓和而持续的降压作用，且效果稳定，重复性强，亦无明显毒副作用；其注射液的降压作用，与药物浓度有关。莱菔子能增强离体兔回肠节律性收缩和抑制小鼠胃排空。在体外对多种革兰氏阳性菌、阴性菌均有较强的抗菌活性；莱菔素 1mg/ml 浓度能显著抑制金黄色葡萄球菌和大肠杆菌；其水浸剂（1∶3）在试管内对同心性毛癣菌等 6 种皮肤真菌有不同程度的抑制作用。莱菔子还有抗菌、祛痰、镇咳、平喘、改善排尿功能及降低胆固醇，防止动脉硬化等作用。莱菔子于体外能中和破伤风毒素与白喉毒素。

鸡内金《神农本草经》

鸡内金为雉科动物家鸡的干燥砂囊内壁。杀鸡后，取出鸡肫，趁热剥取内壁，洗净，干燥。生用、炒用或醋制入药。

【性味归经】　甘，平。归脾、胃、小肠、膀胱经。

【功效与应用】

1. **运脾消食**　用于饮食积滞，小儿疳积。本品消食化积作用较强，并可健脾运胃，故广泛用于米、面、薯、芋、乳、肉等各种食积证。病情较轻者，单味研末服即有效；若配山楂、麦芽等，可增强消食导滞作用，治疗食积较重者。若与白术、山药、使君子等同用，可治小儿脾虚疳积。

2. **固精止遗**　用于肾虚遗精、遗尿。本品可固精缩尿止遗，以本品单味炒焦研末，温酒送服治遗精；若以本品配菟丝子、桑螵蛸等，可治遗尿，如鸡肫胵散。

3. **化坚消石**　用于砂石淋证、胆结石。本品入膀胱经，有化坚消石之功。《医林集要》以本品"烧存性"，治小便淋沥，痛不可忍，现常与金钱草等药同用，治砂石淋证或胆结石。

【用法用量】　煎服，3～10g。研末服，每次 1.5～3g。研末服效果比煎剂好。

【注意事项】　脾虚无积滞者慎用。

【现代研究】　鸡内金含胃激素、角蛋白、微量胃蛋白酶、淀粉酶、多种维生素与微量元素，以及 18 种氨基酸等。口服本品粉剂后，胃液分泌量、酸度和消化力均见提高，胃运动功能明显增强；体外实验能增强胃蛋白酶、胰脂肪酶活性。动物实验可加强膀胱括约肌收缩力，减少尿量，提高醒觉。鸡内金的酸提取物可加速放射性锶的排泄。

自 测 题

1. 山楂的功效是（   ）
   A. 消食化积、行气散瘀   B. 消食除胀、降气化痰
   C. 消食运脾、固精止遗   D. 消食健胃、回乳消胀
   E. 活血化瘀、消食化积
2. 麦芽、谷芽共有的功效是（   ）
   A. 消食运脾   B. 消食除胀
   C. 消食化积   D. 消食健胃
   E. 消食除痞
3. 莱菔子除有消食作用外，还有何功效？（   ）
   A. 固精止遗   B. 回乳消胀
   C. 降气化痰   D. 化结石
   E. 敛肺止咳
4. 消食化积又兼活血化瘀之功的药是（   ）
   A. 麦芽   B. 鸡内金
   C. 莱菔子   D. 山楂

E. 谷芽
5. 善消化油腻肉食积滞的药是（   ）
   A. 山楂   B. 麦芽
   C. 鸡内金   D. 神曲
   E. 谷芽
6. 丸剂中如有金石类药物而难以消化吸收者，可用何药糊丸以助消化（   ）
   A. 麦芽   B. 谷芽
   C. 莱菔子   D. 神曲
   E. 山楂
7. 有化坚消石之效，可以治泌尿系统结石及肝胆结石的药是（   ）
   A. 鸡内金   B. 山楂
   C. 神曲   D. 莱菔子
   E. 麦芽

（侯辰阳　冉海霞）

第十九章

驱 虫 药

凡以驱除或杀灭人体肠道寄生虫为主要功效，治疗虫证的药物，称为驱虫药。

本类药物多具毒性，主入脾、胃、大肠经，对人体内的寄生虫，特别是肠道寄生虫，有杀灭或麻痹作用，能促使虫体排出体外。因此，驱虫药主要用于治疗肠道寄生虫病，如蛔虫病、蛲虫病、绦虫病、钩虫病、姜片虫病等。某些驱虫药兼有消积、行气、利水、润肠、止痒等作用，随证配伍可用于食积、小儿疳积、气滞、水肿、便秘、疥癣瘙痒等。

肠道寄生虫病，多因食入生冷不洁而沾有虫卵的食物，复因脾胃不足、湿热内蕴所致。其临床常表现为绕脐腹痛、时发时止、不思饮食或多食善饥、嗜食异物、肛门瘙痒等症状，日久则面色萎黄、形体消瘦、腹大青筋浮露，小儿则虫积成疳。

临床应用时，必须根据寄生虫的种类及患者的体质强弱、证情的缓急，选用不同的驱虫药，并进行适当的配伍。如大便秘结者，当配泻下药；兼有积滞者，可配消积导滞药；脾胃虚弱者，当配健脾和胃药；体质虚弱者，须先补后攻或攻补兼施。

驱虫药一般宜在饭前空腹时服用，使药物充分作用于虫体而更好地发挥疗效；应用毒性较大的驱虫药，要注意用量用法，以免中毒或损伤正气；对发热或腹痛剧烈者，暂时不宜使用驱虫药，应待症状缓解后再用；孕妇、年老体弱者应慎用。

第一节 常用驱虫药

槟榔《名医别录》

槟榔为棕榈科植物槟榔的干燥成熟种子，又名大腹子、海南子、大白。主产于海南岛、福建、云南、浙江等地。春末至秋初采收成熟果实，用水煮后晒干，取出种子。生用或炒焦用。

【性味归经】　苦、辛，温。归胃、大肠经。

【功效与应用】

1. **杀虫**　本品有驱杀多种肠道寄生虫的作用，并以其缓泻作用驱除虫体为其优点，尤对绦虫病疗效为佳，常单用或与南瓜子同用。治疗蛔虫病、蛲虫病，常与苦楝子、使君子同用；治疗姜片虫，常与甘草、乌梅等同用。

2. **行气消积**　本品行气消积作用明显，治疗食积气滞、腹胀便秘及泻痢后重，常与木香、青皮等同用，如木香槟榔丸。

3. **利水**　治疗水肿实证，二便不通，常与泽泻、商陆等同用，如疏凿饮子；治疗寒湿脚气肿痛，常与木瓜、陈皮、吴茱萸等同用，如鸡鸣散。

4. **截疟**　用治疟疾，常与常山、草果等同用，如截疟七宝饮。

【用法用量】　煎服，3～10g。驱杀绦虫、姜片虫时30～60g。焦槟榔长于消积。生用力猛，炒用力缓。

【注意事项】　脾虚便溏或气虚下陷者不宜服用。

【现代研究】　本品含生物碱、鞣质、脂肪油、槟榔红色素等，具有驱虫作用，能麻痹绦虫及血吸虫，并具有拟胆碱作用。

　　大腹皮为槟榔的果皮，又称槟榔皮、大腹毛。味辛，性微温，归脾、胃、大肠、小肠经。功能下气宽中，行气消肿，用于湿阻气滞、脘腹胀闷、大便不爽、小便不利、水肿、脚气等证。煎服，6～10g。

使君子《开宝本草》

　　使君子为使君子科植物使君子的干燥成熟果实，又名建君子，留球子。主产于广东、广西、云南、四川等地。秋季果皮变紫黑时采收，晒干。取种仁。生用或炒香用。

　　【性味归经】　甘，温。归脾、胃经。

　　【功效与应用】

　　1. 杀虫　本品有良好的驱杀蛔虫、蛲虫作用，因质润多脂，有缓慢的滑利通肠之性，故为驱蛔要药，且香甜可口尤适用于小儿。轻证可单用本品炒香嚼服；重证或虫数较多，可与苦楝皮、槟榔等同用，如使君子散；治疗蛲虫，可与百部、槟榔、大黄等同用。

　　2. 消积　本品健脾消疳，治疗小儿疳积之面色萎黄、形体消瘦、不思饮食或多食善饥、腹部胀大、腹痛有虫，常与槟榔、神曲、麦芽等配伍，如肥儿丸。

　　【用法用量】　煎服，9～12g，捣碎入煎剂；使君子仁 6～9g，多入丸、散或单用，作 1～2 次分服。小儿每岁每日 1～1.5 粒，炒香嚼服，1 日总量不超过 20 粒。生用杀虫力猛，多入煎剂；炒香，健脾消积作用增强，杀虫之力缓和。

　　【注意事项】　大量服用可致呃逆、眩晕、呕吐、腹泻等反应。若与热茶同服，亦能引起上述反应，故服用时当忌饮热茶。

　　【现代研究】　本品含使君子酸、使君子酸钾、脂肪油和葫芦巴碱等。具有较强的麻痹和杀灭蛔虫、蛲虫虫体的作用，对常见性皮肤真菌有抑制作用。

第二节　其他驱虫药

　　其他驱虫药简表见表 19-1。

表 19-1　其他驱虫药简表

类别	药名	性味归经	功效与应用	用法用量
驱虫药	苦楝皮	苦，寒。有毒。归脾、胃、肝经	杀虫，疗癣。用于蛔虫病、蛲虫病、钩虫病、头癣、疥疮	3～6g，鲜品 15～30g
	贯众	苦，微寒。有小毒。归肝、胃经	杀虫，清热解毒，止血。用于钩虫病、绦虫病、蛲虫病；风热感冒、春温发斑、痄腮；预防麻疹、流感、流行性脑脊髓膜炎	5～10g。止血宜炒炭；驱虫及清热解毒宜生用
	雷丸	苦，寒。有小毒。归胃、大肠经	杀虫，消积。用于绦虫病、钩虫病、蛔虫病、小儿疳积	15～21g，不宜入煎剂。一般研粉或入丸剂，每次 5～7g（杀绦虫每次 12～18g），饭后温开水调服，每日 3 次，连服 3 天
	南瓜子	甘，平。归胃、大肠经	杀虫。用于绦虫病、蛔虫病、钩虫病、血吸虫病	生用连壳或去壳后研细粉，60～120g，冷开水调服。也可去壳取仁嚼服。治血吸虫病须生用大量久服
	鹤草芽	苦、涩，凉。归肝、小肠、大肠经	杀虫。用于绦虫病	研粉吞服，成人每次 30～50g，小儿按体重 0.7～0.8g/kg，每日一次，早晨空腹服
	榧子	甘，平。归肺、胃、大肠经	杀虫，消积，润肠通便，润肺止咳。用于虫积腹痛；肠燥便秘；肺燥咳嗽	煎服，10～15g，连壳生用，打碎入煎；嚼服，每次 15g，炒熟去壳

自 测 题

1. 既能杀虫又能清热解毒止血的药物是（　　）
   A. 青黛　　　　　　　　　B. 蒲公英
   C. 紫草　　　　　　　　　D. 贯众
   E. 地榆

2. 既能杀虫又能缓泻还可润肺止咳的药物是（　　）
   A. 槟榔　　　　　　　　　B. 使君子
   C. 鹤草芽　　　　　　　　D. 榧子
   E. 南瓜子

3. 鹤草芽用于驱虫主要是杀（　　）
   A. 蛔虫　　　　　　　　　B. 蛲虫
   C. 绦虫　　　　　　　　　D. 钩虫
   E. 姜片虫

4. 雷丸驱虫的最佳剂型是（　　）
   A. 水煎液　　　　　　　　B. 酒煮剂
   C. 散剂　　　　　　　　　D. 酒浸剂
   E. 注射液

5. 既能杀虫又可疗癣的药物是（　　）
   A. 使君子　　　　　　　　B. 苦楝皮
   C. 南瓜子　　　　　　　　D. 鹤虱
   E. 鹤草芽

6. 为提高驱虫药的疗效，当配合服用的药物是（　　）
   A. 与清热解毒药配伍　　　B. 与消食药配伍
   C. 与泻下药配伍　　　　　D. 与行气药配伍
   E. 与解毒杀虫燥湿止痒药配伍

7. 使君子宜于驱杀（　　）
   A. 蛔虫　　　　　　　　　B. 绦虫
   C. 钩虫　　　　　　　　　D. 姜片虫
   E. 血吸虫

8. 可用治食积气滞、泻痢后重病证的药物是（　　）
   A. 山楂　　　　　　　　　B. 使君子
   C. 雷丸　　　　　　　　　D. 槟榔
   E. 白头翁

9. 下列哪项不是槟榔的治疗作用（　　）
   A. 食积腹胀　　　　　　　B. 风湿痹痛
   C. 泻痢后重　　　　　　　D. 脚气肿痛
   E. 肠道寄生虫病

10. 驱虫药的服药时间是（　　）
    A. 饭前服　　　　　　　　B. 空腹时服
    C. 睡前服　　　　　　　　D. 饭后服
    E. 不拘时服

（吴立明　吴　君）

凡以促使呕吐为主要功效的药物，称为涌吐药，又称催吐药。

本类药物味苦性寒，药势升浮上涌，功能涌吐毒物、宿食及痰涎。本类药物适用于误食毒物，停留胃中，未被吸收；或宿食停滞不化，尚未入肠，脘部作痛；或痰涎壅盛，阻碍呼吸，以及癫痫发作等。

本类药物作用强烈，多有毒性，只适用于正气未衰而邪盛者。老人、妇女胎前产后、体质虚弱者忌用。一般从小量渐增，以防中毒或涌吐太过；服药后宜多饮开水以助药力，或利用他物探喉助吐。涌吐药只可暂投，中病即止，不可连服、久服。若呕吐不止，当及时解救。吐后不宜马上进食，需待胃气恢复后，再进流汁及易消化食物，以养胃气。

常山《神农本草经》

常山为虎耳草科植物常山的根。主产于四川、贵州，湖南、湖北亦产。秋季采收，除去须根，洗净，晒干生用，或酒炙，或醋炙后用。

【性味归经】 苦、辛，寒。有毒。归肺、心、肝经。

【功效与应用】

1. **涌吐痰涎** 用于胸中痰饮。本品生用性善上行，能涌吐胸中痰涎，常与甘草、蜂蜜同用，煎汤温服催吐。

2. **截疟** 用于疟疾。本品为治疟疾寒热之要药。治痰湿内蕴，疟邪内伏所致多种疟疾，常与草果、槟榔、厚朴等同用，如截疟七宝散；治疟疾久发不止，湿热偏重者，常与知母、草果等化痰截疟药同用，如常山饮。

【用法用量】 煎服，5～9g。涌吐宜生用，截疟宜酒炒用。

【注意事项】 本品有毒且能催吐，易损伤正气，故用量不宜过大，孕妇及体虚者忌服。

【现代研究】 本品水煎剂及醇提取液对疟疾有显著的疗效，其中常山碱甲的疗效相当于奎宁，常山碱丙抗疟作用最强，约为奎宁的100倍，常山碱乙次之；常山碱甲、乙、丙还能通过刺激胃肠的迷走与交感神经末梢而反射性地引起呕吐；此外，本品尚能降压、兴奋子宫、抗肿瘤、抗流感病毒、抗阿米巴原虫等。

瓜蒂《神农本草经》

瓜蒂为葫芦科甜瓜属植物甜瓜的果梗，其种子也入药。6、7月间，采摘尚未老熟的果实，剪取青绿色瓜蒂阴干即可。

【性味归经】 苦，寒。有毒。归胃经。

【功效与应用】

1. **涌吐痰食** 用于热痰，宿食。本品味苦涌泻，性寒泄热，可治痰热郁积胸中之癫痫惊狂，或宿食、毒物停留胃中所致的胸脘满闷、痞硬等，如瓜蒂散。

2. **祛湿退黄** 本品外用研末吹鼻，可引去湿热，用于湿热黄疸，湿家头痛，如瓜丁散。

【用法用量】 煎服，2～5g；入丸散，0.3～1g。服后含咽砂糖能增强药力。外用，小量，研末吹鼻，待鼻中流出黄水即可。

【注意事项】 本品有毒，易损正气，故孕妇、体虚、失血及上部无实邪者忌服。若呕吐不止，用麝香 0.01～0.015g，开水冲服。

【现代研究】　本品含葫芦苦素、异葫芦苦素，具有细胞毒性，并有抗肿瘤活性。能有效控制肝细胞变性、坏死，加速组织修复及抑制胶原纤维的增生，有保肝作用。

藜芦《神农本草经》

藜芦为百合科植物黑藜芦的干燥根及根茎。夏季抽花茎前采挖根部，洗净，晒干。

【性味归经】　辛，苦，寒。有毒。归肺、胃、肝经。

【功效与应用】

1. 涌吐风痰　用于中风、癫痫、喉痹。本品内服催吐作用强，善涌吐风痰。用治中风不语，痰涎壅盛，可配天南星，研末为丸，温酒服；治中风痰壅，癫狂烦乱，不省人事，或误服毒物，尚未吸收者，与瓜蒂、防风同用，即三圣散。

2. 杀虫疗癣　用于疥癣秃疮。治疥癣，可单用研末，生油调敷；治白秃头疮，研末后用猪油调涂患处。

【用法用量】　入丸散，0.3～0.9g。外用适量，研末油调敷。

【注意事项】　本品有毒，内服宜慎。孕妇及体弱者忌服。不宜与细辛、赤芍、白芍、人参、丹参、玄参、沙参、苦参等同用。

【现代研究】　本品根、根茎含介芬胺、假介芬胺、玉红介芬胺、秋水仙碱、计明胺，以及藜芦酰棋盘花碱等生物碱。本品具有持久而显著的降压作用，无急速耐受现象，降压同时伴有心率减慢、呼吸抑制或暂停。对家蝇有强大的毒杀作用。

自 测 题

1. 既能涌吐痰涎，又能截疟的药物是（　　）

A. 常山　　　　　　　　B. 瓜蒂

C. 藜芦　　　　　　　　D. 胆矾

E. 白扁豆

2. 既善涌吐，又可行水湿的药物是（　　）

A. 常山　　　　　　　　B. 瓜蒂

C. 大黄　　　　　　　　D. 白扁豆

E. 藜芦

3. 既能涌吐，又能杀虫疗癣的药物是（　　）

A. 常山　　　　　　　　B. 藜芦

C. 瓜蒂　　　　　　　　D. 草果

E. 槟榔

（张　彪　安　晏）

第二十一章

外用药

外用药指具有攻毒疗疮、杀虫止痒功效，治疗热毒疮疡、痈肿疔疮等病证，主要用于外用的药物。

本类药物有解毒消肿、杀虫止痒、化腐排脓、敛疮生肌等功效，适用于痈疽疮疡、疥癣、外伤、蛇虫咬伤及五官疾病等。根据疾病发生的不同部位及表现，有不同的用药形式和方法，如膏贴、涂擦、熏洗、点眼、吹喉等。有些药物还可酌情内服。

外用药多有不同程度的毒性，当慎重使用。内服一般入丸、散剂。外用剂量不能太大，不宜长期使用，亦不可大面积使用，以防中毒。

第一节 杀虫燥湿止痒药

凡以解毒疗疮、攻毒杀虫、燥湿止痒为主要作用的药物，称为杀虫燥湿止痒药。本类药物以外用为主，兼可内服。主要适用于疥癣、湿疹、痈疮疔毒、麻风、梅毒、毒蛇咬伤等病证。

本类药物外用方法分别有研末外撒；或用香油及茶水调敷；或制成软膏涂抹；或作为要捻、栓剂栓塞；或煎汤洗渍及热敷等，因病因药而异。本类药物作内服使用时，除无毒副作用的药物外，宜作丸剂使用，以便缓慢溶解吸收。

本类药物大都具有不同程度的毒性，无论外用或内服，均应严格控制剂量和用法，不宜过量或持续使用，以防发生中毒。制剂时，应严格遵守炮制及制剂规范，以减轻其毒性，确保临床用药安全。

雄黄《神农本草经》

雄黄为硫化物类矿物雄黄族雄黄。主含二硫化二砷（As_2S_2），又名明雄黄、雄精、腰黄。随时可采，质量最佳者称为"雄精"，其次为"腰黄"。采挖后去杂质，水飞法制成细粉。

【性味归经】 辛、苦，温。有毒。归肝、大肠经。

【功效与应用】

1. **解毒** 本品有较强的解毒作用。治痈肿疔疮，常与乳香、没药、麝香等同用，如醒消丸；治湿疹疥癣，配等量白矾为散清茶调涂患处，如二味拔毒散；治虫蛇咬伤，可单用本品香油调涂患处或用黄酒冲服。

2. **杀虫** 本品有杀虫作用，可用于蛔虫等肠道寄生虫病引起的虫积腹痛。可与槟榔、牵牛子等配伍，如牵牛丸。

此外，本品有燥湿祛痰、截疟、定惊等功效，还可用治哮喘、疟疾、惊痫等。

【用法用量】 外用适量，研末撒敷，或香油调敷。入丸、散服，0.05～0.1g。

【注意事项】 内服宜慎，不可久服。孕妇禁用。外用时不宜大面积涂擦及长期持续使用。煅后生成三氧化二砷使其毒性剧增，故入药切忌火煅。

【现代研究】 本品主含硫化砷并含少量其他重金属盐，具有抑菌、抗血吸虫、疟原虫及抗肿瘤等作用。

　　端午节饮雄黄酒的习俗，在长江流域极为盛行。古语云"饮了雄黄酒，病魔都远走。"未到喝酒年龄的小孩子，大人则给他们的额头、耳鼻、手足心等处涂抹上雄黄酒，意在消毒防病，虫豸不叮。古诗云："唯有儿时不可忘，持艾簪蒲额头王。"意思是说端午节这天，孩子们拿了艾叶，戴上菖蒲，额头上用雄黄酒写了"王"字，以辟邪防疫。把雄黄酒洒在墙角、床底等处，可以驱虫，清洁环境。雄黄有毒，制成雄黄酒外用尚可，饮则有害。

硫黄《神农本草经》

　　本品为自然元素类矿物硫族自然硫经加工制得。全年均可采挖。采后加热熔化，除去杂质；或用含硫矿物经加工制得。生硫黄只作外用；若内服，则需与豆腐同煮，至豆腐呈绿色为度，取出漂净，阴干。研末用。

　　【性味归经】　酸，温。有毒。归肾、大肠经。

　　【功效与应用】

　　1. 解毒杀虫止痒　本品外用为治疗疥疮的要药，可单用硫黄研末，麻油调涂患处；治干湿癣，配风化石灰、轻粉等共研细粉外撒；治湿疹瘙痒，可单用硫黄粉外敷，或与蛇床子、明矾等同用。

　　2. 补火助阳通便　本品内服，治肾阳虚寒喘，常与附子、肉桂等同用；治命门火衰的阳痿、腰膝冷痛，可与鹿茸、补骨脂等同用；治老年人阳虚便秘，常与半夏同用，如半硫丸。

　　【用法用量】　外用适量，研末撒敷或香油调涂。炮制后入丸、散内服，1～3g。生硫黄只作外用。

　　【注意事项】　孕妇及阴虚火旺者忌服。不宜与芒硝、玄明粉同用。

　　【现代研究】　本品主含硫（S），另含少量的砷、硒、铁等。其内服后在肠内一部分变为硫化物或硫化氢，能刺激肠壁而有止泻作用。升华硫有杀菌及杀疥虫作用；局部应用对皮肤有溶解角质的作用。

白矾《神农本草经》

　　白矾为硫酸盐类矿物明矾石经加工提炼制成，主含含水硫酸铝钾［$KAI(SO_4)_2 \cdot 12H_2O$］，又名明矾。全年均可采挖。生用或煅用，煅后称枯矾。

　　【性味归经】　酸、寒。归肺、脾、肝、大肠经。

　　【功效与应用】

　　1. 解毒杀虫，燥湿止痒　治疥癣、湿疮瘙痒，常配硫黄、雄黄等研末外用，尤适用于疮面湿烂或瘙痒者；治湿疹瘙痒，可与煅石膏、冰片等研末外用。

　　2. 涩肠止泻　治疗久泻、久痢，常与煨诃子、五倍子等同用，如玉关丸。

　　3. 收敛止血　治疗便血、崩漏下血，常与五倍子、地榆等同用；治疗创伤出血，可单用，或配松香研末外敷伤处，如圣金刀散。

　　4. 祛除风痰　治疗风痰癫痫，常与细茶研末，蜜丸服；治疗风痰昏厥，可与半夏等同用，姜汁调敷；治疗风痰癫狂，常与郁金为丸，如白金丸。

　　此外，本品还可用治脱肛、子宫脱垂、湿热黄疸等。

　　【用法用量】　外用适量，研末外敷或调敷或化水熏洗。入丸散服，0.6～1.5g。煅后燥湿收敛作用增强。

　　【注意事项】　体虚胃弱及无湿热痰火者忌服。

　　【现代研究】　本品为含水硫酸铝钾［$KAI(SO_4)_2 \cdot 12H_2O$］，对金黄色葡萄球菌、变形杆菌、铜绿假单胞菌、炭疽杆菌、痢疾杆菌等多种细菌有抑制作用；又有明显的抗阴道滴虫作用；有收敛、消炎、防腐等作用。枯矾为脱水白矾，具有抑菌、收敛、消炎、防腐、止血等作用。

第二节　拔毒消肿敛疮药

凡以拔毒消肿、化腐生肌敛疮为主要功效的药物，称为拔毒消肿敛疮药。

本类药物多为矿石、金属类药物，以辛味居多，药性寒热各异，大多有剧毒。以外用为主。主要适用于痈疽疮疡溃后脓出不畅，或溃后腐肉不去，伤口难以愈合之证。外用的方法根据病情和用途而定，有研末外撒、研末后香油调敷、制成膏药敷贴等。内服则多入丸、散剂服。

本类药物多有剧毒，应用时应严格掌握剂量和用法，即使外用亦不宜过量和持续使用。一些有剧毒的重金属类药如升药、轻粉、砒石等，不宜在头面部使用，以防损容。制剂时，应严格遵守炮制和制剂规范，以减轻其毒性，确保用药安全。

炉甘石《外丹本草》

炉甘石为碳酸盐类矿物方解石族菱锌矿，主含碳酸锌（$ZnCO_3$），又名甘石。全年可采挖，晒干。生用，或煅后水飞用。

【性味归经】　甘，平。归肝、脾经。

【功效与应用】

1. **明目去翳**　本品为眼科外用要药。治疗目暴赤肿，与玄明粉各等分，化水点眼，如神应散；治疗目生翳膜，可与青矾、朴硝各等分，沸水化开，温洗；治疗多种目疾，常配硼砂、冰片等，制成眼药点眼。

2. **收湿生肌**　治疗溃疡不敛，皮肤湿疮，常配青黛、黄柏、煅石膏等研末外用。

【用法用量】　外用适量，水飞点眼，研末撒或调敷。一般不作内服。

【现代研究】　本品主要成分为碳酸锌（$ZnCO_3$），尚含铁、钙、镁、锰的碳酸盐。煅炉甘石的主要成分是氧化锌。本品具有防腐、收敛、消炎、止痒及保护创面作用，并能抑制局部葡萄球菌的生长。

斑蝥《神农本草经》

斑蝥为芫青科昆虫南方大斑蝥或黄黑小斑蝥的虫体，又名花斑毛。夏、秋两季捕捉，置器中闷死或烫死。晒干，用时去头、足、翅。生用或与糯米同炒至黄黑色，去米，研末用。

【性味归经】　辛，热。有大毒。归肝、胃、肾经。

【功效与应用】

1. **攻毒蚀疮**　治疗痈疽肿硬不破，以之研末，和蒜捣膏贴之；治疗顽癣，以之微炒研末，蜂蜜调敷；治疗瘰疬、瘘疮，以之与白砒、白矾、青黛等同用研末，干掺疮上。此外，本品外敷，可作发疱疗法以治多种疾病，如面瘫、风湿痹痛等。

2. **破血逐瘀，消癥散结**　治疗血瘀经闭不通，可配伍桃仁、大黄等，如斑蝥通经丸；现代用治多种癌肿，尤以肝癌为优，可用斑蝥 1～3 只置鸡蛋内煮食。

【用法用量】　内服多入丸散，0.03～0.06g。外用适量，研末敷贴，或酒醋浸涂，或作发疱用。内服需以糯米同炒，或配青黛、丹参以缓其毒。

【注意事项】　本品有大毒，内服宜慎，年老体弱、孕妇均禁用。外用对皮肤黏膜有很强的刺激作用，故不宜久敷和大面积使用。

【现代研究】　本品主含斑蝥素，尚还含有油脂、蚁酸、色素等。本品具有抗癌、升高白细胞、增强免疫功能、抗病毒、抗菌及促雌激素样作用等。

第三节　其他外用药

其他外用药见表 21-1。

表 21-1　其他外用药简表

类别	药名	性味归经	功效与应用	用法用量
杀虫燥湿止痒药	轻粉	辛，寒。有毒。归肾、肝、大肠经	外用杀虫，攻毒，敛疮；内服祛痰消积，逐水通便。用于疥癣，梅毒，疮疡溃烂；痰涎积滞，水肿臌胀兼二便不利	外用适量，研末掺敷患处；内服装胶囊，每次 0.1～0.2g，每日 1～2 次
	蛇床子	辛、苦，温。有小毒。归肾经	燥湿祛风，杀虫止痒，温肾壮阳。用于阴部湿痒，湿疹，湿疮，疥癣；寒湿带下，湿痹腰痛，肾虚阳痿，宫冷不孕	煎服，3～10g。外用 15～30g，煎汤熏洗，或研末敷
	露蜂房	甘，平。有毒。归肝、胃经	攻毒杀虫，祛风止痛。用于疮疡肿毒，乳痈，瘰疬；顽癣，鹅掌风；牙痛，风湿痹痛	煎服，3～5g
	铅丹	辛，微涩，微寒。有毒。归心、肝经	外用拔毒止痒，敛疮生肌；内服坠痰镇惊，攻毒截疟。用于疮疡溃烂，黄水湿疮；惊痫癫狂及疟疾	外用适量。内服入丸散，每次 0.3～0.6g
	土荆皮	辛，温。有毒。归肺、脾经	杀虫，疗癣，止痒。体癣，手足癣，头癣	专供外用，不作内服。外醋或酒浸涂擦，或研末涂擦患处
拔毒消肿敛疮药	蟾酥	辛，温。有毒。归心经	解毒消肿，止痛，开窍醒神。用于痈疽疔疮，咽喉肿痛，龋齿作痛；痧胀腹痛吐泻，甚则昏厥	外用适量；内服入丸散，0.015～0.03g
	马钱子	苦，温。有大毒。归肝、脾经	散结消肿，通络止痛。用于痈疽肿痛，跌打损伤；风湿痹痛，拘挛麻木	炮制后入丸散，0.3～0.6g。外用适量
	升药	辛，热。有大毒。归肺、脾经	拔毒去腐。用于痈疽溃后，脓出不畅；痈疽溃烂，腐肉不去，新肉难生	外用适量，多与煅石膏同用，水用纯品
	儿茶	涩、苦，微寒。归肺、心经	收湿敛疮，生肌止血，活血止痛，清肺化痰。用于湿疮湿疹，疮疡不敛；吐血衄血，外伤出血；跌仆伤痛；肺热咳嗽	1～3g，布包煎服
	砒石	辛，大热。有大毒。归肺、肝经	外用蚀疮去腐，内服劫痰平喘，截疟。用于疮疡腐肉不脱，疥癣，瘰疬，牙疳；寒痰哮喘；疟疾	外用适量。内服入丸散，每次 0.002～0.004g
	硼砂	甘、咸，凉。归肺、胃经	外用清热解毒，内服清肺化痰。用于咽喉肿痛，口舌生疮，目赤翳痛；肺热痰咳	外用适量，研极细末干撒或调涂；或沸水溶解，待温，冲洗创面。内服入丸散，每次 1～3g
	大蒜	辛，温。归脾、胃、肺经	解毒，消肿，杀虫，止痢。用于疮痈，疥癣，肺痨，顿咳；痢疾，泄泻，钩虫病，蛲虫病	内服，6～15g；外用适量
	猫爪草	甘、辛，温。归肝、肺经	化痰散结，解毒消肿。用于瘰疬结核；疔疮肿毒，蛇虫咬伤	煎服，15～30g
	毛茛	辛，温。有毒	发疱止痛，攻毒杀虫。用于风湿痹痛，外伤疼痛，头痛，胃脘痛；痈肿疮毒，瘰疬；癣癞	外用适量，鲜品捣敷，煎水洗，或晒干研末调敷

自 测 题

1. 雄黄不具有的功效是（　　　）

   A. 解毒　　　　　　　　B. 助阳

   C. 燥湿祛痰　　　　　　D. 杀虫

   E. 截疟定惊

2. 忌火煅的药物是（　　　）

   A. 硫黄　　　　　　　　B. 牡蛎

   C. 白矾　　　　　　　　D. 龙骨

   E. 雄黄

3. 外用解毒杀虫止痒，内服补火助阳通便的药物是（　　　）

   A. 雄黄　　　　　　　　B. 轻粉

   C. 硫黄　　　　　　　　D. 白矾

   E. 蛇床子

4. 轻粉不具有的功效是（　　　）

   A. 攻毒杀虫　　　　　　B. 敛疮

   C. 祛痰消积　　　　　　D. 补火助阳

   E. 逐水通便

5. 内服宜入丸散或装胶囊，服后当及时漱口的药物是（　　　）

   A. 硫黄　　　　　　　　B. 白矾

   C. 蛇床子　　　　　　　D. 雄黄

   E. 轻粉

6. 蛇床子不具有的功效是（　　　）

   A. 燥湿　　　　　　　　B. 杀虫

   C. 补肝明目　　　　　　D. 祛风

E. 温肾壮阳

7. 白矾不具有的功效是（ 　　）
   A. 解毒杀虫 　　　　　　B. 清热消痰
   C. 逐水通便 　　　　　　D. 燥湿止痒
   E. 止血止泻

8. 能攻毒杀虫、祛风止痛的药物是（ 　　）
   A. 硫黄 　　　　　　　　B. 防风
   C. 土荆皮 　　　　　　　D. 独活
   E. 露蜂房

9. 能杀虫疗癣止痒，专供外用，不作内服的药物是（ 　　）
   A. 土荆皮 　　　　　　　B. 硫黄
   C. 轻粉 　　　　　　　　D. 铅丹
   E. 白矾

10. 常为制备外用膏药的原料是（ 　　）
    A. 铅丹 　　　　　　　　B. 轻粉
    C. 硫黄 　　　　　　　　D. 升药
    E. 白矾

（吴立明　吴　君）

第二十二章

食药同源中药介绍

　　食药同源，指许多食物即药物，食药之间没有绝对的分界线，反映了中药的发现和使用，以及中药学的形成和发展，都和人类的饮食活动密切相关。药物与食物均来源于自然界，医药从食物中分化出来，古代医家将中药的四性、五味理论运用到食物中，认为每种食物也都具有四性、五味不同性能，食物疗法与药物疗法的施用原则相同。因此，食物除了具有营养价值外，同药物一样也具有医疗价值，可防治疾病。"食药同源"融合了中医学食疗、药膳、养生等传统思想理念。近年来，随着人们生活水平的普遍提高，人们越来越重视养生和保健，因而对食药同源中药材的开发和应用也更加深入。

第一节　食药同源中药材的管理

一、食药同源的渊源及其发展

　　我国自古以来就很重视"药"和"食"的结合，早在周朝时代（公元前4世纪以前）朝廷所设立的医疗机构中就设有"食医"这一职位，主要负责君主的食疗养生。长沙马王堆出土的《五十二病方》、《养生方》和《胎产方》中就记载有不少的药食和药膳资料。据考证，"食药同源"思想的起源可以追溯到远古时期。

　　《淮南子·修务训》记载："神农尝百草之滋味，水泉之甘苦，令民知所避就。当此之时，一日而遇七十毒。"说明古人在寻找食物中发现了药物，药物和食物最初是不分的，没有毒就可以作为食物，有毒的就要避一避。《神农本草经》中收载药物365种，其中药用食物就达50种左右，包括米谷、菜蔬、虫鱼、禽、肉等"食药物"，并记录了这些药物有"轻身延年"的功效。

　　随着中医理论的日渐成熟，"食药同理"的思想赋予了食物"性味归经"，以"四气、五味"学说为核心，将人类对药物自然属性的认识应用到饮食中，并将食物和药物加以区分。《素问·脏气法时论》记载："毒药攻邪，五谷为养，五果为助，五畜为益，五菜为充，气味合而服之，以补精益气。此五者，有辛酸甘苦咸，各有所利，或散或收，或缓或急，或坚或软，四时五脏，病随五味所宜也。"其提出四时五脏的五味药食调摄，五脏与四时、五行、五味相应。药物及五谷、五果、五畜、五菜等食物皆有五味之异，不过药物的五味主要用来祛邪治病，饮食五味则是人体营养的主要来源。《金匮要略》有"禽兽鱼虫禁忌并治"和"果实菜谷禁忌并治"两篇，专门论述了"食禁"内容，指出"凡饮食滋味以养于生，食之有妨，仅能为害"，并有当归生姜羊肉汤的药膳记载。南北朝时期，食疗文化逐渐兴起，《本草食疗》、《食疗经》、《饮膳正要》等食疗专著问世，形成了"食药同功"的理论基础，创造了灿烂的药膳文化，同时也以上千年的生活实践证明了"食药同源"物质的安全性。

二、食药同源中药材的合理使用

　　食物和药物虽然同源，但有界限。食物主要提供营养且无毒，而药物则主要用于治病。食物性质平和，药物则性味相对厚重猛烈，因而食物的"治疗"作用主要体现在"食养"和"食疗"两个方面，这些既是药物又是食品的"食药同源"中药材常具有补益作用，尤适用于保健和预防疾病。中医药传统理论认为，治疗疾病并不是单纯的驱邪，更重要的是扶正，因此临床上常常使用中药与食养相结合的治疗方案。

（一）食药同源中药材相关概念的法律依据

《中华人民共和国食品安全法》规定，食品是指"各种供人食用或者饮用的成品和原料以及按照传统既是食品又是药品的物品，但是不包括以治疗为目的的物品"。其包含两个方面的内容，一方面是可供食用的普通食品，另一方面则是"食药两用物品"。2014 年国家卫生和计划生育委员会公布了《按照传统既是食品又是中药材物质目录管理办法》（征求意见稿），将"按照传统既是食品又是药品的物品"更改为"按照传统既是食品又是中药材的物质"，定义其为具有传统食用习惯，且列入国家中药材标准（包括《中华人民共和国药典》及相关中药材标准）中的动物和植物可使用部分（包括食品原料、香辛料和调味品）。卫生部在 2002 年公布的"既是食品又是药品物品名单"中有 87 种来源于中药材，传统应用广泛。

《中华人民共和国药品管理法》第 3 条规定，"国家发展现代药和传统药，充分发挥其在预防、医疗和保健中的作用"。《中华人民共和国中医药法》第 44 条规定，"国家发展中医养生保健服务，支持社会力量举办规范的中医养生保健机构。中医养生保健服务规范、标准由国务院中医药主管部门制定"。《中华人民共和国食品安全法》、《中华人民共和国药品管理法》和《中华人民共和国中医药法》等法规的颁布实施，为食药同源产业的蓬勃发展提供了法律保障。

2002 年卫生部《关于进一步规范保健食品原料管理的通知》中颁布了"可用于保健食品的物品名单"，名单中食品基本上来源于中药材，体现了食药同源中"食养"的思想。2005 年《保健食品注册管理办法（试行）》规定，保健食品是指具有特定保健功能或者以补充维生素、矿物质为目的的食品，即适宜于特定人群食用，具有调节机体功能，不以治疗疾病为目的，并且对人体不产生任何急性、亚急性或者慢性危害的食品。强调保健食品必须是安全的且适用于特定人群。

（二）食药同源性中药材的使用原则

1. 辨清体质，正确选用　"药食同源"中药材在使用的时候，需要辨清人体的寒热虚实状况，根据不同的体质正确选择使用，如果不辨清体质盲目使用，不仅起不到保健作用，反而可能造成不良反应。如脾胃虚弱或脾肾阳虚型腹泻，如果使用金银花、栀子等寒凉药，会使腹泻、腹痛等症状加重；而热毒上攻咽喉肿痛，如果用人参会导致病情加重。

2. 注意用量和疗程　药食同源中药材如果长期、大量使用，也有可能造成机体功能失衡甚至脏器损伤，对身体和健康造成危害。如龙眼，是具有丰富营养价值的美味水果，其含有丰富的糖类、多种氨基酸、多种维生素（C、K）及无机元素钾、磷等，还含有蛋白质、脂肪及多种矿物质等。同时，龙眼也是一味传统的滋补中药，具有补益心脾、养血安神的功效，用于气血不足、心悸怔忡、健忘失眠、血虚萎黄等。然而龙眼属于甘温之品，吃多了容易滞气、腹胀、便秘。另外，如果长期或者大量食用人参可导致"人参滥用综合征"，临床表现为兴奋、高血压、头晕、失眠、神经过敏、皮疹、腹泻、食欲减退等。有的人还会出现水肿、视物模糊等。阴虚体质、发热、感染、高血压等患者不宜吃人参。

3. 注意搭配　中药配伍得当，有利于提高功效或相互制约可能的副作用；配伍不当，有可能使各自的功效相互抵消，或者产生毒副作用。食药同源中药材如果搭配不当，也会导致各自的功效相互抵消，或者产生毒副作用。多种温热品如人参和龙眼及肉豆蔻、肉桂与花椒等配在一起长期吃，容易内热伤津，引起燥热内结、齿痛龈肿、口苦咽干、大便秘结等症。苦杏仁和白果都含有氢氰酸，具有很强的毒性。中医学对苦杏仁和白果用量都有一定限制，以免过量中毒。如果将它们配伍使用，又没有适当减量，则可能导致氢氰酸总的摄入量增加，从而增加中毒风险。

4. 注意使用方法　有些品种如山楂、黑枣等含有大量的鞣质，空腹食用尤其是食用量比较大时，在胃酸的作用下，鞣质与蛋白质结合成不易溶于水的物质，并与果胶及胃内残留食物纤维黏合，沉积在胃内，形成胃结石，可导致胃胀痛、胃炎、胃溃疡、出血甚至胃穿孔等。花椒具有强烈的刺激性，空腹吃对胃肠黏膜的刺激会更强。

链 接   中医体质学的分类

体质，即机体素质，指人体秉承先天遗传，受后天多种因素影响所形成的与自然、社会环境相适应的功能和形态上相对稳定的固有特性与状态，但是人的体质会随着个体成长、发育和衰老过程及环境因素的影响而时刻变化。

2009 年 4 月 9 日中华中医药学会颁发了《中医体质分类与判断标准》，该标准将人体体质分为平和质、气虚质、阳虚质、阴虚质、痰湿质、湿热质、气郁质、血瘀质、特禀质九个类型。

（三）不同体质的药膳应用特点

药膳是在中医药理论的指导下，利用食材本身或者在食材中加入特定的中药材，使之具有调整人体脏腑阴阳、气血、生理功能的作用，以及具备色、香、味、型的特点。药膳形式多样，分为菜肴、汤品、羹类、粥、面食、米食、茶、酒、果脯等。

1. 平和质 调养气血。

药膳材料：大枣、玉竹、百合、枸杞子、山药、莲子、芡实、乌鸡、龙眼肉、黄精、薏米等。

药膳方选：龙眼莲子粥、大枣粥、黄精炖肉等。

2. 气虚质 益气健脾，养肺益肾。

药膳材料：粳米、糯米、小米、白扁豆、茯苓、大枣、沙棘、山药、莲子、芡实、黄芪、人参、党参、西洋参、白术、龙眼肉、甘草、乳鸽、蜂蜜、黄豆、豆腐、牛肉、鸡肉、鹌鹑蛋、土豆、胡萝卜等。

药膳方选：参枣汤、参芪羊肉汤、鳝鱼补气汤、西洋参养生汤、黄芪炖母鸡、山药茯苓包子、红枣炖羊心等。

3. 阳虚质 温脾养肾，助阳化湿。

药膳材料：益智仁、人参、山茱萸、菟丝子、鹿茸、黄芪、续断、蛤蚧、高良姜、巴戟天、杜仲、补骨脂、淫羊藿、仙茅、肉苁蓉、核桃仁、干姜、羊肉、狗肉、羊肾、猪肾、鸽蛋、牛肉、韭菜、菟丝子、辣椒、葱、蒜、芥末等。

药膳方选：当归生姜羊肉汤、核桃人参汤、虫草炖鸡、苁蓉羊肾汤、韭菜花炒虾仁、锁阳红糖饮等。

4. 阴虚质 补益肝肾，养阴降火，安神定志。

药膳材料：西洋参、女贞子、山药、百合、五味子、石斛、旱莲草、麦冬、天冬、玉竹、玄参、白芍、桑椹、绿豆、冬瓜、芝麻、山茱萸、阿胶、黄精、熟地黄、冬虫夏草、甲鱼、乌贼、鸭肉、枸杞子、黑木耳、银耳等。

药膳方选：银耳鸡蛋汤、沙参麦冬瘦肉汤、麦冬粥、秋梨川贝膏、百合粥、红烧甲鱼、甲鱼枸杞子汤等。

5. 痰湿质 健脾利湿，化痰泄浊。

药膳材料：茯苓、薏苡仁、杏仁、百部、砂仁、桔梗、芥子、白芍、扁豆、白果、赤小豆、萝卜、梨、丝瓜、冬瓜皮、五指毛桃、陈皮、海带、海藻、金橘、荷叶、枇杷等。

药膳方选：海带苡仁汤、萝卜海带汤、萝卜豆腐汤、杏仁粥、杏梨枇杷饮、甘草桔梗茶、枇杷叶桔梗茶等。

6. 湿热质 利湿清热。

药膳材料：赤小豆、薏苡仁、莲子、土茯苓、木棉花、猪小肚、苦瓜、茵陈、鸡骨草、溪黄草、车前草、绿豆、空心菜、西瓜、黄瓜、冬瓜、丝瓜等。

药膳方选：冬瓜汤、茵陈粥、泥鳅炖豆腐、绿豆薏米粥、赤小豆薏苡仁粥等。

7. 气郁质 疏肝理气，消食醒神。

药膳材料：柴胡、山楂、当归、川芎、陈皮、佛手、代代花、枳壳、青皮、香附、郁金、槟榔、玫瑰花、大麦、荞麦、高粱、萝卜、陈皮等。

药膳方选：玫瑰花鸡蛋汤、佛手甲鱼汤、菊花鸡肝汤、橘皮粥、合欢花猪肝汤等。

8. 血瘀质 活血散结，行气，疏肝解郁。

药膳材料：桃仁、当归、丹参、地黄、五加皮、川芎、地榆、续断、茺蔚子、佛手、刀豆、香橼、橘红、陈皮、沙棘、黑豆、黄豆、海带、海藻、紫菜、山楂、黑木耳、红糖、月季花、玫瑰花、山楂、红花、三七、萝卜、胡萝卜、醋、绿茶等。

药膳方选：黑豆红花汤、山楂汤、海带紫菜汤、红花乌鸡汤、桃仁粥、田七鸡、化瘀止痛粥等。

9. 特禀质 益气固表，养血消风。

药膳材料：黄芪、当归、防风、荆芥、红花等。

药膳方选：固表粥等。

第二节 食药同源中药材简介

2002 年卫生部颁布了"按照传统既是食品又是药品的物品名单"，名单中食药同源中药材共有 86 种，2014 年国家卫计委对这一名单进行了更新，目前增至 101 种（表 22-1）。

表 22-1 食药同源中药材简表

种类	名称
植物类	丁香、八角茴香、刀豆、小茴香、小蓟、山药、山楂、马齿苋、乌梅、木瓜、火麻仁、代代花、玉竹、甘草、白芷、白果、白扁豆、白扁豆花、龙眼肉（桂圆）、决明子、百合、肉豆蔻、肉桂、余甘子、佛手、杏仁（苦、甜）、沙棘、芡实、花椒、赤小豆、麦芽、昆布、枣（大枣、黑枣）、罗汉果、郁李仁、金银花、青果、鱼腥草、姜（生姜、干姜）、枳椇子、枸杞子、栀子、砂仁、胖大海、茯苓、香橼、香薷、桃仁、桑叶、桑椹、橘红、桔梗、益智仁、荷叶、莱菔子、莲子、高良姜、淡竹叶、菊花、菊苣、黄芥子、黄精、紫苏、紫苏子、葛根、黑芝麻、黑胡椒、槐花、槐米、蒲公英、榧子、酸枣、酸枣仁、鲜白茅根（或干白茅根）、鲜芦根（或干芦根）、橘皮（或陈皮）、薄荷、薏苡仁、薤白、覆盆子、藿香、人参、山银花、芫荽、玫瑰花、松花粉、粉葛、布渣叶、夏枯草、当归、山柰、西红花、草果、姜黄、荜茇
动物类	牡蛎、鸡内金、乌梢蛇、蝮蛇、阿胶
其他	蜂蜜、淡豆豉

参考《中医营养学》、《中医药膳学》、《临床中药学》，将卫生部公布的按照传统既是食品又是中药材目录中的 101 种物品，分为四大类：一类在使用中常作为香辛料；一类在使用中侧重其食用价值；一类在使用中更侧重其药用价值；一类为目录明确药物剂量的（表 22-2）。

表 22-2 食药同源中药材分类简表

分类	名称
香辛调味品	丁香、八角茴香、刀豆、小茴香、肉豆蔻、肉桂、花椒、干姜、高良姜、淡豆豉、黑胡椒、荜茇、草果、薄荷、紫苏、芫荽、当归、山柰、西红花、姜黄
日常食品	莲子、龙眼肉、桑椹、百合、黑芝麻、白扁豆、薏苡仁、蜂蜜、沙棘、芡实、赤小豆、枣（大枣、黑枣）、山楂、马齿苋、昆布、甜杏仁、山药、青果
药效明显品	代代花、金银花、菊花、玫瑰花、黄精、茯苓、益智仁、阿胶、玉竹、甘草、香薷、紫苏子、桑叶、白芷、葛根、栀子、蒲公英、淡竹叶、决明子、鱼腥草、余甘子、鲜芦根、木瓜、乌梢蛇、蝮蛇、麦芽、莱菔子、鸡内金、覆盆子、乌梅、薤白、佛手、香橼、橘红、橘皮、桔梗、黄芥子、苦杏仁、白果、罗汉果、胖大海、酸枣仁、郁李仁、火麻仁、榧子、藿香、白扁豆花、砂仁、小蓟、槐花、鲜白茅根、荷叶、桃仁、牡蛎、枳椇子、松花粉、山银花、枸杞子、粉葛、菊苣
剂量要求品	人参、布渣叶、夏枯草、当归、山柰、西红花、草果、姜黄、荜茇

自测题

1. 具有补中益气、养血安神功效的药食两用中药有( )
   A. 酸枣仁
   B. 龙眼肉
   C. 大枣
   D. 蜂蜜
   E. 牡蛎

2. 黑芝麻不适用于下列哪类人群 ( )
   A. 便溏腹泻者
   B. 肝肾不足者
   C. 习惯性便秘者
   D. 精血亏虚者
   E. 以上都不宜使用

3. 具有利水渗湿、健脾宁心功效的药食两用中药有( )
   A. 茯苓
   B. 赤小豆
   C. 荷叶
   D. 白茅根
   E. 大枣

4. 具有清肝明目、润肠通便功效的药食两用中药有( )
   A. 桃仁
   B. 决明子
   C. 栀子
   D. 菊花
   E. 当归

5. 具有解表散寒、温中止呕功效的药食两用中药有( )
   A. 紫苏
   B. 金银花
   C. 生姜
   D. 白芷
   E. 紫苏子

6. 具有理气健脾、燥湿化痰功效的药食两用中药有( )
   A. 佛手
   B. 砂仁
   C. 陈皮
   D. 代代花
   E. 茯苓

7. 具有通阳散结、行气导滞功效的药食两用中药有( )
   A. 藿香
   B. 陈皮
   C. 香橼
   D. 薤白
   E. 砂仁

8. 下列哪种属于补气之品 ( )
   A. 陈皮
   B. 蜂蜜
   C. 枸杞子
   D. 龙眼肉
   E. 砂仁

9. 具有疏散风热、清利头目功效的药食两用中药有( )
   A. 薄荷
   B. 香薷
   C. 淡竹叶
   D. 芦根
   E. 藿香

10. 大便燥结者不宜食用下列哪种药食两用中药 ( )
    A. 桃仁
    B. 莲子
    C. 蜂蜜
    D. 决明子
    E. 黑芝麻

（吴立明　吴　君）

下篇
常用方剂

第二十三章

解 表 剂

凡以发汗、解肌、透疹等作用为主，用于治疗表证的方剂，统称为解表剂，属"八法"中的"汗法"。

解表剂主要治疗表证，其病位在肌表、肺卫，致病因素主要为六淫邪气，症见恶寒发热，头疼身痛，脉浮等。对于麻疹未透，疮疡初起，水肿初期，疟疾等而见表证症状的，也可用解表剂治疗。

由于病邪性质有寒热之异，患者体质有虚实之差别。因此解表剂相应地分为辛温解表、辛凉解表、扶正解表三类，分别适用于风寒表证、风热表证、体虚外感表证等。

解表剂多用辛散轻宣之品组方，因此不宜久煎，以免药性耗散，影响疗效。以遍身微汗出为佳，不可发汗太过，以免耗气伤阴；也不能发汗不彻，使病不得解。同时，为了助药发汗和避免重感，汤剂一般要温服，服后要增加衣被或辅以热粥。服药期间，还应忌食生冷、油腻等不易消化之品，以免影响药物的吸收与药效的发挥。若表邪未尽，又出现里证，则先解表后治里；表里并重，应表里双解；若表邪已解，或病邪已入里，如麻疹已透、疮疡已溃、虚证水肿、痹证日久、吐泻失水、失血家、热病后期津液亏损等，均不宜使用解表剂。

第一节 辛温解表剂

辛温解表剂，具有发散风寒作用，适用于外感风寒表证。症见恶寒发热、头痛项强、肢体酸痛、口不渴、舌苔薄白、脉浮紧或浮缓等。常以发散风寒药如麻黄、桂枝、羌活、苏叶、防风、杏仁、桔梗等为主组成。代表方如麻黄汤、桂枝汤、九味羌活汤、小青龙汤等。

麻黄汤《伤寒论》

【组成】 麻黄去节，三两（9g） 桂枝二两（6g） 杏仁去皮尖，七十个（6g） 甘草炙，一两（3g）

【用法】 上四味，以水九升，先煮麻黄减二升，去上沫，内诸药，煮取二升，去滓，温服八合，覆取微似汗。不须啜粥，余如桂枝法将息。

【功用与主治】 发汗解表，宣肺平喘。主治外感风寒表实证，症见恶寒发热，头痛身疼，无汗而喘，舌苔薄白，脉浮紧。

【方解】 本方证为风寒束表、肺气失宣所致。治宜发汗解表，宣肺平喘。方中麻黄味苦性辛温，入肺与膀胱经，善开腠理，具发汗解表、宣肺平喘之功，为君药。桂枝辛温，解肌发表，温通经脉，既助麻黄发汗解表，使其发汗之力倍增，又畅行营阴，使疼痛之症得解，为臣药。杏仁苦温，宣降肺气，止咳平喘，与麻黄相伍，一宣一降，以恢复肺气之宣降，增强宣肺平喘之力，为佐药。炙甘草既能调和麻、杏之宣降，又能缓和麻、桂相合之峻烈，使汗出不致过猛而耗伤正气，是使药而兼佐药之用。四药合用，表寒得散，营卫得通，肺气得宣，则诸症可愈。

【辨证要点】 本方既为治疗外感风寒表实证之代表方，又为辛温发汗法之基础方。以恶寒发热，无汗而喘，脉浮紧为辨证要点。

【现代运用】 现代常用于感冒、流行性感冒、急性支气管炎、支气管哮喘等属风寒表实证者。

【注意事项】 本方为辛温发汗之峻剂,当中病即止,不可过服。阴血亏虚、外感风温、表虚自汗者,不宜使用。

【方歌】 麻黄汤中用桂枝,杏仁甘草四般施,

发热恶寒头项痛,伤寒服此汗淋漓。

> **链 接** 麻黄汤及其衍生方

1. **麻黄加术汤** 出自《金匮要略》,即麻黄汤原方加白术组成。功用发汗解表,散寒祛湿。主治风寒湿痹证,症见身体烦疼,无汗等。

2. **麻黄杏仁薏苡甘草汤** 出自《金匮要略》,由麻黄汤去桂枝加薏苡仁组成。功用发汗解表,祛风除湿。主治:风湿在表,湿郁化热证,症见一身尽痛,发热,日晡所剧者。

3. **三拗汤** 出自《太平惠民和剂局方》,由麻黄汤去桂枝,加生姜组成。功用宣肺解表。主治外感风寒,肺气不宣证,症见鼻塞声重,语音不出,咳嗽胸闷。

桂枝汤《伤寒论》

【组成】 桂枝去皮,三两(9g) 芍药三两(9g) 甘草炙,二两(6g) 生姜切,三两(9g) 大枣擘,十二枚(3g)

【用法】 上五味,㕮咀三味,以水七升,微火煮取三升,适寒温,服一升。服已须臾,啜热稀粥一升余,以助药力。温覆令一时许,遍身漐漐微似有汗者益佳,不可令如水流漓,病必不除。若一服汗出病瘥,停后服,不必尽剂;若不汗,更服如前法;又不汗,后服小促其间,半日许,令三服尽。若病重者,一日一夜服,周时观之,服一剂尽。病证犹在者,更作服;若汗不出,乃服至二三剂。禁生冷、黏腻、肉、面、五辛、酒酪、臭恶等物。

【功用与主治】 解肌发表,调和营卫。主治外感风寒表虚证,症见头痛发热,汗出恶风,或鼻鸣干呕,苔白不渴,脉浮缓或浮弱。

【方解】 本方证因风寒束表、营卫不和所致。风寒在表,治应辛温发散以解表,但本方证属表虚,腠理不固,故以解肌发表,调和营卫,即祛邪与扶正兼顾为治。方中桂枝辛温,助卫阳,通经络,解肌发表而祛在表之风寒,为君药。芍药酸甘而凉,益阴敛营,敛固外泄之营阴,为臣药。桂枝、芍药等量配伍,既营卫同治,邪正兼顾,相辅相成;又散中有收,汗中寓补,相反相成。生姜辛温,助桂枝散表邪,兼和胃止呕;大枣甘平,协芍药补营阴,兼健脾益气。生姜、大枣相配,补脾和胃,化气生津,益营助卫,共为佐药。炙甘草调和药性,合桂枝辛甘化阳以实卫,合芍药酸甘化阴以益营,功兼佐使之用。药虽五味,但配伍严谨,发中有补,散中有收,营卫同治,邪正兼顾,阴阳并调,共奏解肌发表、调和营卫之功。

【辨证要点】 本方既为治疗外感风寒表虚证之基础方,又是调和营卫、调和阴阳法之代表方。以恶风、发热、汗出、脉浮缓为辨证要点。

【现代运用】 现代常用于治疗感冒、流行性感冒、原因不明的低热、荨麻疹、皮肤瘙痒证、冻疮、妊娠呕吐、产后或病后低热等属营卫不和者。

【注意事项】 表实无汗或温病内热口渴者禁用;服药期间忌食生冷、油腻、酒肉、辛辣食物等。

【方歌】 桂枝汤治太阳风,芍药甘草姜枣同,

解肌发表调营卫,汗出恶风此方功。

九味羌活汤《此事难知》

【组成】 羌活一两半(9g) 防风一两半(9g) 苍术一两半(9g) 细辛五分(3g) 川芎一两(6g) 香白芷一两(6g) 生地黄一两(6g) 黄芩一两(6g) 甘草一两(6g)

【用法】 上药九味,㕮咀,水煎服。若急汗,热服,以羹粥投之;若缓汗,温服。而不用汤投之。

【功用与主治】 发汗祛湿,兼清里热。主治外感风寒湿邪,内有蕴热证,症见恶寒发热,无汗,

头痛项强，肢体酸楚疼痛，口苦微渴，舌苔白或微黄，脉浮或浮紧。

【方解】　本方证由外感风寒湿邪，兼内有蕴热所致。治当以发散风寒湿邪为主，清泄里热为辅。方中羌活辛苦性温，气味雄烈，入太阳经，功善解表寒，祛风湿，利关节，止痹痛，故为君药。防风辛甘性温，功善祛风，并能胜湿止痛；苍术辛苦而温，入太阴经，功善燥湿，并能祛风散寒，共助君药祛风散寒，除湿止痛，为臣药。细辛、白芷、川芎俱能祛风散寒。其中细辛主入少阴经，尤能止痛；白芷主入阳明经，兼可燥湿；川芎主入少阳、厥阴经，行气活血，宣痹止痛。此三味助君臣药祛风寒湿邪以除病因，畅行气血以解疼痛，共为佐药。生地黄、黄芩清泄里热，并防诸辛温燥烈之品助热伤津，亦为佐药。甘草调和诸药为使。诸药配伍，既兼治内外，又分属六经，协调表里而成发汗祛湿、兼清里热之剂。

【辨证要点】　本方为治疗外感风寒湿邪而兼里热证之常用方。以恶寒发热，头痛无汗，肢体酸楚疼痛，口苦微渴为辨证要点。

【现代运用】　现代常用于治疗感冒、急性肌炎、风湿性关节炎、偏头痛、腰肌劳损等属外感风寒湿邪，兼有里热证。

【注意事项】　风热表证及阴虚内热者不宜使用。

【方歌】　九味羌活用防风，细辛苍芷与川芎，
　　　　　黄芩生地黄同甘草，三阳解表益姜葱。

小青龙汤《伤寒论》

【组成】　麻黄去节，三两（9g）　芍药三两（9g）　细辛三两（3g）　干姜三两（6g）　甘草炙，三两（6g）　桂枝去皮，三两（9g）　半夏半升，洗（9g）　五味子半升（6g）

【用法】　上八味，以水一斗，先煮麻黄，减二升，去沫，内诸药，煮取三升，去滓，温服一升。

【功用与主治】　解表散寒，温肺化饮。主治外寒内饮证，症见恶寒发热，无汗，喘咳，痰多而稀，胸痞，或痰饮喘咳，不得平卧，或身体疼重，头面四肢浮肿，舌苔白滑，脉浮。

【方解】　本方证是素有痰饮，复感风寒，外寒引动内饮所致。治宜解表化饮，表里同治。方中麻黄、桂枝相须为君，发汗散寒，解外寒而宣肺气。干姜、细辛为臣，温肺化饮，兼助麻、桂解表。由于肺气逆甚，纯用辛温发散，既恐耗伤肺气，又虑其温燥伤津，故佐以五味子敛肺气而止咳喘；芍药益阴血而敛津液，以制诸药辛散温燥太过之弊。半夏燥湿化痰，和胃降逆，共为佐药。炙甘草益气和中，又能调和辛散酸收之品，是兼佐、使之用。诸药配伍，开中有合，宣中有降，共奏解表散寒、温肺化饮之功。

【辨证要点】　本方用于治疗外寒里饮证，临床应用以恶寒发热，头身疼痛，无汗，喘咳，痰涎清稀而量多，胸痞，或干呕，或痰饮喘咳，不得平卧，或身体疼重，头面四肢浮肿，舌苔白滑，脉浮为辨证要点。

【现代运用】　现代常用于治疗慢性气管炎急性发作、支气管哮喘、肺炎、百日咳、肺心病、过敏性鼻炎、卡他性眼炎、卡他性中耳炎等证属外寒内饮者。

【注意事项】　阴虚干咳无痰或痰热证者，不宜使用。

【方歌】　小青龙汤最有功，风寒束表饮停胸，
　　　　　辛夏甘草和五味，姜桂麻黄芍药同。

第二节　辛凉解表剂

辛凉解表剂，具有疏散风热作用，适用于外感风热表证。症见发热，微恶风寒，无汗或有汗无畅，头痛口渴，咳嗽咽痛，舌尖红，苔薄白或薄黄，脉浮数。常以发散风热药如菊花、桑叶、薄荷、牛蒡子等为主组成。代表方有银翘散、桑菊饮等。

银翘散《温病条辨》

【组成】 连翘一两（30g）　银花一两（30g）　苦桔梗六钱（18g）　薄荷六钱（18g）　竹叶四钱（12g）　生甘草五钱（15g）　芥穗四钱（12g）　淡豆豉五钱（15g）　牛蒡子六钱（18g）

【用法】 共杵为散，每服六钱（18g），鲜苇根汤煎，香气大出，即取服，勿过煎。肺药取轻清，过煎则味厚入中焦矣。病重者，约二时一服，日三服，夜一服；轻者，三时一服，日二服，夜一服；病不解者，作再服。

【功用与主治】 辛凉透表，清热解毒。主治温病初起，症见发热，微恶风寒，无汗或有汗不畅，口渴头痛，咽痛咳嗽，舌尖红，苔薄白或薄黄，脉浮数。

【方解】 本方所治证属温病初起，风热之邪在表，治宜辛凉解表，清热解毒。方中金银花、连翘辛凉轻宣，透泄散邪，清热解毒为君药；配以薄荷、牛蒡子辛凉散风清热，荆芥穗、淡豆豉辛散透表，解肌散风，共为臣药；桔梗、甘草以清热解毒，而利咽喉为佐药；以竹叶、芦根清热除烦，生津止渴为使药。诸药相合，共奏辛凉解表、清热解毒之功。

【辨证要点】 本方为辛凉平剂，是治疗风温初起之常用方。以发热、微恶寒、咽痛、口渴、脉浮数为辨证要点。

【现代运用】 现代常用于治疗感冒、流行性感冒、麻疹、流行性脑脊髓膜炎、流行性乙型脑炎等证属风温袭表，温病初起热毒较盛者。

【注意事项】 外感风寒证，或气阴亏虚者，均不宜用。

【方歌】　银翘散主上焦医，竹叶荆牛薄荷豉，
　　　　　甘桔芦根凉解法，风温初感此方宜。

桑菊饮《温病条辨》

【组成】 桑叶二钱五分（7.5g）　菊花一钱（3g）　杏仁二钱（6g）　连翘一钱五分（5g）　薄荷八分（2.5g）　苦桔梗二钱（6g）　生甘草八分（2.5g）　苇根二钱（6g）

【用法】 水二杯，煮取一杯，日二服。

【功用与主治】 疏风清热，宣肺止咳。主治风温初起，邪客肺络证，症见但咳，身热不甚，口微渴，脉浮数。

【方解】 本方所治证属风温初起，邪在肺卫。盖肺为清虚之脏，微苦则降，辛凉则平，故用本方辛凉微苦，疏风清热，宣肺止咳。方用桑叶、菊花辛凉清透，疏风清热，解肌透邪为君；薄荷辛散风热，杏仁、桔梗宣降肺气，止咳化痰为臣；连翘清心泄热，芦根清热生津止渴为佐；甘草生用清热解毒，甘缓和中，合桔梗以清利咽喉为使。诸药相伍，使上焦风热得以疏散，肺气得以宣降，则表证解，咳嗽止。

【辨证要点】 本方为治疗风热犯肺咳嗽之常用方。以咳嗽、发热不甚、微渴、脉浮数为辨证要点。

【现代运用】 现代常用于治疗感冒、急性支气管炎、上呼吸道感染、肺炎、急性结膜炎、角膜炎等属风热犯肺或肝经风热者。

【注意事项】 风寒咳嗽不宜使用；不宜久煎。

【方歌】　桑菊饮中桔梗翘，杏仁甘草薄荷饶，
　　　　　芦根为引轻清剂，热盛阳明入母膏。

麻黄杏仁甘草石膏汤《伤寒论》

【组成】 麻黄去节，四两（9g）　杏仁去皮尖，五十个（9g）　甘草炙，二两（6g）　石膏碎，绵裹，半斤（18g）

【用法】 以水七升，煮麻黄去上沫，纳诸药，煮取二升，去滓，温服一升。

【功用与主治】 辛凉疏表，清肺平喘。外感风邪，邪热壅肺证。身热不解，有汗或无汗，咳逆气急，甚则鼻煽，口渴，舌苔薄白或黄，脉浮而数。

【方解】 本方证是表邪入里化热、壅遏于肺、肺失宣降所致。治当辛凉透邪，清肺平喘。方中麻

黄辛温，宣肺平喘，解表散邪。石膏辛甘大寒，清泄肺热以生津。二药相伍，一以宣肺为主，一以清肺为主，合而用之，既宣散肺中风热，又清宣肺中郁热，共为君药。石膏倍于麻黄，相制为用。全方主以辛凉，麻黄得石膏，宣肺平喘而不助热；石膏得麻黄，清解肺热而不凉遏。杏仁苦温，宣利肺气以平喘咳，与麻黄相配则宣降相因，与石膏相伍则清肃协同，是为臣药。炙甘草既能益气和中，又防石膏寒凉伤中，更能调和于寒温宣降之间，为佐使药。四药合用，共奏辛凉宣肺、清热平喘之功。

【辨证要点】　本方为辛凉重剂。因石膏用量倍于麻黄，其功用重在清宣肺热，不在发汗，故临证以发热、喘咳、苔黄、脉数为辨证要点。

【现代运用】　现代常用于治疗感冒、上呼吸道感染、急性支气管炎、支气管肺炎、大叶性肺炎、支气管哮喘、麻疹合并肺炎等属表证未尽，热邪壅肺者。

【注意事项】　风寒咳喘、痰热壅盛者，本方均非所宜。

【方歌】　仲景麻杏甘石汤，辛凉宣肺清热良，

　　　　　邪热壅肺咳喘急，有汗无汗均可尝。

柴葛解肌汤《伤寒六书》

【组成】　柴胡（6g）　干葛（9g）　甘草（3g）　黄芩（6g）　羌活（3g）　白芷（3g）　芍药（6g）　桔梗（3g）（原书未著用量）

【用法】　水二盅，姜三片，枣二枚，槌法加石膏一钱（5g），煎之热服。

【功用与主治】　解肌清热。主治外感风寒，郁而化热证，症见恶寒渐轻，身热增盛，无汗头痛，目疼鼻干，心烦不眠，咽干耳聋，眼眶痛，舌苔薄黄，脉浮微洪。

【方解】　本方所治证候乃太阳风寒未解，郁而化热，渐次传入阳明，波及少阳之三阳合病。治宜辛凉解肌，兼清里热。方中葛根味辛性凉入阳明，外透肌热，内清郁热；柴胡味辛性寒入少阳，善于祛邪解表退热。二药相须，解肌清热之力著，共用为君药。羌活、白芷助君药辛散发表，并止诸痛；黄芩、石膏清泄里热，俱为臣药。其中葛根配白芷、石膏，清透阳明之邪热；柴胡配黄芩，透解少阳之邪热；羌活发散太阳之风寒。如此配合，三阳兼治，治阳明为主。桔梗宣畅肺气以利祛邪外出；芍药、大枣益阴养血，既防热邪伤阴，又制疏散太过；生姜发散风寒，均为佐药。甘草调和药性，为使药。诸药相合，共奏解肌清热之功。

【辨证要点】　本方是治疗太阳风寒未解，入里化热，初犯阳明或三阳合病的常用方。临证应用以发热重、恶寒轻、头痛、眼眶痛、鼻干、脉浮微洪为辨证要点。

【现代运用】　现代常用于治疗感冒、流行性感冒、牙龈炎、急性结膜炎等属外感风寒，邪郁化热者。

【注意事项】　若太阳表邪未入里者，不宜用本方，恐其引邪入里；若里热而见阳明腑实证（大便秘结不通）者，亦不宜用。

【方歌】　柴葛解肌陶氏汤，邪在三阳热势张，

　　　　　芩芍桔甘羌活芷，石膏大枣与生姜。

第三节　扶正解表剂

扶正解表剂，具有扶助正气、疏散表邪的作用，适用于正气不足而又感受外邪之证。症见身热恶寒，头痛，兼有气虚、血虚、阳虚或阴虚的不同症状。常以解表药为主，并根据正气虚弱不同分别配伍补气、助阳、滋阴、养血等药物组成方剂。代表方如败毒散。

败毒散《太平惠民和剂局方》

【组成】　柴胡去苗　甘草　桔梗　人参去芦　川芎　茯苓去皮　枳壳去瓤，麸炒　前胡去苗，洗　羌活去苗　独活去苗，各三十两（各9g）

【用法】　上为粗末。每服二钱（6g），水一盏，入生姜、薄荷各少许，同煎七分，去滓，不拘时

候，寒多则热服，热多则温服。

【功用与主治】　散寒祛湿，益气解表。主治气虚外感风寒湿证，症见憎寒壮热，头项强痛，肢体酸痛，无汗，**鼻塞声重**，咳嗽有痰，胸膈痞满，舌苔白腻，脉浮而重按无力。

【方解】　本方所治证候系正气素虚，又感风寒湿邪。治当散寒祛湿，益气解表。方中羌活、独活并用，祛风散寒，除湿止痛，治一身上下之风寒湿邪，共为君药。柴胡发散退热，助君解表；川芎行气活血，助君宣痹止痛，俱为臣药。桔梗宣肺，枳壳降气，前胡化痰，茯苓渗湿，升降相合，宽胸利气，化痰止咳，皆为佐药。佐入人参，意在扶助正气以鼓邪外出，并使祛邪不更伤正气，且可防邪复入。生姜、薄荷为引，以助发散表邪；甘草调和药性，兼以益气和中，共为佐使。诸药相伍，祛风散寒，除湿止痛，宽胸利气，化痰止咳。

【辨证要点】　本方是益气解表之常用方。以恶寒发热，头身重痛，无汗，脉浮、重按无力为辨证要点。

【现代运用】　现代常用于感冒、流行性感冒、支气管炎、风湿性关节炎、痢疾、过敏性皮炎、湿疹等属外感风寒湿邪兼气虚者。

【注意事项】　外感风热及阴虚外感者，均忌用。若时疫、湿温、湿热蕴结肠中而成之痢疾，不宜使用。

【方歌】　人参败毒茯苓草，枳桔柴前羌独芎，
薄荷少许姜三片，时行感冒有奇功。

第四节　常用解表类中成药

常用解表类中成药见表 23-1。

表 23-1　常用解表类中成药

类别	药名	功能	主治	注意事项
辛温解表剂	桂枝合剂	解肌发表，调和营卫	感冒风寒表虚证，症见头痛发热，汗出恶风，鼻塞，干呕	表实无汗或温病内热口渴者慎用。忌生冷油腻，药后注意保暖
	表实感冒颗粒	发汗解表，祛风散寒	感冒风寒表实证，症见恶寒重发热轻，无汗，头项强痛，鼻流清涕，咳嗽，痰白稀	风热感冒及寒邪化热明显者忌用。忌辛辣油腻食物。高血压、心脏病患者慎用
	感冒清热颗粒（口服液、胶囊）	疏风散寒，解表清热	风寒感冒，头痛发热，恶寒身痛，鼻流清涕，咳嗽咽干	忌辛辣、生冷、油腻食物。不宜同时服用滋补性药物。糖尿病、高血压、心脏病、肝病、肾病患者及年老体弱、儿童、孕妇、哺乳期妇女应在医师指导下服用。过敏体质者慎用
	正柴胡饮颗粒	发散风寒，解热止痛	外感风寒所致感冒，症见发热恶寒，无汗，头痛，鼻塞，喷嚏，咽痒咳嗽，四肢酸痛；流感初起、轻度上呼吸道感染见上述证候者	风热感冒者慎用。忌辛辣、油腻食物
辛凉解表剂	银翘解毒丸（颗粒、胶囊、软胶囊、片）	疏风解表，清热解毒	风热感冒，症见发热，头痛，咳嗽，口干，咽喉疼痛	孕妇及风寒感冒者慎用
	桑菊感冒片（颗粒、丸、合剂）	疏风清热，宣肺止咳	风热感冒初起，头痛，咳嗽，口干，咽痛	风寒外感者慎用。忌辛辣油腻食物
	双黄连合剂（口服液、颗粒、胶囊、片）	疏风解表，清热解毒	外感风热所致感冒，症见发热，咳嗽，咽痛	风寒感冒者慎用。服药期间忌滋补性药物。饮食宜清淡，忌辛辣
	羚羊感冒胶囊（片）	清热解表	流行性感冒，症见发热恶风，咳嗽胸闷，头痛头晕，咽喉肿痛	风寒外感者慎用。忌辛辣、油腻食物
	连花清瘟胶囊（颗粒）	清瘟解毒，宣肺泄热	流行性感冒属热毒袭肺证，症见发热恶寒，肌肉酸痛，鼻塞流涕，咳嗽头痛，咽干咽痛，舌偏红，苔黄或黄腻	风寒感冒者慎用。忌辛辣、油腻食物

续表

类别	药名	功能	主治	注意事项
解表渗湿剂	九味羌活丸（颗粒、口服液）	疏风解表，散寒除湿	外感风寒夹湿所致感冒，症见恶寒发热，无汗，头重而痛，肢体酸痛	内热感冒及湿热者慎用。忌食生冷、辛辣、油腻食物
	荆防颗粒（合剂）	解表散寒，祛风胜湿	外感风寒夹湿所致感冒，症见头身疼痛，恶寒无汗，鼻塞流涕，咳嗽	风热感冒或湿热证慎用。忌食辛辣、生冷、油腻食物
	午时茶颗粒	祛风解表，化湿和中	外感风寒，内伤食积证，症见恶寒发热，头痛身楚，胸脘满闷，恶心呕吐，腹痛腹泻	孕妇及风热感冒者慎用。忌烟酒及生冷、辛辣、油腻食物
扶正解表剂	参苏丸（胶囊）	益气解表，疏风散寒，祛痰止咳	身体虚弱，感受风寒所致感冒，症见恶寒发热，头痛鼻塞，咳嗽痰多，胸闷呕逆，乏力气短	风热感冒者及孕妇慎用。忌烟酒及辛辣、生冷、油腻食物
散寒止咳剂	通宣理肺丸（胶囊、口服液、片、颗粒、膏）	解表散寒，宣肺止咳	风寒束表，肺气不宣所致感冒咳嗽，症见发热、恶寒、咳嗽、鼻塞流涕、头痛、无汗、肢体酸痛	孕妇、风热或痰热咳嗽、阴虚干咳者慎用。忌烟酒及辛辣食物。高血压患者慎用
	杏苏止咳颗粒（糖浆、口服液）	宣肺散寒，止咳祛痰	风寒感冒咳嗽，气逆	风热、燥热及阴虚干咳者慎用。饮食宜清淡，忌辛辣食物
发表化饮平喘剂	小青龙胶囊（合剂、颗粒、糖浆）	解表化饮，止咳平喘	风寒水饮，恶寒发热，无汗，喘咳痰稀	孕妇、内热咳嗽及虚喘者慎用。高血压、青光眼患者慎用。忌辛辣、生冷、油腻食物
	桂龙咳喘宁胶囊	止咳化痰，降气平喘	外感风寒，痰湿内阻引起的咳嗽、气喘、痰涎壅盛；急慢性支气管炎见上述证候者	孕妇、外感风热者慎用。戒烟酒、油腻、生冷食物

自 测 题

1. 属于麻黄汤主治证的是（　　　）
   A. 暑湿感冒　　　　　　　　B. 外感风寒表实证
   C. 外感风寒表虚证　　　　　D. 风寒感冒
   E. 温病初起

2. 小青龙汤的君药为（　　　）
   A. 桂枝　　　　　B. 细辛　　　　　　C. 干姜
   D. 半夏　　　　　E. 芍药

3. 桂枝汤的功效是（　　　）
   A. 发汗解表，宣肺平喘　　　B. 温通心阳，平冲降逆
   C. 解肌发表，调和营卫　　　D. 发汗祛湿，止咳平喘
   E. 发汗解表，散寒祛湿

4. 小青龙汤中运用五味子的作用是（　　　）
   A. 敛肺止咳　　　　　　B. 敛阴止汗
   C. 收敛止泻　　　　　　D. 滋阴敛液
   E. 敛心安神

5. 患者咳嗽，身热不甚，口微渴，脉浮数。治宜选用（　　　）
   A. 桑菊饮　　　　B. 止嗽散　　　　　C. 麻黄汤
   D. 银翘散　　　　E. 桂枝汤

6. 下列属于银翘散和桑菊饮所共有的药物有（　　　）
   A. 金银花、桑叶　　　　B. 连翘、菊花
   C. 连翘、桔梗　　　　　D. 杏仁、荆芥

   E. 竹叶、薄荷

7. 麻杏石甘汤的功用是（　　　）
   A. 辛凉透表，清热解毒　　　B. 辛凉疏表，清肺平喘
   C. 疏风清热，宣肺止咳　　　D. 辛凉透表，宣肺平喘
   E. 疏风清热，清热解毒

8. 败毒散中配伍人参的作用论述，以下哪一项是错误的（　　　）
   A. 扶助正气以驱邪外出
   B. 散中有补，不致耗伤真元
   C. 滋汗源，不致汗之无汗
   D. 调补正气，防邪深入
   E. 纯为补虚而设

9. 下列哪项证候不是桂枝汤的适应证（　　　）
   A. 汗出恶风　　　　　　　　B. 发热头痛
   C. 咳嗽痰稀　　　　　　　　D. 鼻鸣干呕
   E. 舌苔薄白，脉浮缓

10. 下列哪味药物不是银翘散的组成部分（　　　）
    A. 桔梗、薄荷　　　　　　　B. 金银花、连翘
    C. 荆芥穗、淡豆豉　　　　　D. 桑叶、杏仁
    E. 牛蒡子、淡竹叶

（冉海霞　侯辰阳）

第二十四章
和　解　剂

　　凡具有和解少阳、调和肝脾、调和寒热、表里双解等作用，治疗伤寒邪在少阳、肝脾不和、肠胃不和、寒热错杂、表里同病等证的方剂，统称和解剂，属于"八法"中"和"法的范畴。

　　和解剂原为治疗伤寒邪入少阳而设。少阳属胆，居于人体之半表半里，既不宜发汗，又不宜吐下，以和解之法最为适宜。胆与肝相表里，两者在生理病理上相互联系，相互影响；"见肝知病，知肝传脾"，常又累及脾胃，致肝脾不和；又有中气虚弱，寒热互结，亦可致肠胃不和。故和解剂中，除和解少阳外，还包括调和肝脾、调和寒热的方剂。所以本章方剂分为和解少阳、调和肝脾、调和肠胃、表里双解四类。

　　和解之法，寓意调和，用药大多强调平和，多寒热并用，补泻兼施，上下同治。但毕竟以祛邪为主，兼顾正气，故在使用和解剂时，要辨证准确。凡邪在肌表，未入少阳。或邪已入里，阳明热盛者，皆不宜用。

第一节　和解少阳剂

　　凡具有和解少阳，用于治疗伤寒少阳证的方剂，称为和解少阳剂。该剂适用于伤寒少阳证，症见往来寒热，胸胁苦满，心烦喜呕，默默不欲饮食，口苦，咽干，目眩，脉弦等。少阳位居半表半里，是津液出入之通道，病邪进退之枢纽，故邪在少阳，每易引起气滞不行、痰浊湿热内阻之证。因此，本类方剂的配伍特点是祛邪药与扶正药同用，解表药与清里药并施，临证常用柴胡、黄芩、半夏、青蒿诸药相配，亦需根据临床证候的不同配伍其他药物，如兼有气虚者，佐以益气扶正之品，并防邪入里；兼见湿邪者，配以通利湿浊之药，从下而解。代表方如小柴胡汤、蒿芩清胆汤等。

小柴胡汤《伤寒论》

　　【组成】　柴胡半斤（24g）　黄芩三两（9g）　人参三两（9g）　半夏洗，半升（9g）　生姜切，三两（9g）　大枣擘，十二枚（4枚）　甘草炙，三两（9g）

　　【用法】　上七味，以水一斗二升（1200ml），煮取六升（600ml），去滓，再煎，取三升（300ml），温服一升（100ml），日三服。

　　【功用与主治】　和解少阳。

　　1. 伤寒少阳证。症见往来寒热，胸胁苦满，默默不欲饮食，心烦喜呕，口苦，咽干，目眩，舌苔薄白，脉弦。

　　2. 妇人伤寒，热入血室证。症见妇人经水适断，寒热发作有时。

　　3. 疟疾、黄疸等病而见少阳证者。

　　链接　"血室"的含义

　　"血室"一名首见于《伤寒杂病论》，对其部位，古人有不同释义。其一认为是胞宫，张景岳《类经附翼》曰："故子宫者……医家以冲任之脉盛于此，则有事以时下，故名之曰血室。"其二认为是冲脉，王冰《女科经纶》曰："冲为血海，诸经朝会，男子则运而行之，女子则停而止之，谓之血室。"其三认为指肝脏，柯琴《伤寒来苏集》曰："血室者，肝也，肝为藏血之脏，故称血室。"其四是冲任脉全称，如吴又可《瘟疫论》"血室者一名血海，即冲任脉也"。

【方解】 柯琴谓本方为"少阳机枢之剂，和解表里之总方"，主治之证为邪居少阳，枢机不利，胆火上炎犯胃所致。治宜和解少阳。方中柴胡入肝胆经，疏泄肝胆，散邪透表，使少阳半表之邪得以外宣，为君药。黄芩苦寒，清泄胆热，使半里之邪得以内彻，为臣药。柴胡、黄芩君臣相合，一散一清，清透并用，外解半表之邪，内清半里之热，可除寒热往来，胸胁苦满，口干咽苦，心烦之症。半夏、生姜和胃降逆止呕，以增强攻邪之力，柴胡与半夏相配，犹能升清降浊，以治胸胁痞满、呕吐之症；人参、大枣、甘草益气健脾，扶正祛邪，防邪内传入里，共为佐药。生姜、大枣兼能益胃气，和营卫，又为使药。诸药合用，寒温并施，升降协调，以祛邪为主兼顾正气，共奏和解少阳、补中扶正、和胃降逆之功。

【辨证要点】 本方证以往来寒热，胸胁苦满，心烦喜呕，苔薄白，脉弦为辨证要点。

【现代运用】 现代常用于治疗感冒、流行性感冒、疟疾、慢性肝炎、肝硬化、急慢性胆囊炎、胆结石、胆汁反流性胃炎、胃溃疡、急性胰腺炎、胸膜炎、中耳炎、产褥热、急性乳腺炎、睾丸炎等病症属少阳证者。

【注意事项】 方中诸药，柴胡轻清升散，用量独重，半夏、生姜性偏温燥，故对肝火偏盛，阴虚吐衄及上盛下虚，肝阳偏亢者禁用。另用方之时，黄芩用量不可大于柴胡，以免引起腹泻。

【方歌】 小柴胡汤和解功，芩夏姜枣草人参，

往来寒热胸胁满，少阳百病此为宗。

蒿芩清胆汤《重订通俗伤寒论》

【组成】 青蒿钱半至二钱（4.5～6g）　淡竹茹三钱（9g）　半夏钱半（4.5g）　茯苓三钱（9g）黄芩钱半至三钱（4.5～9g）　生枳壳钱半（4.5g）　陈皮钱半（4.5g）　碧玉散（滑石、甘草、青黛）包，三钱（9g）

【用法】 上药水煎，一日3次服。

【功用与主治】 清胆利湿，化痰和胃。主治少阳湿热痰浊证。症见寒热如疟，寒轻热重，胸脘痞闷，口苦心烦，吐酸苦水，或呕黄涎而黏，甚则干呕呃逆，胸胁胀痛，小便黄少，舌红苔白腻，脉弦数或滑数。

【方解】 本方证为少阳胆热偏重，兼有湿热痰浊中阻所致。湿遏热郁，阻于少阳，致使少阳枢机不利。治宜清胆利湿，和胃化痰。方中青蒿苦寒芳香，既清且透，既清透少阳邪热，又芳香化湿辟浊；黄芩苦寒，善清少阳胆经郁热，兼能燥湿，两药相合，既能透邪外出，又可内清湿热，共为君药。竹茹清胆胃之热，化痰止呕；半夏、陈皮、枳壳和胃降逆，止呕消痞，其中半夏、陈皮并能燥湿化痰，竹茹能助蒿、芩清胆，以上共为臣药。赤茯苓、碧玉散泄热利湿，导胆热下行，为佐使药。诸药合用，清热与利湿相伍，使少阳湿热分消；清胆与和胃并用，令木达则土安，共奏清胆利湿、化痰和胃之功。故何秀山谓本方"此为和解胆经之良方，凡胸痞作闷，寒热如疟者，投无不效"。

【辨证要点】 本方为治疗少阳湿热痰浊的常用方。以寒热如疟，寒轻热重，胸胁胀疼，吐酸苦水，舌红苔腻，脉弦滑数为辨证要点。

【现代运用】 现代常用于治疗肠伤寒、急性胆囊炎、急性黄疸型肝炎、胆汁反流性胃炎、梅尼埃病、肾盂肾炎、疟疾、盆腔炎、钩端螺旋体病等属少阳湿遏热郁者。

【注意事项】 本方重在清胆利湿，故不宜用于气血不足之时寒时热，阴虚阳肝之眩晕头痛等。

【方歌】 蒿芩清胆枳竹茹，芩夏陈皮碧玉须，

少阳热重痰湿阻，清胆利湿病自除。

链接 蒿芩清胆汤与小柴胡汤比较

蒿芩清胆汤与小柴胡汤均能和解少阳，用于邪在少阳，往来寒热，胸胁不适者。但小柴胡汤以柴胡、黄芩配人参、大枣、炙甘草，重在和解在表之邪，兼具益气扶正之功，宜于胆胃不和，胃虚气逆者；蒿芩清胆汤以青蒿、黄芩配赤茯苓、碧玉散，重在和解偏里之邪，兼较强的清热利湿、理气化痰之效，宜于少阳胆热偏重，兼有湿热痰浊者。

第二节 调和肝脾剂

凡具有调和肝脾的功效，主治肝脾不和证的方剂，称为调和肝脾剂。该剂适用于肝气郁结，横犯脾胃；或脾虚不运，营血不足，肝失濡养，疏泄失常所致的脘腹胸胁胀痛，神疲食少，月经不调，腹痛泄泻，以及手足不温等。治宜疏肝理脾，常用疏肝理气和健脾和血药如柴胡、枳壳、陈皮、白术、茯苓、白芍、当归等为主组成方剂。代表方剂如逍遥散、痛泻要方。

逍遥散《太平惠民和剂局方》

【组成】 柴胡 白芍 当归微炒 茯苓 白术，各一两（各30g） 甘草微炙赤，半两（15g）

【用法】 上为粗末，每服二钱（6g），水一大盏，烧生姜一块切破，薄荷少许，同煎至七分，去渣热服，不拘时服。

【功用与主治】 疏肝解郁，健脾养血。主治肝郁血虚脾弱证，症见两胁作痛，头痛目眩，神疲食少，口燥咽干，或往来寒热，或月经不调，乳房胀痛，脉弦而虚者。

【方解】 本方是调肝养血的代表方，又是妇科调经的常用方。女子以肝为先天，肝藏血，主疏泄，肝郁血虚脾弱，在妇科多见月经不调，乳房胀痛。治宜疏肝解郁，健脾养血。方中柴胡疏肝解郁，使肝气条达以复肝用，为君药。白芍酸苦敛阴，柔肝缓急；当归甘辛苦温，养血和血，归、芍合用，共补肝体，二者再与柴胡配伍，有疏肝养肝之效，彰显"肝体阴用阳"之义，共为臣药。白术、茯苓健脾益气，实土以抑木，使营血生化有源；薄荷少许，有疏散郁遏之气，透达肝经郁热，以助柴胡疏肝解郁之意；煨姜辛散达郁，降逆止呕，既助柴胡解郁，又助苓、术和中，以上共为佐药。甘草调和诸药，且合芍药缓急止痛，为使药。诸药合用，解肝郁以防肝克，且资化源，肝性畅，脾胃健而诸症自除。本方配伍，体现了肝脾同治、重点治肝的治法，具有气血兼顾，肝脾同调，疏养并施，寒热同行的特点，为调肝养血之名方。

【辨证要点】 本方既是调和肝脾的要方，又是妇科调经的常用方。以两胁作痛，神疲食少，或兼月经不调，脉弦而虚为辨证要点。

【现代运用】 现代常用于治疗慢性肝炎、肝硬化、胃及十二指肠溃疡、慢性胃炎、胃肠神经症、急慢性乳腺炎、乳腺小叶增生、经前期紧张症、盆腔炎、不孕症、瘾症等病属肝郁血虚脾弱者。

【注意事项】 阴虚阳亢者，慎用本方。

【方歌】 逍遥散用当归芍，柴苓术草加姜薄，
　　　　　加地名曰黑逍遥，调经八味丹栀着。

> **链接** 逍遥散衍生方
>
> 逍遥散出自宋代，脱胎于四逆散、当归芍药散，广泛应用于临床各科，有"消散其气郁，摇动其血郁，皆无伤乎正气"的作用，故名"逍遥"。
>
> 黑逍遥散出自《医宗己任编》，是在本方基础上加用熟地黄，以生姜、大枣为引。功用为养血疏肝，健脾和中。主治肝郁血虚，胁痛头眩，或胃脘当心而痛，或肩胛痛，或时眼赤痛，连及太阳；以及妇人郁怒伤肝，致血妄行，赤白淫闭，沙淋崩浊。
>
> 丹栀逍遥散又名八味逍遥散、加味逍遥散，出自《内科摘要》。其是在逍遥散基础上去生姜、薄荷，加丹皮、栀子组成，具有疏肝解郁，健脾和营，兼清郁热之功。主治肝郁血虚生热证，症见烦躁易怒，或自汗盗汗，或头痛目涩，或颊赤口干，或月经不调，少腹胀痛，或小便涩痛，舌红苔薄黄，脉弦虚数。

痛泻要方《丹溪心法》

【组成】 炒白术三两（90g） 炒白芍二两（60g） 炒陈皮一两五钱（45g） 防风一两（30g）

【用法】   上细切，分作八服。水煎或丸服。

【功用与主治】   补脾柔肝，祛湿止泻。主治肝旺脾虚之痛泻证，症见肠鸣腹痛，大便泄泻，泻必腹痛，泻后痛缓，舌苔薄白，脉两关不调，弦而缓。

【方解】   本方又名白术芍药散，所治之证为肝旺脾虚，肝木克土，脾失健运所致。治宜补脾柔肝，祛湿止泻。方中白术苦甘而温，健脾燥湿为君药。白芍酸寒，柔肝缓急止痛为臣药。陈皮辛苦而温，理气和中，又助白术健脾燥湿，为佐药。配伍少量辛香之防风，辛能散肝郁，香能舒脾气，有胜湿止泻之功，故兼具佐使之用。四药相合，补中寓疏，泻肝补脾，脾健肝和，则痛泻自止，实为扶土抑木以治痛泻之要方。

【辨证要点】   本方为治肝脾不和之常用方，临证以肠鸣腹痛，大便泄泻，泻必腹痛，泻后痛减，脉弦而缓为辨证要点。

【现代运用】   现代常用于治疗慢性结肠炎、肠易激综合征、溃疡性结肠炎、小儿消化不良等病属肝旺脾虚者。

【注意事项】   本方虽有白芍相伍，毕竟性偏温燥，故脾阴虚、阳明湿热及热毒所致腹痛泄泻者忌用。

【方歌】   痛泻要方用陈皮，术芍防风共成剂，
　　　　　　肠鸣泄泻腹又痛，治在泻肝与实脾。

第三节   调和肠胃剂

调和肠胃剂，适用于邪犯肠胃，中焦寒热互结，清浊升降失常之证。脾主升清，胃主降浊，因寒热互结，胃肠升降失常而致本证。症见心下痞满，腹胀食少，恶心呕吐，肠鸣下利等。常用辛开、苦降之品干姜、生姜、半夏、黄连、黄芩等为主组成寒热并用的方剂。代表方如半夏泻心汤。

半夏泻心汤《伤寒论》

【组成】   半夏洗，半升（12g）   干姜   人参   黄芩，各三两（各9g）   黄连一两（3g）   大枣擘，十二枚（4枚）   炙甘草三两（9g）

【用法】   上七味，以水一升，煮取六升，去滓，再煎，取三升，日三服。

【功用与主治】   寒热平调，消痞散结。主治寒热互结之痞证，症见心下痞，但满而不痛，或呕吐，肠鸣下利，舌苔腻而微黄。

【方解】   此方证病机为寒热互结，虚实夹杂，胃气不和，升降失常。治宜平调寒热，消痞和胃。方中半夏辛温，散结除痞，降逆止呕，为君药。干姜辛热，温中散寒，助半夏以降逆；黄芩、黄连性苦寒，泄热开痞，以上共为臣药。君臣相伍，具有寒热平调、辛开苦降之用。人参、大枣甘温益气，以补脾虚，为佐药。甘草既助佐药补脾和中，又调和诸药，为使药。全方苦降辛开，寒热互用，补泻兼施，使寒去热清，升降复常，则诸症自愈。

【辨证要点】   本方为治疗脾胃不足、寒热互结之痞满证的常用方。以心下痞满，呕吐泻利，苔腻微黄为辨证要点。

【现代运用】   现代常用于治疗胃肠神经症、急慢性胃肠炎、慢性结肠炎、慢性肝炎、早期肝硬化等病症属中气虚弱，寒热互结者。

【注意事项】   因气滞、食积、痰浊内结所致的实证痞满者，不宜应用本方。

【方歌】   半夏泻心汤芩连，干姜人参枣草全，
　　　　　　误下邪入成虚痞，辛开苦降法度严。

▌▌ **链 接**   《伤寒论》诸泻心汤比较

生姜泻心汤：生姜四两半夏半升，洗   甘草三两，炙   人参三两   干姜一两   黄芩三两   黄连一两   大枣十二枚。此汤具有和胃消痞、宣散水气之功，主治水热互结之痞证。

甘草泻心汤：甘草四两　人参、干姜、黄芩各三两　黄连一两　大枣十二枚，擘　半夏半升。此汤具有补中和胃、降逆消痞之功。主治胃气虚弱之痞证。

半夏泻心汤、生姜泻心汤、甘草泻心汤均治痞证，但同中有异，正如王旭高所云："半夏泻心汤治寒热交错之痞，故苦辛平等；生姜泻心汤治水热互结之痞，故重用生姜以散水气；甘草泻心汤治胃虚痞结之证，故加重甘草以补中气而痞自除。"

第四节　表里双解剂

凡具有表里同治作用，以解表药配伍泻下药或清热药、温里药等为主组成，用于治疗表里同病的方剂，称为表里双解剂。表里同病有寒、热、虚、实之分，对于表证未除，里证又急者，仅表散则里急不去，仅治里则外邪不解，必须表里双解，才能诸症悉除。代表方有大柴胡汤、防风通圣散、葛根芩连汤等。

大柴胡汤《金匮要略》

【组成】　柴胡半斤（12g）　黄芩三两（9g）　芍药三两（9g）　半夏半斤（9g）　生姜五两（15g）　枳实炙，四枚（9g）　大枣擘，十二枚（4枚）　大黄二两（6g）

【用法】　上八味，以水一斗二升，煮取六升，去渣，再煎，温服一升，日三服。

【功用与主治】　和解少阳，内泻热结。主治少阳阳明合病。往来寒热，胸胁苦满，呕不止，郁郁微烦，心下痞鞕，或心下满痛，大便不通或协热下利，舌红苔黄，脉弦数有力。

【方解】　本方主治少阳阳明合病为热邪内结于少阳、阳明经所致。此时少阳与阳明合病，宜和解少阳，内泻热结。方中重用柴胡疏泄少阳郁热为君药。黄芩清泄热邪；大黄、枳实内泻阳明热结，行气消痞，均为臣药。芍药柔肝缓急止痛，半夏、生姜和胃降逆止呕，皆为佐药。大枣和中并调和诸药，为使药。诸药合用，共奏和解少阳、内泻热结之功。全方集疏、清、通、降于一体，既和解少阳，又通泻阳明，使少阳与阳明得以双解，为下中之和剂。

【辨证要点】　本方是治疗少阳阳明合病的代表方。临床以寒热往来，胸胁苦满，心下满痛，呕吐不止，苔黄，脉弦数有力为辨证要点。

【现代运用】　本方常用于急性胰腺炎、急性胆囊炎、胆石症、胃及十二指肠溃疡等属少阳阳明合病者。

【注意事项】　若仅见少阳证而无里热积滞者忌用。

【方歌】　大柴胡汤用大黄，枳芩夏芍枣生姜，
　　　　　少阳阳明合为病，表里双解此方良。

链 接　小柴胡汤与大柴胡汤比较

大柴胡汤系小柴胡汤去人参、甘草，加大黄、枳实、芍药而成，亦是小柴胡汤与小承气汤两方加减合成，是和解为主与泻下并用的方剂。

大柴胡汤与小柴胡汤均含有柴胡、黄芩、半夏、大枣、生姜，具有和解少阳、和胃止呕之功。小柴胡汤中用人参、炙甘草扶正祛邪，防邪深入，生姜用量三两，专治少阳病证而呕逆轻者。大柴胡汤中加入大黄、枳实内泻阳明热结，加入芍药缓急止痛，生姜用量重达五两，意在加强和胃止呕之力，主治少阳阳明合病而呕逆重者。

防风通圣散《黄帝素问宣明论方》

【组成】　防风　川芎　当归　白芍　大黄　薄荷叶　麻黄　连翘　芒硝，各半两（各6g）　黄芩　桔梗　石膏，各一两（各12g）　滑石三两（20g）　甘草二两（10g）　白术　荆芥　栀子，各一分（各3g）

【用法】　上为末，每服二钱（6g），水一大盏，生姜三片（5g），煎至六分，温服。

【功用与主治】　疏风解表，清热泻下。主治风热壅盛，表里俱实证。症见憎寒壮热，头目眩晕，

目赤睛痛，口苦舌干，咽喉不利，胸膈痞闷，大便秘结，小便赤涩，舌苔黄腻，脉数有力。亦用于治疗疮疡肿毒、肠风痔漏、斑疹丹毒等。

【方解】 本方主治外感风邪，内有蕴热所致表里俱实证。方中防风、荆芥、薄荷、麻黄疏风走表，使表邪从汗而解；大黄、芒硝泄热通便，荡涤阳明，使实热从下而去；石膏为清泄肺胃之要药，连翘、黄芩为清热解毒之要药，桔梗除肺中之热，四药合而清肺胃之热；栀子、滑石清热利湿，与硝、黄配伍，使里热从二便分消，当归、川芎、芍药养血和血，使汗出不伤正；白术健脾燥湿，甘草益气和中缓急，并能调和诸药。方中诸药合用，汗、下、清、利、补五法具备，上中下三焦并治，汗不伤表，下不伤里，故名"通圣"。

【辨证要点】 本方为"表里通治之轻剂"。以壮热憎寒，头晕目赤，口干口苦，便秘尿赤，舌苔黄腻，脉数为辨证要点。

【现代运用】 本方常用于治疗流行性感冒、荨麻疹、疮疡初起等证属风热壅盛，表里俱实者。

【注意事项】 体虚及孕妇慎用本方。

【方歌】 防风通圣大黄硝，荆芥麻黄栀芍翘，
　　　　甘桔芎归膏滑石，薄荷芩术力偏饶。

葛根芩连汤《伤寒论》

【组成】 葛根半斤（15g）　甘草炙，二两（6g）　黄芩三两（9g）　黄连三两（9g）

【用法】 上四味，以水八升，先煮葛根，减二升，纳诸药，煮取二升，去滓，分温再服。

【功用与主治】 解表清里。主治表证未解，邪热入里证，症见身热下利，臭秽稠黏，肛门灼热，喘而汗出，胸脘烦热，口干作渴，小便黄赤，舌红苔黄，脉数。

【方解】 本方所治表证未解，邪热入里是因太阳表证误下，表邪内陷阳明大肠所致。治当解肌清热，燥湿止痢。方中葛根重用为君，既能解肌退热、因势达外，又能升发脾胃清阳而止利。黄连、黄芩苦寒为臣，清热燥湿，厚肠止利。甘草和中，调和诸药，为佐使药。四药配伍，辛凉升散与苦寒清降并施，寓"清热升阳止利"之义，共奏解肌清热、燥湿止利之功。

【辨证要点】 本方是治疗热泻、热痢的常用方，有无表证皆可使用。临床以身热下利、臭秽稠黏、肛门灼热、舌红苔黄、脉数为辨证要点。

【现代运用】 常用于治疗急性胃肠炎、慢性非特异性溃疡性结肠炎、出血性肠炎、细菌性痢疾、麻疹下利、秋季腹泻、小儿中毒性肠炎、阿米巴痢疾、肠伤寒、糖尿病及恶性肿瘤化疗后腹泻等辨证属肠热下利者。

【注意事项】 虚寒下利者忌用本方。

【方歌】 葛根黄芩黄连汤，再加甘草共煎尝，
　　　　邪陷阳明成热痢，清里解表保安康。

第五节　常用和解类中成药

常用和解类中成药见表24-1。

表24-1　常用和解类中成药简表

类别	药名	功能	主治	注意事项
和解少阳剂	小柴胡颗粒（片）	解表散热，疏肝和胃	外感病邪犯少阳证。病见寒热往来，胸胁苦满，食欲不振，心烦喜呕，口苦咽干	风寒感冒者慎用。过敏体质者慎用
调和肝脾剂	逍遥颗粒（丸）	疏肝健脾，养血调经	肝郁血虚所致郁闷不舒，胸胁胀痛，头晕目眩，食欲减退，月经不调	肝肾阴虚所致胁肋胀痛、咽干口燥、舌红少津者慎用
	加味逍遥丸（口服液）	疏肝清热，健脾养血	肝郁血虚，肝脾不和，两胁胀痛，头晕目眩，倦怠食少，月经不调，脐腹胀痛	脾胃虚寒、脘腹冷痛、大便溏薄者慎用

续表

类别	药名	功能	主治	注意事项
表里双解剂	葛根芩连丸（微丸）	解肌透表，清热解毒，利湿止泻	湿热蕴结所致泄泻腹痛，便黄而黏，肛门灼热；以及风热感冒所致发热恶风，头痛身痛	脾胃虚寒腹泻、慢性虚寒性疾病患者慎用。不可过量久用
	双清口服液	疏透表邪，清热解毒	风温肺热，卫气同病，见发热，微恶风寒，咳嗽，痰黄，头痛，口渴，舌红苔黄或黄白苔相兼，脉浮滑或浮数；急性支气管炎见上述证候者	孕妇，以及风寒感冒、脾胃虚寒者慎用。服药期间忌烟酒及辛辣、生冷、油腻食物
	防风通圣丸	解表通里，清热解毒	外寒内热，表里俱实，恶寒壮热，头痛咽干，小便短赤，大便秘结，瘰疬初起，风疹湿疮	孕妇及虚寒证慎用

自 测 题

1. 属于小柴胡汤主治证的是（　　）
   A. 伤寒少阳证　　　　　　B. 风寒袭表证
   C. 少阳湿热证　　　　　　D. 胃肠积热证
   E. 肝气郁结证

2. 组成中含有碧玉散的方剂是（　　）
   A. 小柴胡汤　　　　　　　B. 大柴胡汤
   C. 葛根芩连汤　　　　　　D. 蒿芩清胆汤
   E. 痛泻要方

3. 用于表里双解的方剂是（　　）
   A. 半夏泻心汤　　　　　　B. 大柴胡汤
   C. 逍遥散　　　　　　　　D. 痛泻要方
   E. 葛根芩连汤

4. 逍遥散的功用是（　　）
   A. 疏肝解郁，健脾养血　　B. 疏肝理脾，透解郁热
   C. 和解少阳，内泻热结　　D. 解肌清热，燥湿止痢
   E. 补肝柔脾，祛湿止泻

5. 半夏泻心汤的君药是（　　）
   A. 半夏　　　　　　　　　B. 人参
   C. 黄芩　　　　　　　　　D. 干姜
   E. 黄连

6. 下列哪项是葛根芩连汤的组成药物（　　）
   A. 黄连　　　　　　　　　B. 防风
   C. 炒白术　　　　　　　　D. 炒白芍
   E. 炒陈皮

（张　彪　安　晏）

第二十五章

清 热 剂

凡具有清热、泻火、凉血、解毒和清退虚热等作用，用于治疗里热证的方剂，统称清热剂，属于"八法"中的"清法"。

里热证多为外感六淫，入里化热，或七情过激化火，或痰、湿、瘀、食郁而化热，或阴虚滋生内热所致。其热在里，且未与有形积滞相结成实，主要表现为但热不寒、心烦口渴、舌红苔黄、脉数等。病位可在气、在营、在血、在胸膈、在脏腑；病性有实有虚。本类方剂分为清气分热剂、清营凉血剂、清热解毒剂、清脏腑热剂、清暑益气剂、清退虚热剂六类。

临床应用清热剂应注意以下几个方面：第一，界定适用范围。清热剂一般在外无表证，里无积滞，而见里热正盛，尚未结实时使用。第二，辨清里热的部位和程度，掌握好使用时机。根据在气、在营、在血、在脏、在腑，实热或虚热的不同，正确立法选方用药。第三，辨明热证真假，若为真寒假热，不可误投寒凉。第四，对于热盛格药、入口即吐者，可采用"反佐"之法，少佐辛温之品，或凉药热服。另外，清热药大多苦寒，寒易伤阳败胃，苦易化燥伤阴，故用量不宜过大，服药时间不宜过长，必要时可配醒脾和胃、护阴生津之品。

第一节　清气分热剂

清气分热剂具有清热除烦、生津止渴等作用，用于治疗热在气分、热盛伤津或气阴两伤之证的方剂，称为清气热剂证。气分热证表现为壮热烦渴、大汗、舌红苔黄，脉洪大或滑数，或气分余热未清而气阴耗伤，症见身热多汗、心胸烦闷、口干舌红等。邪在气分者，常用辛甘大寒的石膏、苦寒质润的知母、甘淡性寒的竹叶等为主组方；热病之后，余热未清，气阴两伤者，除用石膏外，并用清热除烦之竹叶，与益气养阴的人参、麦冬等配伍。代表方如白虎汤、竹叶石膏汤等。

白虎汤《伤寒论》

【组成】　石膏一斤（50g）　　知母六两（18g）　　甘草炙，二两（6g）　　粳米六合（9g）

【用法】　上四味，以水一斗，煮米熟汤成，去滓，温服一升，日三服。

【功用与主治】　清热生津。主治气分热盛证，症见壮热不恶寒、汗多恶热、渴喜饮冷、舌红苔黄燥、脉浮滑或洪数有力。

【方解】　本方为清阳明经热及气分热盛的代表方。病位在阳明胃腑，病性属阳、热、里、实。邪在阳明，已经离表，故不可发汗；虽有大热，但尚未致腑实便秘，又不可下。故用甘寒滋润、清热生津之法为宜。方中重用生石膏，辛甘大寒，既能清热除烦，又能透热出表，亦能生津止渴，一药而三用，故为君药。知母苦寒质润，清肺胃气分实热，功专清热养阴，既助石膏清热，又治已伤之阴，用以为臣。粳米、炙甘草和胃护津，又可缓石膏、知母大寒伤中之偏，为佐药。炙甘草调和诸药兼作使药。四药配伍，共奏清热生津、止渴除烦之功。

【辨证要点】　本方为治气分热盛证的基础方。临证以壮热、汗多、烦渴、脉洪大为辨证要点。

【临床运用】　现代常用于急性传染性和感染性疾病，如乙型脑炎、流行性出血热、大叶性肺炎、钩端螺旋体病、流行性脑脊髓膜炎、流行性感冒、肠伤寒、急性细菌性痢疾、疟疾、麻疹、败血症等辨证属气分热盛者。

【注意事项】 表证未解而见发热无汗者不宜用；无里热征象者不宜用；血虚阳浮者不宜用；真寒假热，阴盛格阳者不宜用。

【方歌】 白虎膏知甘草粳，气分大热此方清，

热渴汗出脉洪大，加入人参气津生。

链接 白虎汤类方比较

白虎加人参汤是在原方基础上加人参组成。功能清热益气生津。主治气分热盛，气津两伤证；白虎加桂枝汤是在原方基础上加桂枝三两组成，功能清热透邪，通络止痛。主治温疟，以及风湿热痹见壮热、气粗烦躁、关节肿痛、口渴、苔白、脉弦数；白虎加苍术汤是在原方基础上加苍术组成，功能清热燥湿。主治湿温病热重于湿，以及风湿热痹，身大热，关节肿痛等。

以上三方均有清气分热的功用。其中白虎加人参汤是清热与益气生津并用的方剂，适用于气分热盛而又气阴两伤之证；白虎加桂枝汤是清中有透，兼以通经络的方剂，用治温疟或风湿热痹证；白虎加苍术汤是清热与燥湿并用之方，以治湿温病热重于湿证，以白虎汤证兼见胸痞身重、苔黄腻而干为主要表现者，亦可用于风湿热痹、关节红肿等。

竹叶石膏汤《伤寒论》

【组成】 竹叶二把（6g） 石膏一斤（50g） 半夏洗，半升（9g） 麦门冬去心，一升（18g）人参二两（6g） 甘草炙，二两（6g） 粳米半升（9g）

【用法】 以水一斗，煮取六升，去滓，纳粳米，煮米熟汤成，去米，温服一升，日三服。

【功用与主治】 清热生津，益气和胃。主治伤寒、温病、暑病之后，余热未清，气阴两伤证，症见虚羸少气，呕逆烦渴，或虚烦不得眠，舌红少苔，脉虚而数；以及暑热所伤，发热多汗，烦渴喜饮，舌红干，脉虚数。

【方解】 本方所治多见于伤寒、温病、暑病等热病后期，余热未清，气阴两伤，胃气不和之证。本方证病机特点为余热未清，留恋肺胃，气阴两伤，胃气不和。方中竹叶、石膏清透气分余热，除烦止呕，共为君药。人参、麦门冬（麦冬）补气养阴，共为臣药。半夏和胃降逆止呕，其性温，与清热生津药配伍，使石膏清而不寒，使人参、麦门冬补而不滞，用为佐药。甘草、粳米养脾和胃，为使药。诸药配伍，共奏清热生津、益气和胃之功，体现了清透余热、益气养阴、兼和胃气的立法组方精要。

【辨证要点】 本方为清补两顾之方，以身热汗出，烦渴喜饮，气逆欲呕，舌红少苔，脉虚数为辨证要点。

【现代运用】 本方常用于中暑、流行性乙型脑炎、流行性脑脊髓膜炎、肺炎后期、胆道术后呕吐等属余热未清而气阴两伤、胃气失和者，以及糖尿病的干渴多饮属胃热气阴两伤者。

【注意事项】 本方清凉质润，如内有痰湿，或阳虚发热，均应忌用。

【方歌】 竹叶石膏汤人参，麦冬半夏甘草临，

更加粳米同煎服，清热益气养阴津。

第二节 清营凉血剂

凡具有清营透热、凉血散瘀、清热解毒等作用，用于治疗邪热传营或热入血分证的方剂，称为清营凉血剂。热入营分，症见身热夜甚，心烦不寐，时有谵语，或斑疹隐隐，舌绛而干等；热入血分，症见出血、发斑、谵语、舌绛起刺等。本类方剂常用清热凉血药为主组方。对于营分邪热，在清营解毒的药物中适当配入具有轻宣透达作用的银花、连翘等，以促进营分邪热透出气分而解，即所谓"清营透热"，代表方如清营汤；对于热入血分者，采用"凉血散血"之法，于凉血解毒药中配入丹皮、赤芍之品，以促其瘀血消散，并使止血而不留瘀，代表方如清营汤、犀角地黄汤。

清营汤《温病条辨》

【组成】 犀角三钱（水牛角30g代，镑片先煎）   生地黄五钱（15g）   元参三钱（9g）   竹叶心一钱（3g）   麦冬三钱（9g）   丹参二钱（6g）   黄连一钱五分（5g）   银花三钱（9g）   连翘连心用，二钱（6g）

【用法】 上药，水八杯，煮取三杯，日三服。

【功用与主治】 清营解毒，透热养阴。主治热入营分证，症见身热夜甚，心烦少寐，时有谵语，口渴或不渴，或斑疹隐隐，舌绛而干，脉细数。

【方解】 本方为治疗邪热传营的代表方。方中水牛角为君药，其性咸寒，入营入血，长于清心、肝、胃三经之热，尤能清心安神，善清透包络之邪，既能解营分之热毒，又能凉血散瘀。生地黄凉血滋阴，麦冬清热养阴，玄参凉血滋阴、降火解毒，三味共为臣药。温邪初入营分，用金银花、连翘清热解毒的同时，轻清透泄，促使营分热邪透出气分而解，此即"透营转气"；营气与心相通，故用竹叶清心除烦，黄连清心解毒，丹参清心凉血，并能活血散瘀以防热与血结。以上五药均为佐药。以上诸药合而用之，共奏清营解毒、透热养阴功效。

【辨证要点】 本方为治疗热邪初入营分证的常用方。临证以身热夜甚，神烦少寐或时有谵语，舌绛而干，脉细数为辨证要点。

【现代运用】 现代常用于流行性乙型脑炎、流行性脑脊髓膜炎、败血症、肠伤寒或其他热性病证，中医辨证属热入营分或气营两燔者。

【注意事项】 若有湿邪，忌用本方，以防滋腻而助湿留邪。

【方歌】 清营汤是鞠通方，热入心营犀地良，
　　　　银翘连竹玄丹麦，清营透热此方良。

犀角地黄汤《小品方》

【组成】 芍药三分（12g）   生地黄半斤（24g）   丹皮一两（9g）   犀角屑一两（水牛角 30g代，镑片先煎）

【用法】 上切。以水一斗，煮取四升，去滓，温服一升，一日二三次。

【功用与主治】 清热解毒，凉血散瘀。

1. 热入血分证。症见身热谵语，斑色紫黑，舌绛起刺，脉细数，或喜妄如狂，漱水不欲咽，大便色黑易解等。

2. 热伤血络证。症见吐血、衄血、便血、尿血等各种出血，红舌绛，脉数。

【方解】 本方又名"芍药地黄汤"，用于治疗温热邪毒燔于血分所致诸症。其病机是营分邪热不解，深入血分为患，即叶桂所论"耗血动血"之证。方中水牛角，苦咸性寒，归心、肝经，直入血分，清心肝而解热毒，故为君药。臣以生地黄，一可助犀角解血分之热；二要复已失之阴血。赤芍、丹皮清热凉血、活血散瘀，与君臣药相配，凉血与散瘀并用，以为佐使。诸药相合，于清热之中兼以养阴，俾热清血宁而无耗血动血之虑；且凉血与散瘀并用，则凉血止血而无冰伏留瘀之弊。诸药共奏清热解毒、凉血散瘀之功。

【辨证要点】 本方是治疗温热病热入血分证的常用方。临证以各种失血、斑色紫黑、身热舌绛为辨证要点。

【现代运用】 本方常用于重症肝炎、肝昏迷、弥漫性血管内凝血、尿毒症、过敏性紫癜、急性白血病、败血症等属血分热盛者。

【注意事项】 阳虚失血，脾胃虚弱者忌用。

【方歌】 犀角地黄芍药丹，血热妄行吐衄斑，
　　　　蓄血发狂舌质绛，凉血散瘀病可痊。

链 接 卫气营血辨证介绍

卫气营血辨证是中医传统辨证方法之一，由清代名医叶天士所创，主要用于温病辨证，即按外感温病由浅入深或由轻而重的过程，将其分为卫分、气分、营分、血分四个阶段，对应相关的证候特点。卫分证常见于外感温病初期，是温邪侵犯肺与皮毛的阶段；气分证是温热病邪由表入里，表现为阳热亢盛的里热证候；营分证是温热病邪内陷营阴的深重阶段，病位多在心与心包络；血分证为邪热深入血分引起耗血动血的阶段，是疾病演变的最后阶段，常累及心、肝、肾。

在治疗上，叶天士在《外感温热篇》云："在卫汗之可也，到气才可清气，入营犹可透热转气，入血唯恐耗血动血，直须凉血散血。"

第三节 清热解毒剂

凡具有清热、泻火、解毒作用，用以治疗瘟疫、温毒、火毒及疮疡疔毒等证的方剂，称为清热解毒剂。热毒为患，多见烦热、错语、吐衄、发斑，或疮疡疔毒等。本类方剂常以黄芩、黄连、连翘、金银花等清热泻火解毒药物为主组成。若兼便秘尿赤，可加芒硝、大黄等导热下行；疫毒发于头面而红肿者，酌配辛凉疏散之品，如牛蒡子、薄荷、僵蚕等；若热在气分则酌配泻火药；热在血分则配凉血药。代表方有黄连解毒汤、普济消毒饮等。

黄连解毒汤《肘后备急方》

【组成】 黄连三两（9g） 黄芩 黄柏，各二两（各6g） 栀子擘，十四枚（9g）

【用法】 上四味，切，以水六升，煮取二升，分二次服。

【功用与主治】 泻火解毒。主治三焦实热火毒证，症见大热烦躁、错语不眠、目赤睛痛，口燥咽干，小便黄赤，或热病吐血、衄血、热甚发斑；身热下痢，湿热黄疸；外科痈疡疔毒，小便黄赤，舌红苔黄，脉数有力。

【方解】 本方乃苦寒泻火、清热解毒的代表方。主治热毒壅盛，充斥三焦，涉及上下内外所致病证。方中黄连苦寒直折热势，能清泻心火，兼泻中焦之火，用之为君。黄芩善清上焦热，为臣药。黄柏长于清下焦之火，为佐药。栀子通泻三焦，导热下行，使火热之邪从下而去，为使药。四药相配，苦寒直折，三焦合治，可使火邪去热毒解，诸症自除。

【辨证要点】 本方泻火解毒剂之力颇强，临证以大热烦躁、口燥咽干、舌红苔黄、脉数有力为辨证要点。

【现代运用】 现代常用于败血症、脓毒血症、急性黄疸型肝炎、急性细菌性痢疾、肺炎、急性泌尿系统感染、流行性脑脊髓膜炎、流行性乙型脑炎及其他感染性炎症等属火毒为患者。

【注意事项】 本方为大苦大寒之剂，久服或过量易伤脾胃，非火盛者不宜使用。

【方歌】 黄连解毒芩柏栀，三焦火盛是主因，
烦狂火热兼谵妄，吐衄发斑皆可平。

普济消毒饮《东垣试效方》

【组成】 黄芩 黄连，各半两（各15g） 人参三钱（3g） 橘红去白 玄参 生甘草生用，各二钱（各6g） 连翘 板蓝根 马勃（包煎） 牛蒡子，各一钱（各3g） 白僵蚕（炒） 升麻，各七分（各2g） 柴胡 桔梗，各二钱（各6g）

【用法】 上为细末，半用汤调，时时服之，半蜜为丸，噙化之。

【功用与主治】 清热解毒，散风消肿。主治大头瘟，症见头面红肿焮痛，憎寒发热，目不能开，咽喉疼痛，舌燥口渴，舌红苔黄，脉浮数有力。

【方解】 本方为治疗大头瘟的常用方。大头瘟，又名"大头天行"、"雷头风"，乃风热疫毒之

邪壅于上焦，发于头面所致，其特点是热毒重，来势猛，具有传染性，以小儿发病居多。疫毒宜清解，风热宜疏散，病位在上宜因势利导。故组方当以解毒与散邪兼施而以清热解毒为主。方中黄连善清胃热，黄芩善清肺热，二药合以清解中上二焦热毒，重用为君。连翘、牛蒡子、白僵蚕疏散头面风热，用之为臣。玄参、马勃、板蓝根、桔梗、生甘草清利咽喉，并能增强清热解毒之力；橘红理气而疏通壅滞，以利于散邪消肿；人参补气扶正，与清热解毒药相合，有扶正祛邪之义，以上共为佐药；升麻、柴胡升阳散火，疏散风热，使郁热时毒宣散透发，寓"火郁发之"之意，并引君药上达头面，用之为使。本方配伍，芩、连得升、柴之引，直达病所，升柴有芩、连之制，不致发散太过，辛凉升散与苦寒清泻并用，升降相宜，相互制约，有利于时毒清解，风热疏散。诸药合用，共奏清热解毒、散风消肿之功。

【辨证要点】　本方为治疗大头瘟的常用方剂，临证以头面红肿焮痛，憎寒发热，咽喉不利，舌红苔黄，脉数有力为辨证要点。

【现代运用】　现代常用于颜面丹毒、流行性腮腺炎、急性扁桃体炎、上呼吸道感染、头面部蜂窝织炎、急性化脓性中耳炎、带状疱疹、淋巴结炎伴淋巴管回流障碍等属风热时毒为患者。

【注意事项】　本方药物多苦寒辛散，阴虚及脾虚便溏者慎用。

【方歌】　普济消毒蒡芩连，甘桔蓝根勃翘玄，
　　　　　升柴参橘僵草入，大头瘟疫此方先。

凉膈散《太平惠民和剂局方》

【组成】　川大黄　朴硝　甘草（炙），各二十两（各600g，或各9g）　山栀子仁　薄荷叶去梗　黄芩，各十两（各300g，或各5g）　连翘二斤半（1250g，或24g）

【用法】　上药为粗末，每服二钱（6g），水一盏，入竹叶七片，蜜少许，煎至七分，去滓，食后温服。小儿可服半钱，更随岁数加减服之。得利下住服。

【功用与主治】　泻火通便，清上泻下。主治上中二焦火热证，症见身热口渴，面赤唇焦，口舌生疮，或咽痛吐衄，睡卧不宁，谵语狂妄，便闭溲赤；或大便不畅，舌红苔黄，脉滑数。

【方解】　本方所治为脏腑积热，聚于胸膈所致的上、中二焦火热证。立法用清上泻下法，以分消膈热。方中连翘轻清透散，清热解毒，重用以为君。黄芩清热泻火，泻胸膈郁热；山栀通泻三焦，引热下行；大黄、芒硝泻火通便，荡涤中焦，五味共为臣药。薄荷、竹叶轻清疏散，解热于上，用为佐药。甘草、白蜜既能益胃生津润燥，又能缓和硝、黄峻泻之力；甘草兼能调和诸药，用作使药。综观全方，既有连翘、黄芩、山栀、薄荷、竹叶清散郁热于上，又有大黄、芒硝、炙甘草、白蜜缓泻燥热于下，使上焦之热得以清解，中焦之热由下而去，清上与泻下并行，寓"以泻代清"之义，诸药配伍，诸证悉除，故方名"凉膈"。

【辨证要点】　本方是治疗上中二焦火热证的代表方。临证以胸膈烦热，面赤唇焦，烦躁口渴，舌红苔黄，脉数为辨证要点。

【现代运用】　现代常用于咽炎、口腔炎、急性扁桃体炎、胆道感染、胆石症、急性黄疸型肝炎、流行性脑脊髓膜炎等辨证属上、中二焦火热者。

【注意事项】　服用本方得利下，应当停服，以免损伤脾胃；孕妇及体虚者应慎用本方。

【方歌】　凉膈硝黄栀子翘，黄芩甘草薄荷饶，
　　　　　竹叶蜜煎疗膈上，中焦燥实服之消。

第四节　清脏腑热剂

凡具有清解脏腑作用，适用于邪热偏盛于某一脏腑所产生的火热证的方剂，称为清脏腑热剂。脏腑不同，症候各异，遣方不同。心经热盛，症见心胸烦闷、口渴面赤、口舌生疮等，常用黄连、栀子、木通、莲子心等以清心泻火，代表方如导赤散；肝胆实火，症见胁肋疼痛、头痛目赤、急躁易怒等，常用龙胆草、夏枯草、青黛等以清肝泻火，代表方如龙胆泻肝汤、左金丸；肺中有热，症见咳嗽气喘、

痰黄或夹有脓血等，常用桑白皮、黄芩等以清肺泄热，代表方如泻白散；胃有积热，症见牙痛龈肿、口疮口臭、烦热易饥等，常用石膏、黄连等以清胃泄热，代表方如清胃散、玉女煎；热在大肠，症见泻下臭秽或下痢脓血、肛门灼热等，常用黄连、黄芩、黄柏、白头翁等清解肠热，代表方如白头翁汤、芍药汤等。

导赤散《小儿药证直诀》

【组成】　生地黄　木通　生甘草梢各等分（各6g）

【用法】　上药为末，每服三钱（9g），水一盏，入竹叶同煎至五分，食后温服。

【功用与主治】　清心养阴，利水通淋。主治心经火热证，症见心胸烦热，口舌生疮，口渴面赤，意欲饮冷，或心移热于小肠，症见小便赤涩刺痛，舌红，脉数。

【方解】　本方为治心经热盛或心热下移小肠之证所设。方中木通入心与小肠，味苦性寒，清心降火，利水通淋，用以为君。生地黄入心、肾经，甘凉而润，清心热而凉血滋阴，用以为臣。君臣相配，利水而不伤阴，补阴而不恋邪。竹叶清心除烦，引热下行；生甘草用梢者，取其直达茎中而止淋痛，并能调和诸药，且可防木通、生地黄过于寒凉而伤胃，用作佐使。诸药相合，呈现清热与养阴之品配伍，利水不伤阴，泻火不伐胃，滋阴不恋邪，共奏清心养阴、得水通淋之功。

【辨证要点】　本方是清心利水的常用方。临证以心胸烦热，口渴，口舌生疮或小便赤涩，舌红脉数为辨证要点。

【现代运用】　现代常用于口腔炎、鹅口疮、小儿夜啼等属心经热盛者；急性泌尿系统感染属心热移于小肠者。

【注意事项】　方中川木通苦寒，生地黄阴柔寒凉，故脾胃虚弱者慎用。

【方歌】　导赤木通生地黄，草梢竹叶四般攻，
　　　　　口糜淋通小肠火，引热同归小便中。

龙胆泻肝汤《医方集解》

【组成】　龙胆草酒炒（6g）　黄芩炒（9g）　栀子酒炒（9g）　泽泻（12g）　木通（6g）　车前子（9g，包煎）　当归酒洗（6g）　生地黄酒炒（9g）　柴胡（6g）　生甘草（6g）（原书未著用量）

【用法】　水煎服。

【功用与主治】　清泄肝胆实火，清利肝经湿热。

1. 肝胆实火上炎证。症见头痛目赤，胁痛，口苦，耳聋，耳肿，舌红苔黄，脉弦数有力。

2. 肝经湿热下注证。症见阴肿、阴痒、阴汗，小便淋浊，或男子阳痿，或妇女带下黄臭，舌红苔黄腻，脉弦滑而数。

【方解】　本方是治疗肝胆实火上炎或肝胆湿热循经下注所致证候的常用方。方中龙胆草大苦大寒，既能泻肝胆实火，又能利下焦湿热，泻火除湿，两擅其功，恰中病情，故为君药。黄芩清肝、肺之火，栀子泻三焦之热，二者苦寒清热，共助龙胆草增强泻肝胆实火，利肝胆湿热之功，用为臣药。泽泻、木通、车前子渗湿泄热，导湿热从水道而去，使邪有出路，湿无所留；当归、生地黄滋阴养血以顾肝体，祛邪而不伤正，以上五味皆为佐药。柴胡疏畅肝胆气机，并能引诸药归于肝胆之经；甘草调和诸药，护胃安中，二者共为使药。

方中诸药配伍，一能清利并行：既清肝胆实火，又利肝经湿热；二是泻中有补：清泻渗利之中寓滋阴养血，祛邪而不伤正；三则降中寓升：大剂苦寒降泄之中又寓疏畅肝胆气机。

【辨证要点】　本方为治肝胆实火上炎、肝经湿热下注的常用方。临证以头痛目赤，胁痛口苦，或阴痒阴肿，或淋浊，或带下黄臭，舌红苔黄或黄腻，脉弦数有力为辨证要点。

【现代运用】　现代常用于顽固性偏头痛、头部湿疹、高血压、急性结膜炎、虹膜睫状体炎、外耳道疖肿、鼻炎等辨证属肝胆实火上炎者；急性黄疸型肝炎、急性胆囊炎、带状疱疹、急性乳腺炎、阳痿等辨证属肝胆湿热蕴结；泌尿生殖系统炎症、急性肾盂肾炎、急性膀胱炎、尿道炎、外阴炎、睾丸

炎、腹股沟淋巴结炎、急性盆腔炎、白塞综合征等辨证属肝经湿热下注者。

【注意事项】 方中药多苦寒，易伤脾胃，不宜多服、久服。脾胃虚弱者慎用。

【方歌】 龙胆泻肝栀芩柴，木通车前泽泻偕，

  生地当归甘草配，肝经湿热力能排。

链接 龙胆泻肝丸与关木通事件 ——————————————————————————

龙胆泻肝丸事件，或称关木通事件，也称马兜铃酸肾病事件。1993 年，在比利时发现因服用含有广防己成分的减肥药而引起严重肾病的事件，因广防己、关木通等中药含有致病成分马兜铃酸，故称为"马兜铃酸肾病"。国内也发现服用龙胆泻肝丸而导致马兜铃酸肾病的情况。这与龙胆泻肝汤组成药物中的关木通密切相关。

历史上木通入药有很多品种，主要是木通科的白木通和毛茛科的川木通。20 世纪 30 年代，东北所产关木通开始逐渐占领药用市场，1990 年版《中国药典》将关木通定为唯一合法的药用木通品种。龙胆泻肝丸事件出现以后，2003 年取消了关木通的药用标准。2005 年版的《中国药典》不再收录关木通、广防己、青木香三个品种。

左金丸《丹溪心法》

【组成】 黄连六两（180g）   吴茱萸一两（30g）

【用法】 上药为末，水丸或蒸饼为丸，白汤下五十丸。

【功用与主治】 清泻肝火，降逆止呕。主治肝火犯胃证，症见胁肋灼痛，呕吐口苦，嘈杂吞酸，舌红苔黄，脉弦数。

【方解】 本方是治疗肝火横逆犯胃所致肝胃不和证的常用方。方中重用黄连为君，一药而三用：一善清肝火，二善清胃热，三善泻心火，有"实则泻其子"之意。少佐辛热之吴茱萸，辛开肝郁，苦降胃逆，既可助黄连和胃降逆，又能制黄连之寒，使火泻而无凉遏之弊。二药配伍，一则辛开苦降，寒热并投：以苦寒为主，泻火而不至凉遏，降逆而不碍火郁；二则肝胃同治：以清泻肝火为主，俾肝火得清，则胃气自降。诸药共奏清泻肝火、降逆止呕之功。

【辨证要点】 本方是治疗肝火犯胃证的常用方。临证以呕吐吞酸，胁痛口苦，舌红苔黄，脉弦数为辨证要点。

【现代运用】 现代常用于治疗急慢性胃炎、食管炎、胃溃疡、痢疾等病属肝火犯胃者。

【辨证要点】 方中黄连用量六倍于吴茱萸，药性寒甚，故脾胃虚弱者忌用本方。

【方歌】 左金连萸六比一，肝火犯胃痛吞酸，

  再加芍药名戊己，湿热下利服之安。

泻白散《小儿药证直诀》

【组成】 地骨皮 桑白皮妙，各一两（各 15g）   炙甘草一钱（3g）

【用法】 入粳米一撮，水煎，食前服。

【功用与主治】清泻肺热、平喘止咳。肺热喘咳证。症见咳嗽，甚则气急欲喘，皮肤蒸热，日晡尤甚，舌红苔黄，脉细数。

【方解】 本方证为肺中伏火郁热、气失宜降所致。治宜清泄肺热而止咳平喘。方中桑白皮甘寒入肺，清肺热，泻肺气，平喘咳，泻肺气而不伤娇脏，故为君药。地骨皮甘淡而寒，泻肺中深伏之火，于肺热伤阴最宜，为臣药。君臣相配，肺热清则气能肃降，肺气降则喘咳自平。炙甘草、粳米益胃补中，培土生金，以扶肺气，调缓药性而为佐使药。诸药相配，有清泻肺热、止咳平喘之功。

【辨证要点】 本方是治疗肺中伏火之咳喘证的常用方。以喘咳气急，皮肤蒸热，舌红苔黄，脉细数为证治要点。本方由于其药性平和，尤宜于正气未伤，伏火不甚者。

【现代运用】 现代常用于治疗支气管炎、肺炎、小儿麻疹初期等病症属肺中伏火者。

【方歌】　泻白桑皮地骨皮，甘草粳米四般宜，参知芩皆可入，肺热喘嗽此方施。

清胃散《脾胃论》

【组成】　生地黄　当归身，各三分（各 6g）　牡丹皮一钱（9g）　黄连六分，如黄连不好，更加二分，夏月倍之（6g）　升麻一钱（9g）

【用法】　上药为末，都作一服，水盏半，煎至七分，去滓放冷服之。

【功用与主治】　清胃凉血。主治胃火牙痛，症见牙痛牵引头疼，面颊发热，其齿喜冷恶热，或牙宣出血，或牙龈红肿溃烂，或唇舌腮颊肿痛。口气热臭，口干舌烂，舌红苔黄，脉滑数。

【方解】　本方专为胃火牙痛而设。方中以苦寒泻火之黄连为君，直折胃火。以升麻为臣，清胃火，热解毒，"能治口齿风匿肿疼，牙根浮烂恶臭"，升而能散，宣达郁遏之火，有"火郁发之"之意。黄连得升麻之配，泻火而无凉遏之弊，升麻得黄连相合，散火而无升焰之虞。胃火炽盛已侵及血分，进而耗伤阴血，故以生地黄凉血滋阴，丹皮凉血清热，皆为臣药。当归养血活血，消肿止痛，用为佐药。升麻兼以引经为使。诸药配伍，清气与凉血并举，苦降与升散并施，清泻与滋养兼顾，共奏清胃凉血之功。

【辨证要点】　本方为治胃火牙痛常用方，凡胃热证，或血热火郁者，均可运用。临证以牙痛牵引头疼、口气热臭、舌红苔黄、脉滑数为辨证要点。

【现代运用】　现代常用于口腔炎、牙周炎、三叉神经痛、痤疮等属胃火血热，循经上攻者。

【注意事项】　凡属风火牙痛或肾虚火炎所致牙龈肿痛，牙宣出血者不宜用本方。

【方歌】　清胃升麻与黄连，当归生地与牡丹，
　　　　　凉血消肿清胃热，口疮口臭与牙宣。

玉女煎《景岳全书》

【组成】　石膏二至五钱（15～30g）　熟地黄三至五钱或一两（9～30g）　麦冬二钱（6g）　知母　牛膝，各一钱半（各 5g）

【用法】　上药用水一盅半，煎七分，温服或冷服。

【功用与主治】　清胃热，滋肾阴。主治胃热阴虚证，症见头痛，牙痛，齿松牙衄，烦热干渴，舌红苔黄而干。亦治消渴，消谷善饥。

【方解】　本方主治"少阴不足，阳明有余"，即肾阴不足、胃热上攻之证。方中石膏善清阳明胃热，用为君药。熟地黄滋肾水之不足，为臣药。君臣相伍，清火壮水，虚实兼顾。知母为佐，既助石膏清胃泻热，又助熟地黄滋养肾阴；麦冬清热养阴；牛膝导热、引血下行，且补肝肾，共为佐药。诸药配伍，清补并投，标本兼顾，佐以引热下行，共奏清胃热、滋肾阴之功。

【辨证要点】　本方用于凡胃火炽盛，肾水不足之牙痛、牙衄、消渴等。临证以牙痛齿松、烦热干渴、舌红苔黄而干为辨证要点。

【现代运用】　现代常用于牙龈炎、糖尿病、急性口腔炎、三叉神经痛、病毒性心肌炎、舌炎等属胃热阴虚者。

【注意事项】　脾虚便溏者，不宜使用本方。

【方歌】　玉女石膏熟地黄，知母麦冬牛膝襄，
　　　　　水亏火盛牙松痛，养阴清热病能痊。

链接　清胃散与玉女煎比较

　　清胃散与玉女煎均有清胃热之功，同治牙痛。清胃散重在清胃火，凉血热，主治胃中实火循经上攻之证，以苦寒之黄连为君，配升麻升散解毒，生地黄、牡丹皮凉血散瘀，属苦寒泻火之剂。玉女煎主治胃火盛而肾水亏所致热证，以清胃热为主，兼以滋肾阴。以清热生津之石膏为君，配熟地黄、知母、麦冬等滋阴之品，属清润之剂。

白头翁汤《伤寒论》

【组成】　白头翁二两（15g）　黄柏三两（12g）　黄连三两（6g）　秦皮三两（12g）

【用法】　上药四味，以水七升，煮取二升，去滓，温服一升，不愈再服一升。

【功用与主治】　清热燥湿，凉血止痢。主治热毒痢疾，症见腹痛，里急后重，肛门灼热，下利脓血，赤多白少，渴欲饮水，舌红苔黄，脉弦数。

> **链接**　里急后重
>
> 　　里急后重是痢疾常见症状之一，系指腹痛窘迫，时时欲便，肛门重坠，便出不爽。里急形容大便在腹内窘迫急痛，欲下为爽；后重形容大便至肛门，有重滞欲下不下之感。

【方解】　本方证是因湿热疫毒壅滞大肠，深陷血分所致。方中白头翁专入大肠经，清热解毒，凉血止痢为治热毒血要药，用之为君。黄连清热解毒，凉血止痢；黄柏泻下焦湿热，共助君药清热解毒，尤能燥湿止痢，用之为臣。秦皮苦寒性涩，入大肠经，主热痢下重，用为佐药。四药配伍，苦寒清解为主，兼以凉血收涩，共奏清热燥湿、凉血解毒之功。

【辨证要点】　本方为治疗热毒血痢之常用方。临证以下痢、赤多白少、腹痛、里急后重、舌红苔黄、脉弦数为辨证要点。

【现代运用】　现代常用于细菌性痢疾、阿米巴痢疾属湿热毒邪偏盛者。

【注意事项】　素体脾胃虚寒者慎用本方。

【方歌】　白头翁治热毒痢，秦皮黄连黄柏齐，

　　　　　　味苦性寒能凉血，解毒攻坚功效奇。

芍药汤《素问病机气宜保命集》

【组成】　芍药一两（30g）　当归半两（15g）　黄连半两（15g）　槟榔　木香　甘草（炒），各二钱（各6g）　大黄三钱（9g）　黄芩半两（15g）　官桂二钱半（7.5g）

【用法】　上药㕮咀，每服半两（15g），水两盏，煎至一盏，食后温服。

【功用与主治】　清肠燥湿，调和气血。主治湿热痢疾，症见痢下赤白相兼，腹痛，里急后重，肛门灼热，小便短赤，舌苔黄腻，脉弦数。

【方解】　本方主治湿热积滞壅塞肠中、气血不和所致痢疾。方中黄芩、黄连为君，苦寒而入肠道，清热燥湿解毒。大黄苦寒通里，凉血泻垢，既助芩、连泻火燥湿，又能荡涤积滞，有"通因通用"之妙，用为臣药。重用芍药行血排脓，缓急止痛，与当归相合，行血和血，有"行血则便脓自愈"之义；反佐少量肉桂，温而行之，助归、芍行血和营，制芩、连苦寒，使无凉遏滞邪之弊；木香、槟榔行气导滞，谓"调气则后重自除"，以上共为佐药。甘草为使，调和诸药，并合芍药缓急止痛。诸药相配，一则气血并调，兼以通因通用；二则温清并用，偏于清肠燥湿，共奏清肠燥湿、调气和血之功。

【辨证要点】　本方为治疗湿热痢疾的常用方。临证以痢下赤白相兼、腹痛、里急后重、舌苔黄腻为辨证要点。

【现代运用】　现代常用于细菌性痢疾、阿米巴痢疾、过敏性结肠炎、急性肠炎等属湿热者。

【注意事项】　痢疾初起有表证，虚寒性下痢，久痢者均应忌用本方。

【方歌】　芍药汤中用大黄，芩连归桂槟草香，

　　　　　　清热燥湿调气血，里急腹痛自安康。

> **链接**　芍药汤与白头翁汤比较
>
> 　　两方均为治痢之方。芍药汤治痢下赤白，属湿热痢疾，兼气血瘀滞，故清热燥湿与调和气血并用，即"间者并行"，又取"通因通用"之法，配伍木香、槟榔、当归诸药，使"行血则便脓自愈，调气则后重自除"。白头翁汤主治热毒血痢，系热毒深陷血分，治以清热解毒，凉血止痢，苦寒直折，"甚者独行"，未配调气行血之品。

第五节 清暑益气剂

清暑益气剂具有清热解暑、益气生津作用，适用于夏月暑热证，症见身热烦渴，汗出体倦，小便短赤、舌红脉数或洪大等暑热证候。暑邪致病，有明显的季节性，《黄帝内经》曰："后夏至日者为病暑"，其发病多在夏至与立秋之间。暑多挟湿，最易耗气伤津，加之夏月纳凉饮冷，易受表寒。治疗上应辨证明晰，若暑月受寒，宜祛暑解表；兼湿邪为患，宜清暑利湿；兼气虚者，宜清暑热，益元气。常用清热解暑药如西瓜翠衣、荷梗与益气养阴生津之品如西洋参、麦冬、石斛、甘草等为主组方，代表方如新加香薷饮、六一散、清暑益气汤等。

新加香薷饮《温病条辨》

【组成】 香薷二钱（6g） 银花三钱（9g） 鲜扁豆花三钱（9g） 厚朴二钱（6g） 连翘二钱（6g）

【用法】 水五杯，煮取二杯。先服一杯，得汗，止后服；不汗再服，服尽不汗，更作服。

【功用与主治】 祛暑解表，清热化湿。主治暑湿兼寒证，症见发热头痛，恶寒无汗，口渴面赤，胸闷不舒，身重酸痛，小便赤涩，舌红，苔白腻，脉浮数。

【方解】 本方主治之证为暑、湿、寒三气交加，表里同病之暑湿兼寒证。方中香薷芳香质清，辛温发散，为"夏月之麻黄"，用之为君。鲜扁豆花散邪解暑，健脾和胃，清热化湿；金银花、连翘辛凉解散，清热解毒，三者共为臣药。厚朴燥湿化滞，行气消闷，助香薷理气化湿，用之为使。诸药配伍，一则清温合用，以清为主，即金银花、连翘之凉，正合暑为阳邪，非凉不清之旨，香薷、厚朴之温，不悖湿为阴邪，非温不化之旨；二则用药一派辛味，以散在表寒邪，化内蕴湿滞，清内郁暑热，以达祛暑解表、清热化湿之功。

【辨证要点】 本方为辛温与辛凉合剂，专为暑月外感寒邪而设。临证以发热恶寒，头痛无汗，身重、酸痛，面赤口渴，苔腻为辨证要点。

【现代运用】 现代常用于夏季发病的感冒、流行性感冒、急性胃肠炎、细菌性痢疾等。

【注意事项】 方中诸药味多芳香，不宜久煎。使用本方不宜热饮。自汗者不宜服本方。服药后汗出，即勿再服，以免过汗伤阴。

【方歌】 新加香薷朴银翘，扁豆鲜花一起熬，
暑温口渴汗不出，祛暑和中湿邪消。

> **链接** 香薷散与新加香薷饮
>
> 新加香薷饮系香薷散加金银花、连翘组成。两方中均有香薷、厚朴清暑解表，散寒化湿，都有祛暑解表作用。香薷散用炒扁豆，药性偏温，以解表散寒为主，兼以化湿和中，主治夏月乘凉饮冷，外感于寒，内伤于湿者。新加香薷饮用鲜扁豆花，加入金银花、连翘，药性偏凉，清透暑邪作用较强，主治暑温初起，复感于寒者。

六一散《黄帝素问宣明论方》

【组成】 滑石六两（180g） 甘草一两（30g）

【用法】 上为细末，每服三钱（9g），加蜜少许，温水调下，或无蜜亦可，一日3次发。或欲冷饮者，新井泉调下亦得。解利伤寒，发汗，煎葱白、豆豉汤调下；难产，紫苏汤调下。

【功用与主治】 清暑利湿。

1. 暑湿证。症见身热烦渴，小便不利，或呕吐泄泻。

2. 膀胱湿热证。症见小便赤涩淋痛及砂淋等。

3. 皮肤湿疹，湿疮，汗痱。

【方解】 本方原名益元散，又名天水散、太白散，名六一者，盖滑石、甘草用量比例为 6 : 1，专为暑邪挟湿而设。方中滑石质重沉降，体滑通窍，能清解渗利，既清暑热，又利小便，使湿邪从小

便而去，用之为君。生甘草清热泻火，益气和中，为佐使之用。两药配伍，清热祛暑与利湿化气并行，正合"治暑之法，清心利小便最好"之意。

【辨证要点】 本方是治疗暑湿证的常用方。临证以身热烦渴、小便不利为辨证要点。

【现代运用】 现代常用于胃肠型感冒、中暑、膀胱炎、尿道炎、泌尿系结石，以及某些皮肤病等属湿热证者。外用扑敷可治痱子。

【注意事项】 阴液亏耗，内无湿热，或小便清长者忌用。孕妇不宜用。

【方歌】 六一散用滑石草，清暑利湿有良效。

清暑益气汤《温热经纬》

【组成】 西洋参（5g）　石斛（15g）　麦冬（9g）　黄连（3g）　竹叶（6g）　荷梗（15g）　知母（6g）　甘草（3g）　粳米（15g）　西瓜翠衣（30g）（原书未著用量）

【用法】 水煎服。

【功用与主治】 清暑益气，养阴生津。主治暑伤气津证，症见身热汗多，口渴心烦，小便短赤，体倦少气，精神不振，脉虚数。

【方解】 本方出自王肯堂《温热经纬》，又名王氏清暑益气汤。主治中暑受热、耗伤气津所致气津两伤证。方中西瓜翠衣清热解暑，西洋参益气生津、养阴清热，共为君药。荷梗助西瓜翠衣清热解暑；石斛、麦冬助西洋参养阴生津，共为臣药。知母泻火滋阴，黄连、竹叶清心除烦，甘草、粳米益胃和中，均为佐药。甘草调和诸药，兼作使药。本方配伍，清补并行，既清热解暑，又益气生津，清热不伤阴，补虚不恋邪，诸药合用，共奏清暑益气、养阴生津之功。

【辨证要点】 本方用于夏月伤暑、气津两伤之证。临证以身热心烦、口渴汗多、体倦气短、脉虚数为辨证要点。

【现代运用】 现代可用于中暑先兆、中暑、小儿及老人夏季热、功能性发热、肺炎及多种急性传染病恢复期等辨证属气津两伤者。

【注意事项】 本方因有滋腻之品，故暑病夹湿者不宜使用本方。

【方歌】 王氏清暑益气汤，暑热气津已两伤，
　　　　　洋参麦斛粳米草，翠衣荷连知竹尝。

链接　清暑益气汤的比较

　　本方出自王肯堂《温热经纬》，又称王氏清暑益气汤，功能清暑益气，养阴生津，主治暑伤气津之证以身热心烦、口渴汗多、体倦气短、脉虚数为辨证要点，其特点是于大量甘凉濡润药中稍佐苦寒清滞药，兼顾清热解暑与益气生津之品。

　　李杲《脾胃论》中亦载清暑益气汤一方，组成为黄芪、苍术、升麻、人参、泽泻、神曲、橘皮、麦冬、当归身、炙甘草、黄柏、葛根、五味子，功能清暑益气，除湿健脾，主治平素气虚，复感暑邪身热头痛，口渴自汗，四肢困倦，不思饮食，胸满身重，大便溏薄，小便短赤，苔腻脉虚。

第六节　清退虚热剂

　　凡具有养阴透热、清热除烦的功效，用于治疗热病后期，阴液已伤，邪热未尽，以滋阴退虚热药为主组成的方剂，称为清退虚热剂。虚热证多表现为暮热早凉，舌红少苔；或由肝肾阴虚，以致骨蒸潮热，久久不退。常以滋阴清热的鳖甲、知母、生地黄与清透伏热的青蒿、秦艽、柴胡、地骨皮等配伍而成。若兼气虚应配益气药，热甚佐以苦寒泻火药。代表方如青蒿鳖甲汤、当归六黄汤。

青蒿鳖甲汤《温病条辨》

【组成】 青蒿二钱（6g）　鳖甲五钱（15g）　细生地黄四钱（12g）　知母二钱（6g）　丹皮三钱（9g）

【用法】 上药以水五杯，煮取二杯，日再服。

【功用与主治】 养阴透热。主治阴伤邪伏证，症见夜热早凉，热退无汗，舌红苔少，脉细数。

【方解】 本方证为温病后期，阴液已伤，余热未尽，深伏阴分所致。方中鳖甲咸寒，入阴分滋阴退热，青蒿出阳分清透伏热，有"先入后出"之妙，意在透下焦阴分之伏热出阳分而解，共为君药。生地黄滋阴凉血，知母滋阴降火，助鳖甲以养阴退热，共为臣药。佐以丹皮泄血中伏火，以助青蒿清透阴分伏热。诸药配伍，一则滋清兼备，清中有透；二则养阴不恋邪，祛邪不伤正，以达养阴透热之功。

【辨证要点】 本方临证以夜热早凉、热退无汗、舌红少苔、脉细数为辨证要点。

【现代运用】 现代常用于原因不明的发热、各种传染病恢复期低热、慢性肾盂肾炎、肾结核及小儿夏季热等属阴虚内热，低热不退者。

【注意事项】 本方中青蒿不耐高温，用沸水泡服，余药煎服。

【方歌】 青蒿鳖甲知地丹，热自阴来仔细辨，
夜热早凉无汗出，养阴透热服之安。

当归六黄汤《兰室秘藏》

【组成】 当归 生地黄 黄芩 黄柏 黄连 熟地黄，各等分（各6g） 黄芪加一倍（12g）

【用法】 上药为粗末，每服五钱（15g），水二盏，煎至一盏，食前服，小儿减半服之。

【功用与主治】 滋阴泻火，固表止汗。主治火旺之盗汗，症见发热盗汗，面赤心烦，口干唇燥，大便干结，小便黄赤，舌红苔黄，脉数。

【方解】 本方为主治阴虚火旺所致盗汗的常用方。方中当归、生地黄、熟地黄同入肝肾，滋阴养血，阴血充则水能制火，共为君药。臣以黄连、黄芩、黄柏苦寒泻火。清热坚阴。君臣相伍，滋阴泻火兼施。倍用黄芪为佐，一以益气实卫以固表，一以固未定之阴，且合当归、熟地黄益气养血。诸药配伍，共奏滋阴泻火、固表止汗之功。

【辨证要点】 本方是治疗阴虚火旺盗汗之常用方。临床以盗汗面赤、心烦口干、舌红、脉数为辨证要点。

【现代运用】 现代常用于甲状腺功能亢进、结核病、糖尿病、更年期综合征等属阴虚火旺者。

【注意事项】 阴虚而火不甚，或脾胃虚弱而纳减便溏者，不宜使用。

【方歌】 当归六黄生熟地黄，黄芩连柏倍用芪，
滋阴泻火兼顾表，阴虚火旺盗汗良。

第七节 常用清热类及祛暑类中成药

常用清热类及祛暑类中成药见表25-1。

表25-1 常用清热类及祛暑类中成药简表

类别	药名	功能	主治	注意事项
清热泻火解毒剂	龙胆泻肝丸（颗粒、口服液）	清肝胆，利湿热	肝胆湿热所致头晕目赤，耳鸣耳聋，耳肿疼痛，胁痛口苦，尿赤涩痛，湿热带下	孕妇、脾胃虚寒及年老体弱者慎用。忌辛辣、油腻食物。中病即止，不可久用
	左金丸	泻火疏肝，和胃止痛	肝火犯胃，脘胁疼痛，口苦嘈杂，呕吐酸水，不喜热饮	脾胃虚寒胃痛及肝阴不足胁痛者慎用。宜保持心情舒畅
	黄连上清丸（颗粒、胶囊、片）	散风清热，泻火止痛	风热上攻，肺胃热盛所致头晕目眩，暴发火眼，牙齿疼痛，口舌生疮，咽喉肿痛，耳痛耳鸣，大便秘结，小便短赤	脾胃虚寒者禁用。孕妇、老人、儿童、阴虚火旺者慎用。忌辛辣、油腻食物
	一清颗粒（胶囊）	清热泻火，解毒化瘀，凉血止血	火毒血热所致身热烦躁，目赤口疮，咽喉及牙龈肿痛，大便秘结，吐血、咯血、衄血、痔血；咽炎、扁桃体炎、牙龈炎见上述证候者	阴虚火旺，体弱年迈者慎用。中病即止，不可久用。忌辛辣、油腻食物

类别	药名	功能	主治	注意事项
清热泻火解毒剂	黛蛤散	清肝利肺，降逆除烦	肝火犯肺所致头晕耳鸣，咳嗽吐衄，痰多黄稠，咽膈不利，口渴心烦	孕妇及阳气虚弱者慎服。忌生冷、油腻食物
	牛黄上清丸（胶囊、片）	清热泻火，散风止痛	热毒内盛，风火上攻所致头痛眩晕，目赤耳鸣，咽喉肿痛，口舌生疮，牙龈肿痛，大便燥结	阴虚火旺诸证忌用。孕妇、哺乳期妇女慎用。脾虚慎用。不宜久服
	清胃黄连丸（片）	清胃泻火，解毒消肿	肺胃火盛所致口舌生疮，齿龈、咽喉肿痛	孕妇、体弱、年迈者慎用。不可过量及久服
	牛黄解毒丸（胶囊、软胶囊、片）	清热解毒	火热内盛所致咽喉肿痛，牙龈肿痛，口舌生疮，目赤肿痛	孕妇禁用。体虚者慎用。不宜过量、久服
	牛黄至宝丸	清热解毒，泻火通便	胃肠积热所致头痛眩晕，目赤耳鸣，口燥咽干，大便燥结	孕妇禁用。冷秘者慎用。不宜久服。忌辛辣、香燥及刺激性食物
	新雪颗粒	清热解毒	外感热病，热毒壅盛证，症见高热，烦躁，上呼吸道感染，气管炎，感冒见上述证候者	孕妇禁用
	芩连片	清热解毒，消肿止痛	脏腑蕴热，头痛目赤，口鼻生疮，热痢腹痛，湿热带下，疮疖肿痛	孕妇、中焦虚寒、阴虚及素体虚弱者慎用
	导赤丸	清热泻火，利尿通便	火热内盛所致口舌生疮，咽喉疼痛，心胸烦热，小便短赤，大便秘结	孕妇禁用。脾虚便溏及年迈者慎用。忌辛辣、油腻食物
	板蓝根颗粒（茶、糖浆）	清热解毒，凉血利咽	肺胃热盛所致咽喉肿痛，口咽干燥，腮部肿胀；急性扁桃体炎、腮腺炎见上述证候者	阴虚火旺、素体虚弱者及老人慎用。忌辛辣、油腻食物
	清热解毒口服液（片）	清热解毒	热毒壅盛所致发热面赤，烦躁口渴，咽喉肿痛；流感、上呼吸道感染见上述证候者	饮食宜清淡，忌辛辣食物，忌烟酒
解毒消癥剂	抗癌平丸	清热解毒，散瘀止痛	热毒瘀血壅滞所致的胃癌、食管癌、贲门癌、直肠癌等消化道肿瘤	孕妇禁用。脾胃虚寒者慎用。忌辛辣、油腻、生冷食物。不可过量、久服
	西黄丸	清热解毒，消肿散结	热毒壅结所致痈疽疔毒、瘰疬、流注、癌肿	孕妇禁用。脾胃虚寒者慎用。忌辛辣及刺激性食物
祛暑除湿剂	六一散	清暑利湿	感受暑湿所致发热，身倦，口渴，泄泻，小便黄少。外用治痱子	孕妇及小便清长者慎用。忌辛辣食物
	甘露消毒丸	芳香化湿，清热解毒	暑湿蕴结，身热肢酸，胸闷腹胀，尿赤黄疸	孕妇禁用。寒湿内阻者慎用。忌辛辣、油腻、生冷食物
祛暑辟秽剂	紫金锭	辟瘟解毒，消肿止痛	中暑，脘腹胀痛，恶心呕吐，痢疾泄泻，小儿痰厥；外治疔疮疖肿，痄腮，丹毒，喉风	不宜过量、久服。孕妇禁用。气血虚弱及肝肾功能不全者慎用
祛暑和中剂	六合定中丸	祛暑除湿，和中消食	夏伤暑湿，宿食停滞，寒热头痛，胸闷恶心，吐泻腹痛	湿热泄泻、实热积滞胃痛者慎用。饮食宜清淡，忌辛辣、油腻食物
	十滴水	健胃祛暑	中暑，症见头晕，恶心，腹痛，胃肠不适	孕妇禁用。驾驶员及高空作业者慎用。忌辛辣、油腻食物
清暑益气剂	清暑益气丸	祛暑利湿，补气生津	中暑受热，气津两伤，症见头晕身热，四肢倦怠，自汗心烦，咽干口渴	孕妇慎用。忌辛辣、油腻食物
清肺止咳剂	清肺抑火丸	清肺止咳，化痰通便	痰热阻肺所致咳嗽、痰黄黏稠、口干咽痛、大便干燥	孕妇、风寒咳嗽、脾胃虚弱者慎用。忌食生冷、辛辣、燥热，忌烟酒
	蛇胆川贝散（胶囊、软胶囊）	清肺止咳祛痰	肺热咳嗽，痰多	孕妇、痰湿犯肺或久咳不止者慎用。忌辛辣、油腻食物。忌烟酒
	橘红丸（片、颗粒、胶囊）	清肺化痰止咳	痰热咳嗽，痰多，色黄黏稠，胸闷口干	孕妇、气虚咳喘及阴虚燥咳者慎用。忌辛辣油腻食物
	急支糖浆	清热化痰，宣肺止咳	外感风热所致咳嗽，症见发热、恶寒、胸膈满闷、咳嗽咽痛；急性支气管炎、慢性支气管炎急性发作见上述证候者	孕妇及寒证者慎用。运动员、心脏病、高血压患者慎用。忌辛辣、生冷、油腻食物。忌烟酒
	川贝止咳露	止嗽祛痰	风热咳嗽，痰多上气或燥咳	风寒咳嗽者慎用。忌烟酒及辛辣食物
泄热平喘剂	止嗽定喘口服液	辛凉宣泄，清肺平喘	表寒里热，身热口渴，咳嗽痰盛，喘促气逆，胸膈满闷；急性支气管炎见上述证候者	孕妇、阴虚久咳者慎用。忌辛辣、油腻食物。青光眼、高血压、心脏病患者慎用

自 测 题

1. 主治气分热盛的代表方是（　　）
   A. 犀角地黄汤　　　　　　　B. 清营汤
   C. 白虎汤　　　　　　　　　D. 左金丸
   E. 黄连解毒汤

2. 肝胆实火上炎，肝经湿热下注是哪一首方剂的主治（　　）
   A. 普济消毒饮　　　　　　　B. 龙胆泻肝汤
   C. 当归六黄汤　　　　　　　D. 犀角地黄汤
   E. 清暑益气汤

3. 症见夜热早凉，热退无汗，舌红少苔，形瘦能食，脉数，宜选（　　）
   A. 清暑益气汤　　　　　　　B. 普济消毒饮
   C. 青蒿鳖甲汤　　　　　　　D. 黄连解毒汤
   E. 当归六黄汤

4. 清营汤的功用是（　　）
   A. 清营解毒，透热养阴　　　B. 清解热毒，疏风散邪
   C. 滋阴泻火，固表止汗　　　D. 清肝泻火，降逆止呕
   E. 清热生津，益气和胃

5. 症见壮热面赤，烦渴引饮，汗出恶热，脉洪大有力，可选用（　　）
   A. 清营汤　　　　　　　　　B. 白虎汤
   C. 犀角地黄汤　　　　　　　D. 黄连解毒汤
   E. 龙胆泻肝汤

6. 功用为清热解毒、凉血散瘀的方剂是（　　）
   A. 清营汤　　　　　　　　　B. 白虎汤
   C. 青蒿鳖甲汤　　　　　　　D. 黄连解毒汤
   E. 犀角地黄汤

7. 清营汤中体现"入营犹可透热转气"的配伍是（　　）
   A. 丹参　玄参　　　　　　　B. 水牛角　生地黄
   C. 丹皮　黄连　　　　　　　D. 金银花　连翘
   E. 丹参　麦冬

8. 黄连解毒汤的组成是（　　）
   A. 黄连、黄芩、黄柏、白头翁
   B. 黄连、黄芩、黄柏、秦皮
   C. 黄芩、黄柏、秦皮、栀子
   D. 黄连、黄芩、秦皮、栀子
   E. 黄连、黄芩、黄柏、栀子

9. 芍药汤中体现"通因通用"的药物是（　　）
   A. 槟榔　　　　　　　　　　B. 黄连
   C. 大黄　　　　　　　　　　D. 黄芩
   E. 木香

10. 泻阳明，补少阴以治牙痛的方剂是（　　）
    A. 清胃散　　　　　　　　　B. 泻黄散
    C. 白虎汤　　　　　　　　　D. 玉女煎
    E. 泻白散

（张　彪　安　晏）

第二十六章

泻 下 剂

　　凡具有通便、泻热、攻积、逐水等作用，用以治疗里实证的方剂称为泻下剂。属于"八法"中的"下法"。

　　泻下剂是为治疗里实证而设，凡因燥屎内结、冷积不化、瘀血内停、宿食不消、结痰停饮、虫积所致，临证见脘腹胀满、腹痛拒按、大便秘结或泻利、苔厚、脉沉实等里实证者，均可用泻下剂治疗。

　　里实证的证候表现有热结、寒结、燥结、水结的区别，结合人体体质有虚实差异，泻下剂分为寒下剂、温下剂、润下剂、逐水剂、攻补兼施剂五类。

　　泻下剂多由药力迅猛之品组方，使用之时须注意如下几个方面：若表证未解，里（实）未成者，不宜用；孕妇禁用；产后、月经期及年老体弱、病后津伤、亡血者应慎用；服药期间饮食忌进油腻及不易消化食物；慎勿过剂，中病即止，不可久服。

第一节　寒 下 剂

　　凡具有泻热通便作用，治疗里热积滞实证，以寒下药为主组成的方剂，称为寒下剂。适用于无形邪热和有形积滞互结所致的大便秘结、身热不恶寒、腹部胀满疼痛拒按，或潮热汗出、舌苔厚、脉数有力之里实热证。多用大黄、芒硝等寒性攻下药为主组成。由于里热积滞影响胃肠气机升降，容易导致气滞血瘀，故此类方剂每配伍行气及活血祛瘀之品。代表方为大承气汤、大黄牡丹汤。

大承气汤《伤寒论》

　　【组成】　大黄四两，酒洗（12g）　厚朴八两，去皮，炙（24g）　枳实五枚炙（12g）　芒硝三合（9g）

　　【用法】　上四味，以水一斗，先煮二物，取五升，去滓，内大黄，更煮取二升，去滓，内芒硝，更上微火一、二沸，分温再服。得下，余勿服。

　　【功用与主治】　峻下热结。

　　1. **阳明腑实证**　症见大便秘结，频传矢气，脘腹痞满，腹痛拒按，按之硬，甚或潮热谵语，手足漐然汗出，舌苔黄燥起刺，或焦黑燥裂，脉实。

　　2. **热结旁流证**　症见下利清水，色纯青，其气臭秽，脐腹疼痛，按之坚硬有块，口舌干燥，脉滑实。

　　3. **里实热证**　而见热厥、痉病、发狂者。

　　【方解】　本方所治皆由邪热积滞，阻于肠腑所致，治当峻下热结，即"釜底抽薪，急下存阴"之法。方中大黄味苦性寒，清热泻火，荡涤肠胃以除"实"，故为君药。芒硝咸寒，助大黄泻热通便，又能软坚润燥以除"燥"，用为臣药。枳实善治脾胃气滞，既可助硝、黄以荡涤，尤长于下气以消"痞"；厚朴理脘腹之气，开结以除"满"，共为佐药。四药合用，峻下热结，"痞""满""燥""实"俱除。

　　【辨证要点】　本方是治疗阳明腑实证的代表方。临证以痞、满、燥、实及苔黄厚、脉实为辨证要点。

　　【现代运用】　常用于急性单纯性肠梗阻、粘连性肠梗阻、蛔虫性肠梗阻、急性胆囊炎、急性阑尾炎、急性胰腺炎等属阳明腑实证者。

　　【注意事项】　本方药力峻猛，应中病即止，慎勿过剂。凡表证未解、肠胃热结尚未成实、气虚阴亏、年老体弱、孕妇等，均不宜使用本方。

【方歌】　大承气汤用硝黄，配以枳朴泻力强，

阳明腑实真阴灼，急下存阴第一方。

链 接　大承气汤、小承气汤、调胃承气汤的比较

大承气汤由大黄、芒硝、厚朴、枳实组成，具有峻下热结之功，主治阳明腑实证，痞、满、燥、实四症并见者。

小承气汤由大黄、厚朴、枳实组成，具有轻下热结的作用，主治阳明腑实证，见痞、满、实者。

调胃承气汤由大黄、芒硝、甘草组成，具有缓下热结的作用，主治阳明病以燥、实为主者。

大黄牡丹汤《金匮要略》

【组成】　大黄四两（12g）　牡丹皮一两（3g）　桃仁五十个（9g）　冬瓜仁半升（30g）　芒硝三合（9g）

【用法】　以水六升，煮取一升，去滓，内芒硝，再煎沸，顿服之。有脓当下，如无脓，当下血。

【功用与主治】　泻热破瘀，散结消肿。主治肠痈初起，湿热瘀滞证，症见右下腹疼痛拒按，或右足屈伸痛甚，甚则局部肿痞，小便自调，或时时发热，自汗恶寒，舌苔薄腻而黄，脉滑数。

【方解】　本方是治疗湿热蕴结，血气凝聚于肠所致肠痈初起的代表方。方中大黄苦寒攻下，泻热逐瘀，荡涤肠中湿热瘀毒；桃仁苦平破血，与大黄相伍，破瘀泻热，同为君药。芒硝咸寒，泻热导滞，软坚散结，助大黄荡涤肠胃；牡丹皮辛苦微寒，清热凉血，活血化瘀，并合桃仁散瘀消肿以疗痈疮，共为臣药。冬瓜仁甘寒滑利，清肠利湿，排脓散结，系治内痈要药，为佐药。诸药合用，诸症自平。

【辨证要点】　本方是治疗湿热瘀滞肠痈初起的效方。临证以右下腹疼痛拒按，右足屈伸痛甚，时时发热恶寒，舌苔薄腻而黄，脉滑数为辨证要点。

【现代运用】　现代常用于急性单纯性阑尾炎、子宫内膜炎、附件炎、急性盆腔炎、输卵管或输精管结扎术后感染属湿热瘀滞者。

【注意事项】　肠痈溃后以及老人、孕妇、产后，均应忌用。

【方歌】　金匮大黄牡丹汤，桃仁瓜子芒硝囊，

肠痈初起腹按痛，苔黄脉数服之康。

第二节 温 下 剂

凡具有攻下冷积作用，用以治疗寒邪积滞的里寒实证，由温里散寒药与泻下通便药组成，具有温里散寒、通便止痛作用的方剂，称为温下剂。里寒实证，多表现为大便秘结，脘腹冷痛喜按，手足不温，甚或肢厥，苔白滑，脉沉紧等。常以大黄、芒硝、巴豆等泻下药与附子、细辛、干姜等温里祛寒药为主组成方剂。代表方为大黄附子汤、温脾汤。

大黄附子汤《金匮要略》

【组成】　大黄三两（9g）　附子炮，三枚（12g）　细辛二两（3g）

【用法】　以水五升，煮取二升，分温三服。若强人煮取二升半，分温三服。服后如人行四五里，进一服。

【功用与主治】　温里散寒，通便止痛。主治寒积里实证，症见腹痛便秘，胁下偏痛，发热，畏寒肢冷，舌苔白腻，脉弦紧。

【方解】　本方是温下剂的代表方。方中附子辛温，温阳祛寒，除阴凝而止腹痛；大黄苦寒之性为附子所遏，专取其荡涤肠胃、泻下积滞之用，二者共为君药。细辛辛温，温经散寒，散结止痛，能助附子温散脏腑冷积，为臣药。三药合用，通过辛热之附子、细辛与苦寒之大黄配伍，使大黄寒性受制

约而泻下之功保存，相制为用，去性存用，使本方能温下寒积，温阳通便。

【辨证要点】   本方是治疗寒积里实证的代表方。临证以腹痛便秘，手足不温，苔白腻，脉弦紧为辨证要点。

【现代运用】   本方常用于急性阑尾炎、急性肠梗阻、胆绞痛、胆囊术后综合征、尿毒症、睾丸肿痛、慢性痢疾等证属胃肠寒实者。

【注意事项】   本方所治乃寒实内结，故大黄用量不宜超过附子。

【方歌】   金匮大黄附子汤，细辛散寒止痛良，

冷积内结成实证，功专温下妙非常。

温脾汤《备急千金要方》

【组成】   大黄四两（12g）   附子大者一枚（9g）   干姜   人参   甘草各二两（6g）

【用法】   上五味，㕮咀，以水八升，煮取二升半，分三服。临熟下大黄。

【功用与主治】   攻下冷积，温补脾阳。主治阳虚冷积证，症见便秘腹痛，脐周绞痛，手足不温，苔白不渴，脉沉弦而迟。

【方解】   本方为脾阳不足、冷积内停而设。方中附子辛温大热，温散寒凝；大黄苦寒沉降，攻逐积滞，共为君药。干姜辛热，助脾胃阳气，祛脾胃寒邪，为臣药。人参甘温，补益脾气；甘草甘平、健脾益气，与人参相合，助其补脾益气，同为佐药。甘草又能调和药性，兼为使药。诸药合用，使积滞得下，寒邪得去，脾阳得复，则诸症可愈。

温脾汤与大黄附子汤同属温下剂，组成中均含有大黄、附子，具有温阳泻下、攻下寒积的功用，可用以治疗寒积腹痛便秘。但温脾汤在组成中还有干姜、人参、甘草，寓温补于攻下之中，下不伤正，主治脾阳不足、冷积阻滞之便秘腹痛，证属虚中夹实；大黄附子汤以大黄、附子配伍细辛，通便止痛，辛温宣通力强，主治寒积腹痛里实证，证实无虚。

【辨证要点】   本方是脾阳不足，冷积内停所致便秘及久痢赤白的常用方。临证以腹痛，手中不温，苔白，脉沉弦为辨证要点。

【现代运用】   现代常用于慢性结肠炎，慢性菌痢，幽门梗阻，慢性肾炎后期尿毒症等，见有消瘦、面色萎黄、精神委靡、腰酸、呕恶等属阳虚冷积者。

【注意事项】   本方为温下之剂，里实热证不宜用。

【方歌】   温脾附子与干姜，人参甘草与大黄，

虚中夹实痼冷积，温补导滞振脾阳。

链接   温脾汤介绍

历代名为"温脾汤"的方剂大致有四，除《金匮要略》方，后世在其基础上发挥，尚有以下三首：

1. **温脾汤**（《备急千金要方》）   组成为原方去甘草，加桂心。功用温补脾阳，泻下冷积，主治与原方基本相同，更宜于阴寒较甚而见冲逆者。

2. **温脾汤**（《备急千金要方》）   组成为原方加芒硝、当归。功用温补脾阳，泻下冷积。主治寒积便秘，腹痛，脐下绞痛，绕脐不止。

3. **温脾汤**（《普济本事方》）   组成为原方去人参，加桂心、厚朴。功用温补脾阳，泻下冷积。主治胃肠冷积，连年腹痛泄泻，休作无时。

同名温脾汤，《备急千金方》两方大黄用量较重，兼以温补，攻下冷积作用较强，宜于冷积便秘，或痢下赤白、积滞较重者。《普济本事方》温脾汤重在温中，略加大黄，宜于冷积泄泻而积滞不甚者。

第三节 润 下 剂

凡具有润肠通便作用，主治肠燥便秘的方剂，称为润下剂。如属肾虚气弱，关门不利，可见大便秘结，小便清长，舌淡脉弱等。常用滋润滑肠药如火麻仁、柏子仁、杏仁等配伍组成方剂，代表方为麻子仁丸、济川煎。

麻子仁丸《伤寒论》

【组成】 麻子仁二升（500g） 芍药半斤（250g） 枳实半斤（250g） 大黄去皮，一斤（500g）厚朴炙，去皮一尺（250g） 杏仁去皮尖，熬，别作脂一升（250g）

【用法】 上六味，蜜和丸，如梧桐子大，饮服十丸，日三服，渐加，以知为度。

【功用与主治】 润肠泄热，行气通便。主治肠胃燥热，津液不足证，症见大便干结，小便频数，脘腹胀痛，舌红苔黄，脉数。

【方解】 本方为治疗肠胃燥热，脾约便秘的代表方。方中麻子仁性味甘平，质润多脂，润肠通便为君药。杏仁肃降肺气，润肠通便；芍药养阴和里，缓急止痛，共为臣药。大黄、枳实、厚朴实为小承气汤，能行气破结消滞，为佐药。蜂蜜合而为丸，润燥滑肠，调和诸药，是为使药。诸药合用，使燥热去，腑气通，阴液复，脾津布，而大便自调。

【辨证要点】 本方为润肠缓下之剂。临证以大便秘结，小便频数为辨证要点。

【现代运用】 现代常用于习惯性便秘、药物性便秘、产后肠燥便秘，亦用于肛门疾病手术后，防止大便干燥引起疼痛和出血者。

【注意事项】 本方含有攻下破滞之品，故孕妇、年老及血虚津亏便秘者，仍应慎用。

【方歌】 麻子仁丸治脾约，大黄枳朴杏仁芍，

胃热津枯便难解，润肠通便功效全。

济川煎《景岳全书》

【组成】 当归三至五钱（9～15g） 牛膝二钱（6g） 肉苁蓉酒洗去咸，二至三钱（6～9g） 泽泻一钱半（4.5g） 升麻五分至七分或一钱（3g） 枳壳一钱（3g）

【用法】 水一盏半，煎七分，食前服。

【功用与主治】 温肾益精，润肠通便。主治肾虚便秘证，症见大便秘结，小便清长，腰膝酸冷，舌淡苔白，脉沉迟。

【方解】 本方主治乃为肾虚精亏，开合失司所致肾虚便秘证。方中肉苁蓉咸温润降，入肾与大肠经，善于温补肾精，暖腰润肠，为阳虚便秘之要药，用为君药。当归养血和血，润肠通便；牛膝补肾壮腰，善行于下，用为臣药。枳壳下气宽肠助通便；泽泻性降而润，渗利泄浊，共为佐药。稍加升麻升举清阳，使清升浊降以助通便，为使药。诸药合用，方名"济川"，意在资助河川以行舟车之义。

【辨证要点】 本方是治疗肾虚便秘的常用方。临证以便秘，小便清长，腰膝酸冷，舌淡苔白，脉虚弱为辨证要点。

【现代运用】 现代常用于老年性便秘、习惯性便秘属肾气虚弱者。

【注意事项】 阳明实热及阴虚肠燥所致便秘者忌用本方。

【方歌】 济川归膝肉苁蓉，泽泻升麻枳壳从，

肾虚津亏肠中燥，寓通于补法堪宗。

第四节 逐 水 剂

逐水剂，具有攻逐水饮的作用，适用于水饮壅盛于里的实证。症见胸胁引痛或水肿腹胀，二便不利，脉实有力等。常以峻下逐水药物如大戟、芫花、甘遂、牵牛子等为主组成方剂。因峻下药药力峻猛，且有一定毒性，故须配伍大枣等养胃扶正之品；由于水饮壅盛，易致气机闭阻，故常配伍行气之

品如陈皮、青皮、厚朴、槟榔、木香等。代表方如十枣汤。

十枣汤《伤寒论》

【组成】　芫花熬　甘遂　大戟各等分

【用法】　上三味，等分，各别捣为散，以水一升半，先煮大枣肥者十枚，取八合，去滓，内药末。强人服以钱匕，羸人服半钱，温服之，平旦服。若下后病不除者，明日更服，加半钱。得快下利后，糜粥自养。

【功用与主治】　攻逐水饮。

1. **悬饮**　咳唾胸胁引痛，心下痞硬，干呕短气，头痛目眩，或胸背掣痛不得息，舌苔白滑，脉沉弦。

2. **水肿**　一身悉肿，尤以腰以下为重，腹胀喘满，二便秘涩，舌苔滑，脉沉弦。

【方解】　本方所治悬饮、实水证为水饮壅盛于里，上下泛溢所致。方中甘遂苦寒，善行经隧脉络之水，为君药。芫花苦辛性温，善消上部胸胁之水；大戟苦辛性寒，善泄腹膜肠胃之水，均为臣药。三药峻烈，各有专攻，合而用之，则逐水饮、除积聚、消肿满之力卓著。由于三药峻烈有毒，易伤正气，故以大枣之甘益气护胃，培土制水，既制诸药之毒，又能缓和诸药峻烈之性，为佐药。诸药合用，共奏攻逐水饮之功。

【辨证要点】　本方为攻逐水饮的代表方。临证以咳唾胸胁引痛，或水肿腹胀，二便不利，舌苔白滑，脉沉弦为辨证要点。

【现代运用】　现代常用于治疗胸腔积液、心包积液、肺炎、渗出性胸膜炎、肝硬化腹水、肾炎水肿、血吸虫腹水等属水饮壅实，正气不虚者。

【注意事项】　本方组成毒性烈，体弱及慢性胃肠病患者及孕妇，应禁用或慎用。本方不可作汤剂水煎，宜研末或装胶囊，以大枣汤送服。必须在空腹时服用，每日一次，宜从小剂量（1.5g）开始，水饮未尽者，翌日再服，可增至3g。须以快利为度，得效即止，慎勿过剂。如泻后患者精神疲倦，短气厌食，虽水未尽，亦应暂停攻逐，须观察一二日，再看患者具体情况而定。

【方歌】　十枣逐水效堪夸，大戟甘遂与芫花，

　　　　　　悬饮内停胸胁痛，大腹肿满用无差。

第五节　攻补兼施剂

凡具有泻下积滞，扶助正气等功效，主治里实积滞而兼正气亏虚之证的方剂，称为攻补兼施剂。里实正虚之证，常表现为便秘腹痛，自利清水，色纯清，神倦少气，脉虚，或燥屎不行，下之不通，舌红少苔，脉细数等。常用攻下药如大黄、芒硝等与益气补血养阴药如人参、当归等组成。代表方为黄龙汤、增液承气汤等。

黄龙汤《伤寒六书》

【组成】　大黄（12g）　枳实（9g）　芒硝（9g）　厚朴（12g）　甘草（3g）　人参（6g）　当归（9g）　桔梗（3g）　大枣（2枚）（原书未注明剂量）

【用法】　水二盅，姜三片，枣子二枚，煎之后，再入桔梗一撮，热沸为度。

【功用与主治】　攻下热结，益气养血。主治阳明腑实，气血不足证，症见自利清水，色纯清，或大便秘结，脘腹胀满，硬痛拒按，身热口渴，神疲少气，谵语，甚或循衣撮空，神昏肢厥，舌苔焦黄或焦黑，脉虚。

【方解】　本方原治热结旁流，后世用治瘟疫应下失下，邪实而又气血两虚，或素体气血亏虚，患里热腑实之证。方中大黄、芒硝、枳实、厚朴（即大承气汤）攻下热结，荡涤胃肠实热积滞，急下以存阴液。人参、当归益气养血，扶正达邪，使之攻不伤正；桔梗宣肺以助大黄通肠腑，开宣肺气，使降中有升，蕴涵"欲降先升"之理。生姜、大枣养胃和中；甘草调和诸药。诸药合用，既攻热结，又扶正气，热结积滞得下，气血得以补养，达到祛邪不伤正、扶正以固本的作用。

【辨证要点】 本方为里热腑实而正气不足所设。临证以自利清水，或大便秘结，脘腹胀满，身热口渴，神疲乏力，舌苔焦黄，脉虚为辨证要点。

【现代运用】 现代常用于治疗伤寒、副伤寒、流行性脑脊髓膜炎、乙型脑炎等病证属阳明腑实而兼气血不足者。

【注意事项】 神志不清患者不宜口服，应行鼻饲，以防不测。

【方歌】 黄龙汤枳朴硝黄，归参甘桔枣生姜，

　　　　 阳明腑实气血弱，攻补兼施效力强。

链 接 类方比较: 黄龙汤与新加黄龙汤

本方名"黄龙"，意指龙能兴云致雨以润燥土之义。

新加黄龙汤组成为细生地黄、生甘草、人参、生大黄、芒硝、玄参、麦冬、当归、海参、姜汁。功能泻热通便，滋阴益气。主治热结里实，气阴不足证。

两方均为攻补兼施剂，黄龙汤中用大承气汤峻下热结，配伍人参、当归养血益气之品，主治热结较甚而气血不足者。新加黄龙汤用调胃承气汤缓下热结，配伍玄参、麦冬、生地黄、海参滋阴增液，人参、当归益气养血，攻下之务较缓，滋阴益气之力强，主治阳明温病，热结里实而气阴不足者。

增液承气汤《温病条辨》

【组成】 玄参一两（30g） 麦冬连心，八钱（24g） 细生地黄八钱（24g） 大黄三钱（9g）芒硝一钱五分（4.5g）

【用法】 水八杯，煮取三杯，先服一杯，不知，再服。

【功用与主治】 滋阴增液，泻热通便。主治阳明温病，热结阴亏证，症见燥屎不行，下之不通，口干唇燥，舌苔薄黄或焦黄而干，脉细数。

【方解】 本方所治乃热结阴亏之证，即所谓"无水舟停"，治宜"增水行舟"。方中重用玄参，甘苦咸寒，清热养阴，用为君药。麦冬、生地黄养阴生津为臣药。君臣相合，实为增液汤。大黄、芒硝泻热通便，软坚润燥，用之为佐药。诸药配伍，阴液得复，热结得下，故名增液承气汤。

【辨证要点】 本方专为温热病热结阴亏的便秘而设。临证以大便秘结，口干唇燥，舌苔黄，脉细数为辨证要点。

【现代运用】 现代常用于治疗急性传染病高热便秘，津液耗伤较重，以及痔疮日久，大便干燥不通等证属热结阴亏者。

【方歌】 增液承气玄地冬，硝黄加入力量雄，

　　　　 热结阴亏大便秘，增水行舟肠腑通。

第六节　常用泻下类中成药

常用泻下类中成药简表见表26-1。

表 26-1　常用泻下类中成药简表

类别	药名	功能	主治	注意事项
	通便宁片	宽中理气泻下通便	肠胃实热积滞所致的便秘，症见大便秘结，腹痛拒按，腹胀纳呆，口干口苦，小便短赤，舌红苔黄，脉弦滑数	孕妇、哺乳期、月经期妇女禁用。冷秘者慎用。体虚者不宜长期使用。忌辛辣、油腻食物
寒下剂	当归龙荟丸	泻火通便	肝胆火旺所致心烦不宁，头晕目眩，耳鸣耳聋，胁肋疼痛，脘腹胀痛，大便秘结	孕妇禁用。冷秘、冷积、脾虚及年迈体弱者慎用。忌辛辣、油腻食物
	九制大黄丸	泻下导滞	胃肠积滞所致便秘、湿热下痢、口渴不休、停食停水、胸热心闷、小便黄赤	孕妇禁用。冷积、冷秘、久病、体弱者慎用。忌生冷、辛辣、油腻食物

续表

类别	药名	功能	主治	注意事项
润下剂	麻仁胶囊（软胶囊、丸）	润肠通便	肠热津亏所致便秘，症见大便干结难下，腹部胀满不舒；习惯性便秘见上述证候者	孕妇及虚寒性便秘慎用。忌辛辣、香燥及刺激性食物
	增液口服液	养阴生津增液润燥	高热后，阴津亏耗所致便秘，症见大便干结，口渴咽干，口唇干燥，小便短赤，舌红少津	忌辛辣及刺激性食物
	通便灵胶囊	泻热导滞润肠通便	热结便秘，长期卧床便秘，一时性腹胀便秘，老年习惯性便秘	孕妇及哺乳期、月经期妇女禁用。脾胃虚寒者慎用。忌辛辣、油腻食物
	苁蓉通便口服液	滋阴补肾润肠通便	中老年人、病后、产后等虚性便秘及习惯性便秘	孕妇及实热积滞所致便秘慎用
峻下剂	舟车丸	行气逐水	水停气滞所致水肿，症见蓄水腹胀，四肢浮肿，胸腹胀满，停饮喘急，大便秘结，小便短少	孕妇及水肿属阴水者禁用。宜从小量始服，不可过量、久服。饮食宜清淡、低盐
通腑降浊剂	尿毒清颗粒	通腑降浊健脾利湿活血化瘀	脾肾亏虚，湿浊内停，瘀血阻滞所致的少气乏力，腰膝酸软，恶心呕吐，肢体浮肿，面色萎黄；以及慢性肾衰竭（氮质血症期或尿毒症早期）见上述症状者	慢性肾衰竭尿毒症期禁用。肝肾阴虚慎用。因服药每日大便超过2次可酌情减量。24小时尿量小于2400ml的患者，服药期间应监测血钾。避免与肠道吸附剂同时服用。忌肥肉、动物内脏、豆类及坚果果实等高蛋白食物，应低盐饮食，并严格控制入水量

自 测 题

1. 治疗里实热证之热厥、痉病或发狂者宜选（　　　）

　　A. 小承气汤　　　　　　　B. 白虎汤

　　C. 大黄牡丹汤　　　　　　D. 大承气汤

　　E. 定痫丸

2. 温脾汤中大黄配附子，其意义是（　　　）

　　A. 温阳祛寒，攻下冷积　　B. 攻润相合，下不伤正

　　C. 益气养血，下不伤正　　D. 泻结泻热，温中散寒

　　E. 泻热逐瘀，下不伤正

3. 麻子仁丸适用于（　　　）

　　A. 气虚便秘　　　　　　　B. 阴虚便秘

　　C. 阳虚便秘　　　　　　　D. 血虚便秘

　　E. 燥热伤津便秘

4. 大黄牡丹汤组成除大黄、牡丹皮外，还有（　　　）

　　A. 桃仁　红花　赤芍　　　B. 连翘　贝母　炙甘草

　　C. 赤芍　连翘　金银花　　D. 桃仁　芒硝　冬瓜子

　　E. 连翘　甘草　金银花

（张　彪　安　晏）

第二十七章

祛 湿 剂

凡以祛湿药为主组成，具有化湿利水、通淋泄浊等作用，治疗水湿病证的方剂，统称祛湿剂。属"八法"中"消法"的范畴。

湿邪致病分为内湿和外湿。外湿是指邪从外侵所致，可因居地潮湿、阴雨湿蒸、冒雾涉水所致。常见恶寒发热、头胀身重、肢节酸痛、面目浮肿等，是湿邪伤及肌表、经络的表现。内湿者，湿邪由内而生，以脏腑病变居多。常因恣食生冷、酒酪、肥甘，伤及脾胃，运化失职所致。症见脘腹胀满、呕恶泻痢、水肿、淋浊、黄疸、痿痹等。然肌表与脏腑表里相关，外湿可以内侵脏腑，内湿亦可波及肌表，且外湿伤人，易生内湿，故外湿、内湿常相兼为病。

湿邪所犯部位有表里上下之别，常与风、寒、暑、热相兼，因此，湿邪为病较为复杂，而人的体质又有虚实强弱之分，所以祛湿方法亦有多种。大抵湿邪在外在上者，可芳香辛散以解之；在内在下者，可苦温燥化或甘淡渗利以除之；湿从寒化者，宜温阳以化湿；湿从热化者，宜清热以祛湿；体虚湿盛者，又当祛湿与扶正兼顾。根据湿邪致病的特点与治疗的需要，本章方剂分为化湿和胃剂、清热祛湿剂、利水渗湿剂、温化寒湿剂和祛风胜湿剂等五类。

水液代谢过程中，主水在肾，制水在脾，调水在肺，而湿与水异名而同类，故水湿病证与肺脾肾三脏密切相关，脾虚则生湿，肾虚则水泛，肺失宣降则水津不布。三焦、膀胱亦与水湿有关，三焦不利则决渎无权，膀胱气化失司则小便不利。所以在治疗上又须结合脏腑病机，辨证施治。

湿为阴邪，其性重浊黏腻，最易阻碍气机。气机阻滞，则湿邪难以化解，故祛湿剂中常常配伍理气之品，以求气化则湿化。祛湿剂多由芳香温燥或甘淡渗利之品组成，易于耗伤阴津，故素体阴虚津亏、病后体弱及孕妇水肿者，均应慎用。

第一节　化湿和胃剂

化湿和胃剂，适用于湿浊内阻，脾胃失和的病证。湿邪中阻，脾胃之气不和，则升降运化功能失调。临床常见脘腹痞满，嗳气吞酸，呕吐泄泻，食少体倦，舌苔白腻，脉濡等症。本类方剂主要由苦温燥湿与芳香化湿药如苍术、厚朴、陈皮、藿香、佩兰、白豆蔻等组成，常配伍利水渗湿之品，如茯苓、薏苡仁、车前子之类，使湿从下行；以及行气健脾之品，如枳壳、木香、大腹皮之类使气行而湿化；若兼外感风寒而见恶寒发热，头痛头重时，宜配伍辛温解表之品，如苏叶、荆芥、白芷、羌活之类，也可酌加宣肺之品，如桔梗、杏仁等，以解表化湿；若兼食滞，可配伍消食导滞之品，如神曲、麦芽、谷芽等。代表方如平胃散、藿香正气散等。

平胃散《太平惠民和剂局方》

【组成】　苍术去黑皮，捣为粗末，炒黄色，四两（120g）　厚朴去粗皮，涂生姜汁，炙令香熟，三两（90g）　陈皮洗令净，烘干，二两（60g）　甘草炙黄，一两（30g）

【用法】　上为散。每服二钱（6g），水一中盏，加生姜二片，大枣二枚，同煎至六分，去滓，食前温服。

【功用与主治】　燥湿运脾，行气和胃。用于脘腹胀满，不思饮食，口淡无味，恶心呕吐，嗳气吞酸，肢体沉重，怠惰嗜卧，常多自利，舌苔白腻而厚，脉缓。

【方解】　本方为治疗湿滞脾胃的基础方。脾主运化，喜燥恶湿，脾为湿困，则运化失常。治当燥湿运脾为主，兼以行气和胃，使气行则湿化。方中以苍术为君药，以其辛香苦温，入中焦能燥湿健脾，使湿去则脾运有权，脾健则湿邪得化。湿邪阻碍气机，且气行则湿化，故臣以厚朴芳化苦燥，行气除满，且可化湿，与苍术相伍，行气以除湿，燥湿以运脾，使滞气得行，湿浊得去。陈皮为佐药，理气和胃，燥湿醒脾，以助苍术、厚朴之力。使以甘草，调和诸药，且能益气健脾和中。煎加姜、枣，以生姜温散水湿且能和胃降逆，大枣补脾益气以襄助甘草培土制水之功，姜、枣相合尚能调和脾胃。诸药相合，燥湿与行气并用，而以燥湿为主。燥湿以健脾，行气以祛湿，使湿去脾健，气机调畅，脾胃自和。

【辨证要点】　本方为治疗湿滞脾胃证的常用方。临证以脘腹胀满，不思饮食，舌苔厚腻为辨证要点。

【现代运用】　现代常用于急慢性胃炎、消化道功能紊乱、消化性溃疡等属湿滞脾胃者。

【注意事项】　本方辛苦温燥，易耗阴血，故阴虚气滞，失血过多及孕妇不宜使用。

【方歌】　平胃散用朴陈皮，苍术甘草姜枣齐，
　　　　　燥湿运脾除胀满，调胃和中此方宜。

> **链接**　平胃散衍生方
>
> 　　不换金正气散（《太平惠民和剂局方》）：平胃散加半夏、藿香，降逆止呕作用更优，用于呕吐较重者。
>
> 　　香砂平胃散（《医宗金鉴》）：平胃散加木香、砂仁，理气消胀作用更优，用于胀满较重者。
>
> 　　加味平胃散（《医宗金鉴》）：平胃散加麦芽、神曲，健脾消食作用更强，用于兼食积者。

藿香正气散《太平惠民和剂局方》

【组成】　大腹皮　白芷　紫苏　茯苓去皮，各一两（30g）　半夏曲　白术　陈皮去白　厚朴去粗皮，姜汁炙　桔梗各二两（各60g）　藿香去土，三两（90g）　甘草炙，二两半（75g）

【用法】　上为细末，每服二钱，水一盏，姜三片，枣一枚，同煎至七分，热服，如欲出汗，衣被盖，再煎并服。

【功用与主治】　解表化湿，理气和中。用于外感风寒、内伤湿滞证，症见恶寒发热，头痛，胸膈满闷，脘腹疼痛，恶心呕吐，肠鸣泄泻，舌苔白腻。

【方解】　本方所治为外感风寒，内伤湿滞，气机不畅，升降失常所致。治宜外散风寒，内化湿浊。方中藿香用量独重，其性味辛温而解在表之风寒，又芳香而化在里之湿浊，且可辟秽和中，降逆止呕，为君药。配以紫苏、白芷，解表化湿，以助君药外散风寒，兼化湿浊；半夏曲、陈皮燥湿和胃，降逆止呕，助藿香解表化湿，共为臣药。白术、茯苓健脾祛湿；厚朴、大腹皮、桔梗行气化湿，畅中消胀，共为佐药。甘草调和诸药，为使药。姜、枣煎服，能调和脾胃。诸药合用，能使风寒外解，湿浊内化，气机通畅，脾胃调和，诸症自愈。

【辨证要点】　临证以恶寒发热，头痛，呕吐泄泻，脘腹胀满，舌苔白腻为辨证要点。

【现代运用】　现代常用于夏秋季节性感冒、流行性感冒、胃肠性感冒、急性胃肠炎、消化不良等病证属外感风寒，内伤湿滞者。

【注意事项】　湿热霍乱、伤食所致吐泻者不宜使用。

【方歌】　藿香正气大腹苏，甘桔陈苓术朴俱。
　　　　　夏曲白芷加姜枣，外寒内湿均能除。

第二节　清热祛湿剂

清热祛湿剂，适用于湿遏热伏，或湿从热化，湿热内盛所致的病证。湿遏热伏者，可见头痛身重，胸脘痞闷不舒，口淡不渴，或口中黏腻，发热，午后身热较著，舌苔白腻或微黄，脉缓滑等症状。此时，湿热合邪，湿还未从热化，燥湿则助热，清热则恋湿，治当以利水渗湿为主，兼以清热。常以利

水渗湿而兼能清热的药物，如通草、滑石、薏苡仁、泽泻等为主组成方剂。由于肺主宣发肃降，能通调水道；脾主升清，胃主降浊，邪在气分，与肺脾胃皆有关联，故又常用杏仁、桔梗与蔻仁、陈皮之类，升上焦，疏中焦，渗下焦，使三焦调畅，以增强祛湿作用。若热不甚，苔白口黏，可配伍少量苦温燥湿的厚朴、半夏、苍术之类宣中化湿；若热势较甚，苔微黄而口苦，可配伍少量黄芩清热燥湿；若表证未完全解除而有恶寒发热者，须配伍藿香、苏叶、香薷、薄荷之类解表化湿。代表方如茵陈蒿汤、八正散、三仁汤、甘露消毒丹、六一散等。

茵陈蒿汤《伤寒论》

【组成】　茵陈六两（18g）　栀子十四枚（12g）　大黄二两，去皮（6g）

【用法】　上三味，以水一斗二升，先煮茵陈，减六升，内二味，煮取三升，去滓，分三服。小便当利，尿如皂荚汁状，色正赤，一宿腹减，黄从小便去。

【功用与主治】　清热，利湿，退黄。用于湿热黄疸。症见身黄、目黄，黄色鲜明，口中渴，腹微满，小便短赤，舌苔黄腻，脉象滑数等。

【方解】　本方为治疗湿热黄疸之常用方，《伤寒论》用其治疗瘀热发黄，《金匮要略》以其治疗谷疸。治宜清热，利湿，退黄。方中重用茵陈为君药，本品苦泄下降，善能清热利湿，为治黄疸要药。臣以栀子清热降火，通利三焦，助茵陈引湿热从小便而去。佐以大黄泻热逐瘀，通利大便，导瘀热从大便而下。

【辨证要点】　本方为治疗湿热黄疸之常用方。临证以身目俱黄，黄色鲜明，舌苔黄腻为辨证要点。

【现代运用】　现代常用于急慢性黄疸型传染性肝炎、胆囊炎、胆结石、钩端螺旋体病等所引起的黄疸，证属湿热内蕴者。

【注意事项】　寒湿所致阴黄者禁用。

【方歌】　茵陈蒿汤治阳黄，栀子大黄组成方。

　　　　　栀子柏皮加甘草，茵陈四逆治阴黄。

八正散《太平惠民和剂局方》

【组成】　车前子　瞿麦　萹蓄　滑石　山栀子仁　甘草（炙）　木通　大黄（面裹煨，去面，切，焙），各一斤（各500g）

【用法】　上为散，每服半钱，水一盏，入灯心草，煎至七分，去滓，温服，食后临卧。小儿量力少少与之。

【功用与主治】　清热泻火，利水通淋。用于热淋，症见尿频尿急，溺时涩痛，淋沥不畅，尿色浑赤，甚则癃闭不通，小腹急满，口燥咽干，舌苔黄腻，脉滑数等。

【方解】　本方所治之证乃湿热浸淫，壅滞气机所致。治当清热泻火，利水通淋。方中木通、滑石，通利水道，泻热利湿，共为君药。水湿内结，以车前子、瞿麦、萹蓄助木通、滑石清热利水通淋，共为臣药。大黄泻热祛湿，使湿热从大便而去；栀子泻热燥湿，使湿热从小便而去；灯心草利水通淋，共为佐药。甘草益气，清热解毒，缓急止痛，并调和药性，为佐使药。诸药配伍，以奏清热泻火，利水通淋之效。

【辨证要点】　本方是治疗湿热淋证的基础方，临证以尿频尿急，尿时涩痛，小腹急满，舌红，苔黄腻，脉滑为辨治要点。

【现代运用】　现代常用于膀胱炎、尿道炎、急性前列腺炎、泌尿系结石、肾盂肾炎、术后或产后尿潴留等属湿热下注者。

【注意事项】　本方为苦寒通利之剂，淋证日久、体虚及孕妇不宜用。

【方歌】　八正木通与车前，萹蓄大黄滑石研。

　　　　　草梢瞿麦兼栀子，煎加灯草痛淋蠲。

三仁汤《温病条辨》

【组成】　杏仁五钱（15g）　飞滑石六钱（18g）　白通草二钱（6g）　白蔻仁二钱（6g）　竹叶二钱（6g）　厚朴二钱（6g）　生薏苡仁六钱（18g）　半夏五钱（15g）

【用法】　甘澜水八碗，煮取三碗，每服一碗，日三服。

【功用与主治】　宣畅气机，清利湿热。适用于湿温病，湿重于热，症见恶寒头痛，身重疼痛，肢体倦怠，面色淡黄，胸闷不饥，午后身热，苔白不渴，脉细而濡。

【方解】　本方为湿温初起，邪在气分，湿重于热之证而设。三焦气机受阻为本证病机之关键。治宜宣畅通利三焦。方用"三仁"为君，其中杏仁苦辛，轻开肺气以宣上；白蔻仁芳香苦辛，行气化湿以畅中；薏苡仁甘淡渗利，渗湿健脾以渗下，即杏仁宣上，白蔻仁畅中，薏苡仁渗下，三焦并调。臣以半夏、厚朴辛开苦降，行气化湿，散满除痞，助白蔻仁以畅中和胃。佐以滑石、通草、竹叶甘寒淡渗、清利下焦，合薏苡仁以引湿热下行。诸药合用，宣上、畅中、渗下，气机调畅，使湿热从三焦分消，诸症自解。

【辨证要点】　临床以头痛身重，胸闷不饥，午后身热，苔白不渴，脉弦细而濡为辨证要点。

【现代运用】　现代常用于治疗肠伤寒、胃肠炎、肾盂肾炎、肾小球肾炎、布氏杆菌病、波状热及关节炎等病属湿重于热者。

【方歌】　三仁杏蔻薏苡仁，朴夏通草滑竹存。

宣畅气机清湿热，湿重热轻在气分。

甘露消毒丹《医效秘传》

【组成】　飞滑石十五两（450g）　淡黄芩十两（300g）　绵茵陈十一两（330g）　石菖蒲六两（180g）　川贝母　木通各五两（各150g）　藿香　连翘　白蔻仁　薄荷　射干各四两（各120g）

【用法】　生晒研末，每服三钱（9g），开水调下；或神曲糊丸，如弹子大，开水化服亦可。

【功用与主治】　利湿化浊，清热解毒。主治湿温时疫之湿热并重证。用于发热倦怠，胸闷腹胀，肢酸咽痛，身目发黄，颐肿口渴，小便短赤，吐泻，淋浊，舌苔白或厚腻或干黄，脉濡数或滑数。

【方解】　本方主治湿温、疫毒邪留气分，湿热并重之证。方中重用滑石、茵陈、黄芩，滑石清热利湿而解暑；茵陈清热利湿而退黄；黄芩清热燥湿，泻火解毒；石菖蒲、藿香辟秽和中，宣湿浊之壅滞；白蔻仁芳香悦脾，令气畅而湿行；木通清利湿热，导湿热从小便而去。热毒上壅，咽颐肿痛，故佐以连翘、射干、川贝母、薄荷解毒利咽，散结消肿。诸药相合，重在清热利湿，兼事芳化行气，解毒利咽，清上、化中、渗下三法俱备，主次分明。使湿邪得去，毒热得清，气机调畅，诸症自除。

【辨证要点】　本方治疗湿温时疫，湿热并重之证，为夏令暑湿季节常用方。临证以身热倦怠，口渴尿赤，咽痛颐肿，舌苔白或微黄，脉濡数为辨证要点。

【现代运用】　现代常用于治疗肠伤寒、传染性黄疸型肝炎、胆囊炎、钩端螺旋体病等属湿热并重者。

【注意事项】　湿重于热，或热重于湿，皆不宜用本方。

【方歌】　甘露消毒蔻藿香，茵陈滑石木通菖，

芩翘贝母射干薄，湿温时疫是主方。

第三节　利水渗湿剂

利水渗湿剂，适用于水湿壅盛所致的癃闭、淋浊、水肿、泄泻等证。本类方剂以利尿为主要手段，使湿邪自小便排泄。常以利水渗湿药如茯苓、泽泻、猪苓、车前子、滑石等为主组成。水湿内停每影响气之运行，常需配伍行气药，如陈皮、厚朴、木香、大腹皮等同用，不仅可以行气除胀，还可增强利水渗湿之功。代表方如五苓散、猪苓汤、防己黄芪汤等。

五苓散《伤寒论》

【组成】 猪苓十八铢（9g） 泽泻一两六铢（15g） 白术十八铢（9g） 茯苓十八铢（9g） 桂枝半两（6g）

【用法】 捣为散，以白饮和服方寸匕（6g），日三服，多饮暖水，汗出愈，如法将息。

【功用与主治】 利水渗湿，温阳化气。

1. **蓄水证** 症见小便不利，头痛微热，烦渴欲饮，甚则水入即吐，苔白，脉浮。

2. **水湿内停** 症见水肿、泄泻、霍乱。

3. **痰饮内停** 症见脐下动悸，吐涎沫而头眩，或短气而咳。

【方解】 本方主治病证虽多，但究其病机均为水湿内盛，膀胱气化不利所致。治宜利水渗湿为主，兼以温阳化气之法。方中重用泽泻为君，以其甘淡，直达肾与膀胱，利水渗湿。臣以茯苓、猪苓之淡渗，增强其利水渗湿之力。佐以白术、茯苓健脾以运化水湿。佐以桂枝温阳化气以助利水，解表散邪以祛表邪。本方既可利水渗湿，又可健脾化湿，故水肿、泄泻、霍乱、痰饮诸病由脾虚不运，水湿内停所致者，均可治之。

【辨证要点】 本方为"治内外水饮之首剂"。临证以小便不利，水肿或泄泻，舌苔白，脉浮或缓为辨证要点。

【现代运用】 现代常用于急慢性肾炎、水肿、肝硬化腹水、心源性水肿、急性肠炎、尿潴留、脑积水等属水湿内停者。

【注意事项】 本方太过渗利，应中病即止，太过则出现头晕目眩、食欲减退等不良反应。湿热或阴虚有热者不宜用本方。

【方歌】 五苓散用泽泻术，猪苓茯苓肉桂助，
温阳化气利水湿，小便通利水饮逐。

链接 五苓散衍生方

四苓散：五苓散去桂枝而成，功能渗湿利水，主治水湿内停、小便不利诸证。

胃苓汤：乃五苓散与平胃散合方，功能利水祛湿、行气和胃，尤宜夏秋之季水湿内盛之泄泻、水肿。

茵陈五苓散：由五苓散加入倍量之茵陈组成，功能清热利湿退黄，主治黄疸湿多热少，小便不利者。

猪苓汤《伤寒论》

【组成】 猪苓去皮 茯苓 泽泻 阿胶 滑石碎，各一两（各9g）

【用法】 上五味，以水四升，先煮四味，取二升，去滓，内阿胶烊消，温服七合，日三服。

【功用与主治】 利水，清热，养阴。主治水热互结伤阴证。用于小便不利，发热，口渴欲饮，或心烦不寐，或兼有咳嗽、呕恶、下利，舌红苔白或微黄，脉细数。又治血淋，小便涩痛，点滴难出，小腹满痛者。

【方解】 本方以利水为主，兼以养阴清热，是治疗水热内结伤阴证的代表方剂。方中以猪苓、茯苓渗湿利水，滑石、泽泻通利小便，泄热于下，二者相配，分消水气，疏泄热邪，使水热不致互结；更佐以阿胶滋阴，滋养内亏之阴液。诸药合用，利水而不伤阴，滋阴而不恋邪，使水气去，邪热清，阴液复而诸症自除。

【辨证要点】 本方是治疗水热互结，阴虚有热的常用方。临证以小便不利，口渴，身热，舌红，脉细数为辨证要点。

【现代运用】 现代常用于泌尿系感染、肾炎、膀胱炎等属水热互结者。

【注意事项】 因本方为渗利之剂，若内热较盛，阴津大亏者忌用。

【方歌】　猪苓汤用猪茯苓，泽泻滑石阿胶并，

小便不利兼烦渴，利水养阴热亦平。

防己黄芪汤《金匮要略》

【组成】　防己一两（12g）　黄芪一两一分（15g）　甘草半两（6g）　白术七钱半（9g）

【用法】　上锉麻豆大，每服五钱匕，生姜四片，大枣一枚，水盏半，煎半分，去滓温服。服后当虫行皮中，以腰下如冰，后坐被中，又以一被绕腰以下，温令微汗，瘥。

【功用与主治】　益气祛风，健脾利水。主治表虚不固之风水或风湿，症见汗出恶风，身重微肿，或肢节疼痛，小便不利，舌淡苔白，脉浮。

【方解】　本方所治为表虚不固，外受风邪，水湿郁于肌表经络所致。治宜益气固表与祛风行水并用。方中防己祛风行水；黄芪益气固表，且能行水消肿；两药合用，祛风而不伤表，固表而不留邪，共为君药。白术为臣药，补气健脾祛湿，与防己相配则增祛湿行水之力，与黄芪相伍增益气固表之功。甘草培土和中，调和药性，为使药。煎加姜枣为佐，调和营卫。诸药合用，使肌表得固，脾气得健，风邪得除，水湿得运，则风水、风湿之证自愈。

【辨证要点】　本方是治疗风湿、风水属表虚证之常用方。临证以汗出恶风，身重浮肿，小便不利，苔白脉浮为辨证要点。

【现代运用】　现代常用于慢性肾小球肾炎、心源性水肿、肾源性水肿、风湿性关节炎等属风水、风湿而兼表虚证者。

【注意事项】　水湿壅盛甚者、卫不和之汗出恶风者，非本方所宜。

【方歌】　《金匮》防己黄芪汤，白术甘草枣生姜，

益气祛风又行水，表虚风水风湿康。

> **链接**　类方比较：五苓散、猪苓汤和防己黄芪汤
>
> 五苓散、猪苓汤和防己黄芪汤均能利水渗湿，治疗水湿内停，小便不利之病证。但五苓散长于化气行水，兼能解表，主治太阳经腑同病之蓄水证或水逆证，症见头痛发热，烦渴欲饮，或水入即吐等；猪苓汤长于清热育阴行水，主治水热互结伤阴之证，症见身热口渴，心烦不寐，舌红脉细数等；防己黄芪汤长于益气祛风行水，主治卫表不固之风水或风湿，症见汗出恶风，身重脉浮等。

第四节　温化寒湿剂

温化寒湿剂，适用于阳虚气不化水，水湿内停或寒从湿化所致的病证，如阴水、痰饮、淋浊、寒湿脚气等。脾主运化，肾司二便，脾肾阳虚，气化功能不足，则水道不能通畅，每致水湿停聚，且病湿亦易从寒化。故临证除小便不利，或癃闭、淋浊、水肿、泄泻等外，每有手足不温，口不渴，舌淡苔白，脉沉弦或沉迟等症状。所以，本类方剂常以温阳药如干姜、附子、肉桂等，配伍利水渗湿药如茯苓、猪苓、泽泻、车前子、滑石、苡仁等组成。但须注意，除二苓外，利水渗湿药性多偏凉，配伍时要根据阳虚气寒的程度决定用量，务使全方总的性质偏温，否则虽暂可起到利水作用，病终不除，甚至由于气化不利，虽用大剂利水，效果甚微。水阻气机而见胸腹胀满者，宜配伍行气药如陈皮、木香、大腹皮或槟榔、青皮等。久病气虚者，可酌情少量配伍补气之品。代表方如苓桂术甘汤、真武汤、实脾散等。

苓桂术甘汤《金匮要略》

【组成】　茯苓四两（12g）　桂枝去皮，三两（9g）　白术二两（6g）　甘草炙，二两（6g）

【用法】　上四味，以水六升，煮取三升，去渣，分温三服。

【功用与主治】　温阳化饮，健脾利湿。主治中阳不足之痰饮病，症见胸胁支满，目眩心悸，短气而咳，舌苔白滑，脉弦滑。

【方解】 本方所治为中焦阳虚，脾失健运，痰饮内生所致。治宜温阳健脾化饮。方中茯苓甘淡性平，既健脾益气，又利湿化饮，为君药。饮属阴邪，非温不化，故以桂枝为臣药，温阳以化饮。苓、桂相伍，一利一温，湿邪去有利于阳气得复，阳气得复又有利于祛湿。以白术为佐药，健脾祛湿，脾气健则水湿得运。以甘草为使药，调药和中。药仅四味，配伍精当，温而不燥，利而不峻，共奏温阳化饮、健脾利湿之功。

【辨证要点】 本方为治痰饮之和剂。临证以胸胁支满，目眩心悸，舌苔白滑为辨证要点。

【现代运用】 现代常用于慢性支气管炎、支气管哮喘、心源性水肿、慢性肾小球肾炎水肿、梅尼埃病等属痰饮内停、中阳不足者。

【注意事项】 痰饮兼热者，非本方所宜。

【方歌】 苓桂术甘化饮剂，温阳化饮又健脾，
　　　　饮邪上逆胸胁满，水饮下行悸眩去。

真武汤《伤寒论》

【组成】 茯苓三两（9g） 芍药三两（9g） 白术二两（6g） 生姜切，三两（9g） 附子一枚，炮，去皮，破八片（9g）

【用法】 上五味，以水八升，煮取三升，去渣，温服七合，日三服。

【功用与主治】 温阳利水。主治脾肾阳虚水泛证，症见畏寒肢厥，小便不利，四肢沉重，水肿、腰以下为甚，或腹痛下利，舌质淡胖，舌苔白滑，脉沉。

【方解】 本方为脾肾阳虚，气化不行，水湿内停所致诸证而设。治当温补脾肾阳气，利水消肿。方用炮附子为君，温肾助阳，以化气行水，兼暖脾土，以温运水湿。白术、茯苓健脾益气，利水渗湿，使水邪从小便而去，共为臣药。生姜宣肺暖胃，既助附子温阳化气以行水，又助术、苓健脾以化湿；芍药酸甘缓急以治腹痛，并能监制附子、生姜辛热伤阴之弊，共为佐药。诸药合用，有温阳利水之功。

【辨证要点】 本方为温阳利水的基础方，临证以小便不利，肢体沉重或浮肿，苔白脉沉为辨证要点。

【现代运用】 现代常用于治疗慢性肾小球肾炎、心源性水肿、甲状腺功能低下、慢性支气管炎、慢性肠炎、梅尼埃病等属脾肾阳虚，水湿内盛者。

【注意事项】 湿热内停之小便不利、水肿者忌用本方。

【方歌】 真武汤壮肾中阳，茯苓术芍附生姜，
　　　　少阴腹痛有水气，悸眩瞤惕保安康。

实脾散《重订严氏济生方》

【组成】 厚朴去皮，姜制，炒 白术 木瓜去瓤 木香不见火 草果仁 大腹子 附子炮，去皮脐 白茯苓去皮 干姜炮，各一两（各30g） 甘草炙，半两（15g）

【用法】 上㕮咀，每服四钱（12g），水一盏半，生姜五片，大枣一枚，煎至七分，去渣，温服，不拘时候。

【功用与主治】 温阳健脾，行气利水。主治脾肾阳虚，气滞水停之阴水，症见水肿，身半以下肿甚，小便不利，胸腹胀满，手足不温，口中不渴，大便溏薄，舌苔白腻，脉沉迟。

【方解】 本方治阳虚阴水。方用附子、干姜温肾暖脾散寒，扶阳抑阴；茯苓、白术渗湿健脾利水；木瓜除湿醒脾和中；厚朴、木香、大腹子（槟榔）、草果仁行气导滞除满；甘草、生姜、大枣益脾和中，调和诸药。诸药相伍，脾肾同治，而以温脾阳为主；寓行气于温利之中，令气行则湿化。

本方以四逆汤补肾温脾，配苓、术健脾祛湿，佐大量辛燥之品醒脾理气化湿，目的在于使脾阳气强健，中焦运化复常，则水湿难留。

【辨证要点】 本方为治疗阳虚阴水之常用方。临证以身半以下肿甚，胸腹胀满，舌淡苔腻，脉沉迟为辨证要点。

【现代运用】 现代常用于慢性肾小球肾炎、心源性水肿、肝硬化腹水等属于脾肾阳虚、气滞水停者。

【注意事项】　若属阳水者，非本方所宜。

【方歌】　实脾苓术与木瓜，甘草木香大腹加，
　　　　　草果姜附兼厚朴，虚寒阴水效堪夸。

链接　实脾散和真武汤比较

　　实脾散与真武汤同为温阳利水之剂，均可用于阳虚水肿（阴水证）。真武汤以附子为君，不用干姜，佐以芍药敛阴柔筋，缓急止痛，故偏重于温肾阳，兼敛阴缓急，适用于阳虚停水，兼有腹痛，或阴随阳伤之身𥆧动；实脾散以附子、干姜为君，温肾暖脾，佐入厚朴、木香、草果等理脾行气导滞之品，全方偏温脾，兼行气化滞，适用于阳虚水肿，身半以下肿甚，兼有气机不畅之胸腹胀满。

第五节　祛风胜湿剂

　　祛风胜湿剂，适用于外感风湿所致的病证。因于风湿所伤的部位不同，组方又有区别。风湿伤于肌表者，临证主要表现为头痛头重，身体痛重，恶寒微热等证。治当发汗解表，祛风胜湿。常以既能散风，又可祛湿的辛温解表药如羌活、防风、藁本等为主组成方剂，以使风湿之邪随汗而去。但湿性重浊黏腻，不易速去，唯微汗为宜，以免大汗耗伤正气，湿反不除。代表方剂如羌活胜湿汤。风寒湿邪侵袭人体肌肉、筋骨、关节，经络闭阻，气血不通所致痹证，临证主要表现为肢体顽麻疼痛或屈伸不利等。治宜祛风散寒，除湿通痹。常以祛风湿药如羌活、独活、秦艽、豨莶草、海风藤、寻骨风、桑寄生等为主组成。

羌活胜湿汤《脾胃论》

【组成】　羌活　独活各一钱（各6g）　藁本　防风　甘草炙，各五分（各3g）　蔓荆子三分（2g）川芎二分（1.5g）

【用法】　上㕮咀，都作一服，水二盏，煎至一盏，去滓，空心食前去渣滓大温服。

【功用与主治】　祛风胜湿止痛。主治风湿在表证，症见头痛身重，肩背疼痛不可回顾，或腰脊疼痛难以转侧，苔白，脉浮。

【方解】　本方所治之证多由汗出当风，或久居湿地，风湿相搏，郁于肌表所致。治以祛风胜湿。方中羌活、独活辛温发散，祛风胜湿。其中羌活善祛上半身风湿，独活善祛下半身风湿，二药合用，能散周身风湿，舒利关节而通痹止痛，共为君药。防风祛风除湿以解表；藁本辛散温通，能散风寒湿邪止头痛，共为臣药。川芎活血祛风止痛；蔓荆子辛散祛风止头痛，共为佐药。炙甘草调和诸药，为使药。服后若微发其汗，效果更佳，能使风湿尽去，诸痛则止。

【辨证要点】　本方是治疗风湿在表的常用方。临证以头身重痛，或肩背、腰脊重痛，苔白脉浮为辨证要点。

【现代运用】　现代常用于感冒、风湿性关节炎、类风湿关节炎、骨质增生症、强直性脊柱炎等属风湿在表者。

【注意事项】　风湿热及素体阴虚者应慎用。阴虚体弱者忌用本方。

【方歌】　羌独胜湿羌独芎，甘蔓藁本与防风，
　　　　　湿气在表头腰重，发汗升阳有奇功。

链接　九味羌活汤和羌活胜湿汤比较

　　九味羌活汤与羌活胜湿汤在组成上均有羌活、防风、川芎和甘草，皆可祛风除湿止痛，治疗风湿在表之头身疼痛。但九味羌活汤尚有细辛、白芷、苍术、生地黄和黄芩，发汗解表力强，兼能清泄里热，主治风寒湿邪在表而里有蕴热之证，其症以恶寒发热为主，兼见口苦微渴；本方则配伍独活、藁本、蔓荆子，以祛周身风湿见长，主治风湿在表之证，其症以头身重痛为主。

独活寄生汤《备急千金要方》

【组成】　独活三两（9g）　桑寄生　杜仲　牛膝　细辛　秦艽　茯苓　肉桂心　防风　川芎　人参　甘草　当归　芍药　干地黄各二两（各6g）

【用法】　上十五味，咬咀，以水一斗，煮取三升，分三服，温身勿冷也。

【功用与主治】　祛风湿，止痹痛，益肝肾，补气血。主治痹证日久，肝肾亏虚，气血不足证，症见腰膝疼痛，肢节屈伸不利，或麻木不仁，畏寒喜温，心悸气短，舌淡苔白，脉细弱。

【方解】　本方证为痹证日久不愈，累及肝肾，耗伤气血所致。治宜祛邪与扶正兼顾，以祛风湿，止痹痛，益肝肾，补气血为法。方中独活辛苦微温，长于除久痹，治伏风，祛下焦风寒湿邪以蠲痹止痛，为君药。秦艽、防风祛风湿，止痹痛；细辛辛温发散，祛寒止痛；肉桂温里散寒，温通经脉，共为臣药。桑寄生、牛膝、杜仲补肝肾而强筋骨，其中桑寄生兼能祛风湿，牛膝兼能活血利肢节；人参、茯苓、甘草（四君子汤去白术）补气健脾；当归、芍药、干地黄、川芎（四物汤）养血活血，均为佐药。综观全方，以祛风散寒除湿药为主，辅以补肝肾、养气血之品，邪正兼顾，能使风寒湿邪俱除，气血充足，肝肾强健，诸证自愈。

【辨证要点】　本方是治疗风寒湿痹日久，肝肾两虚，气血不足证的常用方。临证以腰膝冷痛，关节屈伸不利，舌淡苔白，脉象细弱为辨证要点。

【现代运用】　现代常用于风湿性关节炎、类风湿关节炎、坐骨神经痛、腰肌劳损、骨质增生症、小儿麻痹等属风寒湿痹日久，正气不足者。

【注意事项】　湿热痹证非本方所宜。

【方歌】　独活寄生艽防辛，芎归地芍桂苓均，
　　　　　杜仲牛膝人参草，冷风顽痹屈能伸。

第六节　常用祛湿类中成药

常用祛湿类中成药简表见表27-1。

表 27-1　常用祛湿类中成药简表

类别	药名	功能	主治	注意事项
清利消肿剂	肾炎四味丸	清热利湿补气健脾	湿热内蕴兼气虚所致的水肿，症见浮肿，腰痛乏力，小便不利；慢性肾炎见上述证候者	孕妇禁用。脾肾阳虚或风水水肿者慎用。饮食宜低盐、低脂，忌辛辣食物
	肾炎康复片	益气养阴健脾补肾清解余毒	气阴两虚，脾肾不足，水湿内停所致体虚浮肿，症见神疲乏力，腰膝酸软，面目四肢浮肿，头晕耳鸣；慢性肾炎、蛋白尿、血尿见上述证候者	孕妇及急性肾炎所致的水肿慎用。饮食宜清淡，忌烟酒及辛辣、油腻食物，禁房事
利尿通淋剂	癃闭舒胶囊	益肾活血清热通淋	肾气不足、湿热瘀阻所致癃闭，症见腰膝酸软、尿频、尿急、尿痛、尿细线，伴小腹拘急疼痛；前列腺增生症见上述证候者	孕妇、出血证者、有肝肾功能损害者禁用。肺热壅盛、肝郁气滞、脾虚气陷所致癃闭慎用。忌辛辣、生冷、油腻食物及饮酒。慢性肝病者慎用
	八正合剂	清热利尿通淋	湿热下注所致淋证，症见小便短赤，淋漓涩痛，口燥咽干等	孕妇禁用。淋证属肝郁气滞或脾肾两虚者慎用。双肾结石直径大于1.5cm或结石嵌顿时间长的病例不宜用。忌烟酒、油腻食物。注意多饮水，避免劳累
	排石颗粒	清热利水通淋排石	下焦湿热所致石淋，症见腰腹疼痛，排尿不畅或伴血尿；泌尿系结石见上述证候者	孕妇禁用。久病伤正兼见肾阴不足或脾气亏虚者慎用。双肾结石或结石大于1.5cm，或结石嵌顿时间长的病例慎用。忌辛辣、油腻、煎炸类食物，多饮水，配合适量运动

续表

类别	药名	功能	主治	注意事项
利尿通淋剂	三金片	清热解毒利尿通淋益肾	下焦湿热所致淋证，症见小便短赤，淋沥涩痛，尿急频数；急慢性肾盂肾炎、膀胱炎、尿路感染见上述证候者；慢性非细菌性前列腺炎肾虚湿热下注者	淋证属肝郁气滞或脾肾两虚者慎用。忌烟酒及辛辣、油腻食物，宜多饮水，避劳累。须注意肝肾功能
	癃清片（胶囊）	清热解毒凉血通淋	下焦湿热所致热淋，症见尿频尿急尿痛，腰痛，小腹坠胀。亦用于慢性前列腺炎之湿热蕴结兼瘀血证，症见小便频数，尿后余沥不尽，尿道灼热，会阴、少腹、腰骶部疼痛或不适	体虚胃寒者不宜服用。淋证属肝郁气滞或脾肾两虚者、膀胱气化不行者不宜用。肝郁气滞、脾虚气陷、肾阳虚衰、肾阴亏耗所致癃闭不宜用
	风湿骨痛胶囊	温经散寒通络止痛	寒湿闭阻经络所致的痹病，症见腰脊疼痛，四肢关节冷痛；风湿性关节炎	本品含毒性药，不可多服，孕妇禁服
清利肝胆剂	茵栀黄口服液（胶囊）	清热解毒利湿退黄	肝胆湿热所致黄疸，症见面目悉肿，胸胁胁胀，恶心呕吐，小便黄赤；急慢性肝炎见上述证候者	阴黄者不宜用。忌饮酒及辛辣、油腻食物
	茵陈五苓丸	清湿热利小便	肝胆湿热、脾胃郁结所致黄疸，症见身目发黄，脘腹胀满，小便不利	孕妇慎用。忌饮酒及辛辣、油腻食物
	消炎利胆片（胶囊、颗粒）	清热祛湿利胆	肝胆湿热所致胁痛、口苦；胆囊炎、胆管炎见上述证候者	孕妇慎用。脾胃虚寒者慎用。饮食宜清淡，忌辛辣，戒酒
清热燥湿止泻剂	香连丸	清热化湿行气止痛	大肠湿热所致痢疾，症见大便脓血，里急后重，发热腹痛；肠炎、细菌性痢疾见上述证候者	寒湿及虚寒下痢者慎服。忌食生冷、油腻、辛辣及刺激性食物
	香连化滞丸	清热利湿行血化滞	大肠湿热所致痢疾，症见大便脓血，里急后重，发热腹痛	孕妇、寒湿或虚寒下痢者慎用。忌生冷、油腻、辛辣刺激性食物
温化水湿剂	五苓散	温阳化水利湿行水	阳不化气，水湿内停所致水肿，症见小便不利、水肿腹胀、呕逆泄泻、渴不思饮	孕妇慎用。湿热下注、气滞水停、风水泛溢所致水肿慎用。痰热犯肺、湿热下注或阴虚津少所致的喘咳、小便不利不宜使用。不宜进辛辣、油腻和煎炸类食物
	萆薢分清丸	分清化浊温肾利湿	肾不化气，清浊不分所致白浊、小便不利	膀胱湿热盛所致小便白浊、尿频、淋漓涩痛者忌用。忌油腻、辛辣及刺激性食物及茶醋等

自测题

1. 祛湿剂属于"八法"中的（　　）
　　A. 补法　　　　　　　　　B. 消法
　　C. 下法　　　　　　　　　D. 清法
　　E. 和法

2. 患者，男，脘腹胀满，不思饮食，口淡无味，恶心呕吐，肢体沉重，倦怠嗜卧，舌苔白腻而厚，脉缓宜选用（　　）
　　A. 平胃散　　　　　　　　B. 藿香正气散
　　C. 茵陈蒿汤　　　　　　　D. 真武汤
　　E. 八正散

3. 主治外感风寒，内伤湿滞的方剂是（　　）
　　A. 平胃散　　　　　　　　B. 完带汤

　　C. 八正散　　　　　　　　D. 茵陈蒿汤
　　E. 藿香正气散

4. 平胃散与藿香正气散共有的药物是（　　）
　　A. 白术、茯苓、甘草　　　B. 陈皮、厚朴、甘草
　　C. 厚朴、陈皮、藿香　　　D. 苍术、白术、甘草
　　E. 苍术、厚朴、甘草

5. 三仁汤主治证属于（　　）
　　A. 湿浊中阻　　　　　　　B. 热重于湿
　　C. 湿重于热　　　　　　　D. 湿热并重
　　E. 湿热蕴毒

（迟　栋　陈　鹏）

第二十八章

温 里 剂

　　凡以温里药为主组成，具有温里助阳、散寒通脉作用，用以治疗里寒证的方剂，统称温里剂。属于"八法"中的温法。

　　里寒证是寒伤脏腑、经络而发生的病证。其成因不外寒邪直中和寒从中生两个方面。寒主凝滞、收引，易伤阳气，因此无论外入之寒，或是内生之寒，都会导致经脉收引，气血津液凝涩，呈现出阳失温煦，气血运行不畅，津液输布失调等多种病理变化，故里寒证常表现出但寒不热，畏寒踡卧，口淡不渴，小便清冷，苔白脉沉的临床特征。由于寒邪所伤脏腑经络不同，临床主证各异，病情轻重缓急有别，所以里寒证又有中焦虚寒、阴盛阳衰、寒凝经脉的区别，鉴此，本章方剂也就相应地分为温中祛寒剂、回阳救逆剂、温经散寒剂三类。

　　使用温里剂时，首应明辨寒热的真假，对于真热假寒证不可误投温里剂，以免火上添油。素体阴虚或失血的患者，不可过剂，以防劫阴动血。由于寒邪易伤阳气，故本类方剂多与补气药物配伍，使阳复寒散。若阴寒太盛出现服热药入口即吐者，可热药凉服，或少佐寒凉之品，以防格拒不纳。

第一节　温中祛寒剂

　　凡具有温补脾胃阳气以祛除中焦寒邪的作用，适用于中焦虚寒证的方剂，称为温中祛寒剂。症见脘腹冷痛，四肢不温，呕吐泄泻，不思饮食，口淡不渴，舌淡苔白，脉沉迟等。常以温中散寒药如干姜、吴茱萸等与益气健脾药如人参、白术等为主组成方剂。代表方如理中丸、小建中汤、吴茱萸汤等。

理中丸《伤寒论》

　　【组成】　干姜　人参　白术　甘草炙，各三两（各9g）

　　【用法】　上为末，炼蜜为丸，如鸡子黄许大（9g）。以沸汤数合，和一丸，研碎，温服之，日三四服，夜二服；腹中未热，益至三四丸。汤法：以四物依两数切（按上丸药量为一剂量），用水八升，煮取三升，去渣，温服一升，日三服。

　　【功用与主治】　温中祛寒，益气健脾。主治中焦虚寒证。症见腹痛呕吐，自利不渴，不思饮食，舌淡苔白，脉沉细。

　　【方解】　本方主治乃因脾阳素虚，或突受外寒，或过食生冷，损伤脾胃阳气所致。故治宜温中祛寒，益气健脾。方中干姜辛热，温助中焦之阳，驱散脾胃阴寒，为君药。阳虚者气必馁，温阳必合益气，故配人参甘温补中益气，促进脾胃运化，且助干姜温阳之力，使气旺而阳易复，为臣药。君臣相配，甘温益气，辛热助阳，温阳健脾之力倍增。脾喜燥恶湿，虚则易生湿浊，故用甘苦而温之白术健脾燥湿，使脾不为湿邪所困，运化有权，为方中佐药。白术合干姜散脾胃寒湿之力更强，合人参益气健脾补虚之功益著。炙甘草既助参、术益气健脾，又可缓急止痛，还能调和诸药，为佐而兼使之用。炼蜜为丸者，意在甘缓恋中。诸药合用，共奏温中祛寒、补气健脾之功。诸药相配，辛热与甘温相配，温中祛寒力增，且有益气健脾之功。温补并用而以温为主，脾胃阳气振奋，运化升降复常，统摄有权，则中焦虚寒诸症自愈。

　　【辨证要点】　本方为温阳健脾，治疗中焦虚寒证的基础方。临床以吐利腹痛，口淡不渴，舌淡苔白，脉沉细为辨证要点。

　　【现代运用】　现代常用于治疗急慢性胃炎、胃及十二指肠溃疡、胃扩张、胃下垂、慢性结肠炎、小儿肠痉挛、慢性口腔溃疡、霍乱、妇女子宫出血等属中焦虚寒者。

【注意事项】　湿热内蕴中焦及脾胃阴虚内热者禁用。

【方歌】　理中丸主温中阳，人参白术草干姜，

呕利腹痛阴寒盛，或加附子总扶阳。

> **链接**　理中丸与附子理中丸比较
>
> 　　附子理中丸出自《太平惠民和剂局方》，是在理中丸基础上加炮附子三两组成。功用为温阳祛寒，补气健脾。主治脾胃虚寒重证，或兼肾阳虚者，症见脘腹疼痛，畏寒肢冷，下利清稀甚成水样，或霍乱吐利转筋等。

小建中汤《伤寒论》

【组成】　桂枝去皮，三两（9g）　炙甘草二两（6g）　芍药六两（18g）　大枣擘，十二枚（6枚）　生姜切，三两（9g）　胶饴一升（30g）

【用法】　上六味，以水七升，先煎五味，取三升，去滓，内饴糖，更上微火消解。温服一升，日三服。

【功用与主治】　温中补虚，和里缓急。主治中焦虚寒之虚劳里急证，症见腹中挛痛，喜得温按，按之痛减，舌淡苔白，脉细弦而缓；或心中动悸，虚烦不宁，面色无华；或四肢酸楚，手足烦热，咽干口燥。

【方解】　本方主治虚劳是因中焦虚寒，肝脾不和，化源不足所致。治宜温中补虚为主，兼以调理阴阳，缓急止痛。方中重用甘温质润之饴糖，温中补虚，缓急止痛，为君药。臣以桂枝辛温，合饴糖辛甘化阳，温补中气；芍药酸寒，合饴糖则酸甘化阴，滋补阴血，济阴和阳，缓急止痛。生姜、大枣既温胃健脾以资生化之源，又助桂、芍调和营卫阴阳，为佐药。炙甘草调和诸药，其合饴糖、桂枝可辛甘化阳，益气温中；配芍药又能酸甘化阴，缓急止痛，为佐使之用。诸药同用，既温中补虚缓急，又益阴和阳，柔肝理脾，用之可使中气复，运化健，气血阴阳生化有源，故以"建中"名之。

【辨证要点】　本方为治疗虚劳里急的常用方剂。临床以腹中挛痛，喜得温按，面色无华，舌淡苔白，脉弦细为辨证要点。

【现代运用】　现代常用于治疗胃及十二指肠溃疡、慢性肝炎、神经衰弱、再生障碍性贫血、白血病、功能性发热等属中焦虚寒，气血不足，阴阳不和者。

【注意事项】　本方药性甘温，呕家、吐蛔者以及中满者，不宜使用；阴虚火旺之腹痛证忌用。

【方歌】　小建中汤倍芍药，桂姜甘草大枣和，

更加饴糖补中脏，虚劳腹冷服之瘥。

> **链接**　建中汤类方比较
>
> 　　建中类方剂除小建中汤外，尚有黄芪建中汤、当归建中汤和大建中汤。四首方剂均能温中补虚，但小建中汤辛甘为主，重用芍药酸甘化阴，重在缓急止痛；在小建中汤基础上加黄芪组成黄芪建中汤，使益气作用更强，功能气血互生，阴阳相长，主治诸虚不足；小建中汤加当归，即为当归建中汤，养血止痛之力更强，主治产后虚羸；大建中汤由蜀椒、干姜、人参组成，功能温中补虚，降逆止呕，主治脾胃虚寒，阴寒内盛之腹痛、呕逆，其散寒补虚之力较小建中汤更强。

吴茱萸汤《伤寒论》

【组成】　吴茱萸洗，一升（9g）　生姜切，六两（18g）　人参三两（9g）　大枣擘，十二枚（4枚）

【用法】　上四味，以水七升，煮取二升，去滓。温服七合，日三服。

【功用与主治】　温中补虚，降逆止呕。主治中焦虚寒，浊阴上逆证，症见阳明病食谷欲呕，胸膈满闷，胃脘疼痛，吞酸嘈杂；或厥阴头痛，干呕吐涎沫；或少阴吐利，手足厥冷，烦躁欲死。

【方解】　本方证的病机关键为中焦虚寒，浊阴上逆。治宜温中补虚，降逆止呕。方中吴茱萸辛热，

入肝、肾、脾、胃四经，具有暖肝温肾、温中祛寒之功，且长于降逆止呕，行气止痛，一药而三经皆宜，故为君药。重用生姜温中降逆，以加强吴茱萸散寒降逆止呕之力，为臣药。虚寒之证，治宜温补，故用人参补气健脾以复中虚，为佐药。大枣既助人参补脾气，又配生姜调脾胃，还能调和诸药，有佐而兼使之用。四药配伍，可使中寒得温，中虚得补，浊阴得降，如是则胃、肝、肾三经之证自除。

【辨证要点】 本方为治疗中焦虚寒、浊阴上逆所致呕吐的要方。临证应用以食后欲呕，巅顶疼痛，干呕吐涎沫，畏寒肢冷，舌淡苔白滑，脉弦细而迟为辨证要点。

【现代运用】 现代常用于治疗慢性胃炎、妊娠呕吐、神经性头痛、梅尼埃综合征、神经性呕吐、消化性溃疡、高血压等属中焦虚寒，浊阴上逆者。

【注意事项】 胃热呕吐，阴虚呕吐，或肝阳上亢之头痛呕吐者，禁用。

【方歌】 吴茱萸汤重用姜，人参大枣共煎尝，
厥阴头痛胃寒呕，温中补虚降逆良。

第二节 回阳救逆剂

凡具有温振阳气、驱逐阴寒、挽救危亡的作用，适用于阴盛阳衰，甚或阴盛格阳等急危重证的方剂，称为回阳救逆剂。病涉心、脾、肾三脏，以少阴心肾为主而尤责于肾阳衰微。症见四肢厥逆，精神委靡，恶寒蜷卧，呕吐腹痛，下利清谷，甚或冷汗淋漓，脉微欲绝。常用辛热助阳的药物如附子、干姜、肉桂等为主组方，并配伍人参、炙甘草以益气固脱。若阴寒极盛，服热药拒药不纳时，又可反佐苦寒咸润的药物如童便、猪胆汁等以防格拒。代表方如四逆汤。

四逆汤《伤寒论》

【组成】 附子一枚，生用，去皮，破八片（15g） 干姜一两半（6g） 甘草炙，二两（6g）

【用法】 上三味，以水三升，煮取一升二合，去滓，分温再服。强人可大附子一枚，干姜三两。

【功用与主治】 回阳救逆。主治少阴病，症见四肢厥逆，恶寒蜷卧，呕吐不渴，腹痛下利，神衰欲寐，舌淡苔白滑，脉沉细而微；或太阳病误汗亡阳。

【方解】 本方证系因寒邪入中少阴，或误用汗吐下法，损伤少阴阳气，导致阳衰阴盛所致。此阴寒极盛、阳气衰微之证，非纯阳大辛大热之品，不足以破阴逐寒，回阳救逆。方用大辛大热的附子为君药，是补益先天命门真火之第一要药，走而不守，生用尤能迅达内外，通行十二经脉，以温壮元阳，驱散阴寒。臣以辛热之干姜，守而不走，功专温中散寒，助附子破阴回阳。附子与干姜一走一守，先后天并治，二者相须为用，相得益彰，使温阳救逆之力更强。佐以炙甘草，一则益气安中，使全方温补结合以治虚寒之本；二则调和诸药，并使药力作用持久；三则解附子毒，又缓姜、附燥烈峻猛之性，使阳回寒散而无虚阳暴脱之虞。甘草与干姜同用，还可增强温阳健脾的作用，使脾阳得健，化源不竭，生机不灭。全方药虽三味，但脾肾兼顾，温补并行，药专力宏，可使阳回厥复，故名"四逆汤"。

【辨证要点】 本方为回阳救逆以治寒厥证及亡阳脱证的基础方。临证应用以四肢厥逆，神衰欲寐，面色苍白，舌淡苔白滑，脉沉微为辨证要点。

【临床运用】 现代常用于治疗心肌梗死、心力衰竭、休克、水肿等属阳虚阴盛者。

【注意事项】 若属热厥、阳郁厥逆、血虚寒厥及蛔厥者，禁用本方。如阴寒极盛出现服热药入口即吐者，可采用热药凉服的方法以防格拒。方中生附子宜熟制久煎，以免乌头碱中毒。

【方歌】 四逆汤用草附姜，四肢厥冷急煎尝，
腹痛吐泻脉沉细，急投此方可回阳。

第三节 温经散寒剂

凡具有温散阴寒、通利血脉的作用，适用于寒凝经脉证的方剂，称为温经散寒剂。症见手足厥寒，

或痛经、肢体痹痛、脱疽、冻疮、血痹等。常以温经散寒药如桂枝、细辛与养血活血药如当归、白芍、熟地黄等配伍组成方剂。代表方如当归四逆汤、阳和汤、黄芪桂枝五物汤。

当归四逆汤《伤寒论》

【组成】　当归三两（9g）　桂枝三两（9g）　白芍三两（9g）　细辛三两（3g）　通草二两（6g）　甘草炙，二两（6g）　大枣擘，二十五枚（8枚）

【用法】　上七味，以水八升，煮取三升，去滓，温服一升，日三服。

【功用与主治】　温经散寒，养血通脉。主治血虚寒厥证。症见手足厥寒，口不渴，舌淡苔白，脉沉细欲绝。

【方解】　本方证由营血虚弱，寒凝经脉，血行不利所致。本证虽有厥逆冷痛脉微，但无其他阳衰阴盛之候，可知是寒在经脉而不在脏腑，故治宜温经散寒以通脉，兼益气养血以补虚。方中当归甘温，养血活血，既补且行；桂枝辛温，温阳散寒，通利血脉，二药合而为君药。白芍助当归养血和营以治血虚之本，细辛温通表里以助桂枝温经散寒，二者共为臣药。通草通经脉，利关节，为佐药。炙甘草、大枣补中益气生血，调和诸药，为使药。诸药合伍，共奏温经散寒、养血通脉之功。如此阴血充，阳气振，寒邪散，经脉通，自可收厥回脉复痛止之效。

【辨证要点】　本方为治疗血虚寒厥证的代表方。临证以手足厥寒，舌淡苔白，脉沉细欲绝为辨证要点。

【现代运用】　现代常用于治疗血栓闭塞性脉管炎、多发性大动脉炎、雷诺病、冻疮、妇女痛经、产后身痛、小儿下肢麻痹、风湿性关节炎等属血虚寒凝者。

【方歌】　当归四逆用桂芍，细辛通草甘大枣，
　　　　　养血温经通脉利，血虚寒厥服之效。

阳和汤《外科证治全生集》

【组成】　熟地黄一两（30g）　鹿角胶三钱（9g）　肉桂去皮，研粉，一钱（3g）　炮姜炭五分（2g）　白芥子炒，研，二钱（6g）　麻黄五分（2g）　生甘草一钱（3g）

【用法】　水煎服。

【功用与主治】　温阳补血，散寒通滞。主治阴疽，包括贴骨疽、脱疽、流注、痰核、鹤膝风等，症见局部漫肿无头，皮色不变，酸痛不热，口中不渴，舌淡苔白，脉沉细。

【方解】　本方所治阴疽是由于阳虚血弱，寒凝痰滞所致。治宜温阳补血，散寒通滞。方中重用熟地黄温补营血；鹿角胶温肾壮阳，填精补髓，强壮筋骨，二味同用，温阳补血，以治阳虚血弱之本，为方中君药。肉桂温通血脉，炮姜炭温煦肌肉，二味温阳散寒，祛散经脉肌肉之寒凝，共为臣药。少量麻黄开泄腠理，发越阳气，既散皮毛肌表之寒，又能开达腠理给邪以外出之路，起到散寒通滞的作用；白芥子辛温，长于祛皮里膜外之痰，用之化痰通络。二味同用，宣通内外，为佐药。生甘草解毒，调和药性，为使药。如此温阳与补血并用，化痰与通络合伍，可使阴凝化解，阳气和布，津血流通，从而使阴疽诸证告愈。

【辨证要点】　本方为治疗阴证疮疡的代表方剂。临证以局部漫肿无头，皮色不变，酸痛不热为辨证要点。

【现代运用】　现代常用于治疗骨结核、慢性骨髓炎、腹膜或骨膜结核、血栓闭塞性脉管炎、肌肉深部脓肿等外科疾患属于阳虚血弱，寒凝痰滞者。

【注意事项】　阳证疮疡，或阴虚有热，或疽已溃破者，均不宜使用。

【方歌】　阳和熟地鹿角胶，姜炭肉桂麻芥草，
　　　　　温阳补血散寒滞，阳虚寒凝阴疽疗。

黄芪桂枝五物汤《金匮要略》

【组成】　黄芪三两（9g）　芍药三两（9g）　桂枝三两（9g）　生姜六两（18g）　大枣十二枚（4枚）

【用法】　上五味，以水六升，煮取二升，温服七合，日三服。

【功用与主治】 益气温经，和血通痹。主治血痹，肌肤麻木不仁，脉微涩而紧者。

【方解】 方中黄芪为君，甘温益气，补在表之卫气。桂枝散风寒而温经通痹，与黄芪配伍，益气温阳，和血通经。桂枝得黄芪益气而振奋卫阳；黄芪得桂枝，固表而不致留邪。芍药养血和营而通血痹，与桂枝合用，调营卫而和表里，两药为臣。生姜辛温，疏散风邪，以助桂枝之力；大枣甘温，养血益气，以资黄芪、芍药之功；与生姜为伍，又能和营卫，调诸药，以为佐使。

【辨证要点】 肌肤麻木不仁或肢节疼痛，或汗出恶风，舌淡苔白，脉微涩而紧。

【现代运用】 现代常用于治疗中风后遗症、半身不遂、面神经麻痹、多发性神经炎、末梢神经炎及硬皮病等。

【方歌】 黄芪桂枝五物汤，芍药大枣加生姜，
　　　　益气温经以和血，血痹用之效果良。

第四节　常用温里类中成药

常用温里类中成药简表见表28-1。

表 28-1　常用温里类中成药简表

类别	药名	功能	主治	注意事项
温中散寒剂	理中丸（党参理中丸）	温中散寒健胃	脾胃虚寒，呕吐泄泻，胸满腹痛，消化不良	湿热中阻所致胃痛、呕吐、泄泻者忌用。忌生冷、油腻及不易消化食物
	小建中合剂	温中补虚缓急止痛	脾胃虚寒所致的脘腹疼痛、喜温喜按、嘈杂吞酸、食少；胃及十二指肠溃疡见上述证候者	阴虚内热胃痛者不宜用
	良附丸	温胃理气	寒凝气滞，脘痛吐酸，胸腹胀满	胃热及湿热中阻胃痛者慎用
	香砂养胃颗粒（丸）	温中和胃	胃阳不足、湿阻气滞所致胃痛、脘闷不舒、呕吐酸水、嘈杂不适、不思饮食、四肢倦怠，痞满，胃痛隐隐	胃阴不足或温热中阻所致痞满、胃痛、呕吐者忌用。忌生冷、油腻及酸性食物
	附子理中丸	温中健脾	肝胃虚衰所致脘腹冷痛、呕吐泄泻、手足不温	附子有毒，不宜过量及久服。孕妇慎用。湿热泄泻者忌用
	香砂平胃丸（颗粒）	理气化湿和胃止痛	湿浊中阻，脾胃不和所致胃脘疼痛、胸膈满闷、恶心呕吐、纳呆食少	脾胃阴虚者忌用。饮食宜清淡，忌生冷、油腻、煎炸食物和海鲜发物
回阳救逆剂	四逆汤	温中祛寒回阳救逆	阳虚欲脱，冷汗自出，四肢厥逆，下利清谷，脉微欲绝	不宜过量及久服。孕妇禁用。湿热、阴虚、实热所致腹痛、泄泻者忌用。不宜单独用于休克

自 测 题

1. 属于理中丸主治证的是（　　　）
　A. 肾阳虚证　　　　　　　　B. 心阳虚证
　C. 中焦虚寒证　　　　　　　D. 脾虚湿盛证
　E. 外感风寒证

2. 小建中汤的君药为（　　　）
　A. 炙甘草　　　B. 大枣　　　　　　C. 白芍
　D. 饴糖　　　　E. 桂枝

3. 当归四逆汤的功效是（　　　）
　A. 温中祛寒，益气健脾　　　B. 温经散寒，养血通脉
　C. 益气温经，和血通痹　　　D. 温阳补血，散寒通滞
　E. 温中补虚，降逆止呕

4. 四逆汤中的四逆是指（　　　）
　A. 手脚发凉　　　　　　　　B. 手脚发热
　C. 脉微欲绝　　　　　　　　D. 上吐下泻
　E. 食少腹痛

5. 吴茱萸汤与理中丸共有的药物是（　　　）
　A. 甘草　　　　B. 大枣　　　　　　C. 人参
　D. 生姜　　　　E. 干姜

6. 阳和汤主治中不包括（　　　）
　A. 贴骨疽　　　B. 流注　　　　　　C. 鹤膝风
　D. 大头瘟　　　E. 痰核

（张文涛　刘　莉）

第二十九章

理 气 剂

凡以理气药为主组成，具有行气或降气作用，用以治疗气滞或气逆证的方剂，统称理气剂。

临床上气机郁滞多以肝气郁结与脾胃气滞为主，而气逆上冲则以肺气上逆与胃气上逆为主。气滞者，当行气而调之；气逆者，当降气以平之。故理气剂相应分为行气剂和降气剂两类。

应用理气剂，首先应辨明气病的虚实。气滞实证方可使用理气剂，若误投补气剂，壅塞气机，则气滞更甚；气虚之证，当补其虚，误用行气，则使其气更虚。其次辨有无兼夹病证，若气机郁滞与气逆不降相兼为病，应分清主次，行气与降气配合使用；若兼气虚者，则需配伍适量补气之品。再次理气剂所用药物多属芳香辛燥之品，容易伤津耗气，应适可而止，勿使过剂，尤其是年老体弱、阴虚火旺、孕妇或素有崩漏吐衄者，更应慎之。

第一节 行 气 剂

凡具有疏畅气机的作用，适用于气机郁滞病证的方剂，称为行气剂。气滞一般以脾胃气滞和肝气郁滞为多见。脾胃气滞常见脘腹胀痛、嗳气吞酸、恶心呕吐、饮食减少、大便失常等症，治疗常以陈皮、厚朴、枳壳、木香、砂仁等药为主组成方剂。肝气郁滞常见胸胁或少腹胀痛，或疝气痛，或月经不调，或痛经等症，治疗常以香附、柴胡、青皮、郁金、川楝子、乌药等药为主组成方剂。

越鞠丸《丹溪心法》

【组成】 香附 川芎 苍术 栀子 神曲各等分（各6～10g）

【用法】 上为末，水泛为丸，如绿豆大。

【功用与主治】 行气解郁。主治六郁证，症见胸膈痞闷或刺痛，脘腹胀痛，嗳腐吞酸，恶心呕吐，饮食不消。

【方解】 本方主治六郁证，以气、血、痰、火、湿、食郁滞为主要表现，方中香附行气解郁以治气郁，为君药。川芎为血中气药，既可活血祛瘀以治血郁，又可助香附行气解郁；栀子清热泻火以治火郁；苍术燥湿运脾以治湿郁；神曲消食导滞以治食郁，共为臣佐之药。诸药合用，共奏行气解郁、活血清热、燥湿消食之功。因痰郁乃气滞湿聚，或饮食停滞，或火邪炼津而成，若气行、湿化、食消、火清，则痰郁随之而消，故方中不另用治痰之品，此亦治病求本之意。

【辨证要点】 本方是治疗六郁证的代表方。临证以胸膈痞闷、脘腹胀痛、饮食不消等为辨证要点。

【现代运用】 现代常用于胃神经官能症、胃及十二指肠溃疡、慢性胃炎、胆石症、胆囊炎、肝炎、肋间神经痛、妇女痛经、月经不调等辨证属气郁、血郁、火郁、湿郁、痰郁、食郁以其中一郁为主而兼数郁者。

【注意事项】 凡郁证属虚者，皆不宜用本方。

【方歌】 越鞠丸治六般郁，香附芎苍栀神曲，
　　　　　气血痰火湿食因，气畅郁舒痛闷除。

四逆散《伤寒论》

【组成】 甘草炙 枳实破，水渍，炙干 柴胡 芍药各十分（各6g）

【用法】　上四味，捣筛，白饮和服方寸匕，日三服。

【功用与主治】　透邪解郁，疏肝理脾。

1. **阳郁厥逆证**　症见手足不温，或腹痛，或泄利下重，脉弦。

2. **肝脾气郁证**　症见胁肋胀闷，脘腹疼痛，脉弦。

【方解】　四逆者，乃手足不温也。其证缘于外邪传经入里，气机为之郁遏，不得疏泄导致阳气内郁，不能达于四末，而见手足不温。方中取柴胡入肝胆经升发阳气，疏肝解郁，透邪外出，为君药。芍药敛阴养血柔肝为臣，与柴胡合用，以补养肝血，条达肝气，可使柴胡升散而无耗伤阴血之弊。佐以枳实理气解郁，泄热破结，与柴胡为伍，一升一降，加强舒畅气机之功，并奏升清降浊之效；与芍药相配，又能理气和血，使气血调和。使以炙甘草，调和诸药，益脾和中。综合四药，共奏透邪解郁、疏肝理脾之效，使邪去郁解，气血调畅，清阳得伸，四逆自愈。由于本方有疏肝理脾之功，所以后世常以本方加减治疗肝脾气郁所致胁肋脘腹疼痛诸症。

【辨证要点】　本方原治阳郁厥逆证，后世多用作疏肝理脾的基础方。临证以手足不温，或胁肋、脘腹疼痛，脉弦为辨证要点。

【现代运用】　现代常用于慢性肝炎、胆囊炎、胆石症、胆道蛔虫病、肋间神经痛、胃溃疡、胃炎、胃肠神经官能症、附件炎、输卵管阻塞、急性乳腺炎等属肝胆气郁，肝脾（或胆胃）不和者。

【方歌】　柴芍枳草四逆散，透邪解郁并疏肝，

　　　　　伤寒阳郁厥逆证，杂病肝胃不和痊。

柴胡疏肝散《景岳全书》

【组成】　陈皮醋炒　柴胡各二钱（各 6g）　川芎　香附　枳壳麸炒　芍药各一钱半（各 4.5g）甘草炙，五分（3g）

【用法】　上作一服，水二盏，煎八分，食前服。

【功用与主治】　疏肝解郁，行气止痛。主治肝郁气滞证，症见胁肋疼痛，胸闷喜太息，情志抑郁易怒，或嗳气频繁、脘腹胀满、攻痛连胁，脉弦。

【方解】　本方所治多由情志不畅，肝气郁滞所致，治宜疏肝理气。方中柴胡功善疏肝解郁，条达肝气，为君药。臣以香附疏肝解郁，理气止痛；川芎开郁行气，活血止痛，二药共助柴胡疏肝理气。佐以陈皮、枳壳理气行滞调中；芍药养血柔肝，合炙甘草以缓急止痛。炙甘草调和诸药，兼作使药。诸药合用，共奏疏肝解郁、行气止痛之功。

【辨证要点】　本方为治疗肝郁气滞证的常用方。临证以胁肋疼痛，胸闷善太息，情志抑郁易怒，脉弦为辨证要点。

【现代运用】　现代常用于慢性肝炎、胆囊炎、胆汁反流性胃炎、肋间神经痛、痛经、月经不调、经前期紧张综合征、乳腺增生症、面部黄褐斑、性功能障碍等辨证属于肝郁气滞者。

【注意事项】　本方芳香辛燥，易耗气伤阴，故不宜久服，孕妇慎用。

【方歌】　柴胡疏肝解郁方，四逆散上芎陈香，

　　　　　疏肝行气兼活血，胁肋疼痛寒热歇。

链接　越鞠丸与柴胡疏肝散比较

　　越鞠丸与柴胡疏肝散都是临床常用的疏肝方剂，但柴胡疏肝散所治在肝，疏通肝之气血。病多起于气滞在先，血瘀在后。越鞠丸主治六郁证，除气血郁滞之外，尚有痰、火、湿、食之郁。分则为六郁，合则为肝脾，所治除肝外，还有脾虚所致之痰、湿、食之郁。柴胡疏肝散所治为实证，越鞠丸为虚实并见。

半夏厚朴汤《金匮要略》

【组成】　半夏一升（12g）　厚朴三两（9g）　茯苓四两（12g）　生姜五两（15g）　苏叶二两（6g）

【用法】　以水七升，煮取四升，分四服，日三夜一服。

【功用与主治】　行气散结，降逆化痰。主治梅核气，症见咽中如有物阻，咯吐不出，吞咽不下，每遇精神刺激加剧，胸膈满闷，或有胁肋胀痛、咳嗽有痰、呕吐痰涎，舌苔白腻，脉弦滑。

【方解】　本方所治系因肺胃升降失常，痰气互结咽喉所致。治宜行气散结，降逆化痰。方中半夏辛温入肺胃，化痰散结，降逆和胃，为君药。厚朴苦辛性温，行气开郁，下气除满，为臣药。君臣相配，苦辛温燥，痰气并治。佐以茯苓渗湿健脾，以助半夏化痰；生姜辛温散结、宣散水气、和胃止呕，既助半夏化痰散结、和胃降逆，又制半夏毒性；苏叶芳香行气，理肺舒肝，助厚朴行气开郁散结。诸药配伍，共奏行气散结、降逆化痰之功。

【辨证要点】　本方为治疗梅核气的常用方。临证以咽中如有物阻、吞吐不得、胸膈满闷、苔白腻、脉弦滑为辨证要点。

【现代运用】　现代常用于癔病、胃神经官能症、慢性咽炎、慢性支气管炎、食管痉挛等辨证属痰气郁结者。

【注意事项】　本方组成多辛温苦燥之品，仅适宜于痰气互结而无热者，若见颧红口苦，舌红少苔，属于气郁化火、阴伤津少者，虽具梅核气之特征，亦不宜使用本方。

【方歌】　半夏厚朴茯姜苏，降逆散结痰气疏，
　　　　　加枣同煎名四七，痰凝气滞疗效奇。

瓜蒌薤白白酒汤《金匮要略》

【组成】　瓜蒌实一枚（12g）　薤白半升（12g）　白酒七升（适量）

【用法】　上同煮，取二升，分温再服。

【功用与主治】　通阳散结，行气祛痰。主治胸阳不振，痰气互结之胸痹轻证。胸部满痛，甚至胸痛彻背，喘息咳唾，短气，舌苔白腻，脉沉弦或紧。

【方解】　本方以祛痰散结开胸见长的瓜蒌为主药；以温通滑利，通阳散结，行气止痛之薤白为辅；更借白酒行气活血之力，以加强通阳行气、开胸散结之功而为佐使。诸药合用，使胸中阳气宣通，痰浊消散，气机舒畅，则胸痹诸症自除。

【辨证要点】　本方是治疗胸阳不振、气滞痰阻之胸痹证的常用方剂，临证以胸闷而痛，苔白腻，脉沉弦为辨证要点。

【现代运用】　现代常用于治疗心绞痛、冠心病、肋间神经痛、非化脓性肋软骨炎、慢性支气管炎等属胸中气滞痰阻者。

【注意事项】　本方偏温燥，阴虚肺痨胸痛或肺热痰喘胸痛，不宜使用。

【方歌】　瓜蒌薤白治胸痹，配以白酒最相宜，
　　　　　加夏加枳桂枝朴，治法稍殊细辨医。

厚朴温中汤《内外伤辨惑论》

【组成】　厚朴姜制　陈皮去白，各一两（各30g）　甘草炙　茯苓去皮　草豆蔻仁　木香各五钱（各15g）　干姜七分（2g）

【用法】　上为粗散，每服五钱匕（15g），水二盏，加生姜三片，煎至一盏，去滓，食前温服。

【功用与主治】　行气除满，温中燥湿。主治脾胃寒湿气滞证，症见脘腹胀满，时作疼痛，不思饮食，四肢倦怠，舌苔白腻，脉沉弦。

【方解】　本方所治乃寒湿伤胃，中焦气滞所致，法当行气除满，温中化湿。方中厚朴辛苦温燥，行气消胀，燥湿除满，故重用为君药。臣以陈皮理气行滞，燥湿调中；草豆蔻燥湿行气，温中散寒。佐以木香助厚朴、陈皮行气调中，干姜、生姜助草豆蔻温中散寒，茯苓渗湿健脾。炙甘草益气和中，调和诸药，为佐使药。诸药配伍，行气、燥湿、温中并举，但以行气为主，共奏行气除满、温中燥湿之功。

【辨证要点】　本方是治疗脾胃寒湿气滞证的常用方。临证以脘腹胀满、时作疼痛、舌苔白腻为辨

证要点。

【现代运用】　现代常用于慢性肠炎、慢性胃炎、胃溃疡、妇女白带等辨证属脾胃寒湿气滞者。

【注意事项】　本方组成药性温燥，易耗气伤阴，若属于气虚或胃阴虚所致脘腹不适者，不宜使用本方。

【方歌】　厚朴温中气滞方，陈香豆苓草二姜，

　　　　　脘腹胀痛苔白腻，行气温中湿满消。

天台乌药散《圣济总录》

【组成】　天台乌药　木香　小茴香微炒　青皮汤浸，去白，焙　高良姜炒，各半两（各15g）　槟榔锉，二个（9g）　川楝子十个（12g）　巴豆七十粒（10g）

【用法】　上八味，先将巴豆微打破，同川楝子用麸炒黑，去巴豆及麸皮不用，合余药共研为末，和匀，每服一钱（3g），温酒送下。疼甚，炒生姜，热酒调下。

【功用与主治】　行气疏肝，散寒止痛。主治寒滞肝脉之小肠疝气，症见少腹引睾丸而痛，偏坠肿胀，或少腹疼痛，舌淡苔白，脉沉迟或弦。

【方解】　本方主治系寒凝肝脉，气机阻滞之小肠疝气，治当行气疏肝，散寒止痛。方中乌药辛温，行气疏肝，散寒止痛，为君药。青皮、小茴香、高良姜、木香均为辛温芳香之品，能行气散结，散寒止痛，以助乌药行气散寒止痛之力，共为臣药。槟榔直达下焦，行气化滞而破坚；川楝子虽苦寒，但与辛热之巴豆同炒后去巴豆，既可减其寒凉之性，又能增其行气散结之力，共为佐药。诸药合用，共奏行气疏肝、散寒止痛之功。

【辨证要点】　本方是治疗寒滞肝脉所致疝痛的常用方。临床以少腹痛引睾丸、舌淡苔白、脉沉弦为辨证要点。

【现代运用】　现代常用于腹股沟疝、睾丸炎、附睾炎、胃及十二指肠溃疡、慢性胃炎等辨证属肝经寒凝气滞者。

【注意事项】　湿热下注之疝痛不宜使用。

【方歌】　天台乌药茴良姜，川楝巴豆与槟榔，

　　　　　青皮木香共研末，寒凝疝痛酒调尝。

第二节　降 气 剂

凡具有降气平喘或降逆止呕的作用，适用于肺气上逆或胃气上逆等气机上逆之证的方剂，称为降气剂。肺气上逆以咳喘为主症，治疗常用降气祛痰，止咳平喘药如苏子、杏仁、沉香、款冬花等为主组成方剂；胃气上逆以呕吐、嗳气、呃逆等为主症，治疗常用降逆和胃止呕药如旋覆花、代赭石、半夏、竹茹、丁香、柿蒂等为主组成方剂。对于肺胃气逆兼气血不足者，适当配伍补益气血药；咳喘日久兼肺肾气虚者，酌配温肾纳气、敛肺止咳之品。

苏子降气汤《备急千金要方》

【组成】　紫苏子一升（12g）　前胡　厚朴　甘草　当归各一两（各6g）　半夏一升（12g）　橘皮三两（9g）　大枣20枚（10枚）　生姜一斤（6g）　桂心四两（3g）

【用法】　上㕮咀，加苏叶5片，以水一斗三升，煮取二升半，分五次服，日三次，夜二次。

【功用与主治】　降气祛痰，平喘止咳。主治上实下虚之喘咳证，症见咳喘气急，痰多稀白，胸膈满闷，或有呼多吸少、腰疼脚弱、肢体倦怠、肢体浮肿，舌苔白滑或白腻，脉弦滑。

【方解】　本方所治上实下虚之喘咳证，"上实"即痰涎壅盛，"下虚"即肾阳不足，临证以"上实"为主，治宜降气平喘，祛痰止咳。方中紫苏子降气祛痰，平喘止咳，为君药。半夏化痰降逆，厚朴下气除满，前胡下气祛痰，三药共助紫苏子降气祛痰之功，其中前胡兼能宣散，有降中寓升之义，共为臣药。君臣相配，以治上实。肉桂温补下元，纳气平喘，以治下虚；当归既治咳逆上气，又能养血补

虚以增肉桂温补下元之力，且可润燥以防半夏、厚朴辛燥伤津；略加生姜、苏叶以散寒宣肺，共为佐药。甘草、大枣和中调药，为佐使药。本方配伍，一则以降气祛痰药配伍温肾补虚药，标本兼顾，上下并治，而以治上治标为主；二则大队降逆药中伍以宣散之品，众多苦温之味中酌用凉润之品，使降中寓升，温而不燥。诸药合用，共奏降气祛痰、温肾补虚之功。

【辨证要点】　本方为治疗上实下虚之喘咳证的常用方。临证以胸膈满闷、痰多稀白、苔白滑或白腻为辨证要点。

【现代运用】　现代常用于慢性支气管炎、肺气肿、支气管哮喘等辨证属痰涎壅肺或兼肾阳不足者。

【注意事项】　本方药性偏温燥，以降气祛痰为主，对于肺肾阴虚的喘咳，以及肺热痰喘之证，均不宜使用。

【方歌】　苏子降气橘半归，前胡桂朴草姜随，

上实下虚痰嗽喘，或加沉香去肉桂。

定喘汤《摄生众妙方》

【组成】　白果去壳，砸碎炒黄，二十一枚（9g）　麻黄三钱（9g）　苏子二钱（6g）　甘草一钱（3g）　款冬花三钱（9g）　杏仁去皮、尖一钱五分（4.5g）　桑白皮蜜炙三钱（9g）　黄芩微炒一钱五分（6g）　法制半夏三钱（9g），如无，用甘草汤泡七次，去脐用

【用法】　上药用水三盅，煎二盅，作二服，每服一盅，不用姜，不拘时候，徐徐服。

【功用与主治】　宣降肺气，化痰清热。主治痰热蕴肺之哮喘，症见哮喘咳嗽，痰多稠黄，舌苔黄腻，脉滑数。

【方解】　本方主治风寒外束，痰热内蕴之哮喘，治当宣降肺气，化痰清热。方中麻黄宣肺散邪，苏子降气祛痰，合以宣降肺气，化痰平喘，共为君药。臣以杏仁、半夏、款冬花助苏子降气祛痰。佐以桑白皮、黄芩清泄肺热；白果敛肺祛痰，与麻黄一散一敛，既可加强平喘之功，又可防麻黄耗散肺气，相反相成。甘草调和诸药，为使药。诸药配伍，宣降并用，散收结合，清润同施，共奏宣降肺气、化痰平喘之功。

【辨证要点】　本方是治疗痰热内蕴所致哮喘的常用方。临证以哮喘咳嗽、痰多稠黄、苔黄腻、脉滑数为辨证要点。

【现代运用】　现代常用于支气管哮喘、喘息性支气管炎等辨证属痰热蕴肺者。

【注意事项】　哮喘日久，肺肾阴虚者，皆不宜使用。

【方歌】　定喘白果与麻黄，款冬半夏白皮桑，

苏杏黄芩兼甘草，外寒痰热哮喘尝。

旋覆代赭汤《伤寒论》

【组成】　旋覆花三两（9g）　人参二两（6g）　生姜五两（15g）　代赭石一两（6g）　甘草炙，三两（9g）　半夏洗，半升（9g）　大枣擘，十二枚（4枚）

【用法】　以水一斗，煮取六升，去滓再煎，取三升，温服一升，日三服。

【功用与主治】　降逆化痰，益气和胃。主治胃虚痰阻气逆证，症见胃脘痞鞕，按之不痛，频频嗳气，或见呕吐、呃逆，舌苔白腻，脉缓或滑。

【方解】　本方主治乃中虚痰阻，胃气上逆之证，治当降逆化痰，益气和胃。方中旋覆花苦辛咸温，功善下气消痰、降逆止噫，为君药。代赭石苦寒质重，善镇冲逆为臣。佐以半夏祛痰散结，降逆和胃；重用生姜者，用意有三：一则和胃降逆以增止嗳之效；二则宣散水气以助祛痰之功；三则制约代赭石寒性。人参、炙甘草、大枣甘温益气，健脾养胃，以复中气。炙甘草调和诸药，兼作使药。诸药配合，共奏降逆化痰、益气和胃之功。

【辨证要点】　本方是治疗中虚痰阻气逆证的常用方。临证以胃脘痞鞕，嗳气频作或呕吐、呃逆，苔白腻，脉缓或滑为辨证要点。

【现代运用】　现代常用于胃神经官能症、胃扩张、慢性胃炎、胃及十二指肠溃疡、幽门不完全性梗阻、神经性呃逆、膈肌痉挛等辨证属中虚痰阻气逆者。

【注意事项】　方中代赭石性寒沉降，质重碍胃，用量宜小。

【方歌】　仲景旋覆代赭汤，半夏人参甘枣姜，
　　　　　噫气不除心下痞，降逆化痰治相当。

第三节　常用理气类中成药

常用理气类中成药简表见表 29-1。

表 29-1　常用理气类中成药简表

类别	药名	功能	主治	注意事项
理气疏肝剂	四逆散	透解郁热疏肝理脾	肝气郁结，肝脾不和所致胁痛、痢疾，症见脘腹胁痛，热厥手足不温，泻痢下重	孕妇，肝阴亏虚型胁痛，寒厥所致的四肢不温者慎用。忌恼怒劳累，保持心情舒畅
	柴胡疏肝丸	疏肝理气消胀止痛	肝气不舒，症见胸胁痞闷，食滞不消，呕吐酸水	肝胆湿热、脾胃虚弱者慎用。忌郁闷、恼怒，保持心情舒畅
	气滞胃痛颗粒（片）	疏肝理气和胃止痛	肝郁气滞，胸痞胀满，胃脘疼痛	肝胃郁火、胃阴不足所致胃痛者慎用。孕妇慎用
	胃苏颗粒	理气消胀和胃止痛	气滞型胃脘痛，症见胃脘胀痛、窜及两胁，得嗳气或矢气则舒，情绪郁怒则加重，胸闷食少，排便不畅，舌苔薄白，脉弦；慢性胃炎及消化性溃疡见上述证候者	孕妇及脾胃阴虚或肝胃郁火胃痛者慎用
理气和中剂	木香顺气丸	行气化湿健脾和胃	湿阻中焦，脾胃不和所致湿滞脾胃证，症见胸膈痞闷，脘腹胀痛，呕吐恶心，嗳气纳呆	孕妇及郁火胃痛、痞满者慎用
	越鞠丸	理气解郁宽中除湿	瘀热痰湿内生所致脾胃气郁，见胸脘痞闷，腹中胀满，饮食停滞，嗳气吞酸	阴虚火旺者慎用。忌忧思恼怒，避免情志刺激
化痰平喘剂	降气定喘丸	降气定喘祛痰止咳	痰浊阻肺所致咳嗽痰多，气逆喘促；慢性支气管炎、支气管哮喘见上述证候者	孕妇禁用。虚喘、年老体弱者慎用。高血压、心脏病、青光眼患者慎用。忌辛辣、生冷、油腻食物
	蠲哮片	泻肺除壅涤痰祛瘀利气平喘	支气管哮喘急性发作期痰瘀伏肺证，症见气粗痰涌、痰鸣如吼、咳呛阵作、痰黄稠厚	孕妇及久病体虚、脾胃虚弱便溏者禁用。忌辛辣、生冷、油腻食物

自测题

1. 属于瓜蒌薤白白酒汤主治证的是（　　）
　A. 胸痹证　　　B. 梅核气　　　C. 六郁证
　D. 肝郁气滞证　E. 痰热蕴肺证

2. 苏子降气汤的君药为（　　）
　A. 半夏　　　B. 苏子　　　C. 当归
　D. 前胡　　　E. 陈皮

3. 旋覆代赭汤的功效是（　　）
　A. 透邪解郁，疏肝理脾　　B. 降气祛痰，平喘止咳
　C. 降逆化痰，益气和胃　　D. 疏肝解郁，行气止痛
　E. 行气解郁

4. 含有香附、川芎，气血同调的方剂是（　　）
　A. 血府逐瘀汤　B. 四逆散　　C. 半夏厚朴汤
　D. 柴胡舒肝散　E. 苏子降气汤

5. 越鞠丸的功效是（　　）
　A. 疏肝解郁　　B. 行气解郁　　C. 疏肝行气
　D. 疏肝健脾　　E. 健脾燥湿

6. 半夏厚朴汤的功用是（　　）
　A. 行气疏肝，消痞散满　　B. 行气散结，降逆化痰
　C. 行气止痛，软坚散结　　D. 行气祛痰，和胃降逆
　E. 通阳散结，行气止痛

（张文涛　刘　莉）

第三十章

理 血 剂

　　凡以理血药为主组成，具有活血祛瘀或止血作用，用以治疗血瘀或出血病证的方剂，统称理血剂。

　　血是营养人体的重要物质。在正常情况下，循行脉道，环周不休，充盈五脏六腑，濡养四肢百骸，故《难经·二十二难》云："血主濡之。"若因某些原因致使血行不畅，或离经妄行，均可造成血瘀或出血病证。血瘀者，治当活血化瘀；出血者，治以止血为宜。故本章方剂相应分为活血祛瘀剂和止血剂两大类。

　　应用理血剂，第一，应辨明血瘀或出血的原因，分清标本缓急，急则治其标，缓则治其本，或标本兼顾。第二，逐瘀防伤正气。逐瘀过猛或祛瘀日久易伤正气，因此在使用活血化瘀剂时，常配以养血益气之品，使祛瘀而不伤正。第三，止血慎防留瘀。必要时，可在止血剂中辅以适当的活血祛瘀之品，或选用兼有活血祛瘀作用的止血药，使血止而不留瘀；至于瘀血内阻，血不循经所致的出血，法当祛瘀为先，因瘀血不去则出血不止之故。第四，活血化瘀剂其性破泄，易于伤血、损胎，宜中病即止。妇女经期、月经过多及孕妇均当慎用。

第一节　活血祛瘀剂

　　活血化瘀剂具有通利血脉、消散瘀血、活血止痛、疗伤消肿等作用，适用于各种血瘀证，如瘀热互结之蓄血证，瘀血内阻所引起的胸腹诸痛、半身不遂、经闭、痛经、产后恶露不行，以及疮疡初起、跌打损伤等，临床以局部刺痛、痛处固定而拒按、夜间痛增，肿块质硬而不移，出血之色紫暗或夹血块，肌肤粗糙如鳞甲、面色黧黑，舌质紫暗或有瘀点、瘀斑，脉细涩或结代等为主要特征。常以活血祛瘀药如桃仁、红花、川芎、赤芍、丹参等为主组成方剂。因气为血帅，气行则血行，且病性有血瘀偏寒、瘀久化热、正虚有瘀之异，故常配伍行气、温经、清热、补虚药。此外，对于孕妇而有瘀血癥块者，当小量缓图，使瘀去而胎不伤。代表方如桃核承气汤、血府逐瘀汤、补阳还五汤、复元活血汤、生化汤、失笑散等。

桃核承气汤《伤寒论》

　　【组成】　桃仁去皮尖，五十个（12g）　大黄四两（12g）　桂枝去皮，二两（6g）　甘草炙，二两（6g）　芒硝二两（6g）

　　【用法】　上四味，以水七升，煮取二升半，去滓，内芒硝，更上火，微沸，下火，先食温服五合，日三服，当微利。

　　【功用与主治】　逐瘀泻热。主治下焦蓄血证，症见少腹急结，小便自利，神志如狂，甚则烦躁谵语，至夜发热，或妇人闭经、痛经，脉沉实或涩。

　　【方解】　本方原为太阳表邪未解，循经传腑化热，与血相搏结于下焦之蓄血证而设。其病机特点是瘀热互结下焦。瘀热互结，立法组方当逐瘀泻热；病位在下焦，又当因势利导。

　　本方由调胃承气汤（大黄、芒硝、甘草）加桃仁、桂枝组成。方中桃仁破血逐瘀，大黄荡涤瘀热，二者配伍，瘀热并除，共为君药。臣以芒硝泻热软坚，助大黄荡涤瘀热；桂枝通行血脉，既助桃仁活血化瘀，又防大黄、芒硝寒凉凝血。炙甘草护胃安中，并缓诸药峻烈之性，以防逐瘀伤正，为佐使药。

诸药合用，共奏逐瘀泻热之功。服药"微利"之后，则蓄血得去，瘀热得清，诸症自除。

【辨证要点】 本方是治疗瘀热互结之下焦蓄血证的常用方。临证以少腹急结、小便自利，脉沉实或涩为辨证要点。

【现代运用】 现代常用于急性盆腔炎、胎盘滞留、附件炎、子宫内膜异位症、肠梗阻及急性脑出血等辨证属瘀热互结下焦者。

【注意事项】 本方破血逐瘀，药性猛烈，故孕妇忌用。表证未解者，当先解表，而后用此方。

【方歌】 桃仁承气配桂枝，硝黄甘草五般施，
　　　　　下焦蓄血如狂证，瘀血为病总相宜。

血府逐瘀汤《医林改错》

【组成】 桃仁四钱（12g）　红花三钱（9g）　当归三钱（9g）　生地黄三钱（9g）　川芎一钱半（4.5g）　赤芍二钱（6g）　牛膝三钱（9g）　桔梗一钱半（4.5g）　柴胡一钱（3g）　枳壳二钱（6g）　甘草二钱（6g）

【用法】 水煎服。

【功用与主治】 活血化瘀，行气止痛。主治胸中血瘀证。胸痛或头痛日久，痛如针刺而有定处，或呃逆、干呕不止，甚或饮水即呛，或内热瞀闷、入暮潮热，或心悸怔忡、失眠多梦，或急躁易怒，唇暗或两目暗黑，舌质暗红或有瘀斑、瘀点，脉涩或弦紧。

【方解】 本方专为"胸中血府血瘀证"而设。其病机特点是瘀血内阻，阻滞气机，瘀久化热。立法组方应以活血化瘀为主，兼以理气行滞、凉血清热。

本方由桃红四物汤加牛膝、柴胡、枳壳、桔梗、甘草而成。方中桃仁、红花活血化瘀止痛，同为君药。赤芍、川芎、当归助桃仁、红花活血化瘀；牛膝祛瘀通脉，引血下行，故共为臣药。柴胡疏肝解郁、升达清阳；桔梗开宣肺气；枳壳理气宽胸，其中柴胡、桔梗上行主升，枳壳合牛膝下行主降，升降并用，以调理胸中之气血；生地黄凉血清热以除瘀热，合当归滋养阴血，使祛瘀而不伤正，俱为佐药。桔梗载药上行而入胸中，甘草调和诸药，同为使药。诸药合用，共奏活血化瘀、行气止痛之功。

本方配伍特点有三：一是活血配以行气，既散瘀血，又解气滞；二是祛瘀与养血兼顾，活血而不耗血；三为升降并用，使气机调畅，气血和顺。

【辨证要点】 本方是治疗胸中血瘀证的常用方。临证以胸痛或头痛，痛有定处，舌暗红或有瘀斑，脉涩或弦紧为辨证要点。

【现代运用】 现代常用于冠心病心绞痛、风湿性心脏病、胸部挫伤及肋软骨炎之胸痛，脑血栓形成、高血压、高脂血症、血栓闭塞性脉管炎、神经官能症、脑震荡后遗症之头痛、头晕等辨证属瘀阻气滞者。

【注意事项】 本方活血化瘀药较多，故孕妇忌用。

【方歌】 血府当归生地黄，红花甘枳赤芍药，
　　　　　柴胡芎桔牛膝等，血化下行不作痨。

链 接 王清任及其逐瘀汤系列

王清任，又名全任，字勋臣。清代直隶省（今河北省）玉田县人，著名中医学家。对祖国医学中的气血理论作出了新的发挥，特别是在活血化瘀治则方面有独特的贡献。他创立了很多活血逐瘀方剂，注重分辨瘀血的不同部位而分别给予针对性治疗。其中常用的除血府逐瘀汤外，还有如下四个：

少腹逐瘀汤：由小茴香，干姜，延胡索，没药，当归，川芎，官桂，赤芍，蒲黄，五灵脂组成。功能活血祛瘀，温经止痛。主治少腹积块，疼痛或不痛，或痛而无积块，或少腹胀满，或经期腰酸、小腹胀，或月经一月见三五次，接连不断，断而又来，其色或紫或黑，或有血块，或崩漏，兼少腹疼痛，或粉红兼白带者。

通窍活血汤：由赤芍，川芎，麝香，老葱，生姜，桃仁，红花，大枣，黄酒组成。功能活血化瘀，通窍活络。主治头面瘀血，头发脱落，眼疼白珠红，酒渣鼻，久聋，紫白癜风，牙疳，妇女干血劳，小儿疳证等。

膈下逐瘀汤：由五灵脂，当归，川芎，桃仁，红花，牡丹皮，赤芍，延胡索，甘草，写药，香附，枳壳组成。功能活血祛瘀，行气止痛。主治膈下瘀阻气滞，形成痞块，痛处不移，卧则腹坠；肾泻久泻。现用于慢性活动性肝炎、糖尿病、宫外孕、不孕症等属血瘀气滞者。

身痛逐瘀汤：由秦艽，川芎，桃仁，红花，甘草，羌活，没药，当归，五灵脂，香附，牛膝，地龙组成。功能活血祛瘀，祛风除湿，通痹止痛。主治瘀血夹风湿，经络痹阻，肩痛、臂痛、腰腿痛，或周身疼痛，经久不愈者。

五个逐瘀汤中，血府逐瘀汤配有行气开胸的枳壳、桔梗、柴胡，以及引血下行的牛膝，故宣通胸胁气滞，引血下行之力较好，主治胸中瘀阻之证；通窍活血汤配有通阳开窍的麝香、老葱、生姜等，故辛香通窍作用较好，主治瘀阻头面之证；膈下逐瘀汤配有香附、延胡索、乌药、枳壳等疏肝行气止痛药，故行气止痛作用较好，主治瘀阻膈下，肝郁气滞之两胁及腹中胀痛；少腹逐瘀汤配有温里祛寒之小茴香、官桂、干姜，故温经止痛作用较优，主治血瘀少腹、月经不调、痛经等；身痛逐瘀汤配有通络宣痹止痛之秦艽、羌活、地龙等，故多用于瘀血痹阻经络所致的肢体痹痛或周身疼痛等，临证可辨证合理选用。

补阳还五汤《医林改错》

【组成】　黄芪生，四两（120g）　当归尾二钱（6g）　赤芍一钱半（4.5g）　地龙去土，一钱（3g）川芎一钱（3g）　红花一钱（3g）　桃仁一钱（3g）

【用法】　水煎服。

【功用与主治】　补气，活血，通络。主治气虚血瘀之中风，症见半身不遂，口舌㖞斜，语言謇涩，口角流涎，小便频数或遗尿失禁，舌暗淡苔白，脉缓无力。

【方解】　本方由补气药与活血祛瘀药相配伍，治疗中风所致半身不遂，舌强语謇，其病机以气虚为本，血瘀为标。故方中重用生黄芪为君药，力专性走，大补元气，使气旺则血行。臣以当归尾活血化瘀而不伤正。赤芍、川芎、桃仁、红花助当归尾以活血化瘀；地龙走窜善行，通经活络，合生黄芪以增强补气通络之力，共为佐药。诸药合用，体现益气活血法，且补气而不壅滞，活血又不伤正的特点，共奏补气活血通络之功。

【辨证要点】　本方是治疗气虚血瘀之中风的常用方。临证以半身不遂、口舌㖞斜、舌暗淡苔白、脉缓无力为辨证要点。

【现代运用】　现代常用于脑血管意外后遗症、冠心病、小儿麻痹后遗症，以及其他原因引起的偏瘫、截瘫、或单侧上肢或下肢痿软等辨证属气虚血瘀者。

【注意事项】　本方生黄芪用量独重，临证宜从小量（30～60g）开始，逐渐加量。本方需久服方可奏效，愈后还应继续服用，以巩固疗效。中风后遗症之半身不遂属阴虚阳亢、痰阻血瘀者，不宜使用本方。

【方歌】　补阳还五芪归芎，桃红赤芍加地龙，
　　　　　半身不遂中风证，益气活血经络通。

复元活血汤《医学发明》

【组成】　柴胡半两（15g）　瓜蒌根　当归各三钱（各9g）　红花　甘草　穿山甲炮，各二钱（各6g）　大黄酒浸，一两（30g）　桃仁酒浸，去皮尖，研如泥，五十个（15g）

【用法】　除桃仁外，锉如麻豆大，每服一两，水一盏半，酒半盏，同煎至七分，去滓，大温服之，食前。以利为度，得利痛减，不尽服。

【功用与主治】　活血化瘀，疏肝通络。主治跌打损伤，瘀血阻滞证，症见胁肋瘀肿，痛不可忍。

【方解】　胁肋为厥阴肝经循行部位，跌打损伤，瘀血停留于胁下，肝络不通，故胁肋瘀肿疼痛，甚则痛不可忍。本方证病机特点是瘀停胁下，肝络不通。立法组方当活血化瘀止痛，结合疏肝行气通络。方中重用大黄，活血逐瘀，荡瘀下行，推陈致新；重用柴胡入肝经、走两胁，疏肝行气，使气行血活，并可引大黄入肝经胁下。两药合用，一升一降，以攻散胁下之瘀滞，共为君药。桃仁、红花活血祛瘀，消肿止痛；穿山甲破瘀通络，散结消肿，共为臣药。当归补血活血；瓜蒌根既能入血分有助消瘀散结，又兼可清热润燥，共为佐药。甘草缓急止痛，调和诸药，是佐药兼作使药。大黄、桃仁酒制，及原方加酒煎服，乃增强活血通络之意，且大黄借酒上行之性以利直达胁下病所。诸药合用，共奏活血化瘀、疏肝通络之功，可使瘀血去，新血生，气行络通，胁痛自除。正如张秉成所言：“去者去，生者生，痛自舒而元自复。”故方名“复元活血汤”。

【辨证要点】　本方为治疗跌打损伤，瘀血阻滞证的常用方。临床以胁肋瘀肿疼痛为辨证要点。

【现代运用】　本方常用于肋间神经痛、肋软骨炎、胸胁部挫伤、乳腺增生症等属瘀血停滞者。

【注意事项】　服本方后“以利为度，得利痛减”，而病未痊愈者，需更换方剂或调整原方剂量。孕妇忌服。

【方歌】　复元活血用柴胡，花粉当归山甲扶，

　　　　桃红黄草煎加酒，损伤瘀滞总能除。

桂枝茯苓丸《金匮要略》

【组成】　桂枝　茯苓　牡丹皮去心　桃仁去皮尖，熬　芍药各等分（各9g）

【用法】　上三味，末之，炼蜜为丸，如兔屎大，每日一丸（3g），食前服。不知，加至三丸。

【功用与主治】　活血化瘀，缓消癥块。主治瘀阻胞宫证，症见妇人素有癥块，妊娠漏下不止，或胎动不安，血色紫黑晦暗，腹痛拒按，或经闭腹痛，或产后恶露不尽而腹痛拒按者，舌质紫暗或有瘀点，脉沉涩。

【方解】　本方原治妇人素有癥块，致妊娠胎动不安或漏下不止之证。证由瘀阻胞宫所致。治宜活血化瘀，缓消癥块。方中桂枝辛甘而温，温通血脉，以行瘀滞，为君药。桃仁味苦甘平，活血祛瘀，助君药以化瘀消癥，用之为臣；牡丹皮、芍药味苦而微寒，既可活血以散瘀，又能凉血以清退瘀久所化之热，芍药并能缓急止痛；茯苓甘淡平，渗湿祛痰，以助消癥之功，健脾益胃，扶助正气，均为佐药。丸以白蜜，甘缓而润，以缓诸药破泄之力，是以为使。诸药合用，共奏活血化瘀、缓消癥块之功，使瘀化癥消，诸症皆愈。

【辨证要点】　临证以少腹有癥块，血色紫黑晦暗，腹痛拒按为辨证要点。

【现代运用】　现代常用于子宫肌瘤、子宫内膜异位症、卵巢囊肿、附件炎、慢性盆腔炎等属瘀血留滞者。

【注意事项】　对妇女妊娠而有瘀血癥块者，只能渐消缓散，不可峻猛攻破。原方对其用量、用法规定甚严，临床使用切当注意。

【方歌】　金匮桂枝茯苓丸，芍药桃仁共牡丹，

　　　　等分为末蜜丸服，活血化瘀癥积散。

丹参饮《时方歌括》

【组成】　丹参一两（30g）　檀香　砂仁各一钱（各3g）

【用法】　以水一杯半，煎至七分服。

【功用与主治】　活血祛瘀，行气止痛。主治血瘀气滞之心胃诸痛，症见痛有定处，以刺痛为主，舌红苔黄，脉弦略数。

【方解】　方中重用丹参至一两，为行气药之五倍量，其药味苦微寒入心肝二经，活血祛瘀为主药。因血瘀而导致气滞，故配檀香调气；砂仁温胃畅中为辅佐药。三药合用，共奏化瘀行气之功，使气血

通畅，则诸痛自止。

【辨证要点】　本方所治诸痛，以偏瘀偏热者为宜，临证以疼痛部位固定不移，刺痛钝痛，舌红苔黄，脉弦数为辨证要点。

【现代运用】　现代常用于慢性胃炎、胃及十二指肠溃疡、胃神经官能症以及心绞痛等，属气滞血瘀者。

【注意事项】　血瘀偏寒及非气滞血瘀者，则非本方所宜。

【方歌】　心腹诸痛有妙方，丹参砂仁加檀香，
　　　　　气滞血瘀两相结，瘀散气顺保安康。

生化汤《傅青主女科》

【组成】　全当归八钱（24g）　川芎三钱（9g）　桃仁去皮尖，研，十四枚（6g）　干姜炮黑，五分（2g）　甘草炙，五分（2g）

【用法】　黄酒、童便各半煎服。

【功用与主治】　养血化瘀，温经止痛。主治产后瘀血腹痛，症见恶露不行，小腹冷痛，舌淡，苔白滑，脉细而涩。

【方解】　本方所治之恶露不行，小腹冷痛，乃产后血虚，寒凝血瘀所致。治当以养血化瘀为主，兼以温经散寒。方中重用全当归为君，补血活血，化瘀生新，兼可温经散寒。川芎活血行气；桃仁活血逐瘀，共为臣药。炮姜入血散寒，温经止痛；黄酒温通血脉以助药力；加入童便，意在益阴化瘀，引败血下行，以上三药俱为佐药。炙甘草缓急止痛，调和诸药，是佐药兼作使药。诸药合用，共奏养血化瘀、温经止痛之功。正如《血证论》曰："瘀血可化之，则所以生之，产后多用。"故名"生化汤"。

【辨证要点】　本方为产后瘀血腹痛的常用方。临证以产后恶露不行、小腹冷痛为辨证要点。

【现代运用】　现代常用于产后子宫复旧不良、产后宫缩疼痛、胎盘残留等辨证属产后血虚寒凝，瘀血内阻者。

【注意事项】　若产后血热而有瘀滞者，则非本方所宜。

【方歌】　生化汤是产后方，归芎桃草酒炮姜。
　　　　　恶露不行少腹痛，温经活血效亦彰。

失笑散《近效方》

【组成】　五灵脂酒研，淘去沙土　蒲黄炒香，各二钱（各6g）

【用法】　先用酽醋调一合，熬药成膏，入水一小盏，煎至七分，热呷。

【功用与主治】　活血祛瘀，散结止痛。主治瘀血停滞证，症见心胸或脘腹刺痛，或产后恶露不行，或月经不调，少腹急痛等，舌质紫黯或边有瘀斑，脉涩或弦。

【方解】　本方所治诸症，皆由瘀血内停，阻滞脉道，血行不畅所致。证属瘀血内阻，治当活血化瘀止痛。方中五灵脂通利血脉，散瘀止痛；蒲黄行血消瘀，炒用并能止血。二者相须为用，以通利血脉，散瘀止痛。用米醋或黄酒冲服，意在活血脉、行药力，加强祛瘀止痛之功，同时又可制约五灵脂腥臊之味。合而为方，药简效宏，可祛瘀止痛，推陈致新，患者在不觉中，疼痛消失，诸症悉除，不禁欣然而笑，故名"失笑"。

【辨证要点】　本方是治疗瘀血停滞所致心腹刺痛、产后恶露不行、月经不调的常用方。临床以舌质紫黯或边有瘀斑、脉涩或弦为辨证要点。

【现代运用】　现代常用于痛经、冠心病、高脂血症、宫外孕、慢性胃炎等属瘀血停滞者。

【注意事项】　脾胃虚弱者及妇女月经期慎用，孕妇忌用。

【方歌】　失笑灵脂蒲黄同，等量为散酽醋冲，
　　　　　瘀滞心腹时作痛，祛瘀止痛有奇功。

第二节　止　血　剂

止血剂，具有凉血止血、化瘀止血、收涩止血、温经止血等作用，适用于血不循经，溢于脉外而导致的各种出血证，如吐血、衄血、咳血、便血、尿血、崩漏等。因出血的原因、性质及部位不同，故组方配伍随证而异。若因血热妄行者，以凉血止血药如小蓟、侧柏叶、白茅根、槐花等为主，配伍栀子、黄芩等以清热泻火；若因阳虚不能摄血者，以温阳止血药如灶心土、炮姜、艾叶等为主，配伍附子、白术等以温阳益气；若因冲任虚损者，以养血止血药阿胶为主，配伍地黄、当归等以调补冲任；兼有瘀滞者，适当配以活血化瘀药如三七、蒲黄等，使止血而不留瘀。代表方如十灰散、小蓟饮子、黄土汤等。

十灰散《十药神书》

【组成】　大蓟　小蓟　荷叶　侧柏叶　白茅根　茜根　栀子　大黄　牡丹皮　棕榈皮各等分（各9g）

【用法】　上烧灰存性，研极细末，用纸包，以碗盖于地上一夕，出火毒，用时先将白藕捣汁或萝卜汁磨京墨半碗，调灰五钱，食后服下。

【功用与主治】　凉血止血。主治血热妄行之上部出血证。呕血、咯血、衄血等，血色鲜红，势急量多，舌红，脉数。

【方解】　本方证因火热炽盛，血热妄行所致。火热炽盛，气火上冲，损伤血络，迫血上溢故见呕血、咯血、衄血等上部出血证。证属血热出血，治当凉血止血。方中以大蓟、小蓟、荷叶、侧柏叶、白茅根、茜根凉血止血；栀子、大黄清热泻火，导热下行，以折其上逆之势，使气火降而出血止；棕榈皮收敛止血；牡丹皮凉血散瘀，合茜根、大黄，可使凉血、收敛止血而不留瘀。上十味烧炭存性，以加强收涩止血之力，用藕汁或萝卜汁磨京墨调服，意在增强凉血止血之功。本方集凉血止血、清降、祛瘀于一方，而以凉血止血为主，可使血热得清，气火得降，则上部出血自止。方中药物十味，均烧灰存性，研极细末为散备用，故名"十灰散"。

【辨证要点】　本方是主治血热妄行所致的各种上部出血证的常用方。临床以血色鲜红、势急量多、舌红苔黄、脉数为辨证要点。

【现代运用】　现代常用于上消化道出血、支气管扩张及肺结核咯血等辨证属血热妄行者。

【注意事项】　本方为急救治标之剂，只能暂用，血止后，当审因治本，以巩固疗效。虚寒性出血非本方所宜。

【方歌】　十灰散用十般灰，二根二叶二皮随，
　　　　　二蓟大黄栀子共，热盛出血此方推。

小蓟饮子《济生方》

【组成】　生地黄　小蓟　滑石　木通　蒲黄　藕节　淡竹叶　当归　栀子　甘草各等分（各9g）

【用法】　上㕮咀，每服半两（15g），水煎，空心服。

【功用与主治】　凉血止血，利水通淋。主治热结下焦之血淋、尿血，症见尿中带血，小便频数，赤涩热痛，舌红，脉数。

【方解】　本方证因热结下焦，损伤血络，瘀热互结，膀胱气化不利所致。治应凉血止血，利水通淋。方中小蓟凉血止血，利水通淋，善治尿血和血淋，是为君药。蒲黄、藕节助君药凉血止血，并能消瘀，使止血而不留瘀；生地黄凉血止血，养阴清热，共为臣药。佐以滑石、木通、淡竹叶清热利水通淋；栀子清泄三焦之火，导热下行；当归养血和血，又可防诸药寒凉滞血之，共为佐药。甘草缓急止痛，和中调药，是佐药兼作使药。

【辨证要点】　本方为治疗热结下焦所致血淋、尿血的常用方。临证以尿中带血、小便赤涩热痛、舌红、脉数为辨证要点。

【现代运用】　本方常用于急性泌尿系感染、泌尿系结石等辨证属下焦热结者。

【注意事项】　方中药物多属寒凉通利之品，只宜于实热证。若血淋、尿血日久兼寒或阴虚火动或

气虚不摄者，均不宜使用。

【方歌】　　小蓟饮子藕蒲黄，木通滑石生地裹，

归草黑栀淡竹叶，血淋热结服之康。

黄土汤《金匮要略》

【组成】　甘草　干地黄　白术　附子炮　阿胶　黄芩各三两（各 9g）　灶心黄土半斤（30g）

【用法】　上七味，以水八升，煮取三升，分温二服。

【功用与主治】　温阳健脾，养血止血。主治脾阳不足，脾不统血证，症见大便下血，或吐血、衄血、妇人崩漏，血色暗淡，四肢不温，面色萎黄，舌淡苔白，脉沉细无力。

【方解】　脾主统血，脾阳不足，统摄无权，血不循经，溢于上则发为吐血、衄血；渗于下则发为便血、崩漏。病机特点是脾阳不足，统摄无权，立法组方宜温阳健脾，养血止血，标本兼顾。方用灶心土温中收涩止血，为君药。白术、附子温阳健脾，以复统摄之权，共为臣药。佐以干地黄、阿胶滋阴养血以止血；黄芩苦寒，能"治诸失血"，合干地黄、阿胶以制约术、附辛热温燥之性，以防动血伤阴；而干地黄、阿胶得术、附又无滋腻之弊。甘草益气补中，调和诸药，为佐使之用。诸药配伍，共奏温阳健脾、养血止血之功。

【辨证要点】　本方是治疗脾阳不足所致的便血或崩漏的常用方。临证以血色暗淡、四肢不温、舌淡苔白、脉沉细无力为辨证要点。

【现代运用】　常用于消化道出血及功能性子宫出血等辨证属脾阳不足者。

【方歌】　　温阳摄血黄土汤，术附草胶与地黄，

更加黄芩可坚阴，阳虚失血此堪尝。

链接　归脾汤与黄土汤的比较

本方与归脾汤均能健脾养血，治疗脾不统血之出血。然黄土汤以灶心黄土配合附子、白术、干地黄、阿胶、黄芩，温阳、止血之功较强，主治脾阳不足，统摄无权之出血；归脾汤则以黄芪、龙眼肉配伍人参、白术、当归、茯神、酸枣仁、远志，长于补气健脾、养心安神，主治脾气不足，气不摄血之出血。

第三节　常用理血类中成药

常用理血类中成药简表见表 30-1。

表 30-1　常用理血类中成药简表

类别	药名	功能	主治	注意事项
活血化瘀剂	复方丹参片（丸、胶囊、滴丸）	活血化瘀理气止痛	气滞血瘀所致胸痹，症见胸闷、心前区刺痛；冠心病心绞痛见上述证候者	孕妇慎用。寒凝血瘀胸痹心痛者不宜有。脾胃虚寒者慎用。忌生冷、辛辣、油腻食物，忌烟酒浓茶
	丹七片	活血化瘀通脉止痛	肝气不舒，症见胸胁痞闷，食滞不消，呕吐酸水	孕妇、月经期及有出血倾向者慎用
	血塞通颗粒（胶囊）	活血祛瘀通脉活络	瘀血阻络所致中风偏瘫、肢体活动不利、口眼㖞斜、胸痹心痛、胸闷气憋；中风后遗症及冠心病心绞痛见上述证候者	孕妇慎用。阴虚阳亢、肝阳化风者不宜单用本品
	消栓通络胶囊（颗粒）	活血化瘀温经通络	瘀血阻络所致中风，症见神情呆滞，言语謇涩，手足发凉，肢体疼痛；缺血性中风及高脂血症见上述证候者	孕妇、月经期及有出血倾向者慎用。阴虚内热、风火、痰热者慎用。忌生冷辛辣及动物油脂食物
	逐瘀通脉胶囊	破血逐瘀通经活络	血瘀所致眩晕，症见头晕、头痛、耳鸣、舌质黯红、脉沉涩；高血压、脑梗死、脑动脉硬化等见上述证候	脑出血患者禁用。孕妇、体虚者、有肾功能不全者忌用

续表

类别	药名	功能	主治	注意事项
活血行气剂	血府逐瘀口服液（胶囊、丸）	活血祛瘀行气止痛	气滞血瘀所致的胸痹、头痛日久、痛如针刺而有定处、内热烦闷、心悸失眠、急躁易怒	孕妇忌用。气虚血瘀者慎用。忌食生冷、油腻食物
	玄胡止痛片（颗粒、胶囊、口服液、滴丸、软胶囊）	理气活血止痛	气滞血瘀所致胃痛，胁痛，头痛及痛经	孕妇及胃阴不足者慎用
	速效救心丸	行气活血祛瘀止痛	气滞血瘀所致冠心病、心绞痛	孕妇禁用。气阴两虚、心肾阴虚之胸痹心痛者，有过敏史者及伴中重度心力衰竭的心肌缺血者慎用。忌生冷、辛辣、油腻食物及烟酒浓茶
	冠心苏合香滴丸（丸、软胶囊、胶囊）	理气宽胸止痛	寒凝气滞、心脉不通所致胸痹，症见胸闷，心前区疼痛；冠心病心绞痛发作见上述证候者	孕妇禁用。阴虚血瘀之胸痹忌用，胃炎者、胃弱者、胃溃疡者、食管炎者及肾脏疾病者慎用，不宜长期服用。忌烟酒浓茶，忌生冷、辛辣、油腻食物
	心可舒胶囊（片）	活血化瘀行气止痛	气滞血瘀引起的胸闷、心悸、头晕、头痛、颈项疼痛；冠心病心绞痛、高血脂、高血压、心律失常见上述证候者	气虚血瘀、痰瘀互阻之证，心悸者不宜单用。孕妇、出血性疾病及有出血倾向者慎用。忌生冷、辛辣、油腻食物，忌烟酒浓茶
	九气拈痛丸	理气活血止痛	气滞血瘀所致胁肋胀满疼痛、痛经	孕妇禁用。胃热引起的胃痛慎用。忌生冷、辛辣、油腻食物
益气活血剂	麝香保心丸	芳香温通益气强心	气滞血瘀所致胸痹，症见心前区疼痛，固定不移；心肌缺血所致的心绞痛、心肌梗死见上述证候者	孕妇禁用。不宜与洋地黄类药物同用
	消栓胶囊（口服液、颗粒）	补气活血通络	中风气虚血瘀证，症见半身不遂，口舌喎斜，言语謇涩，气短乏力，面色㿠白；缺血性中风见上述证候者	孕妇禁用。中风急性期痰热证、风火上扰证者不宜使用。阴虚阳亢证、肝阳上亢证及有出血倾向者慎用。饮食宜清淡，忌辛辣食物
	通心络胶囊	益气活血通络止痛	心气虚乏、血瘀络阻所致的冠心病心绞痛，症见胸部憋闷、刺痛、绞痛、固定不移、心悸自汗、气短乏力、舌质紫黯或有瘀斑、脉细涩或结代。亦用于气虚血瘀络阻型中风，症见半身不遂或偏身麻木，口舌喎斜，言语不利	孕妇禁用，不宜多服、久服。出血性疾患、妇女月经期及阴虚火旺型中风禁用。宜饭后服用
	诺迪康胶囊	益气活血通脉止痛	气虚血瘀所致胸痹，症见胸闷，刺痛或隐痛，心悸气短，神疲乏力，少气懒言，头晕目眩；冠心病心绞痛见上述证候者	孕妇及月经期妇女慎用
益气养阴活血剂	稳心颗粒（片）	益气养阴活血化瘀	气阴两虚，心脉瘀阻所致心悸，症见心悸不宁，气短乏力，胸闷胸痛；室性期前收缩、房性期前收缩见上述证候者	孕妇慎用。忌生冷食物及烟酒浓茶。用药时应将药液充分搅匀，勿将杯底药粉丢弃
	参松养心胶囊	益气养阴活血通络清心安神	冠心病室性期前收缩属气阴两虚、心络瘀阻者，症见心悸不安，气短乏力，动则加剧，胸部闷痛，失眠多梦，盗汗，神倦，懒言	孕妇慎用，应注意配合原发病的治疗。忌生冷、辛辣、油腻食物，忌烟酒浓茶
	益心舒胶囊（颗粒、片、丸）	益气复脉活血化瘀养阴生津	气阴两虚，瘀血阻脉所致胸痹，症见胸痛咳嗽，心悸气短，脉结代；冠心病心绞痛见上述证候者	孕妇及月经期妇女慎用。忌辛辣、油腻食物

续表

类别	药名	功能	主治	注意事项
活血化瘀息风剂	人参再造丸	益气养血祛风化痰活血通络	气虚血瘀、风痰阻络所致中风，症见口眼㖞斜，半身不遂，四肢麻木，疼痛，拘挛，言语不清	孕妇禁用，不宜过量或长期服用。肝阳上亢、肝风内动所致中风及风湿热痹证慎用
	华佗再造丸	活血化瘀化痰通络行气止痛	痰瘀阻络之中风恢复期和后遗症，症见半身不遂，拘挛麻木，口眼㖞斜，言语不清	孕妇禁用。中风痰热壅盛证，表现为面红目赤，大便秘结者不宜用。平素大便干燥者慎用。忌辛辣、生冷、油腻食物
	抗栓再造丸	活血化瘀舒筋通络息风镇痉	瘀血阻窍、脉络失养所致中风，症见手足麻木，步履艰难，瘫痪，口眼㖞斜，言语不清；中风后遗症见上述证候者	本品所含朱砂、土鳖虫、全蝎、水蛭等有毒，故孕妇禁用，不宜过量或久服。年老体弱、阴虚风动者慎用
凉血止血剂	槐解丸	清肠疏风凉血止血	血热所致的肠风便血、痔疮肿痛	虚寒性便血、体弱年迈者慎用。忌辛辣、油腻食物
化瘀止血剂	三七片	化瘀止血消肿止痛	出血兼瘀血证，症见各种出血，有胸部刺痛、跌仆肿痛	孕妇禁用。忌生冷、油腻、辛辣食物
	止血定痛片	散瘀 止血 止痛	十二指肠溃疡疼痛、出血，胃酸过多	孕妇慎用。忌生冷、油腻、辛辣食物

自 测 题

1. 属于血府逐瘀汤主治证的是（　　）
   - A. 胸中气滞血瘀证
   - B. 气虚血瘀证
   - C. 瘀阻胞宫证
   - D. 血虚寒凝，瘀阻胞宫证
   - E. 血热妄行证
2. 补阳还五汤的君药为（　　）
   - A. 川芎
   - B. 黄芪
   - C. 当归
   - D. 桃仁
   - E. 地龙
3. 桃核承气汤的功效是（　　）
   - A. 活血化瘀，行气止痛
   - B. 凉血止血，利水通淋
   - C. 逐瘀泻热
   - D. 养血化瘀，温经止痛
   - E. 活血祛瘀，行气止痛
4. 方内含有枳壳、桔梗，有调节升降功能的活血剂是（　　）
   - A. 黄土汤
   - B. 小蓟饮子
   - C. 十灰散
   - D. 血府逐瘀汤
   - E. 生化汤

（张文涛　刘　莉）

第三十一章

祛痰剂

凡以祛痰药为主组成，具有排除或消解痰饮作用，用以治疗各种痰病的方剂，统称为祛痰剂。属于"八法"中的"消法"。

痰之与饮，二者异名同类，即稠浊者为痰，清稀者为饮，皆为水液代谢的病理产物，乃湿聚而成。痰饮既成，亦可成为一种致病因素而导致多种疾病，临床常见咳嗽喘促、头痛眩晕、胸痹呕吐、中风痰厥、癫狂惊痫以及痰核瘰疬等复杂病证，故有"百病皆由痰作祟"之说。

痰病成因不同，治法各异。因此，祛痰剂相应分为燥湿化痰剂、清热化痰剂、润燥化痰剂、温化寒痰剂、治风化痰剂五类。

运用祛痰剂时，首先应辨别痰病的性质，分别寒热燥湿的不同；同时还应注意病情，分清标本缓急。有咳血倾向者，不宜用燥烈之剂，以免引起大量咯血；表邪未解或痰多者，慎用滋润之品，以防壅滞留邪，病久不愈。

第一节　燥湿化痰剂

燥湿化痰剂，具有燥湿化痰、健脾理气的作用，适用于脾失健运，水湿内停而成的湿痰证。症见咳吐多量稠痰，痰滑易咯，胸脘痞闷，呕恶眩晕，肢体困重，食少口腻，舌苔白腻或白滑，脉缓或滑等。常用燥湿化痰药如半夏、天南星等为主，配伍健脾祛湿及理气之品如白术、茯苓及陈皮、枳实等组成方剂，代表方如二陈汤、温胆汤。

二陈汤《太平惠民和剂局方》

【组成】　半夏汤洗七次　橘红各五两（各15g）　白茯苓三两（9g）　炙甘草一两半（4.5g）

【用法】　上药㕮咀，每服四钱（12g），用水一盏，生姜七片，乌梅一个，同煎六分，去滓，热服，不拘时候。

【功用与主治】　燥湿化痰，理气和中。主治湿痰证，症见咳嗽，痰多色白易咯，胸膈痞闷，恶心呕吐，肢体困倦，或头眩心悸，舌苔白滑或腻，脉滑。

【方解】　本方为治湿痰之主方。湿痰之证，多由脾肺功能失调所致。治宜燥湿化痰，理气和中为法。方中以半夏为君，取其辛温性燥，善能燥湿化痰，且又降逆和胃。以橘红为臣，理气燥湿祛痰，燥湿以助半夏化痰之力，理气可使气顺则痰消。痰由湿生，湿自脾来，故佐以白茯苓健脾渗湿，俾湿去脾旺，痰无由生。煎加生姜者，以其降逆化饮，既能制半夏之毒，又能助半夏、橘红行气消痰，和胃止呕；复用少许乌梅收敛肺气，与半夏相伍，散中有收，使祛痰而不伤正。上二味亦为佐药。以炙甘草为使药，调和药性而兼润肺和中。诸药合用，标本兼顾，燥湿化痰，理气和中，为祛痰的通用方剂。

【辨证要点】　本方为治疗湿痰证的基础方。临证以咳嗽，呕恶，痰多色白易咯，舌苔白腻，脉滑为辨证要点。

【现代运用】　现代常用于慢性支气管炎、肺气肿、慢性胃炎、妊娠呕吐、神经性呕吐等属湿痰者。

【注意事项】　本方性偏温燥，故燥痰者慎用；吐血、消渴、阴虚、血虚者忌用本方。

【方歌】　二陈汤用半夏陈，苓草梅姜一并存，
　　　　　燥湿化痰兼理气，湿痰阻滞此方珍。

> **链接**　二陈汤衍生方介绍
>
> 　　二陈汤衍生方主要是导痰汤和涤痰汤，均有燥湿化痰作用。
> 　　导痰汤是二陈汤去乌梅，加天南星、枳实组成，能够燥湿化痰、行气开郁，祛痰行气之力甚强，主治痰厥及顽痰所致的痰涎壅盛兼气滞之证。
> 　　涤痰汤在导痰汤基础上又加石菖蒲、竹茹、人参，多了开窍扶正之功，主治中风痰迷心窍，舌强不能语。

温胆汤《三因极一病证方论》

【组成】　半夏汤洗七次　竹茹　枳实麸炒，去瓤，各二两（60g）　陈皮三两（90g）　甘草炙，一两（30g）　茯苓一两半（45g）

【用法】　上锉为散。每服四大钱（12g），水一盏半，加生姜五片，大枣一枚，煎七分，去滓，食前服。

【功用与主治】　理气化痰，利胆和胃。主治胆胃不和，痰浊内扰证，症见胆怯易惊，虚烦不宁，失眠多梦；或呕吐呃逆，眩晕，癫痫。苔白腻，脉弦滑。

【方解】　本方是为胆胃不和，痰浊内扰而设。治宜利胆和胃，理气化痰之法。方中以辛温的半夏为君，燥湿化痰，降逆和胃。竹茹为臣，取其甘而微寒，清胆和胃，止呕除烦。半夏与竹茹相伍，一温一凉，化痰和胃、止呕除烦之功备。陈皮辛苦温，理气行滞，燥湿化痰；枳实辛苦微寒，降气导滞，消痰除痞，陈皮与枳实相合，亦为一温一凉，而理气化痰之力增；茯苓健脾渗湿，以杜生痰之源。上三味为佐。以炙甘草为使，益脾和中，协调诸药。煎加生姜、大枣调和脾胃，且生姜兼制半夏毒性。综观全方，可使痰热消而胆胃和，则诸证自解。

【辨证要点】　本方是治疗胆胃不和，痰浊内扰证的常用方剂。临证以虚烦不眠或呕吐呃逆，苔白腻，脉弦滑为辨证要点。

【现代运用】　现代常用于神经官能症、急慢性胃炎、消化性溃疡、慢性支气管炎、梅尼埃病、更年期综合征、癫痫等属痰热内扰，胆胃不和者。

【注意事项】　阴虚有燥痰者禁用本方。

【方歌】　温胆汤中苓半草，枳茹陈皮加姜枣，
　　　　　虚烦不眠舌苔腻，此系胆虚痰热扰。

第二节　清热化痰剂

　　清热化痰剂，具有清热化痰、理气止咳的作用，适用于火热内盛，炼津成痰的热痰证。症见咳嗽痰黄，黏稠难咯，胸闷烦热，舌红苔黄腻，脉滑数。此外，还可用于痰火郁结而致的惊悸、癫狂和瘰疬等病。常以清热化痰药如瓜蒌、贝母、胆南星药为主，配伍理气药如枳实、陈皮等组成方剂。代表方如清气化痰丸、小陷胸汤。

清气化痰丸《医方考》

【组成】　陈皮去白　杏仁去皮尖　枳实麸炒　黄芩酒炒　瓜蒌仁去油　茯苓各一两（各30g）　胆南星　制半夏各一两半（各45g）

【用法】　姜汁为丸。每服6g，温开水送下。

【功用与主治】　清热化痰，理气止咳。主治痰热蕴肺证，症见咳嗽痰黄，黏稠难咯，胸膈痞满，甚则气急呕恶，舌质红，苔黄腻，脉滑数。

【方解】　本方所治之热痰，以痰稠色黄脉滑数为主要特征。其病缘于火邪灼津，痰气内结，治宜清热化痰，理气止咳。方中以胆南星为君，取其味苦性凉，清热化痰，治实痰实火之壅闭。以苦寒的

黄芩、甘寒的瓜蒌仁为臣，降肺火，化热痰，以助君药之力。治痰须当理气，故以枳实、陈皮下气开痞，消痰散结；脾为生痰之源，故用茯苓健脾渗湿，半夏燥湿化痰；肺为贮痰之器，杏仁宣利肺气。上五味均为佐药。诸药相合，热清火降，气顺痰消，则诸证自解。

【辨证要点】　本方是治疗热痰证的常用方剂，临证以咳嗽痰黄，黏稠难咯，舌质红，苔黄腻，脉滑数为辨证要点。

【现代运用】　现代常用于肺炎、急性支气管炎、慢性支气管炎急性发作、急性咽喉炎、副鼻窦炎等属痰热内结者。

【注意事项】　证属脾虚寒痰者，不宜应用本方。

【方歌】　清气化痰杏瓜蒌，茯苓枳芩胆星投，

　　　　　陈夏姜汁糊丸服，专治肺热咳痰稠。

小陷胸汤《伤寒论》

【组成】　黄连一两（6g）　半夏洗，半升（12g）　全瓜蒌实大者一枚（20g）

【用法】　上三味，以水六升，先煮瓜蒌，取三升，去滓，内诸药，煮取二升，去滓，分温三服。

【功用与主治】　清热化痰，宽胸散结。主治痰热互结之结胸证，症见胸脘痞闷，按之则痛，或咳痰黄稠，舌苔黄腻，脉滑数。

【方解】　本方用于伤寒表证误下，邪热内陷，痰热互结于心下的小结胸病。治宜清热化痰散结，宽胸理气止咳。方中以甘寒的全瓜蒌为君，清热化痰，理气宽胸，通胸膈之痹。以黄连、半夏为臣，取黄连之苦寒，清热降火，开心下之痞；半夏之辛燥，降逆化痰，散心下之结。二者合用，一苦一辛，辛开苦降，与瓜蒌相伍，则润燥相得，清热涤痰，其散结开痞之功益著。方仅三药，配伍精当，是为痰热互结、胸脘痞痛之良剂。不仅用于伤寒之小结胸病，对内科杂证属于痰热互结者，亦可取效。

【辨证要点】　本方为治疗痰热结胸的常用方剂。临证以胸脘痞闷，按之则痛，舌苔黄腻，脉滑数为辨证要点。

【现代运用】　现代常用于急性胃炎、胆囊炎、肝炎、冠心病、肺源性心脏病、急性支气管炎、胸膜炎、胸膜粘连等属痰热互结心下或胸膈者。

【注意事项】　本方性偏凉润，凡脾胃虚寒而大便溏泄者不宜使用。

【方歌】　小陷胸汤连夏蒌，宽胸开结涤痰优，

　　　　　膈上热痰痞满痛，舌苔黄腻服之休。

第三节　润燥化痰剂

润燥化痰剂，具有润肺化痰、生津润燥的作用，适用于外感燥热，肺阴受伤，或阴虚火旺，虚火炼液为痰的燥痰证。症见干咳少痰，或痰稠而黏，咯痰不爽，甚则咯痰带血，咽喉干燥，声音嘶哑，舌干少津，苔干，脉涩等。常以润肺化痰药如贝母、瓜蒌等为主，酌配生津润燥药如天花粉以及宣肺利气之品如桔梗等组成方剂。代表方如贝母瓜蒌散。

贝母瓜蒌散《医学心悟》

【组成】　贝母一钱五分（4.5g）　瓜蒌仁一钱（3g）　天花粉　茯苓　橘红　桔梗各八分（各2.5g）

【用法】　水煎服。

【功用与主治】　润肺清热，理气化痰。主治燥痰咳嗽证，症见咯痰不爽，涩而难出，咽喉干燥，苔白而干，脉数。

【方解】　方中以苦甘微寒的贝母为君，取其润肺清热，化痰止咳。臣以甘寒微苦的瓜蒌仁，润肺清热，理气化痰。佐以天花粉润燥生津，清热化痰；橘红理气化痰，使气顺痰消；茯苓健脾渗湿，以杜生痰之源；桔梗宣利肺气，令肺金宣降有权。如此配伍，润燥与理气合用，则肺得清润而燥痰自化，

宣降有常则咳逆自止。

【辨证要点】　本方是治疗燥痰证的常用方剂。临证以咯痰难出，咽喉干燥，苔白而干为辨证要点。

【现代运用】　现代常用于支气管炎、肺结核、肺炎、肺气肿、支气管扩张、慢性咽炎、硅沉着病等属燥痰证者。

【注意事项】　虚火上炎及温燥伤肺之咳嗽，不宜使用本方。

【方歌】　贝母瓜蒌花粉研，橘红桔梗茯苓添，

呛咳咽干痰难出，润燥化痰病自安。

第四节　温化寒痰剂

温化寒痰剂，具有温肺化痰，温阳健脾的作用，适用于脾阳虚弱，肺寒停饮而致的寒痰证。症见咳嗽吐痰，痰白清稀，遇寒加重，舌苔白滑，脉沉迟而滑。治宜温肺化痰，处方多以温肺化痰药如干姜、细辛为主组成，代表方如苓甘五味姜辛汤。

苓甘五味姜辛汤《金匮要略》

【组成】　茯苓四两（12g）　甘草三两（9g）　干姜三两（9g）　细辛三两（5g）　五味子半升（5g）

【用法】　上五味，以水八升，煮取三升，去滓，温服半升，日三服。

【功用与主治】　温肺化饮。主治寒饮咳嗽证。咯痰量多，清稀色白，或喜唾涎沫，胸膈不快，舌苔白滑，脉弦滑。

【方解】　本方主治乃上焦饮邪未尽，寒饮结发之证，治当温肺化饮。方以干姜为君，取其辛热之性，既温肺散寒以化饮，又温运脾阳以化湿。细辛、茯苓为臣，以细辛辛散之性，温肺化饮，助干姜散其凝聚之饮；以茯苓之甘淡，健脾渗湿，不仅化既聚之痰，尤能杜生痰之源。佐以五味子敛肺气而止咳，与细辛、干姜相伍，散中有收，散不伤正，收不留邪，且能调和肺司开合之职。使以甘草和中，调和诸药。综合全方，温散并行，开合相济，使寒饮得去，肺气安和，药虽五味，配伍严谨，实为温化寒饮之良剂。

【辨证要点】　本方是治疗寒饮咳嗽证的常用方剂。临床以咳嗽痰稠白，舌苔白滑，脉弦滑为辨证要点。

【现代运用】　现代常用于慢性支气管炎、肺气肿属寒饮内停而咳痰清稀者。

【注意事项】　凡肺燥有热、阴虚咳嗽、痰中带血者，忌用本方。

【方歌】　苓甘五味姜辛汤，温阳化饮常用方，

半夏杏仁均可入，寒痰冷饮保安康。

第五节　治风化痰剂

治风化痰剂，适用于内风夹痰证，症见眩晕头痛，或发癫痫，甚则昏厥，不省人事等。组方多以化痰药如半夏、天南星、贝母、天竺黄等配伍平肝息风药如天麻、钩藤等组成。代表方如半夏白术天麻汤。

半夏白术天麻汤《医学心悟》

【组成】　半夏一钱五分（4.5g）　天麻　茯苓　橘红各一钱（各3g）　白术三钱（9g）　甘草五分（1.5g）

【用法】　生姜一片，大枣二枚，水煎服。

【功用与主治】　燥湿化痰，平肝息风。主治风痰上扰证，症见眩晕头痛，胸膈痞闷，恶心呕吐，舌苔白腻，脉弦滑。

【方解】　本方所治乃风痰为患，治宜化痰息风。故方中半夏燥湿化痰，降逆止呕；天麻平肝息风，

而止头眩，二者合用，为治风痰眩晕头痛之要药，两味共为君药。白术、茯苓为臣，健脾祛湿，能治生痰之源。佐以橘红理气化痰，俾气顺则痰消。使以甘草调药和中；煎加姜、枣以调和脾胃，生姜兼制半夏之毒。诸药合用，共奏化痰息风之效，使风息痰消，眩晕自愈。

【辨证要点】　本方是治疗风痰上扰所致眩晕头痛的常用方剂，临证以眩晕头痛，舌苔白腻，脉弦滑为辨证要点。

【现代运用】　本方常用于梅尼埃综合征、高血压、神经性眩晕、癫痫、面神经瘫痪等属风痰上扰者。

【注意事项】　对于肝肾阴虚，气血不足或肝阳上亢所致之眩晕，不宜使用本方。

【方歌】　半夏白术天麻汤，苓草橘红大枣姜，

眩晕头痛风痰证，化痰息风是效方。

第六节　常用祛痰类、止咳平喘类中成药

常用祛痰类、止咳平喘类中成药简表见表31-1。

表31-1　常用祛痰类、止咳平喘类中成药简表

类别	药名	功能	主治	注意事项
燥湿化痰剂	二陈丸	燥湿化痰理气和胃	痰湿停滞所致咳嗽痰多，胸脘胀闷，恶心呕吐	本品不宜长期服用。肺阴虚所致燥咳、咯血忌用。忌生冷、辛辣、油腻食物
	橘贝半夏颗粒	化痰止咳宽中下气	痰气阻肺，咳嗽痰多，胸闷气急	本品含麻黄，故孕妇及心脏病、高血压患者慎用。饮食宜清淡，忌生冷、辛辣、油腻食物
清热化痰剂	礞石滚痰丸	逐痰降火	痰火扰心所致癫狂惊悸，或喘咳痰稠，大便秘结	非痰热实证、体虚及小儿虚寒成惊者慎用。忌辛辣、油腻食物。中病即止，不可久服
	清气化痰丸	清肺化痰	痰热阻肺所致咳嗽痰多，痰黄黏稠，胸腹满闷	孕妇、风寒咳嗽、痰湿阻肺者慎用。忌生冷、辛辣、油腻食物
	复方鲜竹沥液	清热化痰止咳	痰热咳嗽，痰黄黏稠	孕妇、寒嗽及脾虚者慎用。忌辛辣刺激和油腻食物
化痰息风剂	半夏天麻丸	健脾祛湿化痰息风	脾虚湿盛，痰浊内阻所致眩晕头痛，如蒙如裹，胸脘满闷	孕妇禁用。肝肾阴虚、肝阳上亢所致头痛眩晕慎用，平素大便干燥者慎用。忌生冷、油腻及海鲜
化痰散结剂	消瘰丸	散结消瘿	痰火郁结所致瘿瘤初起：单纯型地方性甲状腺肿见上述证候者	孕妇慎用。忌生冷、辛辣食物

自测题

1. 属于二陈汤主治证的是（　　）
A. 湿痰证　　B. 热痰证
C. 寒痰证　　D. 燥痰证
E. 风痰证

2. 清气化痰汤的君药为（　　）
A. 茯苓　　B. 胆南星
C. 半夏　　D. 黄芩
E. 陈皮

3. 半夏天麻白术汤的功效是（　　）
A. 燥湿化痰　　B. 清热化痰
C. 化痰息风，健脾祛湿　　D. 温肺化饮
E. 理气化痰，利胆和胃

4. 二陈汤中的二陈是指哪两味药（　　）
A. 茯苓、陈皮　　B. 半夏、茯苓
C. 竹茹、枳实　　D. 半夏、陈皮
E. 生姜、半夏

（张文涛　刘　莉）

第三十二章

安 神 剂

凡以安神药为主组成，具有安神定志作用，治疗神志不安病证的方剂，称为安神剂。

心藏神、肝藏魂、肾藏志，故神志不安的疾患主要责之于心、肝、肾三脏之阴阳偏盛偏衰，或其相互间功能失调。其发病或由突受惊恐，神魂不安；或因郁怒所伤，肝郁化火，内扰心神；或缘思虑太过，暗耗阴血，心失所养等而成。其证候有虚实之分，表现为惊恐善怒、躁扰不宁者，多属实证，治宜重镇安神；表现为心悸健忘、虚烦失眠者，多属虚证，治宜滋养安神。故本章方剂分为重镇安神剂和滋养安神剂两类。

神志不安证候虽有虚实之分，但火热每多伤阴，阴虚易致阳亢，病多虚实夹杂，故组方配伍时，重镇安神与滋养安神又往往配合运用。此外，导致神志不安的原因很多，有因热、因痰、因瘀以及阳明腑实等不同，又宜选用相应的治法与方剂。

重镇安神剂多由金石、介壳类药物组方，易伤胃气，不宜久服。脾胃虚弱者，宜配伍健脾和胃之品。此外，某些安神药，如朱砂等有一定的毒性，久服能引起慢性中毒，亦应注意。

第一节　重镇安神剂

重镇安神剂具有重镇宁心、泻火潜阳等作用，适用于火热扰心，心阳亢盛或外受惊恐所致的神志不安病证。症见心烦神乱，失眠多梦，惊悸怔忡，癫痫等。常用重镇安神药如朱砂、磁石、珍珠母、龙齿等为主组方。因火热内扰心神，故常配黄连、山栀等以清热泻火；火热易耗阴血，故又常配生地黄、当归等以滋阴养血。代表方如朱砂安神丸、磁朱丸。

朱砂安神丸《内外伤辨惑论》

【组成】　朱砂另研，水飞为衣，五钱（15g）　黄连去须，净，酒洗，六钱（18g）　炙甘草五钱半（16.5g）　生地黄一钱半（4.5g）　当归二钱半（7.5g）

【用法】　上药除朱砂外，四味共为细末，汤浸蒸饼为丸，如黍米大。以朱砂为衣，每服十五丸或二十丸，津唾咽之，食后。或用温水、凉水少许送下亦得。

【功用与主治】　镇心安神，清热养血。主治心火亢盛，阴血不足证，症见失眠多梦，惊悸怔忡，胸中烦热，舌红，脉细数。

【方解】　心火上炎，当清其火，心阴受损，当补其阴，故治宜镇心安神，清热养阴。方中朱砂甘寒质重，专入心经，寒能清热，重可镇怯，既能重镇安神，又可清泄心火，是为君药。黄连苦寒，入心经，清心泻火，以除烦热，为臣药。君、臣相伍，共收重镇安神、清心除烦之效。佐以生地黄、当归滋阴养血，以顾其虚。使以炙甘草调和诸药，并能护胃安中，以防黄连之苦寒、朱砂之质重碍胃。诸药合用，重镇清心，滋阴养血，标本兼治，则诸症可除。

【辨证要点】　本方是治疗心火亢盛，阴血不足而致神志不安的常用方。临证以失眠，惊悸，舌红，脉细数为辨证要点。

【现代运用】　现代常用于神经衰弱、抑郁症所致的失眠、心悸、健忘、恍惚，以及心脏期前收缩所致的心悸、怔忡等属于心火亢盛，阴血不足者。

【注意事项】 方中朱砂含硫化汞，不宜多服、久服，以防汞中毒；且不宜与碘化物或溴化物同用，以防引起医源性肠炎。

【方歌】 朱砂安神东垣方，归连甘草生地黄，

    怔忡不寐心烦乱，清热养阴可复康。

▌ **链接** 朱砂的药用标准

  朱砂是硫化物类矿物辰砂族辰砂，主要成分是硫化汞，可致慢性中毒，久服可造成机体蓄积，对儿童危害尤大。1985 年前，对朱砂的毒性认识不足，对其毒性的描述不清楚，在临床运用过程中不断发现长期服用朱砂制剂造成的汞蓄积中毒。1985 年版《中国药典》确认了朱砂的毒性，将其日用量由 0.3～1.5g 降至 0.1～0.5g，并去掉了含毒性（水可溶性汞盐）较高的干研成细粉的朱砂炮制品，只保留了研磨水飞法炮制的朱砂粉。2000 年版《中国药典》进一步规定，炮制需晾干或 40℃以下干燥，药用朱砂不得检出水可溶性汞盐。

磁朱丸《备急千金要方》

【组成】 神曲四两（120g） 磁石二两（60g） 光明砂一两（30g）

【用法】 上三味末之，炼蜜为丸，如梧子大，饮服三丸，日三服。

【功用与主治】 重镇安神，潜阳明目。主治心肾不交证，症见视物昏花，耳鸣耳聋，心悸失眠。

【方解】 本方主治乃肾阴不足，心阳偏亢，心肾不交所致，治当重镇安神，潜阳明目。方中磁石入肾，能益阴潜阳、重镇安神为君药。朱砂入心，能清心安神为臣药。二药相合，一能滋肾潜阳，交融水火，使心肾相交，精气得以上输，心火不致上扰，乃能耳目聪明。二能安神定志，使心安神藏，则心悸失眠，耳聋目昏诸症皆除。更用神曲，健脾和胃以助消化，以防石药害胃。蜂蜜和胃补中有利于药力运行，共为佐使药。

【辨证要点】 本方主治水火不济，心阳偏亢而致的心肾不交证。临证以心悸失眠，耳聋耳鸣，视物昏花为辨证要点。

【现代运用】 现代常用于神经衰弱、高血压及视网膜、视神经、玻璃体、晶状体的病变，房水循环障碍、癫痫等见上述证候者。

【注意事项】 方中朱砂含硫化汞，不宜多服、久服，以防汞中毒。肝肾功能不正常者慎用，以免加重病情。

【方歌】 磁朱丸中有神曲，摄纳浮阳又明目，

    心悸失眠皆可治，癫狂痫证亦能除。

第二节　滋养安神剂

  滋养安神剂具有滋阴养血、安神定志等作用，适用于阴血不足，心神失养所致之神志不安疾患。临床多表现为虚烦不眠，心悸怔忡，健忘多梦，舌红少苔等。常以养心安神药如酸枣仁、柏子仁、五味子、茯神、远志、小麦等为主，配伍滋阴养血药如生地黄、当归、麦冬、玄参等组方。代表方如天王补心丹、酸枣仁汤、甘麦大枣汤。

天王补心丹《校注妇人良方》

【组成】 人参去芦 茯苓 玄参 丹参 桔梗 远志各五钱（各 15g） 当归酒浸 五味子 麦冬去心 天冬 柏子仁 酸枣仁炒，各一两（各 30g） 生地黄四两（120g）

【用法】 上为末，炼蜜为丸，如梧桐子大，用朱砂为衣。每服二三十丸，临卧竹叶煎汤送下。

【功用与主治】 滋阴清热，养血安神。主治阴虚血少，神志不安证，症见心悸怔忡，虚烦失眠，神疲健忘，或梦遗，手足心热，口舌生疮，大便干结，舌红少苔，脉细数。

【方解】 本方为阴亏血少，虚热内扰，神志不安而设，治以滋阴清热，养血安神。方中重用甘寒之生地黄，入心肾经，滋阴养血，壮水以制虚火，为君药。天冬、麦冬甘寒滋阴清热，生津养液，共为臣药。酸枣仁、柏子仁、五味子养心安神；玄参泻火养阴；人参、茯苓补心气以生血，安神并益智；丹参、当归补养心血，并有活血之功，使补而不滞；远志安神定志，交通心肾。以上九味皆为佐药。桔梗为舟楫，载药上行；制丸用朱砂为衣，取其入心，重镇安神；竹叶煎汤送服，取清心之意，共为使药。诸药合用，同奏滋阴清热、补心安神之功。

【辨证要点】 本方为治疗心肾阴虚内热所致神志不安的常用方。临证以心悸失眠，手足心热，舌红少苔，脉细数为辨证要点。

【现代运用】 现代常用于神经衰弱、精神分裂症、冠心病、甲状腺功能亢进以及复发性口疮等属于心肾阴虚血少、虚热内扰者。

【注意事项】 本方滋腻之品较多，脾胃虚弱、纳食欠佳、大便不实，或湿痰留滞者，不宜服用。朱砂有毒，不宜久服、过量服。

【方歌】 天王补心地二冬，三参五味远桔梗，
当归二仁加茯苓，朱砂为衣竹叶送。

酸枣仁汤《金匮要略》

【组成】 酸枣仁炒，二升（15g） 甘草一两（3g） 知母二两（6g） 茯苓二两（6g） 川芎二两（6g）

【用法】 上五味，以水八升，煮酸枣仁得六升，内诸药，煮取三升，分温三服。

【功用与主治】 养血安神，清热除烦。主治肝血不足，虚热内扰证。虚烦失眠，心悸不安，头目眩晕，咽干口燥，舌红，脉弦细。

【方解】 本方主治乃肝血不足，虚热内扰，心神失养所致。方中重用酸枣仁为君，以其甘酸质润，入心、肝之经，养血补肝，宁心安神。茯苓宁心安神；知母苦寒质润，滋阴润燥，清热除烦，共为臣药。佐以川芎之辛散，调肝血而疏肝气，合君药一散一收，补中有行，具有养血调肝之妙。甘草和中缓急，调和诸药，为使药。全方补血与清热共投，养肝与宁心兼顾，共奏养血安神、清热除烦之效。

【辨证要点】 本方为治心肝血虚而致虚烦失眠之常用方。临证以虚烦失眠，心悸，盗汗，头目眩晕，舌红，脉弦细为辨证要点。

【现代运用】 本方常用于神经衰弱、心脏神经官能症、更年期综合征等属于心肝失养，虚热内扰者。

【方歌】 酸枣仁汤治失眠，川芎知草茯苓煎，
养血除烦清虚热，安然入睡梦香甜。

> **链接** 酸枣仁汤和天王补心丹的比较
>
> 酸枣仁汤与天王补心丹均以滋阴补血、养心安神药为主，配伍清虚热之品组方，均治阴血不足，虚热内扰之虚烦失眠。但酸枣仁汤重用酸枣仁养血安神，配伍调气行血之川芎，有养血调肝之妙，主治肝血不足之虚烦失眠，伴头目眩晕、脉弦细等；天王补心丹重用生地黄，并配二冬、玄参等滋阴清热，又有大队养血安神之品，主治心肾阴亏血少，虚火内扰之心悸失眠，伴健忘梦遗，脉细数者。

甘麦大枣汤《金匮要略》

【组成】 甘草三两（9g） 小麦一升（15g） 大枣十枚（10g）

【用法】 上三味，以水六升，煮取三升，温分三服。

【功用与主治】 养心安神，和中缓急。主治脏躁，症见精神恍惚，常悲伤欲哭，不能自主，心中烦乱，睡眠不安，甚则言行失常，呵欠频作，舌淡红苔少，脉细微数。

【方解】 脏躁多由忧思过度，劳伤心脾，肝气失和所致。心脾劳伤则神无所主，意无所定，故精神恍惚，心中烦乱，睡眠不安；肝气失和，情志不舒，则悲伤欲哭，不能自主，或言行妄为。遵《素

问·脏气法时论》"肝苦急，急食甘以缓之"及《灵枢·五味》"心病者，宜食麦"之旨，重用小麦为君，补心，养肝，健脾，除烦。甘草养心补脾，和里缓急，为臣药。佐以大枣益气和中，润燥缓急。于是心、肝、脾俱得其益，脏躁自愈。

【辨证要点】　本方为治疗脏躁之主方，临证以精神恍惚，常悲伤欲哭，不能自主，睡眠不安，甚则言行失常，舌淡红苔少，脉细微数为辨证要点。

【现代运用】　本方常用于神经衰弱、癔病、精神分裂症、更年期综合征等属于心脾失养，肝气不舒者。

【方歌】　甘草小麦大枣汤，妇人脏躁性反常，
　　　　　精神恍惚悲欲哭，和肝滋脾自然康。

第三节　常用安神类中成药

常用安神类中成药简表见表32-1。

表 32-1　常用安神类中成药简表

类别	药名	功能	主治	注意事项
补虚安神剂	天王补心丹	滋阴养血补心安神	心阴不足，心悸健忘，失眠多梦，大便干燥	肝肾功能不全者禁用。脾胃虚寒、大便稀溏者慎用。不宜过量及久服，不可与溴化物、碘化物同用。忌用浓茶、咖啡等刺激性饮品
	柏子养心丸（片）	补气养血安神	心气虚寒，心悸易惊，失眠多梦，健忘	肝肾功能不全者禁用。脾胃虚寒、大便稀溏者慎用。不宜过量及久服，不可与溴化物、碘化物同用。忌用浓茶、咖啡等刺激性饮品
	养血安神丸（片、糖浆）	滋阴养血宁心安神	阴虚血少所致头晕心悸，失眠健忘	脾胃虚弱者慎用。忌用浓茶、咖啡等刺激性饮品，保持心情舒畅，劳逸适度。糖尿病患者不宜服用糖浆剂
	枣仁安神液（颗粒、胶囊）	养血安神	心血不足所致失眠、健忘、心悸、头晕；神经衰弱症见上述证候者	孕妇及胃酸过多者慎用。忌咖啡、浓茶等刺激性饮品
解郁安神剂	解郁安神颗粒	疏肝解郁安神定志	情志不畅、肝郁气滞所致失眠、心烦、健忘；神经官能症、更年期综合征见上述证候者	睡前不宜饮用咖啡、浓茶等兴奋性饮品。须保持心情舒畅
清火安神剂	朱砂安神丸	清心养血镇惊安神	心火亢盛，阴血不足证，症见心神烦乱，失眠多梦，心悸不宁，舌尖红，脉细数	孕妇禁用。心气不足、脾胃虚弱者忌服。不宜过量、久服。不宜与溴化物、碘化物同用

自测题

1. 属于酸枣仁汤主治证的是（　　　）
   - A. 肝血不足，虚热内扰证
   - B. 脏躁证
   - C. 心肾不交证
   - D. 阴虚内热证
   - E. 心火亢盛证

2. 朱砂安神丸的君药为（　　　）
   - A. 竹叶
   - B. 黄连
   - C. 地黄
   - D. 炙甘草
   - E. 当归

3. 天王补心丹的功效是（　　　）
   - A. 镇心安神，泻火养阴
   - B. 益阴明目，重镇安神
   - C. 滋阴清热，补心安神
   - D. 养血安神，清热除烦
   - E. 养心安神，和中缓急

4. 下列哪个方剂中含有川芎（　　　）
   - A. 磁朱丸
   - B. 朱砂安神丸
   - C. 天王补心丹
   - D. 酸枣仁汤
   - E. 甘麦大枣汤

（张文涛　刘　莉）

第三十三章

治 风 剂

凡以辛散疏风药或息风止痉药为主组成，具有疏散外风或平息内风等作用，用以治疗风病的方剂，统称治风剂。

风病的范围广泛，病情变化复杂，但根据病因及证候特点，可概括为外风和内风两大类。外风宜疏散，内风宜平息。因此，本章方剂分为疏散外风剂和平息内风剂两类。

治风剂的运用，首先必须辨清风病的属内、属外。若属外风者，应予以疏散；若属内风者，宜治以平息。其次，应辨别病邪之兼夹、病情之虚实，进行相应的配伍，如风邪夹寒、夹热、夹湿、夹痰、夹瘀，或血虚、阴亏等，应分别配伍散寒、清热、祛湿、化痰、活血化瘀或养血滋阴等药。最后，内风、外风之间常相互影响，外风可以引动内风，内风亦可兼感外风，对这种错综复杂的证候，应分清主次，灵活化裁。

第一节　疏散外风剂

疏散外风剂具有疏风止痛、祛风止痒、祛风止痉、宣痹通络等作用，适用于外风所致病证。风为六淫之首，风邪致病，多有兼夹，或夹寒，或夹热，或夹湿，或夹痰，故有风寒、风热、风湿、风痰等不同证候。外感风邪，邪在肌表，以表证为主者，治当疏风解表，相关方剂参见解表剂。本节所治之外风，是指风邪外袭，侵入肌腠、经络、筋骨、关节等处所致的头痛、风疹、湿疹、口眼㖞斜、痹证等。常以辛散祛风药如荆芥、防风、羌活、独活、川芎、白芷、白附子等为主组方。由于患者体质的强弱、感邪的轻重以及病邪的兼夹等有所不同，故常相应配伍散寒、清热、祛湿、化痰、养血、活血、止痉、通络之品。代表方如川芎茶调散、大秦艽汤、消风散、牵正散。

川芎茶调散《太平惠民和剂局方》

【组成】　薄荷叶不见火，八两（240g）　川芎　荆芥去梗，各四两（各120g）　白芷　羌活　甘草炙，各二两（各60g）　细辛去芦，一两（30g）　防风去芦，一两半（45g）

【用法】　上为细末。每服二钱（6g），食后，茶清调下。

【功用与主治】　疏风止痛。主治外感风邪头痛，症见偏正头痛或巅顶作痛，目眩鼻塞，或有恶风发热，舌苔薄白，脉浮。

【方解】　本方主治乃外感风邪头痛，治宜疏风止痛。方中川芎善祛风止痛，为治诸经头痛之要药，尤善治少阳、厥阴经头痛；又善活血祛瘀，为血中气药，寓"治风先治血，血行风自灭"之意，故为君药。薄荷用量独重，以其辛凉轻扬，既可清利头目，又制诸风药之温燥，且能兼顾风为阳邪，易于化热化燥之特点；荆芥合薄荷辛散上行，以助君药疏风止痛，为臣药。佐以羌活、白芷、细辛、防风加强君臣药疏风止痛之力，其中羌活善治太阳经头痛，白芷善治阳明经头痛，细辛宣通鼻窍、善治少阴经头痛，防风辛散上部风邪。甘草和中益气，调和诸药，为佐使药。服时以茶清调下，用其苦寒，清上降下，既能上清头目，又可制约诸风药之过于温燥与升散，使升中有降。诸药合用，共奏疏风止痛之效。

【辨证要点】　本方为治疗外感风邪头痛的常用方。临证以头痛、微恶风寒、鼻塞、舌苔薄白、脉浮为辨证要点。

【现代运用】 现代常用于感冒头痛、偏头痛、血管神经性头痛、慢性鼻炎头痛等辨证属于外感风邪所致者。

【注意事项】 本方偏于辛温，故风邪头痛属风寒者用之为宜，若气虚、血虚或肝肾阴虚、肝阳上亢所致头痛，均非所宜。

【方歌】 川芎茶调散荆防，辛芷薄荷甘草羌，

　　　　目昏鼻塞风攻上，偏正头痛悉能康。

大秦艽汤《素问病机气宜保命集》

【组成】 秦艽三两（90g） 甘草二两（60g） 川芎二两（60g） 当归二两（60g） 白芍二两（60g） 石膏二两（60g） 川独活二两（60g） 川羌活 防风 黄芩各一两（各30g） 吴白芷一两（30g） 白术一两（30g） 生地黄一两（30g） 熟地黄一两（30g） 白茯苓一两（30g） 细辛半两（15g）

【用法】 上锉。每服一两（30g），水煎，去滓，温服。

【功用与主治】 疏风清热，养血活血。主治风邪初中经络证，症见口眼㖞斜，舌强不能言语，手足不能运动，或兼恶寒发热，肢节疼痛，苔白或黄，脉浮紧或弦细。

【方解】 本方主治之证乃风邪初中经络，尚未深入脏腑所致，治宜疏风清热，养血活血。方中秦艽苦辛而平，祛风除邪、通经活络，为君药。因"风邪散见，不拘一经"，故臣以羌活、独活、防风、细辛、白芷诸辛温行散之品，其中羌活散太阳之风，白芷主散阳明之风，防风为诸风药中之走卒，独活合羌活善祛周身风湿，细辛则长于祛风散寒，合而疏散一身上下诸经风邪，助君药祛风通络。佐以当归、川芎、白芍、熟地黄养血柔筋，使祛风而不伤血，且川芎与当归相伍，可以活血通络，寓有"治风先治血，血行风自灭"之意；白术、茯苓、甘草益气健脾以化生营血，寓有扶正御风之意；血虚风乘易于化热，故配生地黄、石膏、黄芩凉血清热，并可制诸祛风药温燥助阳化热之弊。甘草调和诸药兼作使药。诸药配伍，共奏疏风清热、养血活血功效。

【辨证要点】 本方为治疗风邪初中经络之常用方。临证以口眼㖞斜、舌强不能言语、手足不能运动、微恶风发热、苔薄微黄、脉弦数为辨证要点。

【现代运用】 现代常用于周围性面神经麻痹、缺血性脑卒中等辨证属于风邪初中经络者。对风湿性关节炎属于风湿热痹者，亦可酌情加减使用。

【注意事项】 本方辛温发散之品较多，有耗伤阴血之弊，临证宜斟酌加减。风中脏腑者，一般不宜使用。

【方歌】 大秦艽汤羌独防，辛芷芎芍二地当，

　　　　苓术石膏黄芩草，风中经络可煎尝。

消风散《外科正宗》

【组成】 当归 生地黄 防风 蝉蜕 知母 苦参 胡麻 荆芥 苍术 牛蒡子 石膏各一钱（各6g） 甘草 木通各五分（各3g）

【用法】 水二盅，煎至八分，食远服。

【功用与主治】 疏风养血，清热除湿。主治风疹、湿疹，症见皮肤瘙痒，疹出色红，抓破后渗出津水，苔薄黄腻，脉浮数有力。

【方解】 本方所治风疹、湿疹，多为风热或风湿之邪侵入人体所致，治宜疏风为主。方中荆芥、防风、牛蒡子、蝉蜕疏风透邪，消疹止痒，共为君药。风邪兼夹湿邪、热邪为患，故配苍术祛风燥湿，苦参清热燥湿，木通渗利湿热，石膏、知母清热泻火，五药俱为臣药。然风热内郁易耗伤阴血，所用性偏温燥之祛风除湿药亦易损伤阴血，而阴虚血燥每每加重身痒，且湿热浸淫亦易瘀阻血脉，故以生地黄清热凉血，合当归、胡麻仁滋阴润燥、养血活血，既补已伤之阴血，又制祛风除湿药之温燥，并寓"治风先治血，血行风自灭"之意，为佐药。甘草清热解毒，和中调药，为佐使之用。诸药合用，

共奏疏风养血、清热除湿之功。

【辨证要点】 本方是治疗风疹、湿疹的常用方。临证以皮肤瘙痒、疹出色红或遍身云片斑点为辨证要点。

【现代运用】 现代常用于荨麻疹、湿疹、过敏性皮炎、稻田性皮炎、药物性皮炎、神经性皮炎等属于风热或风湿所致者。

【注意事项】 服药期间，忌食辛辣、鱼腥、烟酒、浓茶等，以免影响疗效。本方虽配有养血之品，但究以疏风祛邪为主，血虚生风者不宜使用。

【方歌】 消风散中用荆防，蒡蝉木通苦参苍，
　　　　膏知胡麻地归草，风疹湿疹服之康。

牵正散《杨氏家藏方》

【组成】 白附子　白僵蚕　全蝎去毒，各等分，并生用

【用法】 上为细末。每服一钱（3g），热酒调下，不拘时候。

【功用与主治】 祛风化痰，通络止痉。主治风中头面经络，症见口眼㖞斜，或面肌抽动，舌淡红，苔白。

【方解】 本方主治乃风痰阻于头面所致，亦属中风之中经络。方中白附子辛温燥烈，祛风化痰，善治头面之风，为君药；白僵蚕、全蝎均能祛风止痉，其中白僵蚕兼能化痰，全蝎长于通络，共为臣药。更以热酒调服，宣通血脉，并能引药入络而直达病所。风痰得去，经络通畅，则口眼㖞斜得以复正，故名"牵正"。

【辨证要点】 本方是治疗风痰阻于头面经络之常用方。临证以卒然口眼㖞斜、舌淡苔白为辨证要点。

【现代运用】 本方常用于颜面神经麻痹、三叉神经痛、偏头痛、面神经炎等辨证属于风痰阻络者。

【注意事项】 口眼㖞斜因气虚血瘀或肝风内动所致者，非本方所宜。方中白附子和全蝎有毒，用量不可过大。

【方歌】 牵正散是杨氏方，全蝎僵蚕白附裹，
　　　　服用少量热酒下，口眼㖞斜定能康。

第二节　平息内风剂

平息内风剂，具有平肝潜阳、息风止痉等作用，适用于内风所致诸证。内风的产生多与肝有关，如肝经热盛，热极生风者，常见高热不退，抽搐、痉厥等；肝阳偏亢，风阳上扰者，常见眩晕，头部热痛，面红如醉，甚或猝然昏倒，不省人事，口眼㖞斜，半身不遂等；阴血亏虚，虚风内动者，常见筋脉挛急，手足蠕动等。对热盛或阳亢生风者，常以平肝息风药如羚羊角、钩藤、天麻、石决明、代赭石、龙骨、牡蛎等为主组方。阳热亢盛，每易损伤阴液，扰乱心神，或炼液为痰，故常配清热、滋阴、安神、化痰之品。代表方如羚角钩藤汤、镇肝熄风汤、天麻钩藤饮。阴虚血亏生风者，常用滋阴养血药如地黄、阿胶、白芍、鸡子黄、麦冬、龟板等为主组方。因阴虚多阳浮，故又常配平肝潜阳之品。代表方如大定风珠。

羚角钩藤汤《通俗伤寒论》

【组成】 羚角片先煎，钱半（4.5g）　霜桑叶二钱（6g）　京川贝去心，四钱（12g）　鲜生地黄五钱（15g）　双钩藤后入，三钱（9g）　滁菊花三钱（9g）　茯神木三钱（9g）　生白芍三钱（9g）　生甘草八分（2.4g）　淡竹茹鲜刮，与羚角先煎代水，五钱（15g）

【用法】 水煎服。

【功用与主治】 凉肝息风，增液舒筋。主治热盛动风证，症见高热不退，烦闷躁扰，手足抽搐，发为痉厥，甚或神昏，舌绛而干，或舌焦起刺，脉弦而数。

【方解】　本方证是热邪传入厥阴，肝经热盛，热极动风所致。治宜凉肝息风，增液舒筋。方中羚羊角、钩藤清热凉肝，息风止痉，共为君药。桑叶、菊花清热平肝，辛凉透泄，用以为臣药。君臣相伍，清肝之中又复辛凉透泄，内清外透肝热。鲜生地黄、生白芍、生甘草酸甘化阴，养阴增液，舒筋缓急；邪热亢盛，炼津成痰，故配川贝母、淡竹茹清热化痰；邪热扰神，故配茯神木宁心安神，兼以平肝，以上俱为佐药。生甘草又能调和诸药，兼为使药。合而用之，使热清液复，风定痉止，诸证向愈。

【辨证要点】　本方是治疗肝经热盛动风的常用方。临证以高热烦躁、手足抽搐、舌绛而干、脉弦数为辨证要点。

【现代运用】　现代常用于流行性脑脊髓膜炎、流行性乙型脑炎以及妊娠子痫、高血压所致的头痛、眩晕、抽搐等辨证属热极动风者。

【注意事项】　温病后期，热势已衰，阴液大亏，虚风内动者，非本方所宜。

【方歌】　俞氏羚角钩藤汤，桑菊茯神鲜地黄，
　　　　　贝草竹茹同芍药，热盛动风急煎尝。

镇肝息风汤《医学衷中参西录》

【组成】　怀牛膝一两（30g）　生赭石轧细，一两（30g）　生龙骨捣碎，五钱（15g）　生牡蛎捣碎，五钱（15g）　生龟板捣碎，五钱（15g）　生杭芍五钱（15g）　玄参五钱（15g）　天冬五钱（15g）　川楝子二钱（6g），捣碎　生麦芽二钱（6g）　茵陈二钱（6g）　甘草钱半（4.5g）

【用法】　水煎服。

【功用与主治】　镇肝息风，滋阴潜阳。主治类中风，症见常感头目眩晕、脑部热痛、面色如醉、心中烦热、时常噫气、渐觉肢体不利、口眼㖞斜，甚或突然眩晕颠仆、昏不知人，脉弦长有力。

【方解】　本方所治中风，系肝肾阴亏，肝阳上亢，肝风内动，气血逆乱所致。治宜镇肝息风为主，辅以滋养肝肾。方中重用入血分、性善下行之怀牛膝引血下行，兼补肝肾；生赭石质重沉降，擅镇肝逆、降胃平冲，合牛膝以引气血下行，直折亢阳，平定气血逆乱之势，共为君药。臣以生龙骨、生牡蛎镇肝潜阳。又佐生龟板滋阴潜阳，生杭芍养阴柔肝，玄参、天冬养阴清热，寓有清金制木之意，四药合以滋水涵木以治本；肝为刚脏，性喜条达而恶抑郁，若过用重镇之品，势必影响其条达之性，故又佐以茵陈、川楝子、生麦芽清泄肝热、疏肝理气，以遂其性；生麦芽合甘草和胃安中，以防金石、介类药物碍胃。甘草调和诸药，兼作使药。诸药合用，共奏镇肝息风、滋阴潜阳之功。

【辨证要点】　本方是治疗阴虚阳亢，气血上逆之类中风的常用方。无论是中风之前、中风之时还是中风之后，皆可使用。临证以头目眩晕，脑部热痛，面色如醉，脉弦长有力为辨证要点。

【现代运用】　现代常用于高血压、脑血栓形成、脑出血、血管神经性头痛等属于阴虚阳亢，肝风内动者。

【注意事项】　中风属气虚血瘀者，非本方所宜。

【方歌】　镇肝息风芍天冬，玄参牡蛎赭茵供，
　　　　　麦龟膝草龙川楝，肝风内动有奇功。

天麻钩藤饮《中医内科杂病证治新义》

【组成】　天麻（9g）　钩藤（12g）　生决明（18g）　山栀　黄芩（各9g）　川牛膝（12g）　杜仲　益母草　桑寄生　夜交藤　朱茯神（各9g）

【用法】　水煎，分2~3次服。

【功用与主治】　平肝息风，清热活血，补益肝肾。主治肝阳偏亢，风火上扰证，症见头痛，眩晕，失眠，舌红苔黄，脉弦数。

【方解】　本方主治乃肝肾不足，肝阳偏亢，火热上扰所致，治宜平肝息风为主，配合清热活血。方中天麻、钩藤平肝息风，共为君药。生决明平肝潜阳，清热明目，助君药平肝息风；川牛膝活血利

水，引血下行，以折其上亢之肝阳，俱为臣药。山栀子、黄芩清肝降火；益母草活血利水；杜仲、桑寄生补益肝肾，以治其本；夜交藤、朱茯神宁心安神，共为佐药。诸药相合，共奏平肝息风、清热活血、补益肝肾、安神定志之功。

【辨证要点】　本方是治疗肝阳偏亢，风火上扰证的常用方。临床以头痛、眩晕、失眠、舌红苔黄、脉弦数为辨证要点。

【现代运用】　现代常用于高血压、脑血管病等辨证属于肝阳上亢，肝风上扰者。

【注意事项】　肝经实火或湿热所致之头痛，不宜使用。

【方歌】　天麻钩藤石决明，山栀黄芩加杜仲，

寄生茯神益母草，还有牛膝夜交藤。

链接　镇肝息风汤与天麻钩藤饮比较

　　两方均以平肝潜阳为主，配伍补益肝肾之品组方，以治疗肝肾不足，肝阳偏亢，肝风内动，风阳上扰之头痛、眩晕之证。然镇肝息风汤镇肝潜阳息风之力大，并善引血下行。主治肝肾阴虚，肝阳偏亢，风阳上扰而偏于气血逆乱之头痛眩晕，甚或中风者。天麻钩藤饮镇肝潜阳之力较逊，但兼清热安神之功，主治肝阳偏亢，肝风上扰，生风化热之头痛眩晕，伴有失眠者。

大定风珠《温病条辨》

【组成】　生白芍六钱（18g）　阿胶三钱（9g）　生龟板四钱（12g）　干地黄六钱（18g）　麻仁二钱（6g）　五味子二钱（6g）　生牡蛎四钱（12g）　麦冬连心，六钱（18g）　炙甘草四钱（12g）　鸡子黄生，二枚（2个）　鳖甲生，四钱（12g）

【用法】　水八杯，煮取三杯，去滓，再入鸡子黄，搅令相得，分三次服。

【功用与主治】　滋阴息风。主治阴虚风动证，症见手足瘛疭，形消神倦，舌绛少苔，脉气虚弱，时时欲脱。

【方解】　温病后期，真阴大亏，虚风内动，治当滋阴以息风。方中鸡子黄、阿胶滋阴养液以平息内风，共为君药。重用麦冬、生白芍、干地黄滋水涵木，养阴柔肝，为臣药。阴虚则阳浮，故以生龟板、生鳖甲、生牡蛎介类潜镇之品，以滋阴潜阳，重镇息风；麻仁养阴润燥；五味子酸收，与滋阴药相伍而能收敛真阴，与生白芍、炙甘草相配，又具酸甘化阴、柔肝缓急之功。以上俱为佐药。炙甘草调和诸药，兼作使药。诸药配伍，共奏滋阴息风之功。

【辨证要点】　本方是治疗温病后期，真阴大亏，虚风内动之常用方。临证以手足瘛疭、形消神倦、舌绛少苔、脉气虚弱为辨证要点。

【现代运用】　现代常用于流行性乙型脑炎后遗症、眩晕、放疗后舌萎缩、甲状腺功能亢进、甲状腺功能亢进术后手足搐搦症、神经性震颤等辨证属于阴虚风动者。

【注意事项】　阴亏而邪热犹盛者，不宜使用本方。

【方歌】　大定鸡黄与阿胶，麦地白芍麻仁草，

五味龟鳖加牡蛎，滋阴息风疗效好。

第三节　常用治风类中成药

常用治风类中成药简表见表 33-1。

表 33-1　常用治风类中成药简表

类别	药名	功能	主治	注意事项
疏散外风剂	川芎茶调散（丸、颗粒、口服液、袋泡剂、片）	疏风止痛	外感风邪所致头痛，或有恶寒、发热、鼻塞	久病气虚、血虚者、肝肾不足者、肝阳上亢头痛者、孕妇均慎用。忌辛辣、油腻食物

续表

类别	药名	功能	主治	注意事项
疏散外风剂	芎菊上清丸（片）	清热解表散风止痛	外感风邪引起的恶风身热，偏正头痛，鼻流清涕，牙疼喉痛	肝火上攻、风阳上扰头痛者慎用。忌辛辣、油腻食物
	正天丸（胶囊）	疏风活血养血平肝通络止痛	外感风邪、瘀血阻络血虚失养、肝阳上亢之偏头痛、紧张性头痛、神经性头痛、颈椎病型头痛、经前头痛	婴幼儿、孕妇、哺乳期妇女、肾功能不全者及对本品过敏者禁用。高血压、心脏病及过敏体质慎用。不宜过量或久服。宜饭后服。忌烟酒及辛辣、油腻食物
平肝息风剂	天麻钩藤颗粒	平肝息风清热安神	肝阳上亢所致头痛、眩晕、耳鸣、眼花、震颤、失眠；高血压见上述证候者	血虚头痛者、阴虚动风者忌用。饮食宜清淡，戒恼怒，节房事
	脑立清丸（胶囊）	平肝潜阳醒脑安神	肝阳上亢所致头晕目眩、耳鸣口苦、心烦难寐；高血压见上述证候者	孕妇禁用。肾精亏虚所致头晕、耳鸣，以及体弱者慎用。忌寒凉、油腻食物
	松龄血脉康胶囊	平肝潜阳镇心安神	肝阳上亢所致头痛、眩晕、急躁易怒、心悸、失眠；高血压及原发性高脂血症见上述证候者	气血不足证者慎用。忌辛辣、油腻食物，戒烟酒

自 测 题

1. 川芎茶调散的功效是（　　　）
   A. 疏风止痛
   B. 疏风清热
   C. 平肝息风
   D. 凉肝息风
   E. 祛风通络止痉

2. 大秦艽汤的君药为（　　　）
   A. 羌活
   B. 秦艽
   C. 独活
   D. 防风
   E. 川芎

3. 镇肝熄风汤的主治证是（　　　）
   A. 风邪初中经络证
   B. 皮肤瘙痒
   C. 类中风
   D. 面瘫
   E. 风火上扰证

4. 能治疗热极生风的方剂是（　　　）
   A. 消风散
   B. 大定风珠
   C. 川芎茶调散
   D. 羚角钩藤汤
   E. 牵正散

（张文涛　刘　莉）

第三十四章

治 燥 剂

凡以辛散轻宣或甘凉滋润药物为主组成，具有轻宣外燥或滋阴润燥等作用，用以治疗燥证的方剂，统称治燥剂。

燥证有内燥和外燥之分。外燥为感受秋令燥邪所致的病证，其病始于肺卫。外燥随秋令气候偏凉偏温之不同，又有凉燥、温燥之分。内燥是由脏腑精亏液耗所致的病证。

治疗燥证，外燥宜轻宣祛邪外达，内燥宜滋润使阴津自复。故治燥剂分为轻宣外燥剂和滋阴润燥剂两类。

治燥剂因以甘寒滋润药物为主组成，易于助湿碍气，影响脾胃运化，故素体多湿、脾虚便溏、气滞痰盛者均应慎用；燥邪易于化火，继而易伤津耗气，故用药除轻宣或滋润之外，常酌配清热泻火或益气生津之品；燥性虽近于火，但又不同于火，故不宜过用苦寒之品；避免使用辛香温燥之品再伤津液。

第一节　轻宣外燥剂

轻宣外燥剂具有辛散轻宣燥邪的作用，适用于外感温燥或凉燥之证。凉燥，乃深秋气凉，感受凉燥之邪，肺气失宣所致，症见恶寒头痛，咳嗽鼻塞，咽干口燥等，常以辛温解表药如杏仁、苏叶、豆豉、生姜等苦辛温润药物组成方剂。代表方剂如杏苏散等。温燥，乃初秋天气燥热，或久晴无雨，燥伤肺津所致，症见头痛身热，干咳无痰，鼻燥咽干，舌干无苔等。常以辛凉解表药如桑叶、薄荷等配合甘凉濡润药物组成方剂。代表方剂如桑杏汤。燥热重，气阴两伤而见身热咳喘、心烦口渴者，宜用辛甘寒凉之石膏、麦冬等组成方剂，代表方如清燥救肺汤。

杏苏散《温病条辨》

【组成】　杏仁 9g　苏叶 9g　半夏 9g　茯苓 9g　前胡 9g　苦桔梗 6g　枳壳 6g　甘草 3g　生姜 3片　橘皮 6g　大枣（去核）3 枚（原书未著用量）

【用法】　水煎温服。

【功用与主治】　轻宣凉燥，宣肺化痰。主治外感凉燥证，症见恶寒无汗，头微痛，咳嗽痰稀，鼻塞咽干，苔白，脉弦。

【方解】　本方所治凉燥之证，乃因外感凉燥之邪，肺失宣肃，痰湿内阻所致。治宜轻宣凉燥，宣肺化痰。方中苏叶辛温不燥，发汗解表，使凉燥从表而解；杏仁苦温而润，下气止咳化痰，二者共为君药。前胡疏风解表以助苏叶，下气化痰以止咳；苦桔梗升宣肺气，祛痰止咳；枳壳疏理胸膈气机，三药合用，可使气顺津布，且有助于肺气宣肃功能恢复，共以为臣。橘皮、半夏行气燥湿化痰，茯苓渗湿健脾；生姜、大枣调和营卫，补脾行津，共为佐药。甘草调和药性为使。诸药配伍，辛散宣肺，苦温燥湿而使凉燥得解，痰消咳止，肺气宣降如常，诸症自能获愈。

【辨证要点】　本方是治疗凉燥的代表方。临证以恶寒无汗，咳嗽痰稀，鼻塞咽干，苔白，脉弦为辨证要点。

【现代运用】　现代常用于治疗上呼吸道感染、流行性感冒、慢性支气管炎、肺气肿等属外感凉燥或风寒袭肺，痰湿内阻者。

【注意事项】　外感温燥之证，不宜使用。

【方歌】　杏苏散用陈夏前，枳桔苓甘姜枣全，

　　　　　轻宣温润治凉燥，咳止痰化病自瘥。

桑杏汤《温病条辨》

【组成】　桑叶一钱（3g）　杏仁一钱五分（4.5g）　沙参二钱（6g）　象贝一钱（3g）　香豉一钱（3g）　栀皮一钱（3g）　梨皮一钱（3g）

【用法】　水二杯，煎取一杯，顿服之，重者再作服。轻药不得重用，重用必过病所。

【功用与主治】　轻宣温燥，凉润止咳。主治外感温燥证，症见头痛，身热不甚，口渴咽干鼻燥，干咳无痰，或痰少而黏，舌红，苔薄白而干，脉浮数而右脉大。

【方解】　本方所治乃外感温燥，肺津受灼而致，为温燥袭肺轻证。治宜轻宣。方中桑叶轻清宣散，长于疏散肺经及在表之风热，且甘寒清润，故解温燥之表最为适合；杏仁苦温润降，善于肃降肺气而止咳，共为君药。香豉助桑叶轻宣发表；象贝润肺化痰止咳，合而为臣。沙参养阴生津，润肺止咳；梨皮甘凉，益阴降火，生津润肺；栀子苦寒，质轻而入上焦，清泄肺热，因热在表，故用皮以散之，共为佐药。诸药合用，共成清宣凉润之功。

【辨证要点】　本方是治疗温燥初起，邪袭肺卫外感温燥轻证的代表方。临证运用以身热不甚，干咳无痰，或痰少而黏，右脉浮数为辨证要点。

【现代应用】　现代常用于治疗上呼吸道感染、急慢性支气管炎、百日咳等属温燥邪犯肺卫者。

【注意事项】　本方主治乃温燥轻证，若温燥重证，邪入气分者，当用清燥救肺汤，如误投本方，必延误病情。本方意在轻宣，故药量不宜过重，煎煮时间也不宜过长。

【方歌】　桑杏汤中象贝宜，沙参栀豉与梨皮，

　　　　　干咳鼻燥右脉大，辛凉甘润燥能医。

清燥救肺汤《医门法律》

【组成】　桑叶经霜者，去枝梗，净叶，三钱（9g）　石膏煅，二钱五分（7.5g）　甘草一钱（3g）人参七分（2g）　胡麻仁炒，研，一钱（3g）　真阿胶八分（2.5g）　麦冬去心，一钱二分（3.5g）　杏仁炮，去皮尖，七分（2g）　枇杷叶刷去毛，蜜涂炙黄，一片（3g）

【用法】　水一碗，煎六分，频频二、三次滚热服。

【功用与主治】　清燥救肺，益气养阴。主治温燥伤肺重证，症见身热头痛，干咳无痰，气逆而喘，咽喉干燥，鼻燥，胸满胁痛，心烦口渴，舌干少苔，脉虚大而数。

【方解】　本方所治乃温燥伤肺之重证。针对温燥伤肺，气阴两伤，肺失清肃之病机，治当清燥热，养阴液，降肺气兼补中气。方中重用霜桑叶为君，取其质轻寒润，入肺清透宣泄燥热，并可止咳。石膏辛甘大寒，善清气分热邪而不伤津，与甘寒养阴生津之麦冬相伍，可助桑叶清除温燥，并兼顾损伤之津液，共以为臣，原方石膏用煅，是因肺为娇脏，清肺不可过于寒凉。杏仁、枇杷叶味苦而善肃降肺气，以止咳平喘；阿胶、胡麻仁助麦冬养阴润燥；人参、甘草皆为益气补中之品，用之意在"培土生金"，均为佐药。甘草调和药性，以为使药。诸药合用，使燥热得清，气阴得复，逆气得降，诸症自除。

【辨证要点】　本方为治疗温燥伤肺重证之代表方。临证以身热不退，干咳无痰，气逆而喘，舌干少苔，脉虚大而数为辨证要点。

【现代运用】　现代常用于治疗肺炎、支气管哮喘、支气管炎、支气管扩张、肺癌、皮肤瘙痒等属燥热犯肺，气阴两伤者。

【注意事项】　脾虚痰湿内盛，胸膈满闷者，非本方所宜。

【方歌】　清燥救肺参草杷，石膏胶杏麦胡麻，

　　　　　经霜收下冬桑叶，清燥润肺效可夸。

链接　清燥救肺汤与桑杏汤

　　清燥救肺汤与桑杏汤均治温燥，清燥救肺汤由辛寒清热及益气养阴药物组成，清燥益肺作用均

强，适应燥热重，气阴两伤之温燥重证，症见身热咳喘、心烦口渴、脉虚大而数者；桑杏汤由辛凉解表合甘凉濡润药物组成，清燥润肺作用均弱，适应燥伤肺卫，津液受灼之温燥轻证，症见头痛微热，咳嗽不甚，鼻燥咽干等。

第二节　滋阴润燥剂

滋阴润燥剂，适用于脏腑津液不足之内燥证。症见干咳少痰，咽痛鼻燥，呕逆食少，口中燥渴，大便燥结，舌红少苔，脉细数等。常以甘寒滋阴润燥药物如麦冬、生地黄、熟地黄、沙参、玄参等为主组方，酌配清热泻火、止咳平喘或益气之品。代表方如麦门冬汤、增液汤。

麦门冬汤《金匮要略》

【组成】　麦门冬七升（42g）　半夏一升（6g）　人参三两（9g）　粳米三合（6g）　大枣十二枚（4枚）　甘草二两（6g）

【用法】　上六味，以水一斗二升，煮取六升，温服一升，日三夜一服。

【功用与主治】　滋养肺胃，降逆下气。

1. 肺阴不足证　症见咳逆上气，咯痰不爽，或咳吐涎沫，口干咽燥，手足心热，舌红少苔，脉虚数。

2. 胃阴不足证　症见气逆呕吐，口渴咽干，舌红少苔，脉虚数。

【方解】　本方所治实则均属肺胃阴虚，气逆不降，故治宜润肺益胃，降逆下气。方中麦冬甘寒清润，入肺、胃两经，养阴生津，滋液润燥，兼清虚热，重用为君。人参健脾补气，俾脾胃气旺，自能于水谷之中生化津液，上润于肺，亦即"阳生阴长"之意，为臣药。甘草、粳米、大枣甘润性平，合人参和中滋液，培土生金；少佐半夏，一则降逆止呕、止咳，二则开胃行津以润肺，三则防麦门冬（麦冬）滋腻壅滞，共为佐药。麦冬与半夏用量比为 7：1，润燥相济，以润为主，滋而不腻。甘草调和药性，兼作使药。诸药相合，可使肺胃阴复，逆气得降，中土健运，诸症自愈。

【辨证要点】　本方原治虚热肺痿，除咳吐涎沫外，应具口干咽燥、舌红少苔、脉虚、咳数之症。后世用于治疗肺阴不足或胃阴不足证，除咳逆或呕吐外，亦应具备上述证候。临证唾涎沫，短气喘促，或呕吐，口渴咽干，舌红少苔，脉虚数为辨证要点。

【现代应用】　现代常用于治疗慢性支气管炎、支气管扩张、肺结核、硅沉着病、慢性咽喉炎等属肺胃阴伤者，亦常用治胃及十二指肠溃疡、慢性胃炎、糖尿病、妊娠呕吐等属胃阴不足者。

【注意事项】　虚寒肺痿者不宜用本方。

【方歌】　　麦门冬汤用人参，枣草粳米半夏存，

　　　　　　肺痿咳逆因虚火，滋养肺胃此方珍。

增液汤《温病条辨》

【组成】　玄参一两（30g）　麦冬连心，八钱（24g）　细生地黄八钱（24g）

【用法】　水八杯，煮取三杯，口干则与饮令尽，不便再作服。

【功用与主治】　增液润燥。主治阳明温病，津亏便秘证，症见大便秘结，口渴，舌干红，脉细数或沉而无力。

【方解】　阳明温病，每有便秘，但有热结与津亏之别。若患者素体阴液亏虚，阳明热结复伤阴津，或经攻下重劫其津，均可致肠燥液枯，糟粕困滞，结粪不下，即"无水舟停"，口渴、舌干红、脉细数亦为津亏之象。此时勿用承气下之，下之必更伤其阴，治当增液润燥以通便，即"增水行舟"之法。方中玄参苦咸而寒，养阴增液，软坚润下，泻火散结，重用为君。生地黄甘苦而寒，滋阴壮水，清热凉血，生津润肠，为臣。麦冬甘寒滋润，润肺增液，生津濡肠，为佐药。三药合用，重剂而投，大补阴液，润滑肠道，促使糟粕下行，且可借滋润之寒凉以清热，从而使诸症得解。

【辨证要点】　本方为治疗津亏肠燥所致便秘之常用方，是"增水行舟"的代表方剂。临床当以大

便秘结，口渴，舌干红，脉细数或沉而无力为辨证要点。

【现代应用】 现代加减常用于治疗习惯性便秘、慢性咽喉炎、复发性口腔溃疡、慢性牙周炎、糖尿病及放疗后之口腔反应等属于阴津不足者。

【注意事项】 本方药量宜重，否则无增液通便之效。

【方歌】 增水行舟增液汤，玄参麦冬生地黄，

　　　　　补药之体作泻剂，但非重用不为功。

链接 增液汤与增液承气汤

增液汤与增液承气汤均是吴鞠通治疗阳明阴亏，"无水行舟"而致便秘的方剂。但增液汤是以滋润为主，为肠津大伤，燥结不甚者设；增液承气汤是润下合施，为肠津大伤，燥结太甚者设，故在增液汤的基础上又加入硝、黄二味，以增泻热通便之力。两方缓急有别，择用当须斟酌。

第三节 常用治燥类、润肺止咳类中成药

常用治燥类、润肺止咳类中成药简表见表34-1。

表34-1 常用治燥类、润肺止咳类中成药简表

类别	药名	功能	主治	注意事项
润肺止咳剂	养阴清肺膏（糖浆、口服液、丸）	养阴润燥清肺利咽	阴虚燥咳，咽喉干痛，干咳少痰，或痰中带血	脾虚便溏、痰多湿盛咳嗽者慎用。孕妇慎用。忌生冷、辛辣、油腻食物
	二母宁嗽丸	清肺润燥化痰止咳	燥热蕴肺所致咳嗽，症见痰黄而黏，不易咯出，胸闷气促，久咳不止，声哑喉痛	风寒咳嗽者慎用。忌辛辣以及牛肉、羊肉、鱼等食物
	蜜炼川贝枇杷膏	清热润肺化痰止咳	肺燥咳嗽，痰黄而黏，胸闷，咽喉疼痛或痒，声音嘶哑	外感风寒咳嗽者慎用。忌辛辣食物

自 测 题

1. 下列各项中，除哪项外均属于杏苏散的组成药物（ ）

A. 荆芥、防风　　　　　　　B. 橘皮、前胡

C. 半夏、生姜　　　　　　　D. 枳壳、桔梗

E. 茯苓、甘草

2. 以滋阴润肺，止咳化痰为主要功效的方剂是（ ）

A. 养阴清肺汤　　　　　　　B. 生脉饮

C. 麦门冬汤　　　　　　　　D. 清燥救肺汤

E. 百合固金汤

3. 主治温燥轻证的方剂是（ ）

A. 杏苏散　　　　　　　　　B. 桑杏汤

C. 增液汤　　　　　　　　　D. 养阴清肺汤

E. 清燥救肺汤

4. 麦门冬汤原方中麦冬与半夏的配伍比例是（ ）

A. 2∶1　　　　　　　　　　B. 3∶1

C. 5∶1　　　　　　　　　　D. 7∶1

E. 6∶1

5. 下列选项除哪项外均是治燥剂的应用注意事项（ ）

A. 酌情配伍甘寒清热泻火或益气养津之品

B. 忌用辛香、苦燥等易耗气伤津之品

C. 不能使用苦寒之品

D. 宜轻宣润燥

E. 脾胃虚弱者应慎用

（刘　莉　张文涛）

第三十五章

开 窍 剂

凡具有开窍醒神作用，用以治疗窍闭神昏证，以芳香开窍药为主组成的方剂，称为开窍剂。

开窍剂是为窍闭神昏证而设。心主神明，为君主之官，若邪气壅盛，内陷心包，蒙闭心窍，必扰乱神明，出现窍闭神昏证，严重者甚至危及生命。根据闭证的临床表现，可分为热闭和寒闭两种。热闭多由温热之邪内陷心包，蒙蔽心窍所致，治宜清热开窍，简称"凉开"。寒闭多因寒湿痰浊之邪或秽浊之气蒙闭心窍引起，治宜温通开窍，简称"温开"。故开窍剂相应分为凉开剂和温开剂两类。

运用开窍剂要注意以下几点：第一，应注意鉴别闭证和脱证。凡神志昏迷伴见口噤不开、两手握固、二便不通、脉实有力者，确属邪盛气实的闭证，才可使用开窍剂；若神昏而伴见汗出肢冷、呼吸气微、手撒遗尿、口开目合、脉象虚弱无力或脉微欲绝者，则属正气虚衰的脱证，切忌使用开窍剂。第二，必须辨清闭证之寒热属性，正确选用凉开或温开的方剂。对于阳明腑实证而见神昏谵语者，只宜寒下，不宜用开窍剂。至于阳明腑实而兼有邪陷心包之证，则应根据病情缓急，先予开窍，或先投寒下，或开窍与寒下并用，才能切合病情。第三，开窍剂大多为芳香药物，辛散走窜，只宜暂用，不宜久服，久服则易伤元气，故临床多用于急救，中病即止，待患者神志清醒后，应根据不同表现，辨证施治。而本类方剂辛香走窜，有碍胎元，故孕妇慎用。第四，本类方剂多制成丸散剂或注射剂，使用丸散剂时宜温开水化服或鼻饲，不宜加热煎煮，以免药性挥发，影响疗效。

第一节 凉 开 剂

凉开剂具有清热解毒、涤痰开窍等作用，适用于温热邪毒内陷心包或痰热闭窍之热闭证。症见高热烦躁，神昏谵语等。常用芳香开窍的麝香、冰片、安息香等为主，配以寒凉清热药如牛黄、黄连、黄芩、栀子、石膏、大黄等组成方剂。热闭之证，因热扰神明，神志紊乱，故常配伍重镇安神药，如朱砂等。邪热内陷，烁津为痰，痰蒙心窍，是神昏的重要因素之一，故方剂常配伍清化热痰药如胆南星、浙贝母等。若热盛引动肝风而出现惊厥抽搐者，应配伍平肝息风药如羚羊角、钩藤等。代表方如安宫牛黄丸。

安宫牛黄丸 《温病条辨》

【组成】 牛黄一两（30g） 郁金一两（30g） 犀角（水牛角代）一两（50g） 黄连一两（30g） 朱砂一两（30g） 梅片（冰片）二钱五分（7.5g） 麝香二钱五分（7.5g） 珍珠五钱（15g） 山栀一两（30g） 雄黄一两（30g） 黄芩一两（30g）

【用法】 上为极细末，炼老蜜为丸，每丸一钱（3g），金箔为衣，蜡护。脉虚者人参汤下，脉实者金银花、薄荷汤下，每服一丸。大人病重体实者，日再服，甚至日三服；小儿服半丸，不知，再服半丸。

【功用与主治】 清热解毒，开窍醒神。用于邪热内陷心包证，症见高热烦躁，神昏谵语，舌謇肢厥，舌红或绛，脉数有力。亦治中风昏迷，小儿惊厥属邪热内闭者。

【方解】 本方证因温热邪毒内闭心包所致。邪闭心窍，急当开窍醒神；而温热邪毒，又须清心解毒，以除致病主因，故治以清热解毒、开窍醒神为法，并配辟秽、安神之品。方中牛黄味苦性凉，其气芳香，善清心肝之热毒，辟秽开窍；犀角咸寒，深入营血，尤能清心安神，凉血解毒；麝香芳香走窜，善通诸窍，开窍醒神。三药相配，是为清心开窍、凉血解毒的常用组合，共用为君药。黄连、黄芩、山栀味苦性寒，清热泻火解毒，合牛黄、水牛角以增清解心包热毒之力；冰片、郁金芳香辟秽，化浊通窍，以增麝香开窍醒神之功。五味同为臣药。佐以雄黄助牛黄辟秽解毒；朱砂、珍珠镇心安神，以除烦躁不安。用炼蜜为丸，和胃调中，为使药。原方以金箔为衣，取其重镇安神之功。

【辨证要点】 本方为治疗热陷心包证的常用方，亦是凉开法的代表方。凡神昏谵语属邪热内闭心包者，均可应用。临证以高热烦躁、神昏谵语、舌红或绛、苔黄燥、脉数有力为辨证要点。

【现代运用】 现代常用于流行性乙型脑炎、流行性脑脊髓膜炎、中毒性痢疾、尿毒症、肝昏迷、急性脑血管病、肺性脑病、颅脑外伤、小儿高热惊厥以及感染或中毒引起的高热神昏等病证属热闭心包者。

【注意事项】 服用本方宜中病即止，不可过服、久服；孕妇慎用；寒闭证禁用。

【方歌】 安宫牛黄凉开方，芩连栀郁朱雄黄，
　　　　　牛角珍珠冰麝香，清心开窍功效良。

链 接 安宫牛黄丸沿革及"凉开三宝"比较

安宫牛黄丸是传统中成药中负有盛名的急救剂，多用于中风、偏瘫，及温热病热陷心包引起的高热昏迷危象的急救。随着中医现代化的进展，对安宫牛黄丸也进行新的挖掘开发，在原方的基础上研发出了清开灵注射液。主要是用牛胆酸和猪胆酸替代了原方中的牛黄；用水牛角、珍珠母替代了原方中的犀角、珍珠；减去有毒的朱砂、金铂，加入板蓝根以增清热解毒之力。

安宫牛黄丸、紫雪、至宝丹合称"凉开三宝"，均能清热开窍，治疗热闭证。但其药力各有侧重。吴鞠通论三药之清热解毒力"大抵安宫牛黄丸最凉，紫雪次之，至宝丹又次之"。从功用上看，安宫牛黄丸长于清热解毒豁痰；紫雪偏于息风止痉；至宝丹擅长芳香开窍，化浊辟秽。

第二节 温 开 剂

温开剂具有温通开窍、行气化浊的功用，适用于中风、中寒、气郁、痰厥等属于寒邪痰浊内闭之证或秽浊之邪闭阻气机之寒闭证。症见突然昏倒，牙关紧闭，不省人事，苔白脉迟等。常用芳香开窍药如苏合香、安息香、冰片、麝香等为主，配伍温里散寒兼芳香行气之品如丁香、荜茇、木香、白檀香、香附子、沉香等组成方剂。代表方如苏合香丸。

苏合香丸《太平惠民和剂局方》

【组成】 白术　光明砂研　麝香　诃梨勒皮　香附子中白　沉香重者　青木香　丁子香　安息香白檀香　荜茇上者　犀角（水牛角代）各一两（各30g）　薰陆香　苏合香　龙脑香各半两（各15g）

【用法】 上为极细末，炼蜜为丸，如梧桐子大。腊月合之。藏于密器中，勿令泄气。每朝用四丸，取井花水于净器中研破服。老小每碎一丸服之，另取一丸如弹丸，蜡纸裹，绯绢袋盛，当心带之。冷水暖水，临时斟量。

【功用与主治】 芳香开窍，行气止痛。用于寒闭证，症见突然昏倒，牙关紧闭，不省人事，苔白，脉迟。亦治心腹猝痛，甚则昏厥属寒凝气滞者。

【方解】 本方所治诸证，系因寒邪秽浊，闭阻机窍所致。治宜芳香开窍为主，配合温里散寒、行气活血、辟秽化浊之法。方中苏合香、麝香、冰片、安息香芳香开窍，辟秽化浊，共为君药。臣以木香、香附、丁香、沉香、白檀香、乳香以行气解郁，散寒止痛，理气活血。荜茇辛热，温中散寒，助诸香药以增强驱寒止痛开郁之力；水牛角清心解毒，朱砂重镇安神，二者药性虽寒，但与大队温热之品相伍，则不悖温通开窍之旨；白术益气健脾、燥湿化浊，诃子收涩敛气，二药一补一敛，以防诸香辛散走窜太过，耗散真气。上五味同为佐药。

【辨证要点】　本方是温开法的代表方，又是治疗寒闭证以及心腹疼痛属于寒凝气滞证的常用方。临证以突然昏倒、不省人事、牙关紧闭、苔白、脉迟为辨证要点。

【现代运用】　现代常用于急性脑血管病、癔病性昏厥、癫痫、有毒气体中毒、老年痴呆症、流行性乙型脑炎、肝昏迷、冠心病心绞痛、心肌梗死、痛经等证属寒闭或寒凝气滞者。

【注意事项】　本方药物辛香走窜，有损胎气，孕妇及脱证禁用。

第三节　常用开窍类中成药

常用开窍类中成药简表见表 35-1。

表 35-1　常用开窍类中成药简表

类别	药名	功能	主治	注意事项
凉开剂	安宫牛黄丸（胶囊、散）	清热解毒镇惊开窍	热病，邪入心包，高热惊厥，神昏谵语；中风昏迷及脑炎、脑膜炎、中毒性脑病、脑出血、败血症见上述证候者	孕妇禁用。寒闭神昏者不宜使用。因含朱砂、雄黄，不宜多服久服，肝肾功能不全者慎用。忌辛辣食物
	紫雪散	清热开窍止痉安神	热入心包，热动肝风证，症见高热烦躁，神昏谵语，惊风抽搐，斑疹吐衄，尿赤便秘	孕妇禁用。虚风内动者不宜使用。因含朱砂、雄黄，不宜多服久服，肝肾功能不全者慎用。忌辛辣食物
	局方至宝丹（丸）	清热解毒开窍镇惊	热病属热入心包、热盛动风证，症见高热惊厥、烦躁不安、神昏谵语及小儿急热惊风	孕妇禁用。寒闭神昏者不宜使用。因含朱砂、雄黄，不宜多服久服，肝肾功能不全者慎用。忌辛辣食物
	万氏牛黄清心丸	清热解毒镇惊安神	热入心包，热盛动风证，症见颊势烦躁、神昏谵语及小儿高热惊厥	孕妇禁用。虚风内动、脱证神昏者不宜使用。外感热病未解时慎用。因含朱砂，不宜多服久服，肝肾功能不全或造血系统疾病患者慎用。忌辛辣食物
	清开灵口服液（胶囊、软胶囊、颗粒、滴丸、片、泡腾片）	清热解毒镇静安神	外感风热时毒、火毒内盛所致的高热不退、烦躁不安、咽喉肿痛、舌质红绛、苔黄、脉数；上呼吸道感染、病毒性感冒、急性化脓性扁桃体炎、急性咽炎、急性气管炎、高热等病证见上述证候者	孕妇禁用。风寒感冒者不适用。久病体虚患者如出现腹泻慎用。脾虚便溏者应慎用。忌生冷、辛辣、油腻食物
温开剂	苏合香丸	芳香开窍行气止痛	痰迷心窍所致痰厥昏迷、中风偏瘫、肢体不利，以及中暑、心胃气痛	孕妇禁用。热病、阳闭、脱证不宜使用。中风正气不足者慎用。因含朱砂，不宜久服多服，肝肾功能不全者慎用

自 测 题

1. 高热烦躁，神昏谵语，舌謇肢厥，舌红或绛，脉数有力。治宜选用（　　）
   A. 安宫牛黄丸　　　　　B. 至宝丹
   C. 紫雪　　　　　　　　D. 苏合香丸
   E. 朱砂安神丸
2. 苏合香丸中具有重镇安神功用的药物是（　　）
   A. 龙脑　　　　　　　　B. 麝香
   C. 水牛角　　　　　　　D. 朱砂

   E. 诃梨勒
3. "凉开三宝"是指（　　）
   A. 紫雪、至宝丹、苏合香丸
   B. 安宫牛黄丸、至宝丹、苏合香丸
   C. 安宫牛黄丸、紫雪、苏合香丸
   D. 安宫牛黄丸、紫雪、至宝丹
   E. 安宫牛黄丸、朱砂安神丸、苏合香丸

（张文涛　刘　莉）

凡具有补益人体气、血、阴、阳的作用，以补益药为主组成，用以治疗各种虚证的方剂，统称补益剂。属于"八法"中的补法。

虚证是指人体五脏虚损、气血阴阳不足而产生的各种虚弱证候。虚证形成，不外乎先天不足以及后天失调（包括饮食劳倦、情志所伤）和疾病耗损所致。虚证有气虚、血虚、气血两虚、阴虚、阳虚、阴阳两虚之区别，因而补益剂就相应分为补气剂、补血剂、气血双补剂、补阴剂、补阳剂、阴阳双补剂六类。

气虚补气，血虚补血，气血两虚则气血双补，这是补益气血的常规方法。但因气血相依，气能生血，故补气与补血常配合使用。对血虚者补血时，宜加入补气之品，以助生化，或着重补气以生血。如因大失血而致血虚者，尤当补气以固脱，使气旺则血生。对于气虚，一般以补气药为主，亦可少佐补血药，但不宜过多，过之则阴柔碍胃。

阴虚补阴，阳虚补阳，阴阳两虚则阴阳并补，这是补益阴阳的常规方法。但因阴阳互根，孤阴不生，独阳不长，故补阴药与补阳药常配合使用。阳虚补阳时，常佐以补阴之品，使阳有所附，并可借阴药滋润之性以制阳药之温燥。阴虚补阴时，常佐以补阳之品，使阴有所化，并可藉阳药温运之力以制阴药之凝滞。

对五脏虚损的培补，又可分为直接补益法和间接补益法。直接补益法有较强的针对性，即虚在何脏就直补该脏，如脾气虚直接补脾气，肾阴虚直接滋补肾阴等。间接补益法主要是根据脏腑相生理论使用"补母"法来治疗，如肺气虚者补其脾，即培土生金；脾阳虚者补其命门，即补火生土；肝阴虚者补其肾，即滋水涵木等。此外，在五脏补益法中尤当注重补益脾肾，以间接补益受病之脏。

应用补益剂应注意：首先要辨清虚证的实质和具体病脏，即首先分清气血阴阳究竟哪方面不足，再结合脏腑相互资生关系，予以补益。其次要辨别虚的真假，真实假虚者若误用补益之剂，会使实者更实。再次要注意脾胃功能，补益药易于壅中滞气，如脾胃功能较差，可适当加入理气和胃醒脾之品，使之补而不滞。最后注意煎服法，补益剂宜慢火久煎，服药时间以空腹或饭前为宜。

第一节 补 气 剂

具有健脾益气的作用，主治脾肺气虚证的方剂，称补气剂。症见肢体倦怠乏力，少气懒言，语音低微，动则气促，面色萎白，食少便溏，舌淡苔白，脉虚弱，甚或虚热自汗，或脱肛、子宫脱垂等。常用补气药如人参、党参、黄芪、白术、甘草等为主组成方剂。并根据病情，配伍补血、利水渗湿、行气、养阴、升阳举陷等药。代表方如四君子汤、参苓白术散、补中益气汤、生脉散等。

四君子汤《太平惠民和剂局方》

【组成】 人参去芦　白术　茯苓去皮　甘草炙，各等分（各9g）

【用法】 上为细末，每服二钱（15g），水一盏，煎至七分，通口服，不拘时候；入盐少许，白汤点亦得。

【功用与主治】 益气健脾。主治脾胃气虚证，症见面色萎白，语声低微，气短乏力，食少便溏，舌淡苔白，脉虚弱。

【方解】　本方证由脾胃气虚，失其健运所致。治宜补益脾胃之气，以复其运化受纳之功。方中人参甘温益气，健脾养胃，为君药。臣以苦温之白术，健脾益气，燥湿和中，与人参相合，益气补脾之力更著。佐以甘淡之茯苓，益气健脾，渗湿止泻，与白术相配，则健脾祛湿之功益彰。使以炙甘草，益气健脾，调和诸药。四药配伍，共奏益气健脾之功。

【辨证要点】　本方为治疗脾胃气虚证的常用方，也是补气剂的基础方。临证运用以面白食少，气短乏力，舌淡苔白，脉虚弱为辨证要点。

【现代运用】　本方常用于慢性胃炎、胃及十二指肠溃疡等属脾胃气虚者。

【方歌】　四君子汤中和义，参术茯苓甘草比，

　　　　　益以夏陈名六君，祛痰补益气虚饵，

　　　　　除却半夏名异功，或加香砂气滞使。

> **链接**　四君子汤衍生方
>
> 　　四君子汤是补气基础方，要其基础上衍生了许多补气的方剂，常见几首如下：
>
> 　　1. **异功散**（《小儿药证直诀》）　组成：四君子汤加陈皮，益气健脾，行气化滞，用于脾胃气虚兼气滞证。
>
> 　　2. **六君子汤**（《医学正传》）　组成：四君子汤加陈皮、半夏。益气健脾，燥湿化痰，用于脾胃气虚兼痰湿证。
>
> 　　3. **香砂六君子汤**（《古今名医方论》）　组成：四君子汤加木香、砂仁、陈皮、半夏。益气健脾，行气化痰，用于脾胃气虚，痰阻气滞证。

参苓白术散《太平惠民和剂局方》

【组成】　莲子肉去皮，一斤（500g）　薏苡仁一斤（500g）　缩砂仁一斤（500g）　桔梗炒令深黄色，一斤（500g）　白扁豆姜汁浸，去皮，微炒，一斤半（750g）　白茯苓二斤（1000g）　人参二斤（1000g）　甘草炒，二斤（1000g）　白术二斤（1000g）　山药二斤（1000g）

【用法】　上为细末，每服二线（6g），枣汤调下。小儿量岁数加减服之。

【功用与主治】　益气健脾，渗湿止泻。主治脾虚湿盛证，症见饮食不化，胸脘痞闷，肠鸣泄泻，四肢乏力，形体消瘦，面色萎黄，舌淡苔白腻，脉虚缓。

【方解】　本方证是由脾虚湿盛所致。治宜益气健脾为主，兼以渗湿止泻。方中人参擅补脾胃之气，白术、白茯苓益气健脾又有燥湿渗湿之功，共为君药。山药益气补脾，莲子肉补脾涩肠，白扁豆补脾化湿，薏苡仁健脾渗湿，四味共助君药益气健脾、渗湿止泻，均为臣药。砂仁醒脾和胃，行气化湿；桔梗宣肺利气，通调水道，又能载药上行，培土生金，共为佐药。使以甘草健脾和中，调和诸药。综观全方，功可补中气，渗湿浊，行气滞，俾脾气健运，湿邪得去，则诸症自除。

【辨证要点】　本方是治疗脾虚湿盛泄泻的常用方。临证运用除脾胃气虚症状外，应以泄泻或咳嗽咯痰色白，舌苔白腻，脉虚缓为辨证要点。

【现代运用】　现代常用于慢性胃肠炎、再生障碍性贫血、慢性支气管炎、慢性肾炎以及妇女带下病等属脾虚湿盛者。

【注意事项】　寒热错杂于中焦及湿热下注大肠所致肠鸣泄泻者，忌用本方。

【方歌】　参苓白术扁豆陈，莲草山药砂苡仁，

　　　　　桔梗上浮兼保肺，枣汤调服益脾神。

补中益气汤《内外伤辨惑论》

【组成】　黄芪一钱（18g）　甘草炙五分（9g）　人参三分（6g）　当归二分（4g）　橘皮二分或三分（6g）　升麻二分或三分（6g）　柴胡二分或三分（6g）　白术三分（6g）

【用法】　上吹咀，都作一服，水三盏，煎至一盏，去滓，早饭后温服。如伤之重者，二服而愈，

量轻重治之。

【功用与主治】　补中益气，升阳举陷。

1. **脾胃气虚证**　症见饮食减少，体倦乏力，少气懒言，面色萎黄，大便稀溏，脉大而虚软。

2. **气虚下陷证**　症见脱肛，子宫脱垂，久泻久痢，崩漏等。

3. **气虚发热证**　症见身热自汗，渴喜热饮，气短乏力，舌淡，脉虚大无力。

【方解】　本方所主为脾胃气虚，清阳下陷所致。治当补中益气，升阳举陷。方中重用黄芪，味甘微温，入脾肺经，补中益气，升阳固表，为君药。配伍人参、炙甘草、白术补气健脾为臣，与黄芪合用，更增其补中益气之功。血为气之母，气虚时久，营血亦亏，故用当归养血和营，协人参、黄芪以补气养血；橘皮理气和胃，使诸药补而不滞；少量升麻、柴胡升阳举陷，协助君药以升提下陷之中气，共为佐药。炙甘草调和诸药，为使药。诸药合用，可使气虚得补，气陷得升，气虚发热者亦借甘温益气而除之。

【辨证要点】　本方为补气升阳，"甘温除热"的代表方。临证运用以体倦乏力，少气懒言，面色萎黄，脉虚软无力为辨证要点。

【现代运用】　现代常用于内脏下垂、久泻久痢、脱肛、重症肌无力、乳糜尿、慢性肝炎等；妇科之子宫脱垂、妊娠及产后癃闭、胎动不安、月经过多；眼科之眼睑下垂、麻痹性斜视等属脾胃气虚或中气下陷者。

【注意事项】　阴虚发热及内热炽盛者忌用。

【方歌】　补中参草术归陈，芪得升柴效更神，

　　　　　　劳倦内伤下陷证，甘温除热补中升。

生脉散《医学启源》

【组成】　人参五分（9g）　麦冬五分（9g）　五味子七粒（6g）

【用法】　水煎服。

【功用与主治】　益气生津，敛阴止汗。主治气阴两伤证，症见汗多神疲，体倦乏力，气短懒言，咽干口渴，舌干红少苔，脉虚细或虚数。

【方解】　本方所治为感受温热、暑热之邪，耗气伤阴，或久咳伤肺，气阴两虚之证。温暑属阳邪，最易耗气伤津，导致气阴两伤之证。根据"虚则补之"、"散则收之"的原则，治宜益气生津，敛阴止汗。方中人参甘温，益元气，补肺气，生津液，为方中君药。麦冬甘寒养阴清热，润肺生津，用以为臣。人参、麦冬合用，则益气养阴之功益彰。五味子酸温，敛肺止汗，生津止渴，为佐药。三药合用，一补一润一敛，益气养阴，生津止渴，敛阴止汗，用之可使气复津生，汗止阴存，气充脉复，故名"生脉"。

【辨证要点】　本方是治疗气阴两虚证的常用代表方。临证运用以体倦多汗，气短咽干，舌红脉虚为辨证要点。

【现代运用】　现代常用于肺结核、慢性支气管炎、神经衰弱所致咳嗽和心烦失眠，以及心脏病心律不齐属气阴两虚者。生脉散经剂型改革后制成的生脉注射液，临床常用于治疗急性心肌梗死、心源性休克、中毒性休克、失血性休克及冠心病、内分泌失调等病属气阴两虚者。

【注意事项】　方中人参性味甘温，若属阴虚有热者，可用西洋参代替；病情急重者全方用量宜加重；若属外邪未解，或暑病热盛气阴未伤者，均不宜用；久咳肺虚，亦应在阴伤气耗、纯虚无邪时，方可使用。

【方歌】　生脉散用麦味参，益气生津效力奇，

　　　　　　阴虚自汗渴短气，病危脉弱有针剂。

第二节　补 血 剂

补血剂具有补血作用，适用于血虚证。症见面色无华，头晕眼花，心悸失眠，唇甲色淡，舌淡，脉细等。常用熟地黄、当归、白芍、阿胶、龙眼肉等补血药为主组成方剂。根据病情适当配伍补气、

活血化瘀、理气和胃等药。代表方如四物汤、当归补血汤。

四物汤《仙授理伤续断秘方》

【组成】　当归去芦，酒浸炒　川芎　白芍药　熟地黄酒蒸，各等分（各9g）

【用法】　每服三钱（9g），水一盏半，煎至七分，空心热服。

【功用与主治】　补血，活血，调经。主治营血虚滞证，症见头晕目眩，心悸失眠，面色无华，妇人月经不调，量少或经闭不行，脐腹作痛，甚或瘕块硬结，舌淡，口唇及爪甲色淡，脉细弦或细涩。

【方解】　本方乃《金匮要略》中的芎归胶艾汤减去阿胶、艾叶、甘草而成。其所治之证，是由营血亏虚，血行不畅，冲任虚损所致。治宜补养营血为主，辅以活血调血。方中熟地黄甘温味厚质润，长于滋养阴血，为补血要药，故为君药。当归甘辛温，补血养肝，活血调经，为臣药。佐以白芍药（白芍）养血益阴，川芎活血行气。四药配伍，共奏补血调血之功，血虚者用之可以补血，血瘀者用之可以行血。

【辨证要点】　本方是补血调经的基础方。临证以面色无华，唇甲色淡，舌淡，脉细为辨证要点。

【现代运用】　现代常用于妇女月经不调、胎产疾病、荨麻疹、骨伤科疾病以及过敏性紫癜等属营血虚滞者。

【注意事项】　阴虚发热，以及血崩气脱之证，不宜使用本方。

【方歌】　四物地芍与归芎，营血虚滞此方宗，
　　　　　妇女经病凭加减，临证之时可变通。

当归补血汤《内外伤辨惑论》

【组成】　黄芪一两（30g）　当归酒洗，二钱（6g）

【用法】　上㕮咀。以水二盏，煎至一盏，去滓，空腹时温服。

【功用与主治】　补气生血。主治血虚发热证，症见肌热面赤，烦渴欲饮，脉洪大而虚，重按无力。亦治妇人经期、产后血虚发热头痛；或疮疡溃后，久不愈合者。

【方解】　本方证为劳倦内伤，血液亏损，阳气浮越所致。治宜补气生血，使气旺血生，虚热自止。方中重用黄芪，其用量五倍于当归，一则补气而固肌表，二则有形之血生无形之气，黄芪大补脾肺之气，使气旺血生，为君药。臣以少量当归，养血和营。如此配伍，则阳生阴长，气旺血生，阴平阳秘，而虚热自退。

【辨证要点】　本方为补气生血以治血虚发热的基础方。临证运用以面赤肌热，口渴喜热饮，脉洪大而虚为辨证要点。

【现代运用】　现代常用于经期、产后发热等属血虚阳浮者，以及各种贫血、过敏性紫癜等属血虚气弱者。

【注意事项】　阴虚发热证忌用；实热、湿热、暑热所致发热者禁用。

【方歌】　当归补血重黄芪，芪归用量五比一，
　　　　　补气生血代表剂，血虚发热此方宜。

第三节　气血双补剂

气血双补剂具有既补气又补血的双重作用，适用于气血两虚证。症见面色无华，头晕目眩，心悸怔忡，食少体倦，气短懒言，舌淡，脉虚细无力等。常用补气药人参、党参、白术、炙甘草等与补血药熟地黄、当归、白芍、阿胶等合而组成方剂。由于气血两虚证的气虚和血虚程度并非均等，故组方时当据气血不足的偏重程度决定补气与补血的主次，并适当配伍理气及活血之品，使补而不滞。代表方有八珍汤、归脾汤、炙甘草汤。

八珍汤《正体类要》

【组成】　当归去芦　川芎　熟地黄　白芍药　人参　甘草炙　茯苓去皮　白术各一两（各30g）

【用法】　上㕮咀。每服三钱（9g），水一盏半（300ml），加生姜五片，大枣一枚，煎到七分（200ml），去滓，不拘时服，通口服。

【功用与主治】　益气补血。主治气血两虚证，症见面色苍白或萎黄，头晕目眩，四肢倦怠，气短懒言，心悸怔忡，饮食减少，舌淡苔薄白，脉细弱或虚大无力。

【方解】　本方所治之证均由气血两虚而致，故以益气补血立法。方中人参、熟地黄甘温益气补血，同为君药。白术、茯苓健脾利湿，助人参益气补脾；当归、白芍药养血和营，助熟地黄补益阴血，共为臣药。川芎活血行气，炙甘草和中益气，调和药性，俱为佐使药。煎加姜、枣，亦可调脾胃而和诸药。综观本方，补气与补血之品同用，气血同补，故为治气血两虚之良方。

【辨证要点】　本方是治疗气血两虚的代表方，临证以气短乏力，心悸失眠，头目眩晕，舌淡，脉细无力为辨证要点。

【现代运用】　现代常用于病后虚弱、贫血、迁延性肝炎、神经衰弱等各种慢性病，以及妇女月经不调、胎萎不长、习惯性流产，外证出血过多，溃疡久不愈合等属气血不足者。

【方歌】　气血双补八珍汤，四君四物枣生姜，
　　　　　再加黄芪和肉桂，十全大补效更佳。

归脾汤《校注妇人良方》

【组成】　白术炒　当归　茯神去木　人参　黄芪炒　远志　龙眼肉　酸枣仁炒，各一钱（各3g）木香　甘草炙，各五分（各1.5g）

【用法】　加生姜、大枣，水煎服。

【功用与主治】　益气补血，健脾养心。

1. 心脾气血两虚证　症见心悸怔忡，健忘失眠，盗汗，体倦食少，面色萎黄，舌淡，苔薄白，脉细弱。

2. 脾不统血证　症见便血，皮下紫癜，妇女崩漏，月经超前，量多色淡，或淋漓不止，舌淡，脉细弱。

【方解】　本方证是因心脾两虚，气血不足所致。治宜益气补血，健脾养心。方中黄芪补脾益气，龙眼肉既补脾气又养心血，共为君药。人参、白术助黄芪益气补脾，当归滋阴养血助龙眼肉增强补心养血之效，均为臣药。茯神、酸枣仁、远志宁心安神；木香辛香而散，理气醒脾，以防大量益气补血药滋腻碍胃，使补而不滞，俱为佐药。炙甘草补气健脾，调和诸药，为使药。煎药时加入姜、枣，意在调和脾胃，以资化源。全方共奏益气补血、健脾养心之功，为治疗思虑过度、劳伤心脾、气血两虚之良方。

【辨证要点】　本方是治疗心脾气血两虚证的常用方。临证运用以心悸失眠，体倦食少，便血或崩漏，舌淡，脉细弱为辨证要点。

【现代运用】　现代常用于胃及十二指肠溃疡出血、功能性子宫出血、再生障碍性贫血、血小板减少性紫癜、神经衰弱、心脏病等属心脾气血两虚及脾不统血者。

【注意事项】　阴虚血热致出血者，慎用本方。

【方歌】　归脾汤用参术芪，归草茯神远志齐，
　　　　　酸枣木香龙眼肉，心脾两虚服之宜。

炙甘草汤《伤寒论》

【组成】　甘草炙，四两（12g）　生姜切，三两（9g）　桂枝去皮，三两（9g）　人参二两（6g）生地黄一斤（50g）　阿胶二两（6g）　麦冬去心，半升（10g）　麻仁半升（10g）　大枣擘，三十枚（10枚）

【用法】　上以清酒七升，水八升，先煮八味，取三升，去滓，内胶烊消尽，温服一升，日三服。

【功用与主治】　益气养血，滋阴温阳，复脉定悸。

1. 阴血阳气虚弱，心脉失养证 症见脉结代，心动悸，虚赢少气，舌光少苔，或舌质干而瘦小者。

2. 虚劳肺痿 症见干咳无痰，或咳吐少量涎沫，形瘦短气，虚烦不眠，自汗盗汗，咽干舌燥，大便干结，脉虚数。

【方解】 本方是《伤寒论》治疗"心动悸，脉结代"的名方。其证是由伤寒汗、吐、下或失血后，或杂病阴血不足，阳气不振所致。至于虚劳肺痿，症虽不同，但病机一致，亦皆气阴两虚所致。治宜滋心阴，养心血，益心气，温心阳，以复脉定悸。方中炙甘草补气生血，养心益脾；生地黄滋阴补血，充脉养心，二药重用，益气养血以复脉，共为君药。人参、大枣益心气，补脾气，配合炙甘草以资气血生化之源；阿胶、麦冬、麻仁滋心阴，养心血，协助生地黄以充血脉，共为臣药。佐以桂枝、生姜辛行温通，温心阳，通血脉。用法中加清酒煎服，因清酒辛热，可温通血脉，以行药力，是为使药。诸药合用，可使阴血足而脉道充，阳气足而心脉通。如此阴阳调和，气血流畅，便可使悸定脉复，故本方又名"复脉汤"。

【辨证要点】 本方为阴阳气血并补之剂，是治疗脉律失常的著名方剂。临床运用以脉结代，心动悸，虚赢少气，舌光少苔为辨证要点。

【现代运用】 现代常用于功能性心律不齐、期外收缩以及冠心病、风湿性心脏病、病毒性心肌炎、甲状腺功能亢进等而有心悸、气短、脉结代等属阴血不足，阳气虚弱者。

【注意事项】 方中滋阴血药与补阳气药的用量之比宜保持在 7∶3，生地黄、炙甘草及大枣的用量宜大。

【方歌】 炙甘草汤参桂姜，麦地阿枣麻仁襄，

凡动悸兮脉结代，虚劳肺痿服之宜。

第四节 补 阴 剂

补阴剂具有滋补阴精的作用，适用于阴虚证。症见形体消瘦，头晕耳鸣，潮热颧红，五心烦热，盗汗失眠，腰酸遗精，咳嗽咯血，口燥咽干，舌红少苔，脉细数等。常用补阴药如熟地黄、麦冬、沙参、龟板等为主组成方剂。阴虚则易生内热，故组方中常配知母、黄柏等以清虚热。代表方如六味地黄丸、百合固金汤、一贯煎、益胃汤、左归丸。

六味地黄丸《小儿药证直诀》

【组成】 熟地黄八钱（24g） 山萸肉 干山药各四钱（各12g） 泽泻 牡丹皮 茯苓去皮，各三钱（各9g）

【用法】 上为末，炼蜜为丸，如梧桐子大，空心温水化下。亦可水煎服。

【功用与主治】 滋补肝肾。主治肝肾阴虚证，症见腰膝酸软，头晕目眩，耳鸣耳聋，盗汗，遗精，消渴，骨蒸潮热，手足心热，口燥咽干，牙齿动摇，足跟作痛，小便淋漓，以及小儿囟门不合，舌红少苔，脉沉细数。

【方解】 本方证为肾阴不足，阴虚内热所致。治宜滋补肝肾为主，适当配伍清虚热之品，亦即所谓"壮水之主，以制阳光"。方中重用熟地黄滋阴补肾，填精益髓，为君药。山萸肉养肝滋肾，并能涩精止遗，取"肝肾同源"之意；山药补益脾阴，亦能固精，共为臣药。三药配合，肾肝脾三阴并补，是为"三补"，但熟地黄用量是山萸肉与山药之和，故仍以补肾阴为主。泽泻利湿而泄肾浊，并能减熟地黄之滋腻；茯苓淡渗脾湿，并助山药之健运，与泽泻共泻肾浊；牡丹皮清泄虚热，并制山萸肉之温涩。三药称为"三泻"，均为佐药。六味合用，滋而不腻，药性平和，以泻助补，标本兼顾，共成滋阴壮水之剂。

【辨证要点】 本方是治疗肝肾阴虚证的基础方。临床运用以腰膝酸软，头晕目眩，口燥咽干，舌红少苔，脉沉细数为辨证要点。

【现代运用】 现代常用于慢性肾炎、高血压、糖尿病、肺结核、肾结核、甲状腺功能亢进、中心

性视网膜炎、无排卵性功能性子宫出血、更年期综合征等属肾阴虚弱为主者。

【注意事项】 脾虚泄泻者慎用。

【方歌】 六味地黄益肾肝，茱萸山药苓泽丹，

更加知柏成八味，阴虚火旺自可痊。

养阴明目加杞菊，滋阴都气五味研，

肺肾两虚调金水，麦冬加入长寿丸。

链接 六味地黄丸衍生方介绍

六味地黄丸系钱乙从《金匮》肾气丸化裁而来，是滋阴补肾的代表方。在其基础上衍生出多个加减方，简介如下：

1. **知柏地黄丸**（《医方考》） 组成：六味地黄丸加知母、黄柏。滋阴降火，用于肝肾阴虚，虚火上炎证。症见头目昏眩，耳鸣耳聋，虚火牙痛，五心烦热。

2. **杞菊地黄丸**（《医级·杂病类方》） 组成：六味地黄丸加枸杞子、菊花。滋肾养肝明目。主治：肝肾阴虚证。症见两目昏花，视物模糊，或眼睛干涩，迎风流泪。

3. **麦味地黄丸**（《医部全录》引《体仁汇编》） 组成：六味地黄丸加麦冬、五味子。滋补肺肾，用于肺肾阴虚证。症见虚烦劳热，咳嗽吐血，潮热盗汗。

4. **都气丸**（《症因脉治》） 组成：六味地黄丸加五味子。滋肾纳气，用于肺肾两虚证，症见咳嗽气喘，呃逆滑精，腰痛。

百合固金汤《慎斋遗书》

【组成】 百合一钱半（4.5g） 熟地黄三钱（9g） 生地黄三钱（9g） 当归身三钱（9g） 白芍一钱（3g） 桔梗八分（2g） 玄参八分（2g） 贝母一钱半（4.5g） 麦冬一钱半（4.5g） 甘草一钱（3g）

【用法】 水煎服。

【功用与主治】 润肺滋肾，止咳化痰。主治肺肾阴虚，虚火上炎证。症见咳嗽气喘，痰中带血，咽喉燥痛，手足心热，骨蒸盗汗，舌红少苔，脉细数。

【方解】 本方所治乃肺肾阴虚，虚火灼金所致。治当以滋养肺肾之阴为主，辅以清热化痰，凉血止血。方中百合配麦冬，养阴润肺，兼清虚热，可充水之上源而固金，共为君药。生地黄、熟地黄、玄参滋肾壮水以制虚火，其中生地黄兼能凉血止血，玄参尚能治咽喉燥痛，合以为臣。君臣相协，则肺金得润，阴液可下输以充肾水；肾水得壮，津液可蒸腾以上濡肺金，金润水壮，虚火自息，故有金水相生之妙。当归、白芍养血敛阴柔肝，以防木反侮金，当归身尚可治咳逆上气；贝母清肺润肺，化痰止咳；桔梗宣肺祛痰，与甘草合用利咽止痛；诸药合而为佐；桔梗载诸养阴之品上滋于肺，甘草调和药性，兼为使药。全方合力，可使肺肾得滋，虚火得降，咳止血宁，诸症得愈。

【辨证要点】 本方为治疗肺肾阴虚，虚火上炎之咳血证的常用方剂，也是金水相生的代表方剂。临证以咳痰带血，咽喉燥痛，舌红少苔，脉细数为辨证要点。

【现代应用】 现代常用于治疗肺结核、慢性支气管炎、支气管哮喘、支气管扩张咯血、慢性咽喉炎、自发性气胸等证属肺肾阴虚，虚火上炎者。

【注意事项】 方中药物多属甘寒滋润之品，对于脾虚便溏，饮食减少者，慎用或忌用。服用本方时应忌食生冷、辛辣、油腻之品。

【方歌】 百合固金二地黄，玄参贝母桔甘藏，

麦冬芍药当归配，咳嗽痰血肺家伤。

一贯煎《续名医类案》

【组成】 北沙参 麦冬 当归各三钱（9g） 生地黄六钱到一两五钱（18~30g） 枸杞子三钱

至六钱（9~18g）　川楝子一钱半（4.5g）

【用法】　水煎服。

【功用与主治】　滋阴疏肝。主治阴虚肝郁证，症见胸脘胁痛，吞酸口苦，咽干口燥，舌红少津，脉细弱或虚弦。亦治疝气瘕聚。

【方解】　本方所治之证，病机乃治肝阴不足，气机郁滞。治宜养肝阴而疏肝气。方中枸杞子性味甘平，长于滋阴补肝，用之为君。生地黄滋肾养阴，滋水涵木；当归养血补肝，补中寓疏，共为臣药。北沙参、麦冬养胃生津，润燥止渴；川楝子疏肝清热，均为佐使药。本方配伍，于大队甘凉滋阴药中，少佐一味川楝子疏肝理气，以养肝体为主，兼和肝用，疏肝理气，不伤阴血，以获滋阴疏肝之功。

【辨证要点】　本方是治阴虚肝郁而致胁脘疼痛的常用方。临证以胁肋疼痛，吞酸吐苦，舌红少津，脉虚弦为辨证要点。

【现代运用】　现代常用于慢性肝炎、慢性胃炎、胃及十二指肠溃疡、肋间神经痛、神经官能症属阴虚气滞者。

【注意事项】　本方滋腻之药较多，有停痰积饮，见舌苔白腻，脉沉弦者不宜用。

【方歌】　一贯煎中生地黄，沙参归杞麦冬裹，

　　　　　　少佐川楝疏肝气，阴虚肝郁是良方。

益胃汤《温病条辨》

【组成】　沙参三钱（9g）　麦冬五钱（15g）　冰糖一钱（3g）　细生地黄五钱（15g）　玉竹炒香，一钱五分（4.5g）

【用法】　水五杯，煮取二杯，分二次服，滓再煮一杯服。

【功用与主治】　养阴益胃。主治胃阴不足证，症见胃脘灼热隐痛，饥不能食，口干咽燥，舌红少苔，脉细数。

【方解】　本方所治皆胃阴受损所致，治宜滋阴益胃生津为主。方中重用生地黄、麦冬，味甘性寒，功擅养阴清热，生津润燥，为甘凉益胃之上品，共为君药。北沙参、玉竹养阴生津，助君药益胃养阴之功，共为臣药。冰糖润肺养胃，调和药性，用为佐使。五药合用，清而不寒，润而不腻，共奏养阴益胃之功。

【辨证要点】　本方为滋养胃阴的代表方。临证以饥不欲食，口干咽燥，舌红少苔，脉细数为辨证要点。

【现代运用】　现代常用于慢性胃炎、糖尿病、小儿厌食症等属胃阴亏损者，以及热病后胃阴未复，胃气不和，饮不能食，口燥咽干者。

【注意事项】　本方甘凉滋润，若脘痞苔腻者，不宜使用。

【方歌】　益胃汤能养胃阴，冰糖玉竹与沙参，

　　　　　　麦冬生地同煎服，温病须虑热伤津。

左归丸《景岳全书》

【组成】　大熟地黄八两（240g）　山药炒，四两（120g）　枸杞子四两（120g）　山萸肉四两（120g）川牛膝酒洗蒸熟，三两（90g）　鹿角胶敲碎，炒珠，四两（120g）　龟板胶切碎，炒珠，四两（120g）菟丝子制，四两（120g）

【用法】　上先将熟地黄蒸杵膏，炼蜜为丸，如梧桐子大。每服百余丸。食前用滚汤或淡盐汤送下。

【功用与主治】　滋阴补肾，填精益髓。主治真阴不足证，症见头晕目眩，腰酸腿软，遗精滑泄，自汗盗汗，口燥舌干，舌光少苔，脉细。

【方解】　本方证为真阴不足，精髓亏损所致。治宜培补真阴，填精益髓。方中重用熟地黄滋肾填精，大补真阴，为君药。山萸肉养肝滋肾，涩精敛汗；山药补脾益阴，滋肾固精；枸杞子补肾益精，养肝明目；龟、鹿二胶皆为血肉有情之品，龟板胶偏于补阴，鹿角胶偏于补阳，在补阴之中配伍补阳

药，取"阳中求阴"之义，二者协力旨在填精益髓，调补阴阳。以上五药均为臣药。菟丝子、川牛膝益肝肾，强腰膝，健筋骨，俱为佐药。诸药合用，共奏滋阴补肾，填精益髓之效。因其能使元阴得以归原，故方名"左归"。

【辨证要点】　本方为治疗真阴不足证的常用方。临证运用以头目眩晕，腰酸腿软，遗精盗汗，舌光少苔，脉细为辨证要点。

【现代运用】　现代常用于老年性痴呆、更年期综合征、老年骨质疏松症、闭经、月经量少等属于肾阴不足，精髓亏虚者。

【注意事项】　方中药物以阴柔滋润为主，久服易滞脾碍胃，故脾虚泄泻者慎用。

【方歌】　左归丸用山药地，萸肉枸杞与牛膝，
　　　　　菟丝龟鹿二胶合，壮水之主方第一。

第五节　补 阳 剂

补阳剂具有补益肾阳的作用，适用于阳虚证。症见面色苍白，形寒肢冷，腰膝酸痛，下肢软弱无力，小便不利，或小便频数，尿后余沥，少腹拘急，男子阳痿早泄，女子宫寒不孕，舌淡苔白，脉沉细，尺部尤甚等。常用补阳药如附子、肉桂、巴戟天、肉苁蓉、淫羊藿、鹿角胶等为主组成方剂。同时宜酌配滋阴、淡渗利水之品。代表方如肾气丸、右归丸。

肾气丸《金匮要略》

【组成】　干地黄八两（240g）　薯蓣（即山药）　山茱萸各四两（各120g）　泽泻　茯苓　牡丹皮各三两（各90g）　桂枝　附子炮，各一两（各30g）

【用法】　上为细末，炼蜜和丸，如梧桐子大，酒下十五丸（6g），加至25丸（10g），酒送下，日再服。

【功用与主治】　补肾助阳。主治肾阳不足证，症见腰痛脚软，身半以下常有冷感，少腹拘急，小便不利，或小便反多，入夜尤甚，阳痿早泄，舌淡而胖，脉虚弱，尺部沉细。以及痰饮，水肿，消渴，脚气，转胞等。

【方解】　本方所主诸症皆由肾阳不足所致。法当补肾助阳，即所谓"益火之源，以消阴翳"之意。方中附子大辛大热，桂枝辛甘而温，二药相合，可补肾阳之虚以复气化之职，共为君药。然肾为水火之脏，内寓元阴元阳，若单补阳而不顾阴，则阳无以附，无从发挥其温升之能，"善补阳者，必于阴中求阳，则阳得阴助而生化无穷"，因而方中又重用干地黄滋阴补肾，配伍山茱萸、山药补肝脾而益精血，共为臣药。君臣相伍，使阳药得阴药之柔润则温而不燥，阴药得阳药之温通则滋而不腻，二者相得益彰。方中补阳之品药少量轻，而滋阴之品药多量重，可见其立方之旨，并非峻补元阳，意在微微生火，鼓舞肾气，即取"少火生气"之义。再以泽泻、茯苓利水渗湿，配桂枝又善温化痰饮；牡丹皮善入血分以清肝火，合桂枝可调血分之滞，三药寓泻于补，俾邪去而补肾之力独擅，共为佐药。诸药合用，可使肾阳振奋，气化复常，则诸症自除。

【辨证要点】　本方为补肾助阳的常用方。临证运用以腰痛脚软，小便不利或反多，舌淡而胖，脉虚而尺部沉细为辨证要点。

【现代运用】　现代常用于慢性肾炎、糖尿病、醛固酮增多症、甲状腺功能低下、神经衰弱、肾上腺皮质功能减退、慢性支气管哮喘、更年期综合征等属肾阳不足者。

【注意事项】　若咽干口燥，舌红少苔属肾阴不足、虚火上炎者，不宜应用。此外，肾阳虚而小便正常者，为纯虚无邪，也不宜使用本方。

【方歌】　金匮肾气治肾虚，地黄山药及山萸，
　　　　　丹皮苓泽加桂附，引火归原热下趋。

链接 肾气丸与加味肾气丸比较

　　肾气丸出自张仲景《金匮要略》，是补肾助阳的代表方，又称《金匮》肾气丸。其配伍特点有二，一是补阳之中配伍滋阴之品，阴中求阳，使阳有所化；二是少量补阳药与大队滋阴药为伍，旨在微微生火，少火生气。主治肾阳不足。

　　加味肾气丸系严用和在肾气丸基础上加牛膝、车前子而成，又称济生肾气丸。其配伍特点一则是以温补肾阳与利水渗湿之品相伍，标本同治，补泻兼施，补不碍邪，泻不伤正；二是补阳药中配伍补阴之品，阴中求阳，补肾之力益佳，重在温肾利水。

右归丸《景岳全书》

　　【组成】　熟地黄八两（240g）　山药炒，四两（120g）　山茱萸微炒，三两（90g）　枸杞子微炒，三两（90g）　菟丝子制，四两（120g）　鹿角胶炒珠，四两（120g）　杜仲姜汁炒，四两（120g）　肉桂二两（60g）　当归三两（90g）　制附子二两，渐可加至五六两（60～180g）

　　【用法】　上先将熟地黄蒸烂杵膏，余为细末，加炼蜜为丸，如梧桐子大，每服百余丸（6～9g），食前用滚汤或淡盐汤送下；或丸如弹子大，每嚼服二三丸（6～9g），以滚白汤送下。

　　【功用与主治】　温补肾阳，填精益髓。用于肾阳不足，命门火衰证，症见年老或久病气衰神疲，畏寒肢冷，腰膝软弱，阳痿遗精，或阳衰无子，或饮食减少，大便不实，或小便自遗，舌淡苔白，脉沉而迟。

　　【方解】　本方所治之证为肾阳虚弱，命门火衰所致。方中附子、肉桂、鹿角胶培补肾中元阳，温里祛寒，为君药。熟地黄、山茱萸、枸杞子、山药滋阴益肾，养肝补脾，填精补髓，取"阴中求阳"之义，为臣药。佐以菟丝子、杜仲补肝肾，强腰膝；当归养血和血。诸药合用，阴阳兼顾而以温肾阳为主，肝脾肾并补而重在补肾。本方妙在阴中求阳，能使元阳得以归原，故名"右归"。

　　本方系由《金匮》肾气丸减去"三泻"（泽泻、牡丹皮、茯苓），另加鹿角胶、菟丝子、杜仲、枸杞子、当归而成，如此纯补无泻，则更增强补阳作用，使药效专于温补。

　　【辨证要点】　本方为治肾阳不足，命门火衰的常用代表方。临证运用以神疲乏力，畏寒肢冷，腰膝酸软，脉沉迟为辨证要点。

　　【现代运用】　现代常用于肾病综合征、老年骨质疏松症、精少不育症、贫血、白细胞减少症等属肾阳不足者。

　　【注意事项】　本方纯补无泻，故对肾虚兼有湿浊者，不宜使用。

　　【方歌】　右归丸中地附桂，山药茱萸菟丝归，
　　　　　　　杜仲鹿胶枸杞子，益火之源此方魁。

第六节　阴阳双补剂

　　阴阳双补剂，适用于阴阳两虚证。症见头晕目眩，腰膝酸软，阳痿遗精，畏寒肢冷，自汗盗汗，午后潮热等。常用补阴药如熟地黄、山茱萸、龟甲、何首乌、枸杞子和补阳药如肉苁蓉、巴戟天、附子、肉桂、鹿角胶等共同组成方剂。代表方如地黄饮子。

地黄饮子《黄帝素问宣明论方》

　　【组成】　熟地黄焙　巴戟天去心　山茱萸炒　肉苁蓉酒浸，切，焙　附子炮裂，去皮、脐　石斛去根　五味子炒　肉桂去粗皮　白茯苓去黑皮各一两（各30g）　麦冬去心，焙　远志去心　菖蒲各半两（各15g）

　　【用法】　加生姜5片，大枣1枚，薄荷7叶，同煎七分，去滓，食前温服。

　　【功用与主治】　滋肾阴，补肾阳，化痰开窍。主治瘖痱，症见舌强不能语，足废不能用，口干不欲饮，足冷面赤，脉沉细弱。

【方解】　本方治证以肾阴阳两虚，痰浊上泛，机窍不利为病变化，立法当以温补下元，兼以开窍化痰。方中熟地黄甘温，为滋肾填精益髓之要药；山茱萸酸温而涩，长于补肝肾，益精气，二药相合，滋肾益精之力尤著；肉苁蓉甘温而润，擅补肾阳，益精血，起阳痿，暖腰膝；巴戟天温补肾阳、强筋壮骨，二者相须，温肾补精之力益彰，以上四药，共用为君。附子、肉桂温养下元，摄纳浮阳，引火归原；石斛、麦冬、五味子滋阴敛液，壮水济火，共为臣药。菖蒲、远志、白茯苓开窍化痰，交通心肾，用为佐药。少许薄荷疏肝而轻清上行；姜、枣补中而调和诸药，共为使药。诸药合用，共奏滋肾阴、补肾阳、化痰开窍之功。

【辨证要点】　本方为治疗瘖痱的主要方剂，临证以舌强不语，足废不用为辨证要点。

【现代运用】　现代常用于晚期高血压、脑动脉硬化、脑卒中后遗症、脊髓炎等慢性疾病过程中出现的阴阳两虚者。

【注意事项】　本方偏于温补，对气火上升，肝阳偏亢者，不宜使用。

【方歌】　地黄饮子山萸斛，麦味菖蒲远志茯，
　　　　　苁蓉桂附巴戟天，少入薄荷姜枣服。

第七节　常用补益类中成药

常用补益类中成药简表见表 36-1。

表 36-1　常用补益类中成药简表

类别	药名	功能	主治	注意事项
补气剂	四君子丸（合剂）	益气健脾	脾胃气虚，胃纳不佳，食少便溏	阴虚或实热证慎用。忌辛辣油腻生冷食物
	补中益气丸（口服液、合剂、颗粒）	补中益气升阳举陷	脾胃虚弱，中气下陷所致泄泻、脱肛、阴挺，症见体倦乏力、食少腹胀、便溏久泻、肛门下坠或脱肛、子宫脱垂	阴虚内热者慎用。不宜与感冒药同时使用。忌生冷、油腻、不易消化食物
	参苓白术散（水丸、颗粒）	补脾胃益肺气	脾胃虚弱，食少便溏，气短咳嗽，肢倦乏力	湿热内蕴所致泄泻、厌食、水肿，以及痰火咳嗽者不宜使用。孕妇慎用。宜饭前服。忌荤腥腥油腻等食物。忌恼怒、忧郁、劳累过度，保持心情舒畅
	六君子丸	补脾益气燥湿化痰	脾胃虚弱，食量不多，气虚痰多，腹胀便溏	肝胃阴虚之胃痛痞满、湿热泄泻及痰热咳嗽者慎用。忌生冷、油腻饮食
	香砂六君丸（片）	益气健脾和胃	脾虚气滞，消化不良，嗳气食少，脘腹胀满，大便溏泄	阴虚内热之胃痛及湿热痞满之泄泻慎用。忌生冷、油腻及刺激性食物，戒烟酒
	启脾丸（口服液）	健脾和胃	脾胃虚弱，腹胀便溏	湿热泄泻者不宜用。伴感冒发热、表证未解者慎用。忌生冷、油腻、不易消化食物，防止偏食
	薯蓣丸	调理脾胃益气和营	气血两虚，脾肺不足所致虚劳、胃脘痛、痹病、闭经、月经不调	忌生冷、油腻食物
助阳剂	桂附地黄丸（胶囊）	温补肾阳	肾阳不足，腰膝酸冷，肢体浮肿，小便不利或反多，痰饮喘咳，消渴	孕妇、肺热津伤、阴虚内热消渴者慎用。节制房事。因附子有毒，应中病即止，不可久服多服。忌生冷、油腻食物
	右归丸（胶囊）	温补肾阳填精止遗	肾阳不足，命门火衰，腰膝酸冷，精神不振，怯寒胃冷，阳痿遗精，大便溏薄，尿频而清	孕妇慎用。阴虚火旺者、心肾不交者、湿热下注而扰动精室者、湿热下注所致的阳痿者慎用。暑湿、湿热、食滞伤胃和肝气乘脾所致泄泻者慎用。应中病即止，不可多服久服。忌生冷饮食，节房事
	五子衍宗丸（片、口服液）	补肾益精	肾虚精亏所致阳痿不育，遗精早泄，腰痛，尿后余沥	感冒者慎用。忌生冷、辛辣食物，节制房事

类别	药名	功能	主治	注意事项
助阳剂	济生肾气丸（片）	温肾化气利水消肿	肾阳不足，水湿内停所致肾虚水肿，腰膝酸重，小便不利，痰饮喘咳	孕妇、湿热壅盛者、风水泛溢水肿者慎用。附子有毒，不可久服多服。饮食宜清淡，宜低盐
	青娥丸	补肾强腰	肾虚腰痛，起坐不利，膝软乏力	湿热腰痛、寒湿痹阻腰痛、外伤腰痛者慎用。节制房事
养血剂	当归补血口服液	补养气血	气血两虚证	感冒、阴虚火旺者慎用。饮食宜清淡，易消化，忌辛辣、生冷、油腻食物
	四物合剂	补血调经	血虚所致面色萎黄、头晕眼花、心悸气短或月经不调	阴虚发热、血崩气脱之证不宜用
滋阴剂	六味地黄丸（胶囊、颗粒、口服液、片、软胶囊）	滋阴补肾	肾阴亏虚，头晕耳鸣，腰膝酸软，骨蒸潮热，盗汗遗精，消渴	体实、阳虚、感冒、脾虚、气滞、食少纳呆者慎用。忌辛辣、油腻食物
	左归丸	滋肾补阴	真阴不足，腰酸膝软，盗汗遗精，神疲口燥	肾阳亏虚、命门火衰、阳虚腰痛者慎用。外感寒湿、跌仆损伤、气滞血瘀所致腰痛者慎用。孕妇慎用。忌辛辣、油腻食物
	大补阴丸	滋阴降火	阴虚火旺，潮热盗汗，咳嗽咯痰，耳鸣遗精	感冒、气虚发热、火热实证、脾胃虚弱、痰湿内阻、脘腹胀满、食少便溏者慎用。忌辛辣、油腻食物
	知柏地黄丸	滋阴降火	阴虚火旺，潮热盗汗，口干咽痛，耳鸣遗精，小便短赤	感冒、气虚发热、实热、脾虚便溏、气滞中满者慎用。忌生冷、油腻食物
	河车大造丸	滋阴清热补肾益肺	肺肾两亏，虚劳潮热，盗汗遗精，腰膝酸软	孕妇及气虚发热汗出者慎用。忌辛辣、油腻、生冷食物
	麦味地黄丸（口服液）	滋肾养肺	肺肾阴虚，潮热盗汗，咽干咳血，眩晕耳鸣，腰膝酸软，消渴	感冒患者慎用。忌辛辣食物
	玉泉丸	清热养阴生津止渴	阴虚内热所致的消渴，症见多饮、多食、多尿；2型糖尿病见上述证候者	孕妇禁用。阴阳两虚消渴慎用。忌肥甘、辛辣食物，控制饮食，注意合理饮食。忌烟酒
	杞菊地黄丸（片、浓缩丸、口服液、胶囊）	滋肾养肝	肝肾阴亏，眩晕耳鸣，羞明畏光，迎风流泪，视物昏花	实火亢盛所致头晕、耳鸣，以及脾虚便溏者慎用。忌酸冷食物
补气养血剂	八珍颗粒（丸）	补气益血	气血两虚，面色萎黄，食欲不振，四肢乏力，月经过多	感冒及体实有热者慎用。忌辛辣、油腻、生冷食物
	人参归脾丸	益气补血健脾宁心	心脾两虚，气血不足所致心悸、怔忡、失眠健忘、食少体倦、面色萎黄，以及脾不统血所致的便血、崩漏、带下	热邪内伏、阴虚脉数以及痰湿壅盛者慎用。应进食营养丰富且易消化食物。忌生冷食物。忌烟酒浓茶。保持精神舒畅，劳逸适度
	人参养荣丸	温补气血	心脾不足，气血两亏，形瘦神疲，食少便溏，病后虚弱	阴虚、热盛者慎用。孕妇慎用。宜清淡饮食
	十全大补丸（口服液）	温补气血	气血两虚，面色苍白，气短心悸，头晕自汗，体倦乏力，四肢不温，月经量多	体实有热者、感冒者、孕妇慎用。饮食宜清淡，忌辛辣、油腻、生冷食物
	健脾生血颗粒	健脾和胃养血安神	脾胃虚弱及心脾两虚所致血虚证，症见面色萎黄或㿠白、食少纳呆、脘腹胀闷、大便不调、烦躁多汗、倦怠乏力、舌胖色淡、苔薄白、脉细弱；缺铁性贫血见上述证候者	本品含硫酸亚铁，对胃有刺激性，宜饭后服用。忌饮茶，勿与含鞣酸类药物合用。部分患儿可出现牙齿变黑，停药后逐渐消失。少数患儿可见短暂性食欲下降、恶心、呕吐、轻度腹泻，多可自行缓解。饮食宜清淡，忌油腻、辛辣食物，要加强营养
补气养阴剂	生脉饮（胶囊）	益气复脉养阴生津	气阴两亏，心悸气短，脉微欲绝	里实证及表证未解者慎用。忌辛辣油腻食物
	人参固本丸	滋阴益气固本培元	阴虚气弱，虚劳咳嗽，心悸气短，骨蒸潮热，腰酸耳鸣，遗精盗汗，大便干燥	外感咳嗽忌用。忌食辛辣、油腻食物

续表

类别	药名	功能	主治	注意事项
补气养阴剂	消渴丸	滋肾养阴益气生津	气阴两虚所致消渴病，症见多饮、多尿、多食、消瘦、体倦乏力、眠差、腰痛；2型糖尿病见上述证候者	阴阳两虚消渴者慎用。体质虚弱者、高热者、老年患者、有肾上腺皮质功能减退或垂体前叶功能减退者慎用。忌肥甘、辛辣食物。控制饮食，忌烟酒
	参芪降糖胶囊（颗粒、片）	益气养阴健脾补肾	气阴两虚所致消渴病，症见咽干口燥、倦怠乏力、口渴多饮、多食多尿、消瘦；2型糖尿病见上述证候者	孕妇禁用。阴阳两虚消渴者慎用。邪盛实热者慎用，待实热退后方可服用。忌肥甘、辛辣食物，控制饮食，忌烟酒，避免长期精神紧张，适当进行体育活动
	养胃舒胶囊（颗粒）	益气养阴健脾和胃行气导滞	脾胃气阴两虚所致的胃痛，症见胃脘灼热疼痛、痞胀不适、口干口苦、纳少消瘦、手足心热；慢性胃炎见上述证候者	肝胃火盛之吞酸嗳腐者慎用。饮食宜清淡，忌辛辣刺激性食物，戒烟酒
阴阳双补剂	龟鹿二仙膏	温肾补精补气养血	肾精亏虚所致腰膝酸软、遗精阳痿	感冒及脾胃虚弱者慎用，阴虚火旺者禁用
补精养血剂	七宝美髯丹（颗粒、口服液）	滋补肝肾	肝肾不足所致的须发早白、遗精早泄、头眩耳鸣、腰酸背痛	孕妇、脾胃虚弱者及感冒者慎用。忌辛辣、油腻食物
补肺平喘剂	人参保肺丸	益气补肺止嗽定喘	肺气亏虚、肺失宣降所致虚劳久嗽、气逆喘促	外感或实热咳嗽、高血压和心脏病、青光眼患者慎用。不宜过量、久服
纳气平喘剂	七味都气丸	补肾纳气涩精止遗	肾不纳气所致喘促、胸闷、久咳、气短、咽干、遗精、盗汗、小便频数	外感咳喘者忌用，饮食宜清淡，忌辛辣食物
	固本咳喘片	益气固表健脾补肾	脾虚痰盛，肾气不固所致咳嗽、痰多、喘息气促、动则喘剧；慢性支气管炎、肺气肿、支气管哮喘见上述证候者	外感咳嗽慎用。慢性支气管炎和支气管哮喘急性发作期慎用。忌辛辣食物
	蛤蚧定喘丸	滋阴清肺止咳平喘	肺肾两虚、阴虚肺热所致虚劳久咳、年老哮喘、气短烦热、胸满郁闷、自汗盗汗	孕妇及咳嗽新发者慎用。忌辛辣、生冷、油腻食物。高血压、心脏病、青光眼患者慎用

自 测 题

1. 益气升阳的代表方是（   ）
   A. 四君子汤 　　　　　　B. 参苓白术散
   C. 生脉散 　　　　　　　D. 补中益气汤
   E. 当归补血汤

2. 生脉散中的药物是（   ）
   A. 人参、麦冬、五味子　　B. 人参、麦冬、玄参
   C. 人参、生地黄、五味子　D. 人参、生地黄、麦冬
   E. 人参、玄参、五味子

3. 当归补血汤原方黄芪与当归的配伍用量比例是（   ）
   A.1：1 　　　　　　　　B.1：2
   C.5：1 　　　　　　　　D.2：1

E.3：1

4. 归脾汤所治为下列哪两脏的病证（   ）
   A. 心肝 　　　　　　　　B. 心脾
   C. 心肺 　　　　　　　　D. 肝肾
   E. 肺脾

5. 腰痛脚软，身半以下常有冷感，少腹拘急，小便不利或反多，入夜尤甚，阳痿早泄，舌淡而胖，脉虚弱而尺部沉细。治宜（   ）
   A. 右归丸 　　　　　　　B. 左归丸
   C. 地黄饮子 　　　　　　D. 六味地黄丸
   E. 肾气丸

（刘　莉　张文涛）

第三十七章

固　涩　剂

　　凡具有收敛固涩作用，用以治疗气、血、精、津耗散滑脱之证，以固涩药为主组成的方剂，统称固涩剂。

　　气、血、精、津是营养人体的宝贵物质。它不断地被机体所消耗，又不断地由脏腑所化生，如此盈亏消长，周而复始，维持着人体正常的生命活动。一旦人体脏腑失调，正气不足，每致气、血、精、津滑脱不禁，散漫不收，轻者有碍健康，重者危及生命。由于本类病证的病因及发生部位不同，散失物质也有气、血、精、津之异，故临床表现各不相同，常见有自汗盗汗、久泻久痢、遗精滑泄、小便失禁、崩漏带下等。因此，本章方剂相应地分为固表止汗剂、敛肺止咳剂、涩肠固脱剂、涩精止遗剂、固崩止带剂五类。

　　固涩剂所治气、血、精、津耗散滑脱之证皆由正气亏虚而致，故组方时应视气、血、阴、阳、精气、津液耗伤程度，配伍相应的补益药以标本兼顾。倘若元气大伤、亡阴、亡阳，以致大汗淋漓、小便失禁或血崩不止，则应急投益气敛阴、回阳固脱之剂，非单纯固涩剂之所宜。

　　固涩剂为正虚不固而无邪扰者设，故热病多汗、火动遗精、热痢初起、伤食泄泻、实热崩漏等，均非本类方剂所宜。若外邪未去，误用固涩，则有"闭门留寇"之弊。

第一节　固表止汗剂

　　固表止汗剂具有固表止汗的作用，主治卫表不固所致的自汗、盗汗证。常用麻黄根、浮小麦、牡蛎等收敛止汗药以治标，配伍黄芪、白术等益气实卫之品以治本。代表方剂如牡蛎散、玉屏风散。

牡蛎散《太平惠民和剂局方》

　　【组成】　黄芪去苗土　麻黄根洗　煅牡蛎米泔浸，刷去土，火烧通赤，各一两（各30g）

　　【用法】　上三味为粗散，每服三钱（9g），水一盏半，小麦百余粒（30g），同煎至八分，去渣热服，日二服，不拘时候。

　　【功用与主治】　益气固表，敛阴止汗。主治自汗、盗汗，症见常自汗出，夜卧更甚，心悸惊惕，短气烦倦，舌淡红，脉细弱。

　　【方解】　本方为体虚卫外不固，又复心阳不潜的自汗、盗汗而设，以益气固表、敛阴止汗为法。方中煅牡蛎咸涩微寒，敛阴潜阳，长于收涩止汗，用为君药。生黄芪味甘微温，益气实卫，固表止汗，为臣药。君臣相合，一实卫，一固营，共奏益气固表、敛汗潜阳之功。麻黄根甘平，能引诸药外至卫分以固腠理；小麦甘凉，专入心经，养心气，退虚热，止虚汗，共为佐药。诸药合用，益气固表，敛阴止汗，使气阴得复，汗出可止。

　　【辨证要点】　以汗出、心悸、短气、舌淡、脉细弱为辨证要点。

　　【现代运用】　现代常用于病后、手术后或产后身体虚弱、自主神经失调，以及肺结核等所致的自汗、盗汗属卫外不固，阴液外泄者。

　　【注意事项】　阴虚火旺所致的盗汗不宜用本方。若大汗淋漓不止，阳虚欲脱者，亦非本方所宜。

　　【方歌】　牡蛎散内用黄芪，小麦麻黄合用宜，
　　　　　　　　卫虚自汗或盗汗，固表收敛见效奇。

玉屏风散《医方类聚》

【组成】 防风一两（30g） 黄芪蜜炙 白术，各二两（各60g）

【用法】 上吹咀。每服三钱（9g），水一盏半，加大枣一枚，煎七分，去滓，食后热服。

【功用与主治】 益气固表止汗。主治表虚自汗证，症见汗出恶风，面色㿠白，舌淡苔薄白，脉浮虚。亦治虚人腠理不固，易于感冒者。

【方解】 本方所主为卫气虚弱，不能固表之自汗证。治宜益气实卫，固表止汗。方中黄芪甘温，内可大补脾肺之气使气能摄津，外可固表实卫以止汗，为君药。白术健脾益气，助黄芪加强益气固表之力，为臣药。两药合用，使气旺表实，则汗不外泄，外邪亦难内侵。佐以小量防风走表而散风御邪，黄芪得防风则固表而不留邪，防风得黄芪则祛风而不伤正。

【辨证要点】 本方为治疗表虚自汗和习惯性感冒的常用方剂。临证运用以自汗恶风，面色㿠白，舌淡脉虚为辨证要点。

【现代运用】 现代常用于频发感冒、过敏性鼻炎、上呼吸道感染属表虚不固而外感风邪者，以及肾小球肾炎易于伤风感冒而致病情反复者。

【注意事项】 若属外感自汗或阴虚盗汗，则不宜使用。

【方歌】 玉屏风散源丹溪，芪术防风固外形，
　　　　 表虚汗多易感冒，益气固表止汗灵。

第二节　敛肺止咳剂

敛肺止咳剂用于久咳肺虚、气阴耗伤之证，症见咳嗽、气喘、自汗、脉虚数等。常用敛肺止咳药如五味子、罂粟壳、乌梅等为主，配伍益气养阴药如人参、阿胶、麦冬等组成方剂，代表方如九仙散。

九仙散《卫生宝鉴》

【组成】 人参 款冬花 桑白皮 桔梗 五味子 阿胶 乌梅各一两（各30g） 贝母半两（15g）御米壳去顶，蜜炒黄八两（240g）

【用法】 上为细末。每服三钱（9g），白汤点服，嗽止后服。

【功用与主治】 敛肺止咳，益气养阴。主治久咳肺虚证，症见久咳不已，咳甚则气喘自汗，痰少而黏，脉虚数。

【方解】 本方主治久咳肺虚，以致肺气耗散、肺阴亏损之证。治当以敛肺止咳、益气养阴立法。方中御米壳（罂粟壳）功善酸涩，蜜制兼能润肺，故用量独重，以为君药。五味子、乌梅性味酸涩，可敛肺止咳生津，其中五味子又为收敛肺气之要药，共为臣药。人参补益肺气；阿胶滋养肺阴；款冬花、桑白皮降气化痰，止咳平喘；贝母止咳化痰，合桑白皮清肺热，以上共为佐药。桔梗宣肺祛痰，载药上行，直趋病所，并使敛中有升，升降有序，故为使药。诸药配伍，收敛固涩与益气养阴共用，以敛涩为主；大量收敛药中少佐寓散之品，使敛中有散，降中寓升，以收、降为主，共奏敛肺止咳、益气养阴之功。

【辨证要点】 本方治以久咳不已，气喘自汗，脉虚数为辨证要点。

【现代运用】 现代常用于慢性气管炎、支气管哮喘、百日咳、肺气肿等属肺虚久咳，气阴两亏者。

【注意事项】 方中罂粟壳有毒，故不宜久服、多服，得效后应减量或停药，防止成瘾。

【方歌】 九仙散内罂粟君，五味乌梅共为臣，
　　　　 参胶款桑贝桔梗，敛肺止咳益气阴。

第三节　涩肠固脱剂

涩肠固脱剂具有涩肠止泻的作用，主治脾肾虚寒所致之泻痢日久、滑脱不禁证。多由如罂粟壳、

肉豆蔻、赤石脂、禹余粮、诃子、乌梅、五味子等涩肠止泻药物与补骨脂、肉桂、干姜、人参、白术等温补脾肾之品配伍组成方剂。代表方如真人养脏汤、四神丸。

真人养脏汤《太平惠民和剂局方》

【组成】 人参　当归去芦　白术焙，各六钱（各18g）　肉豆蔻面裹，煨，半两（15g）　肉桂去粗皮　甘草炙，各八钱（各24g）　白芍药一两六钱（48g）　木香不见火，一两四钱（42g）　诃子去核，一两二钱（36g）　罂粟壳去蒂萼，蜜炙，三两六钱（108g）

【用法】 上锉为粗末。每服二大钱（6g），水一盏半，煎至八分，去滓，食前温服。

【功用与主治】 涩肠固脱，温补脾肾。主治脾肾虚寒，久泻久痢证，症见泻痢无度，滑脱不禁，甚至脱肛坠下，脐腹疼痛，喜温喜按，倦怠食少，舌淡苔白，脉迟细。

【方解】 本方主治之久泻久痢，乃脾肾阳虚、中气下陷、肠失固摄所致。治当涩肠固脱治标为主，温补脾肾治本为辅。方中重用罂粟壳涩肠止泻，固敛滑脱为君药。臣以肉豆蔻温中涩肠；诃子苦酸温涩，功专涩肠止泻。君臣相须为用，体现"急则治标"、"涩可固脱"之法。然本证之泻痢乃脾肾虚寒而成，故佐以肉桂温肾暖脾，人参、白术补气健脾，三药合用，温补脾肾以治本。泻痢日久每伤阴血，辛热之品亦会伤阴，故以当归、白芍药养血和血；温补固涩易壅滞气机，故配木香理气醒脾，当归、白芍药与木香合用，尚能调和气血，以治腹痛后重、便下脓血，三者共为佐药。甘草益气和中，调和诸药，合白芍药缓急止痛，为使药。全方诸药配合，共奏涩肠固脱、温补脾肾、调和气血之效。诚为治疗虚寒泻痢、滑脱不禁之良方。

【辨证要点】 本方为治疗泻痢日久，脾肾虚寒的常用方剂。临床以大便滑脱不禁，腹痛喜温喜按，食少神疲，舌淡苔白，脉迟细为辨证要点。

【现代运用】 现代常用于慢性肠炎、慢性结肠炎、肠结核、慢性痢疾、痢疾综合征等日久不愈属脾肾虚寒者。

【注意事项】 泻痢虽久，但湿热积滞未去者，忌用本方。

【方歌】 真人养脏诃粟壳，肉蔻当归桂木香，

　　　　术芍参甘为涩剂，脱肛久痢宜煎尝。

四神丸《内科摘要》

【组成】 肉豆蔻二两（60g）　补骨脂四两（120g）　五味子二两（60g）　吴茱萸浸炒，一两（30g）

【用法】 上为末，用水一碗，煮生姜四两（120g），红枣五十枚，水干，取枣肉为丸，如桐子大。每服五七十丸（6～9g），空心食前服。

【功用与主治】 温肾暖脾，涩肠止泻。主治肾泄证，症见五更泄泻，不思饮食，食不消化，或久泻不愈，腹痛喜温，腰酸肢冷，神疲乏力，舌淡，苔薄白，脉沉迟无力。

【方解】 本方是治由命门火衰，火不暖土，脾失健运所致五更泄泻的代表方。治宜温肾暖脾，涩肠止泻。方中重用补骨脂辛苦性温，补命门之火以温养脾土，为壮火益土的要药，故为君药。臣以肉豆蔻温中涩肠，与补骨脂相伍，既增温肾暖脾之力，又具涩肠止泻之功。吴茱萸辛热，温中散寒；五味子酸温，收涩止泻，合吴茱萸以助君、臣药温涩止泻之力，为佐药。用法中加姜、枣温补脾胃，促进运化。诸药合用，俾火旺土强，肠腑得固，五更泄泻自愈。

【辨证要点】 本方为治命门火衰，火不暖土所致五更泄泻或久泻的常用方。临床以五更泄泻，食不消化，舌淡苔白，脉沉迟无力为辨证要点。

【现代运用】 现代常用于慢性结肠炎、过敏性结肠炎、肠结核、肠易激综合征等属脾肾虚寒者。

【注意事项】 本方宜于临睡时服。本方功在温补涩肠，积滞未尽者忌用。

【方歌】 四神骨脂与吴萸，肉蔻五味四般须，

　　　　大枣生姜为丸服，五更肾泄最相宜。

链 接 四神丸与真人养脏汤比较

四神丸与真人养脏汤均有温补脾肾、涩肠止泻之功,但所治不尽相同。四神丸重用补骨脂为君药,以温肾为主,兼以涩肠,主治命门火衰、火不暖土所致的肾泄;真人养脏汤重用罂粟壳为君药,以固涩为主,偏于补脾,主治脾肾虚寒而以脾虚为主的泻痢日久、大便滑脱不禁之证。

第四节 涩精止遗剂

涩精止遗剂具有固涩精关、缩尿止遗等作用,主治肾虚封藏失职、精关不固所致的遗精滑泄,或肾气不足、膀胱失约所致的尿频、遗尿等证。常由补肾涩精药如沙苑蒺藜、桑螵蛸、芡实、莲子肉等药物为主组成。代表方如金锁固精丸、桑螵蛸散。

金锁固精丸《医方集解》

【组成】 沙苑蒺藜炒 芡实蒸 莲须各二两(各60g) 龙骨酥炙 牡蛎盐水煮一日一夜,煅粉,各一两(各30g)

【用法】 莲子粉糊为丸,盐汤下。

【功用与主治】 补肾涩精。主治肾虚遗精,症见遗精滑泄,神疲乏力,腰痛耳鸣,舌淡苔白,脉细弱。

【方解】 本方证为肾虚精关不固所致。治宜温补肾气,涩精止遗。方中沙苑蒺藜甘温,补肾固精,为君药。臣以芡实益肾固精。佐以煅龙骨、煅牡蛎、莲须涩精止遗。用法中以莲子粉糊丸,以助诸药补肾固精。诸药相合,制成丸剂,固外泄之精液,补亏损之肾气,标本兼顾,重在治标。因其补肾气、固精关之效甚佳,故名曰"金锁固精丸"。

【辨证要点】 本方为治疗肾虚精关不固证的常用方。临证以遗精滑泄,腰痛耳鸣,舌淡苔白,脉细弱为辨证要点。

【现代运用】 现代常用于性神经功能紊乱、乳糜尿、慢性前列腺炎以及带下、崩漏属肾虚精气不足,下元不固者。

【注意事项】 本方功在补肾涩精,相火妄动或下焦湿热所致之遗精、带下禁用。外感发热者需停药。注意节制房事。

【方歌】 金锁固精芡莲须,蒺藜龙骨与牡蛎,
莲粉糊丸盐汤下,补肾涩精止滑遗。

桑螵蛸散《本草衍义》

【组成】 桑螵蛸 远志 菖蒲 龙骨 人参 茯神 当归 龟甲酥炙,以上各一两(各30g)

【用法】 上为末,夜卧人参汤调下二钱(6g)。

【功用与主治】 调补心肾,涩精止遗。用于心肾两虚证,症见小便频数,或尿如米泔色,或遗尿,或遗精,心神恍惚,健忘,舌淡苔白,脉细弱。

【方解】 本方证由心肾两虚,精关不固,膀胱失约所致。治宜调补心肾,涩精止遗。方中桑螵蛸甘咸平,补肾固精止遗,为君药。臣以龙骨收敛固涩,镇心安神;龟甲通心入肾,滋阴潜阳。桑螵蛸得龙骨则固涩止遗之力增,得龟甲则补肾益精之功著。佐以人参大补元气,配茯神合而益心气、宁心神;当归补心血,与人参合用,能补益气血;菖蒲、远志开心窍、定神志而交通心肾。诸药相合,共奏调补心肾、交通上下、补养气血、涩精止遗之功。

【辨证要点】 本方为治心肾两虚,水火不交证的常用方。临证以尿频或遗尿,心神恍惚,舌淡苔白,脉细弱为辨证要点。

【现代运用】 现代常用于小儿尿频、夜尿症以及糖尿病、神经衰弱等属心肾两虚,水火不交者。

【注意事项】 下焦湿热或相火妄动所致之尿频、遗尿或遗精滑泄,非本方所宜。

【方歌】　桑螵蛸散治尿数，参苓龙骨同龟壳，

菖蒲远志当归人，补肾宁心健忘却。

第五节　固崩止带剂

固崩止带剂具有固崩止血、收敛止带作用，主治崩漏，带下。常用固崩止带药如椿根皮、龙骨、牡蛎、棕榈炭、五倍子等为主组成方剂。代表方剂如完带汤、固冲汤、易黄汤等。

完带汤《傅青主女科》

【组成】　白术土炒，一两（30g）　山药炒，一两（30g）　人参二钱（6g）　白芍药酒炒，五钱（15g）　车前子酒炒，三钱（9g）　苍术制，二钱（9g）　甘草一钱（3g）　陈皮五分（1.5g）　黑芥穗五分（1.5g）　柴胡六分（1.8g）

【用法】　水煎服。

【功用与主治】　补脾疏肝，化湿止带。主治脾虚肝郁，湿浊带下，症见带下色白，清稀无臭，面色㿠白，倦怠便溏，舌淡苔白，脉缓或濡弱。

【方解】　本方是治疗脾虚带下的常用方。治宜益气健脾，疏肝解郁，化湿止带。方中重用白术、山药益气补脾，白术尤善燥湿化浊，山药并能补肾以固带脉，二者共为君药。人参补中益气，以助君药补脾之力；苍术燥湿运脾，车前子利湿泄浊，以增君药祛湿之能，同为臣药。佐以柴胡疏肝解郁，白芍药柔肝理脾，使肝木条达而脾土自强；陈皮理气燥湿，既可使补药补而不滞，又可行气以化湿；黑芥穗胜湿止带。使以甘草和中调药。诸药相配，使脾气健旺，肝气条达，清阳得升，湿浊得化，则带下自止。

【辨证要点】　本方为治脾虚肝郁，湿浊下注带下证之常用方。临证以带下清稀无臭，舌淡苔白，脉濡缓为辨证要点。

【现代运用】　现代常用于阴道炎、宫颈糜烂、盆腔炎而属脾虚肝郁，湿浊下注者。

【注意事项】　带下属湿热下注者，非本方所宜。

【方歌】　完带汤中用白术，山药人参白芍辅，

苍术车前黑芥穗，陈皮甘草与柴胡。

固冲汤《医学衷中参西录》

【组成】　白术炒，一两（30g）　生黄芪六钱（18g）　龙骨捣细，八钱（24g）　牡蛎煅，捣细，八钱（24g）　山萸肉去净核，八钱（24g）　生杭芍四钱（12g）　海螵蛸捣细，四钱（12g）　茜草三钱（9g）　棕榈炭二钱（6g）　五倍子轧细，药汁送服，五分（1.5g）

【用法】　水煎服。

【功用与主治】　益气健脾，固冲摄血。主治脾气虚弱，冲脉不固证，症见血崩或月经过多，色淡质稀，面色无华，心悸气短，神疲乏力，腰膝酸软，舌淡，脉微弱。

【方解】　本方为治脾虚冲脉不固崩漏之效方。治宜益气健脾，固冲止血。方中重用白术、黄芪补气健脾，以固冲统血，共为君药。冲脉隶属肝肾，故配山萸肉、杭芍补益肝肾，敛阴摄血，同为臣药。煅龙骨、煅牡蛎、棕榈炭、五倍子、海螵蛸收涩止血；茜草化瘀止血，使血止而无留瘀之弊，均为佐药。诸药相伍，标本兼顾，补气固冲以治其本，收涩止血以治其标。

【辨证要点】　本方为治脾气虚弱，冲脉不固之血崩、月经过多的常用方。临证以出血量多，色淡质稀，舌淡，脉微弱为辨证要点。

【现代运用】　现代常用于功能失调性子宫出血、产后出血过多等属脾气虚弱，冲任不固者。

【注意事项】　血热妄行之崩漏忌用本方。

【方歌】　固冲汤中用芪术，龙牡芍萸茜草剂，

倍子海螵棕榈炭，崩中漏下总相宜。

易黄汤《傅青主女科》

【组成】　山药炒，一两（30g）　芡实炒，一两（30g）　黄柏盐水炒，二钱（6g）　车前子酒炒，一钱（3g）　白果碎，十枚（12g）

【用法】　水煎服。

【功用与主治】　补肾清热，祛湿止带。主治湿热带下，症见带下稠黏量多，色黄如浓茶汁，其气腥秽，舌红，苔黄腻。

【方解】　本方主治带下，由肾虚有热，损及任脉，湿热下注所致，治当以补肾清热、祛湿止带为法。方中重用炒山药、炒芡实补脾益肾，固涩止带，共为君药。白果收涩止带，兼除湿热，用为臣药。少量黄柏清热燥湿；车前子清热利湿，均为佐药。诸药合用，肾虚得补，任脉得复，湿热得清，带下得止。

【辨证要点】　本方是治湿热带下的常用方。临证以带下色黄，其气腥秽，舌苔黄腻为辨证要点。

【现代运用】　现代常用于宫颈炎、宫颈糜烂、阴道炎、滴虫性阴道炎、慢性盆腔炎等生殖系炎症所致之湿热带下，以及阴痒、蛋白尿等属肾虚湿热下注者。

【方歌】　易黄白果与芡实，车前黄柏山药施，

　　　　　能消带下黏稠秽，补肾清热又祛湿。

第六节　常用固涩类中成药

常用固涩类中成药简表见表 37-1。

表 37-1　常用固涩类中成药简表

类别	药名	功能	主治	注意事项
益气固表剂	玉屏风胶囊（颗粒、口服液）	益气固表止汗	表虚不固所致自汗，症见自汗感风，面色㿠白，或体虚易感风邪者	热病汗出、阴虚盗汗者慎用。饮食宜清淡
固脬缩尿剂	缩泉丸	补肾缩尿	肾虚所致小便频数，夜间遗尿	肝经湿热所致遗尿与膀胱湿热所致小便频数者忌用。饮食宜清淡，忌饮酒及辛辣、生冷、冰镇食物
固精止遗剂	金锁固精丸	固肾涩精	肾虚不固所致遗精滑泄、神疲乏力、四肢酸软、腰酸耳鸣	湿热下注扰动精室所致遗精、早泄者不宜用。不宜食辛辣、油腻食物及饮酒。慎房事
涩肠止泻剂	四神丸（片）	温肾散寒涩肠止泻	肾阳不足所致泄泻，症见肠鸣腹胀、五更泄泻、食少不化、久泻不止、面黄肢冷	湿热痢疾、湿热泄泻者忌用。忌食生冷、油腻食物
	固本益肠片	健脾温肾涩肠止泻	脾肾阳虚所致的泄泻，症见腹痛绵绵、大便清稀或有黏液及黏液血便、食少腹胀、腰酸乏力、形寒肢冷、舌淡苔白、脉虚；慢性肠炎见上述证候者	湿热痢疾、湿热泄泻忌服。忌生冷、油腻、辛辣食物

自 测 题

1. 具有补肾涩精功效的方剂是（　　）
　A. 三拗汤　　　　　　　B. 桑菊饮
　C. 九仙散　　　　　　　D. 金锁固精丸
　E. 杏苏散
2. 真人养脏汤中没有的药物是（　　）
　A. 干姜　　　B. 肉桂　　　C. 人参

　D. 肉豆蔻　　　E. 罂粟壳
3. 常用来治疗"五更泻"的方剂是（　　）
　A. 参苓白术散　　　　　B. 四神丸
　C. 痛泻要方　　　　　　D. 乌梅丸
　E. 真人养脏汤

（刘　莉　张文涛）

第三十八章

消 导 剂

凡具有消食健脾或化积导滞作用，治疗食积停滞证，以消食药物为主组成的方剂，统称消导剂。属于"八法"中的"消法"。

消法的应用范围比较广泛，凡由气、血、痰、湿、食等壅滞而成的积滞痞块，均可用之。本章主要论述食积内停的治法与方剂，其他可分别参阅理气、理血、祛湿、化痰、驱虫等章。

食积之病多因饮食不节，暴饮暴食，或脾虚饮食难消所致。因此，本章方剂分为消食化滞剂和健脾消食剂两类。

消导剂与泻下剂均能消除体内有形之实邪，但消导剂多属渐消缓散之剂，适用于病势较缓的食积证；而泻下剂多属攻逐之剂，适用于病势较急，积滞较重之食积证。若应泻而用消，则病重药轻，其疾难瘳；若应消而用泻，则轻病药重，易伤正气，病反深痼。此外，消导剂虽较泻下剂缓和，但总属攻伐之品，不宜长期使用，纯虚无实者禁用。

第一节　消食化滞剂

消食化滞剂具有消食化积作用，主治食积内停证，症见胸脘痞闷，嗳腐吞酸，恶食呕逆，腹痛泄泻等。多以山楂、神曲、莱菔子、麦芽等消食药为主组成方剂。代表方剂如保和丸。

保和丸《丹溪心法》

【组成】　山楂六两（180g）　神曲二两（60g）　半夏　茯苓各三两（各90g）　陈皮　连翘　莱菔子各一两（各30g）

【用法】　上为末，炊饼为丸，如梧桐子大。每服七八十丸，食远白汤送下。

【功用与主治】　消食和胃。主治食滞胃脘证，症见脘腹痞满胀痛，嗳腐吞酸，恶食呕吐，或大便泄泻，舌苔厚腻，脉滑。

【方解】　本方主治的食积证因食积内停，暴饮暴食所致。若饮食过度，食积内停，气机阻滞，脾胃升降失司，则脘腹胀满，嗳腐吞酸，恶食呕逆，大便泄泻。治宜消食化滞，理气和胃。方中重用酸甘性温之山楂，能消一切饮食积滞，尤善消肉食油腻之积，为君药。神曲消食健脾，善化酒食陈腐之积；莱菔子下气消食除胀，长于消谷面之积，并为臣药。君臣相配，可消一切饮食积滞。半夏、陈皮辛温，行气化滞，和胃止呕；茯苓渗湿健脾，和中止泻；连翘味苦微寒，清热而散结，共为佐药。诸药相合，共奏消食和胃、清热祛湿之功，使食积得消，胃气得和，热清湿去，则诸症自愈。

【辨证要点】　本方为治疗一切食积的常用方剂。临证以脘腹胀满，嗳腐厌食，苔厚腻，脉滑为辨证要点。

【现代运用】　现代常用于急慢性胃炎、急慢性肠炎、消化不良、小儿厌食、婴儿腹泻、幽门不完全性梗阻、急性胆道感染、肝炎等属食积内停者。

【注意事项】　本方属攻伐之剂，故不宜久服。

【方歌】　保和山楂莱菔曲，夏陈茯苓连翘取，
　　　　　炊饼为丸白汤下，消食和胃食积去。

木香槟榔丸《儒门事亲》

【组成】 木香 槟榔 青皮 陈皮 广莪术烧 黄连 商枳壳麸,去瓤,各一两(各30g) 黄柏 大黄各三两(各90g) 香附炒 牵牛各四两(各120g)

【用法】 上为细末,水为丸,如小豆大。每服三十丸,食后生姜汤送下。

【功用与主治】 行气导滞,攻积泻热。主治湿热积滞内蕴中焦证,症见脘腹痞满胀痛,或泄泻痢疾,里急后重,或大便秘结,舌苔黄腻,脉沉实。

【方解】 本方主治乃食滞内停,中气壅滞,生湿蕴热所致。胃腑肠道,以通为用,以降为和,故治当行气导滞,攻积泄热。方中木香、槟榔行积导滞,善行腑气,消脘腹胀满,除里急后重,共为君药。青皮、香附、陈皮、莪术、枳壳行气止痛,助君药消积导滞;大黄、牵牛攻积泄热,通便导滞,以上共为臣药。黄连、黄柏清热燥湿,厚肠止泻,共为佐药。诸药合用,行气导滞,除湿泄热,则积滞得下,腑气得通,热随积去,诸证自愈。

【辨证要点】 本方是治疗湿热食积重证的常用方。临证以脘腹痞满胀痛,大便秘结或赤白痢疾,里急后重,苔黄腻,脉沉实为辨证要点。

【现代运用】 现代常用于治疗急性胃肠炎、急慢性胆囊炎、细菌性痢疾等病属湿热食积证者。

【注意事项】 本方攻下力强,故年老体弱者慎用。泄泻无积滞及孕妇,忌用本方。

【方歌】 木香槟榔青陈皮,枳柏黄连莪术齐,
    大黄牵牛加香附,热滞泻痢皆相宜。

第二节 健脾消食剂

健脾消食剂具有消食健脾的作用,主治脾胃虚弱所致食积内停证,症见脘腹痞满,不思饮食,面黄体瘦,倦怠乏力,大便溏薄等。多以山楂、神曲、麦芽等消食药配伍人参、白术、山药等益气健脾药为主组方。代表方如健脾丸、枳实消痞丸。

健脾丸《证治准绳》

【组成】 白术炒,二两半(75g) 木香另研 黄连酒炒 甘草各七钱半(各22.5g) 白茯苓去皮,二两(60g) 人参一两五钱(45g) 神曲炒 陈皮 砂仁 麦芽炒取面 山楂取肉 山药 肉豆蔻面裹煨热,纸包槌去油,各一两(各30g)

【用法】 上为细末,蒸饼为丸,如绿豆大。每服五十丸,空心,下午各服一次,陈米汤送下。

【功用与主治】 健脾和胃,消食止泻。主治脾虚食积证,症见食少难消,脘腹痞闷,大便溏薄,倦怠乏力,苔腻微黄,脉虚弱。

【方解】 本方是治脾虚食积的常用方。脾虚宜补,食积宜消,治宜健脾消食,兼清热祛湿。本方重用白术、白茯苓为君,健脾祛湿以止泻。山楂、神曲、麦芽消食和胃,除已停之积;人参、山药益气健脾,以助苓、术健脾之力,共为臣药。木香、砂仁、陈皮皆芳香之品,功能理气开胃,醒脾化湿,既可解除脘腹痞闷,又使全方补而不滞;肉豆蔻温涩,合山药以涩肠止泻;黄连清热燥湿,且可清解食积所化之热,皆为佐药。甘草补中和药,是为佐使之用。诸药合用,脾健则泻止,食消则胃和,诸症自愈。

【辨证要点】 本方是主治脾虚食停、兼有湿热证的常用方剂。临床以脘腹痞满,食少难消,大便溏薄,苔腻微黄,脉虚弱为辨证要点。

【现代运用】 现代常用于慢性胃炎、慢性肠炎、消化不良等属脾虚食滞者。

【注意事项】 饮食不节、暴饮暴食而致之食积,以及实热者,均非本方所宜。

【方歌】 健脾参术苓草陈,肉蔻香连合砂仁,
    楂肉山药曲麦炒,消补兼施不伤正。

枳实消痞丸《兰室秘藏》

【组成】　干姜　炙甘草　麦芽　白茯苓　白术各二钱（各 6g）　半夏曲　人参各三钱（各 9g）厚朴炙，四钱（12g）　枳实　黄连各五钱（各 15g）

【用法】　上为细末，汤浸蒸饼为丸，如梧桐子大。每服五七十丸，白汤送下，食远服。

【功用与主治】　消痞除满，健脾和胃。主治脾虚气滞，寒热互结证，症见心下痞满，不欲饮食，倦怠乏力，大便不畅，舌苔腻而微黄，脉弦。

【方解】　本方所治虽属脾虚气滞，寒热互结，虚实相兼，但实多虚少，热重寒轻，故重在行气清热，辅以健脾和胃。方中枳实行气消痞为君，厚朴下行除满为臣，二者相须，疗效益显。黄连清热燥湿；半夏曲降逆和胃；干姜温中散寒，三药相配，消痞除满，寒热并除；人参、白术、茯苓健脾益气化湿；麦芽消食和胃，以上共为佐药。使以炙甘草调药和中。诸药相合，痞消积祛，脾健胃和，则诸症自愈。

【辨证要点】　本方是行气消痞的重要方剂。临证以心下痞满，食少，体倦，苔腻微黄为辨证要点。

【现代运用】　现代常用于治疗慢性胃炎、胃肠神经官能症、消化不良等属于脾虚气滞、寒热互结者。

【方歌】　枳实消痞四君先，麦芽夏曲朴姜连，
　　　　　脾寒虚热结心下，消痞除满功无边。

第三节　常用消导类中成药

常用消导类中成药简表见表 38-1。

表 38-1　常用消导类中成药简表

类别	药名	功能	主治	注意事项
消积导滞剂	保和丸	消食导滞和胃	食积停滞，脘腹胀满，嗳腐吞酸，不欲饮食	饮食宜清淡易消化，忌暴饮暴食及油腻食物
	枳实导滞丸	消积导滞清利湿热	饮食积滞、湿热内阻所致脘腹胀痛、不思饮食、大便秘结、痢疾里急后重	虚寒痢疾者慎用。孕妇慎用。久病正虚、年老体弱者宜慎用。饮食宜清淡，忌辛辣、刺激性食物，忌暴饮暴食及偏食
	六味安消丸（胶囊）	和胃健脾消积导滞活血止痛	脾胃不和、积滞内停所致胃痛胀满、消化不良、便秘、痛经	对本品过敏者慎用。脾胃虚寒之胃痛、便秘及热结血瘀痛经者慎用。孕妇慎用。饮食宜清淡，忌食辛辣、刺激性食物，戒烟酒
健脾消食剂	开胃健脾丸	健脾和胃	脾胃虚弱、中气不和所致泄泻、痞满，症见食欲不振、嗳气吞酸、腹胀泄泻；消化不良见上述证候者	湿热痞满、泄泻者不宜使用。忌生冷、油腻、不易消化食物

自 测 题

1. 保和丸的君药是（　　）
　　A. 神曲
　　B. 山楂
　　C. 陈皮
　　D. 半夏
　　E. 莱菔子

2. 健脾丸的功用是（　　）
　　A. 行气导滞、消食和胃
　　B. 补脾益气、消食止泻

C. 健脾和胃、消食止泻　　D. 健脾消积、行气和胃
E. 消食和胃、健脾渗湿

3. 保和丸中清热散结的药物是（　　）
　　A. 神曲
　　B. 莱菔子
　　C. 栀子
　　D. 连翘
　　E. 金银花

（刘　莉　张文涛）

第三十九章

涌 吐 剂

凡以涌吐药为主组成，具有涌吐痰涎、宿食、毒物等作用，以治疗痰厥、食积、误食毒物的方剂，统称为涌吐剂。涌吐剂是以"其高者，因而越之"（《素问·阴阳应象大论》）的原则而立法，属于"八法"中的"吐法"。

涌吐剂是通过呕吐使停蓄于咽喉、胸膈、胃脘的痰涎、宿食、毒物从口中吐出，达到祛除病邪的目的。涌吐剂对中风、癫狂、喉痹所致痰涎壅盛，阻塞咽喉，呼吸急迫，痰声如锯等症，有通关豁痰、令痰涎排出、缓解病情的作用；对宿食停滞胃脘，胸闷脘胀，时时欲吐不能者，有因势利导、催吐宿食的作用；对误食毒物，毒物尚留胃中者，有迅速催吐、紧急排出毒物的作用；对干霍乱吐泻不得，中焦气机阻塞，上下不通者，有开通气机、解除窒塞的作用。总之，涌吐剂适用于痰涎、宿食、毒物等停蓄于上焦、病势上趋、病情急迫急需吐出之证。

使用涌吐剂，要首先辨明患者的体质、病情的缓急。由于涌吐剂是攻伐治标之剂，其作用迅猛，易伤胃气，易耗津液，故应中病即止，勿使过剂。随着医学的不断进步和发展，吐法多被洗胃、吸痰等其他治疗方法所取代，加之吐法的禁忌证较多，患者难以接受，使之吐法的使用范围越来越小。但吐法是中医常用治法之一，其方剂简便易行，在方剂分类上有一定的代表性，故涌吐剂仍为方剂学的一部分。

瓜蒂散《伤寒论》

【组成】 炒瓜蒂 赤小豆各一分（各10g）

【用法】 上二味，分别捣筛，为散已，合治之，取一钱匕（3g），以香豉一合（9g），用热汤七合，煮作稀糜，去滓，取汁合散，温，顿服之。不吐者，少少加。得快吐，乃止。

【功用与主治】 涌吐痰涎宿食。主治痰涎、宿食壅滞胸脘证，症见胸中痞硬，烦懊不安，欲吐不出，气上冲咽喉不得息，寸脉微浮。

【方解】 本方所治为痰涎壅滞胸中，或宿食停积上脘之证。治当因势利导，采用涌吐痰食法治疗。方中瓜蒂味苦性寒，有较强的催吐作用，善于涌吐痰涎宿食，为君药。赤小豆味酸性平，能祛湿除烦满，为臣药。君臣相配，酸苦涌泻，相须相益，可增强催吐之力。佐以香豉，既可安中护胃，使在涌吐之中顾护胃气，又能宣解胸中气机，利于涌吐。三药合用，涌吐痰涎宿食，宣越胸中气机，使壅滞胸脘之痰涎、宿食一吐得出，胸痞懊恼诸症自解。

【辨证要点】 本方为涌吐法之首要方剂。临证以胸脘痞硬，烦懊不安，欲吐出为快为辨证要点。

【现代运用】 现代可用于治疗暴饮暴食导致的急性胃炎、口服毒物的早期、精神分裂症、精神抑郁等病属于痰食壅滞胸脘证者。

【注意事项】 瓜蒂苦寒有毒，用量不宜过大，应中病即止。对老年体弱、孕妇、产后及有吐血史者，均宜慎用本方。非形气俱实者、口服毒物早期、宿食或毒物已离胃入肠者、痰涎不在胸膈者，均应禁用本方。

【方歌】 瓜蒂散中赤小豆，豆豉汁调酸苦奏，
　　　　逐邪涌吐功最捷，胸脘痰食服之瘳。

链接　瓜蒂的毒性

　　瓜蒂主要含葫芦素 B、E，其中以葫芦素 B 含量最高。瓜蒂小剂量时，对呼吸、血压、心率无明显影响；剂量过大（葫芦素 B、E 6mg/kg 以上）时，可出现呼吸不规则、血压下降、心动徐缓，甚至死亡。为安全起见，应严格控制本方及方中瓜蒂的用量，尤其不能在空腹时大量服用瓜蒂。瓜蒂入汤剂一般在 5g 以下，其最大用量不宜超过 15g。

急救稀涎散《圣济总录》

　　【组成】　猪牙皂角四挺（15g）　白矾一两（30g）

　　【用法】　二味同捣，罗为细末，再研为散。如有患者，可服半钱（1.5g），重者三钱匕（9g），温水调灌下。不大呕吐，只是微微稀涎冷出，或一升、二升，当时惺惺，次缓而调治。不可使大段吐之，恐过伤人命。

　　【功用与主治】　开窍涌吐。主治痰涎壅盛之中风闭证，症见喉中痰声漉漉，气闭不通，心神瞀闷，四肢不收；或倒仆不省，或口角㖞斜，脉滑实有力者。亦治喉痹。

　　【方解】　本方证为痰涎壅盛气闭所致。痰涎壅盛，阻塞气道，故见喉中痰声漉漉；痰蒙蔽心窍，阻塞脉络，气闭不通，故见心神瞀闷，或倒仆不省，筋脉失养，故四肢不收或口角㖞斜。脉滑实有力为痰涎壅盛之征。治当先除痰涎，再图调治。方中皂角辛能开窍，咸能软坚，善涤垢腻之浊痰；白矾酸苦涌泻，能化解顽痰，并有开闭催吐之功。两药合用，有稀涎催吐、开窍通关的功用。

　　本方功用侧重于稀涎通窍，涌吐之力较弱。由于本方能稀痰为涎，便于痰浊涌吐而出，又多用于中风闭证属病情较急者，故名"急救稀涎散"。

　　【辨证要点】　本方可用于中风痰闭证初起。临证以喉中痰声漉漉，气闭不通，心神瞀闷，人事不省，脉滑实有力为证治要点。

　　【现代运用】　现代常用于治疗白喉并发喉痹，以及气厥、痰厥等。

　　【注意事项】　本方用量宜轻，以痰出适量为度，不可令大吐。中风脱证禁用本方。

　　【方歌】　稀涎皂角与白矾，痰浊壅阻此斩关，
　　　　　　　中风痰闭口不语，涌吐通关气自还。

自测题

1. 瓜蒂散的功用是（　　　）
  A. 涌吐风痰
  B. 涌吐痰涎
  C. 开关涌吐
  D. 涌吐宿食
  E. 涌吐痰涎宿食

2. 宿食停于胃脘之胸中痞硬，懊恼不安，气上冲咽喉不得息，寸脉微浮。治疗主方是（　　　）
  A. 生姜泻心汤
  B. 保和丸
  C. 瓜蒂散
  D. 泻心肠
  E. 急救稀涎散

3. 瓜蒂散的组成是（　　　）
  A. 炒瓜蒂、赤小豆
  B. 猪牙皂角、白矾
  C. 炒瓜蒂、白矾
  D. 赤小豆、白矾
  E. 炒瓜蒂、猪牙皂角

4. 涌吐宿食的代表方是（　　　）
  A. 瓜蒂散
  B. 急救稀涎散
  C. 盐汤探吐方
  D. 参芦饮
  E. 三圣散

（张　彪　安晏）

第四十章

驱 虫 剂

凡具有驱虫或杀虫作用，用以治疗人体消化道寄生虫病，以驱虫药为主组成的方剂，称为驱虫剂。属于"八法"中的"消法"。

寄生虫种类很多，有蛔虫、蛲虫、绦虫、钩虫等，故治疗亦有不同的方式方法。由于临床以蛔虫病为多见，故本章主要选用治疗蛔虫病的方剂。蛔虫病的表现多为脐腹疼痛，时发时止，痛而能食，面色萎黄，或青或白，或生白斑，或见赤丝，或夜寐啮齿，或胃脘嘈杂，呕吐清水，舌苔剥落，脉象忽大忽小等。若迁延日久，可呈现肌肉消瘦，毛发枯槁，肚腹胀大，青筋暴露等而成为疳积之证。驱虫剂以乌梅、川椒、槟榔、使君子等药物为主组成。代表方剂为乌梅丸。

驱虫剂在运用时应注意：一是服药应忌食油腻食物，以空腹为宜；二是有些驱虫药有毒，运用时应注意用量要适宜，用量过大，易致中毒，用量不足，则难奏效；三是用驱虫剂后，见有脾胃虚弱者，宜适当调补脾胃，以善其后；四要注意有些驱虫药具有攻伐之性，年老体弱、孕妇等宜慎用或禁用。

乌梅丸《伤寒论》

【组成】 乌梅三百枚（480g）　附子炮去皮，六两（180g）　细辛六两（180g）　干姜十两（300g）　黄连十六两（480g）　当归四两（120g）　蜀椒炒香，四两（120g）　桂枝去皮，六两（180g）　人参六两（180g）　黄柏六两（180g）

【用法】 上药各为末，合治之，以苦酒渍乌梅一宿，去核，蒸之五斗米下，饭熟，捣成泥，令相得，纳臼中，炼蜜为丸，如梧桐子大。每服十丸，食前以饮送下，一日三次。稍加至二十丸。

【功用与主治】 温脏补虚，安蛔止痛。主治蛔厥证，症见腹痛时发时止，心烦呕吐，食入吐蛔，手足厥冷；或久痢，久泻。

【方解】 本方所治之蛔厥证，是因患者素有蛔虫，兼肠寒胃热，蛔虫上扰所致。病性为寒热错杂，虚实夹杂。针对寒热错杂，蛔虫上扰之病机，治宜寒热并调，安蛔止痛。根据柯琴所言"蛔得酸则静，得辛则伏，得苦则下"，方中重用乌梅为君，以其酸温能安蛔止痛，又能涩肠止泻、止痢。蜀椒、细辛皆辛温之品，辛可伏蛔，温能祛脏寒，且蜀椒有直接杀虫作用；黄连、黄柏味苦性寒，苦可下蛔，寒可清热，二者又是止泻、痢要药，椒、辛、连、柏四味配伍，温清并用，且能驱蛔、下蛔，共为臣药。佐以附子、干姜、桂枝助蜀椒、细辛温脏以祛里寒，除肢厥；人参、当归补养气血以扶助正气。蜂蜜为丸，甘缓和中，为使药。诸药相合，使阳复寒散而厥回，蛔静不扰而痛止。

【辨证要点】 本方为治疗寒热错杂，蛔虫上扰之蛔厥的常用方、代表方。临证以腹痛时作，烦闷呕吐，甚则吐蛔，手足厥冷为辨证要点。

【现代应用】 现代常用于治疗胆道蛔虫症、肠道蛔虫症、蛔虫性肠梗阻、慢性细菌性痢疾、慢性肠炎等属于寒热错杂，胃热肠寒，正气虚弱者。

【注意事项】 本方重在安蛔，驱虫力弱，应用时可加杀虫药，但切不可过量，以防中毒；若蛔虫腹痛属湿热为患者，则非本方之所宜。

【方歌】 乌梅丸用细辛桂，黄连黄柏及当归。

　　　　人参椒姜与附子，清上温下又安蛔。

自测题

1. 乌梅丸主治（　　）

　　A. 寒厥　　　　　　　　B. 痰厥

　　C. 气厥　　　　　　　　D. 蛔厥

　　E. 热厥

2. 乌梅丸的组成药物中不含（　　）

　　A. 黄连　　　　　　　　B. 白术

　　C. 当归　　　　　　　　D. 桂枝

　　E. 附子

（刘　莉　张文涛）

参 考 文 献

常章富，离忻，2020. 中药学专业知识. 8 版. 北京：中国医药科技出版社

陈信云，黄丽云，2017. 中药学. 3 版. 北京：中国医药科技出版社

段富津，2001. 方剂学. 4 版. 上海：上海科学技术出版社

段国峰，2009. 中药方剂学基础. 2 版. 北京：科学出版社

李飞，2003. 方剂学. 北京：人民卫生出版社

刘德军，2015. 中药方剂学. 2 版. 北京：中国中医药出版社

马维平，2012. 实用中药. 南京：江苏教育出版社

邱德文，1988. 方剂学. 贵阳：贵州人民出版社

王义祁，2018. 方剂学. 4 版. 北京：人民卫生出版社

杨德全，2014. 中药学. 4 版. 北京. 人民卫生出版社

张彪，2018. 常用中成药用药指导. 北京：中国中医药出版社

赵越，2013. 中药学（中药基础与应用）. 2 版. 北京：人民卫生出版社

附　　录

附录一　常用中药及其别名

全名	别名	全名	别名
艾叶	蕲艾　祈艾　艾绒　艾炭　祁艾	佛手	川佛手　广佛手　佛手柑
八角茴香	大茴香　船上茴香　舶茴香	伏龙肝	灶心土
巴豆	巴豆仁　刚子　草兵　江子　肥江子	茯苓	云茯苓　云苓　白茯苓
白矾	明矾　枯矾	附子	炮附子　淡附片　川附片　顺片　黑顺片
白附子	禹白附　独角莲	甘草	粉甘草　皮草　国老
白果	白果仁　炒白果　蒸白果　熟白果	干姜炭	炮姜炭　姜炭
白茅根	茅根	葛根	粉葛根　粉葛　甘葛根
白梅花	绿萼梅　绿梅花	狗脊	金毛狗脊
白芍	杭白芍　白芍药　亳白芍	谷芽	稻芽
白术	於术	骨碎补	申姜　猴姜　毛姜
白薇	香白薇　嫩白薇　白尾	瓜蒌	栝蒌　全栝蒌
白芷	祁白芷　香白芷	贯众	贯仲
北沙参	北条参　白条参　莱阳参	广防己	木防己
鳖甲	甲鱼壳　上甲	龟甲	龟板　下甲
槟榔	花槟榔　大腹子　海南子　大白	桂枝	桂尖　桂枝尖　嫩桂枝
冰片	梅片　梅花冰片	海蛤壳	蛤壳　文蛤
补骨脂	破故子、黑故子	海螵蛸	乌贼骨
苍术	茅苍术	诃子	诃子肉　诃黎勒
柴胡	茈胡	红花	草红花　红蓝花
蝉蜕	蝉衣　虫蜕　虫衣　金衣　金蝉衣　净蝉衣	厚朴	川厚朴　紫油厚朴
赤小豆	红小豆	花椒	蜀椒　川椒
川楝子	金铃子　苦楝子	黄连	川黄连　雅连　云连
川芎	芎穷	黄芪	绵芪　口芪　北芪
穿山甲	山甲　甲珠	黄芩	条芩　桔芩　子芩　淡芩
穿心莲	一见喜	火麻仁	大麻仁　麻仁
椿皮	椿树根　香椿皮	鸡内金	内金　鸡肫皮
磁石	慈石	蒺藜	刺蒺藜　白蒺藜
大黄	川军　生军　锦纹　将军	金精石	金云母
大血藤	红藤　血通　红血藤　五花血藤	金钱白花蛇	小白花蛇
代赭石	赭石	金银花	双花　银花　忍冬花　二花　二宝花
丹参	紫丹参	桔梗	苦桔梗　甜桔梗
当归	全当归　秦当归　岷当归	橘叶	南橘叶　青橘叶　霜橘叶
党参	潞党参　台党参	款冬花	冬花
地肤子	扫帚子	莱菔子	萝卜子
丁香	公丁香	藜芦	山葱
独活	川独活　香独活	连翘	青翘　黄翘
杜仲	川杜仲	莲子	莲米　莲肉
阿胶	驴皮胶	龙胆草	龙胆
防己	粉防己　汉防己	龙眼肉	元肉　桂圆肉

续表

全名	别名	全名	别名
芦根	苇根	升麻	绿升麻
路路通	枫树果 狼目 狼眼	石膏	白虎 绢石
马兜铃	刀铃 臭罐罐	石决明	九孔决明 九孔石决
马钱子	番木鳖	首乌藤	夜交藤
麦冬	麦门冬 杭麦冬 寸冬	松节	油松节
麦芽	大麦芽	酸枣仁	枣仁
蔓荆子	蔓京子 万金子	太子参	孩儿参 童参
芒硝	皮硝 朴硝	天冬	天门冬
礞石	青礞石 金礞石	天花粉	瓜蒌根 栝蒌根
牡丹皮	丹皮 粉丹皮 挂丹皮 凤丹	天麻	明麻 明天麻 赤箭
木蝴蝶	玉蝴蝶 千张子 白故子	通草	通脱木
木香	广木香 云木香	土茯苓	禹余粮
南沙参	沙参 空沙参 泡参	菟丝子	吐丝子 缠龙子
牛蒡子	鼠粘子 大力子	王不留行	王不留 留行子 剪金花子
牛黄	丑宝	乌药	台乌药
牛膝	怀牛膝	西河柳	怪柳 山川柳
佩兰	佩兰叶 醒头草 省头草	西洋参	洋参 花旗参 广东人参
蕲蛇	大白花蛇 棋盘蛇 翘鼻蛇	香附	香附子 莎草根
千金子	续随子	辛夷	木笔花 毛笔花
牵牛子	黑丑 白丑 二丑	杏仁	苦杏仁
前胡	信前胡	续断	川续断
芡实	鸡米头 鸡头实	玄参	元参
茜草	红茜草 茜草根	玄明粉	元明粉 白龙粉 风化硝
羌活	川羌活 西羌活	旋覆花	复花 金佛花
秦艽	左秦艽 麻花艽	血竭	血杰 血力花 血结 龙血竭
青果	橄榄	延胡索	元胡索 元胡 玄胡索 玄胡
全蝎	全虫	洋金花	曼陀罗花
拳参	草河车	夜交藤	首乌藤
人参	白参 红参 白糖参 白干参 生晒参 别直参 东洋参 山参	益母草	坤草 小胡麻 茺蔚
忍冬藤	金银藤 银花藤	薏苡仁	苡仁 苡米 薏米
肉苁蓉	大芸 淡大芸 咸大芸 寸芸	淫羊藿	仙灵脾
肉豆蔻	肉果 玉果	鱼腥草	紫蕺 蕺菜 侧耳根
肉桂	紫油肉桂	郁金	黄郁金 黑郁金 金郁金
三七	田三七 田七 参三七 旱三七 金不换	远志	远志肉 远志筒
桑白皮	双皮 双白皮	云母石	银精石 云母
桑螵蛸	螳螂卵	藏红花	番红花 西红花
桑叶	霜桑叶 冬桑叶	蚤休	七叶一枝花 重楼
沙苑子	沙苑蒺藜 潼蒺藜	泽泻	建泽泻 福泽泻 建夕
砂仁	缩砂仁 阳春砂	浙贝母	象贝 元宝贝 大贝 珠贝
山药	怀山药 淮山药 薯蓣	珍珠	真珠 珠粉
山茱萸	杭山萸 山黄肉 枣皮	朱砂	辰砂 丹砂
蛇蜕	龙衣	竹沥	竹沥油 竹油
麝香	当门子 香子 元寸 香寸	竹茹	淡竹茹 细竹茹 青竹茹
伸筋草	石松	紫河车	胎盘 人衣
神曲	六神曲 建曲	棕榈炭	陈棕炭

附录二　常用处方并开药名

并开药名	调配应付	并开药名	调配应付
二冬	天冬　麦冬	二芽、谷麦芽	谷芽　麦芽
二术、苍白术	苍术　白术	二苓、猪茯苓	猪苓　茯苓
二母	知母　贝母	三仙	神曲　麦芽　山楂
二蒺藜、潼白蒺藜	刺蒺藜　沙苑子	四仙	三仙　槟榔
二地、生熟地黄	生地黄　熟地黄	知柏	知母　黄柏
二活、羌独活	羌活　独活	龙牡	煅龙骨　煅牡蛎
二芍、赤白芍	白芍　赤芍	腹皮子	大腹皮　生槟榔
二枫藤	青枫藤　海枫藤	棱术	三棱　莪术
二丑	黑丑　白丑	乳没	乳香　没药
二决明	石决明　草决明	青陈皮	青皮　陈皮
二乌	制川乌　制草乌	芦茅根	芦根　茅根
二仙	仙茅　仙灵脾	砂蔻仁	砂仁　白蔻仁

附录三　特殊用法药物

药名	用法	药名	用法
阿胶	烊化兑服	蒲黄	包煎
薄荷	后下	青蒿	后下
鳖甲	先煎	青礞石	布包先煎
车前子	包煎	人参	另煎兑服，或研粉吞服
沉香	后下	三七	研粉吞服
磁石	先煎	砂仁	后下
大黄	泻下不宜久煎	石膏	先煎
豆蔻	后下	石决明	先煎
儿茶	打碎先煎	水牛角	先煎3小时以上
番泻叶	后下，或开水泡服	葶苈子	包煎
附子	先煎，久煎	瓦楞子	先煎
钩藤	后下	西洋参	另煎兑服
龟甲	先煎	辛夷	包煎
龟甲胶	烊化兑服	杏仁	生品入煎后下
蛤壳	先煎（蛤粉包煎）	徐长卿	后下
哈蟆油	用水浸泡，炖服	玄明粉	溶入药液中服
海金沙	包煎	旋覆花	包煎
滑石	先煎	鸦胆子	用龙眼肉包裹或装入胶囊吞服
降香	后下	禹余粮	先煎
金荞麦	用水或黄酒隔水闭密炖服	赭石	先煎
荆芥	不宜久煎	珍珠母	先煎
羚羊角	另煎2小时以上；磨汁或研粉服	制草乌	先煎，久煎
鹿角胶	烊化兑服	制川乌	先煎，久煎
鹿茸	研末冲服	紫石英	先煎
牡蛎	先煎	自然铜	先煎
胖大海	沸水泡服或煎服		

附录四　常见毒性中药介绍

药名	用法用量	注意事项
艾叶	3~9g，外用适量，灸治或熏洗。	有小毒。
巴豆	外用适量。研末敷患处，或捣烂以纱布包擦患处。	有大毒。孕妇禁用；不宜与牵牛子同用。
白附子	一般炮制后用，3~6g；生品外用适量，捣烂熬膏。	有毒。孕妇慎用。生品内服慎用。
白果	4.5~9g。	有毒。过食生品可出现呕吐、腹痛、腹泻、抽搐、烦躁等症。
斑蝥	0.03~0.06g，炮制后多入丸散。外用适量，研末或浸酒醋，或制药膏敷患处，不宜大面积使用。	有大毒，内服慎用。孕妇禁用。
半夏	3~9g；外用适量，磨汁涂或研末以酒调敷患处。	有毒。不宜与乌头类同用。中毒表现为口舌咽喉痒痛麻木、声音嘶哑、流涎、味觉消失、恶心呕吐等，严重者可见喉头痉挛、呼吸困难、血压下降、肝肾功能损害等。
北豆根	3~9g。外用适量，研末调敷或煎水泡洗。	有小毒。过量易引起呼吸抑制。
蓖麻子	外用适量，捣烂敷患处，亦可入丸散内服。	有小毒。孕妇禁用。
苍耳子	3~9g。	有毒。过量易引起呕吐、腹痛、腹泻等。
草乌	1.5~3g，生品慎内服，一般炮制后用，宜先煎、久煎。	孕妇禁用。不宜与贝母类、半夏、白及、白蔹、瓜蒌类同用。
蟾酥	0.015~0.03g，多入丸散用；外用适量。	有毒。孕妇慎用。外用不可入目，内服不可过量。过量则有口唇发麻、上腹不适、恶心呕吐、头昏胸闷，甚则昏迷。
常山	5~9g。有催吐作用，用量不宜过大。	有毒。孕妇慎用。本品过量易引起肝功能损害。
重楼	内服，煎汤 3~9g；研末 1~3g。外用适量，研末调敷。	有小毒。其提取物有杀精作用。
川楝子	4.5~9g。	有小毒。主要表现为腹泻等。
川乌	1.5~3g，一般炮制后用，生品宜慎内服，宜先煎、久煎。慎酒浸、酒煎。	有大毒。不宜与贝母类、半夏、白及、白蔹、瓜蒌类同用。中毒症状表现为口舌、四肢及全身麻木，流涎，恶心呕吐，呼吸及循环系统障碍，严重者可见呼吸、循环衰竭及严重心律紊乱。
附子	3~15g。宜先煎。	有毒。孕妇禁用。不宜与贝母类、半夏、白及、白蔹、瓜蒌类同用。
甘遂	0.5~1.5g，炮制后多入丸散用。	有毒。孕妇禁用。不宜与甘草同用。
干漆	2.4~4.5g。	有毒。孕妇及体虚无瘀者慎用。中毒表现为过敏反应。
鹤虱	3~9g。	有小毒。孕妇慎用。
红大戟	1.5~3g。	有毒。孕妇禁用。
红粉	外用适量，研极细末单用或与其他药配伍。	有大毒，不可内服，只可外用，制成散剂或药捻，不宜久用。
华山参	0.1~0.2g。	有毒。青光眼禁用。孕妇及前列腺重度肥大者慎用。
蒺藜	6~9g。	有小毒。孕妇慎用。本品含有毒性剂量的亚硝酸钾，宜慎用。
金钱白花蛇	3~4.5g，研末吞 1~1.5g。	有毒。
京大戟	1.5~3g。	有毒。孕妇禁用。不宜与甘草同用。本品有强烈刺激性，接触皮肤可引起皮炎。口服可引起口腔、咽喉及胃肠黏膜充血、肿胀、糜烂。
九里香	6~12g；鲜品外用适量，捣烂敷患处。	有小毒。
苦楝皮	4.5~9g。外用适量，研末，用猪油调敷患处。	肝、肾功能不全者慎用。
苦木	枝 3~4.5g，叶 1~3g。外用适量。	有小毒。
雷公藤	煎服 10~25g；研末 1.5~4.5g。外用适量。	有大毒。孕妇禁用。中毒症状表现为剧吐、腹绞痛、腹泻、休克，甚至骨髓抑制，死因主要为循环衰竭及肾衰竭。
硫黄	内服 1.5~3g，入丸散用；外用适量，研末调敷患处。	有毒。孕妇慎用。本品不可久服多服，以防砷中毒。
马钱子	0.3~0.6g，炮制后入丸散。不宜生用，不宜多服久服。	有大毒。孕妇禁用。中毒症状表现为头痛头昏、烦躁、颈强，甚至角弓反张，严重者有神昏症状，可因循环衰竭死亡。
绵马贯众	4.5~9g。外用适量。	有小毒。用量不宜过大，本品有坠胎作用。
木鳖子	0.9~1.2g，炮制后入丸散。不宜生用，不宜多服久服。	有毒。孕妇慎用。
闹羊花	0.3~0.6g，浸酒或入丸散。外用适量，煎水洗或鲜品捣敷。不宜多服久服。	有毒。中毒症状有嗜睡、出汗、恶心、呕吐、心率减慢、血压下降，严重者有呼吸困难、进行性麻痹。
蕲蛇	3~9g；研末吞服，每日 2~3 次，每次 1~1.5g。	有毒。

续表

药名	用法用量	注意事项
千金子	1~2g, 去壳、去油, 多入丸散。外用适量, 捣烂敷患处。	有毒。孕妇及体弱便溏者忌服。本品对胃肠黏膜有刺激作用, 对中枢神经系统有毒性作用。
牵牛子	3~6g。	有毒。孕妇禁用。不宜与巴豆、巴豆霜同用。中毒症状为头晕头痛、呕吐、剧烈腹痛腹泻, 甚或高热昏迷、四肢冰冷、口唇发绀、皮肤青紫、呼吸急促短浅。
轻粉	内服 0.1~0.2g, 每日 1~2 次, 多入丸剂或装胶囊, 服后漱口。外用适量, 研末掺敷患处。	有毒。不可过量; 内服慎用。孕妇禁用。
全蝎	煎服 3~6g, 研末吞服, 每次 0.6~1g。	有毒。孕妇禁用。本品对胎儿有致畸作用。
山豆根	3~6g; 外用适量。	有毒。过量易引起呕吐、腹泻、胸闷、心悸。
商陆	3~9g; 外用适量, 鲜品捣烂或干品调敷。	有毒。孕妇禁用。宜从小量开始, 过量可引起恶心呕吐、腹痛腹泻、心动过速, 甚或神昏、烦躁、抽搐, 严重者或因呼吸、心搏停止死亡。
蛇床子	3~9g; 外用适量, 多煎汤熏洗, 或研末调敷。	有小毒。
水蛭	1.5~3g。	有小毒。孕妇禁用。
天南星	一般炮制后用 3~9g。生品外用适量, 研末酒或醋调敷患处。	有毒。孕妇禁用。生南星中毒表现为口腔黏膜糜烂、唇舌咽喉麻木肿胀、运动失灵、味觉消失、头昏心慌、四肢麻木, 严重者可有昏迷、惊厥、窒息、呼吸停止。
天仙子	0.06~0.6g。	有大毒。心脏病、心动过速、青光眼及孕妇禁用。
土荆皮	外用适量, 醋或酒浸涂擦, 或研末调敷患处。	有毒。只供外用, 不可内服。
蜈蚣	煎汤 2~5g, 研末 0.5~1g。外用适量。	有毒。孕妇禁用。
细辛	1~3g。	有小毒, 过量易引起头痛、呕吐、牙关紧闭、抽搐等, 甚或呼吸麻痹致死。不宜与藜芦同用。
仙茅	3~9g。	有毒。
香加皮	3~6g。	有毒, 不宜过量。中毒症状主要为严重心律失常。
小叶莲	3~9g, 多入丸散。	有毒。孕妇禁用。
杏仁	3~9g。生品入煎剂宜后下。	有小毒。内服不宜过量, 过大轻者有头晕、心悸、吐泻、腹痛等, 重者呼吸明显减慢而表浅, 昏迷, 并可有强直性、阵发性痉挛, 瞳孔散大、血压下降, 最后因呼吸、循环衰竭死亡。
雄黄	0.05~0.1g, 入丸散用; 外用适量, 熏涂患处。	有毒。内服宜慎, 不可久用。孕妇禁用。
鸦胆子	0.5~2g, 用龙眼肉包裹或装胶囊吞服; 外用适量。	有小毒。口服常引起腹部不适、恶心、呕吐、腹痛、腹泻、头昏、无力等。
洋金花	内服 0.3~0.6g, 宜入丸散。作卷烟吸, 每日不超过 1.5g。	有毒。本品过量可有口干、皮肤潮红、瞳孔散大、心动过速、眩晕头痛、烦躁谵语, 甚至昏迷等症, 可因呼吸麻痹死亡。
芫花	1.5~3g; 醋芫花研末吞服, 0.6~0.9g, 每日 1 次。	孕妇禁用。不宜久服多用。不宜与甘草同用。
朱砂	煎服 15~30g, 打碎先煎; 入丸散每次 1~3g。禁用火煅。	有毒。本品不可久服多服。

附录五　常用中药药名来源及释义

全名	药名释义	全名	药名释义
阿胶	因产地而名。	白薇	因形状、颜色而名。"其根细而白也"。
巴豆	"此物出自巴蜀, 而形如菽豆, 故以名之"。	白芷	"芷"为初生根干。因其根色白气香而名。
白果	"因其形似小杏而核色白也, 今名白果"。	槟榔	槟同宾, 榔同郎, 在产地作水果, 宾客临门以之待客, 故名。
白茅根	因其药用部位、颜色及形状而名。	冰片	"以白莹如冰, 及作梅花片者良", 故名。
白头翁	因其形状而名。"近根处有白茸, 状似白头老翁"。	柴胡	因药用其根而名。"柴胡生山中, 嫩者可茹, 老则采而为柴, ……而根名柴胡也"。

全名	药名释义	全名	药名释义
蝉蜕	为"蝉之所蜕壳也"。	连翘	因药用其果实，形状似连作房而名。
川楝子	原名楝实，以蜀产者居佳，故名。其果实状如金铃，故又名金铃子。	莲子	因药用其成熟种子而名。
穿心莲	"花形似莲，其花蕊穿心而过，故名"。	龙胆草	因形状、味道而名。"叶似龙葵，味苦如胆"。
葱白	因颜色而名。"即葱之近根处白茎也"。	芦根	因部位为名，系芦苇的根茎。
大黄	因本品色黄而名；功能荡涤肠胃，如戡定祸乱，以致太平，又名将军；其质佳者切面如纹似锦，又名绵纹。	麻黄	因色黄味麻而名。
大戟	因其形、味而名。"其辛苦，戟人咽喉，故名"。	马兜铃	因果实形状而名。"蔓生附木而上，叶脱时，其实尚垂，状如马兜之铃"。
大血藤	药用其根，"根外紫红，……浸酒一夜，红艳如血"。	马钱子	因形状而名。"状假马之连钱，故名马钱"。
当归	因功用名。"当归调血为女人要药，有思夫之意，故有当归之名"。	麦芽	为大麦成熟果实经发芽而成，故名。
党参	因产地、形状而名。	芒硝	芒谓其形，即结于上而细如芒者；硝言其功，即消。
杜仲	因传说而名。"昔有杜仲服此而得道，因以名之"。	牡丹皮	因药用牡丹根皮而名。
防风	因其功用能防御外风而名。	木香	因其香气而名。盖以前多由广东进口，故名广木香。
防己	因功能而名。"名曰防己者，以脾为己土……己土受邪之病，此能防堤之，是为古人命名之真义"。	牛蒡子	因其果实形状而名。
佛手	因其形状而名。	牛膝	因其形状而名。"其茎有节，似牛膝，故以为名"。
甘草	因味甘而名。	佩兰	因夏月佩之辟秽，气香如兰而名。
藁本	因形状及部位而名。"根上苗下似禾藁。本，根也"。	蕲蛇	本品以湖北蕲县产者为道地药材，故名。
狗脊	因形状而名。"根长多歧，状如狗之脊骨"。	千里光	因功用而名。
谷芽	为稻的成熟果实经发芽而成，故名。	牵牛子	"此药始出田野人牵牛谢药，故以名之"；因丑属牛，又有黑丑、白丑、二丑之称。
骨碎补	因功用而名。"开元皇帝以其主伤折，补骨碎，故命名此"。	羌活	因产地而名。
贯众	因形状而名。"此草叶似凤尾，其根一本而众枝贯之"。	青黛	因古时用作画眉之用而名。
桂枝	因药用桂枝之嫩枝得名。	人参	因形状而名。"根如人形，有神"。
海蛤壳	"海蛤者，海中诸蛤烂壳之总称，不专指一蛤也"。	肉苁蓉	"补而不峻，故人从容之号。从容，和缓之貌"；其质似肉，故名。
诃子	因译音而名。	肉豆蔻	因其实似豆蔻无核而名。
红花	因颜色而名。"其花红色，中颇似蓝，故有蓝名"。	三七	因其形状，每株有三个枝干七个叶子而名。
厚朴	因"其木质朴而皮厚"而名。	桑叶	因药用桑树的叶片而名。
黄连	"其根连珠而色黄，故名"。	砂仁	因果实内有数十粒种仁，缩聚成团，散之如砂粒而名。
黄芪	因颜色、功用而名。原名黄耆，"耆，长也。黄耆色黄，为补药之长，故名今俗通作黄芪"。	山药	原名薯蓣，"因唐代宗名预，避讳改为薯药；又因宋英宗讳署，改为山药"。
黄芩	因色黄而名。	山茱萸	因药用其果肉，又名山萸肉；炮制后形如黑枣皮，故又名枣皮。
金银花	因花蕾开放先后呈现黄白二色故名。	伸筋草	功能祛风湿，舒经络，利于筋脉伸展，故名。
桔梗	因形状而名。"此草之根结实而梗直，故名"。	神曲	因制作方法而名。"后医乃造神曲，专以供药，力更胜之。盖取诸神聚会之日造，故得神名"。
决明子	因药用其种子，有明目之功而名。	泽泻	因功用而名。"去水曰泻，如泽水之泻也"。
苦参	因其味极苦，形似参而名。	升麻	因形状及药性而名。"其叶似麻，其性主升"。
款冬花	因开花时间而名。"款者，至也。至冬而也"。	生地黄	因药用其块根，色黄而名。
藜芦	因色黑而名。	石膏	本品为矿石，因水飞后细腻光滑如膏脂而名。
酸枣仁	因果肉味酸而名。	远志	因功用而名。"此草服之能益智强志，故有远志之称"。
太子参	本品首在南京明孝陵发现，故名。因块茎小，多用于小儿，又名孩儿参。	蚤休	即早日康复之义。

全名	药名释义	全名	药名释义
天花粉	"其根作粉，洁白如雪，故谓之天花粉"。	伏龙肝	伏龙者，灶神也，其色如猪肝，故名。
土茯苓	因形状而名，"禹余粮"因传说而名。	代赭石	因产地、颜色而名。其色赭褐，产于代郡。
王不留行	因功用而名。"此物性走而不住，虽有王命，不能留其行"。	浙贝母	因形状、产地而名。"形似聚贝子，故名贝母"。
威灵仙	因其性及功用而名。"威，言其性猛；灵仙，言其功神也"。	朱砂	因颜色朱红而名。
乌药	因颜色而名。	紫草	因颜色而名。
五加皮	"其树一枝五叶，有交加之象，人遂以名之"。	紫苏	根据其颜色和功用而名。其叶背色紫，其性舒畅。
番红花	"出西番回回地面及天方国，即彼地红蓝花也"。	豨莶草	因气味而名。豨即猪，莶指气味辛毒之草。"此草气臭如猪而味莶螫"。
西洋参	因产地而名。	茵陈蒿	因生长特性而名。"似青蒿而不香，叶背色白，经冬不死，至春则因旧苗而生新苗，故有因陈之名"。
细辛	因其根极细，其味极辛而名。	虎杖	"杖言其茎，虎言其斑"。因药用部位和茎上斑点而名。
夏枯草	因生长特性而名。"冬至后生叶，至春而花，一致夏至即枯"。	车前	"此草好生道边及牛马迹中"，故名车前。
香附	因形状及香气而名。	姜黄	根据颜色、形状而名。
香薷	因其气香，其叶柔而名。	乳香	药用树脂，据形状、颜色而名。
辛夷	因形、味而名。"其苞初生如荑而味辛也"。	土鳖虫	根据生活习性、形状而名。"其形扁扁如鳖，故名"。
徐长卿	徐长卿，人名也，其常以此药治邪病，故名。	川芎	因功用、产地而名。"人头穹窿空高，天之象也。此药上行，专治头脑诸疾，故有芎穷之名"，因主产于四川，故名川芎。
续断	因功用而名。	刘寄奴	南朝宋高祖刘裕，小字寄奴，因纪念其而名。
玄参	因形状、颜色而名。玄为黑色，"其茎微似人参"。	半夏	"五月半夏生，盖当夏之半也，故名"。
延胡索	本品一为避宋真宗讳，改玄为元；二为避康熙讳，改玄为元。	麝香	因气味极浓烈，香气能远射而名。
益母草	因功用而名。"以产母必有瘀浊停留，此物能消之化之，邪去则母受益，故有益母之名"。	磁石	磁石吸铁，如慈母招子，故名。
淫羊藿	"淫羊藿一名仙灵脾，其叶似藿，羊食之则喜淫"。	石决明	本品为贝壳类，"单片附石生"，又善明目，故名。
鱼腥草	因气味而名。"其叶腥气，故俗呼为鱼腥草"。	牛黄	因颜色金黄或棕黄而名。因牛属丑，又名丑宝。
郁金	因颜色、功用而名。金言其色黄，郁谓其善治郁病。	天麻	原名赤箭，因其茎似箭杆，故名。

教学基本要求

（116 学时）

一、课程性质和课程任务

本教材严格遵照有关专业大纲要求，紧紧围绕职业岗位需要，以培养高素质中药专业技能人才，提升专业技术应用能力为目标，同时兼顾执业中药师考试大纲要求进行编写。

《中药方剂学》是药学、药品制造类、食品药品管理类等相关专业的主要专业基础课程之一，主要阐述中药与方剂学基础知识，是讲述常用中药基本性能与功效应用以及介绍常用方剂组成与功效的一门课程。教学目标是通过课堂理论学习与实践操作教学，使学生掌握必需的中药与方剂学的基本理论、基本知识、基本技能和一定数量的常用中药、常用方剂，了解中成药的一般知识，具备分析、应用中药和方剂的能力，培养正确的世界观、人生观和价值观，养成良好的职业道德基础，同时为后续课程奠定良好基础，能够适应食品药品行业岗位能力需求，适应执业中药师资格考试的要求。

二、课程教学目标

（一）职业素养目标

1. 全面贯彻党的教育方针，落实立德树人的根本任务，提炼思政元素，将爱国主义教育融入课程教学。

2. 传授中华优秀传统文化，树立文化自信，热爱中国传统医药文化，融爱国主义、集体主义教育于课堂教学，牢固树立专业思想。

3. 在教学过程中融入法制教育，特别是与职业相关的《中华人民共和国药品管理法》《中华人民共和国食品安全法》《中华人民共和国环境保护法》《中华人民共和国中医药法》《中华人民共和国治安处罚法》等。

4. 养成严谨求实的科学态度和认真踏实的职业精神。在课程教学过程中弘扬专业精神、职业精神、工匠精神和劳模精神。

5. 养成勤学善思的学习习惯、细心严谨的工作作风、较强的适应能力、团队合作的职业意识及良好的沟通能力。

6. 具有终身学习的理念，在学习和实践中养成思考问题、研究问题、解决问题的能力。

（二）专业知识和技能

1. 掌握中药、中药学与方剂、方剂学的概念；掌握中药的性能与应用、方剂与治法的关系、方剂的组方原则；熟悉中药与方剂的合理应用、方剂的剂型；了解中成药的临床应用原则等基础知识。

2. 通过学习，能够熟记常用中药的性能特点、主要功效及特殊的炮制意义、临床应用及用法用量；掌握常用方剂的组成、功效、配伍意义及临床应用。了解中成药的应用原则。

3. 学习常用中药 385 味。其中掌握中药 117 味，熟悉中药 79 味，了解中药 161 味（未列入下表）。

4. 学习常用方剂 145 首，其中掌握 67 首，熟悉 58 首，了解 20 首（未列入下表）。

5. 通过学习，能够运用中药与方剂基础理论分析常用中药的配伍和方剂的运用。

6. 通过学习，了解常用中成药的运用知识。

7. 通过学习，能够初步运用中药、方剂和中成药知识辨病荐药，为在传统中药与方剂应用基础上研究开发新的中成药、保健品和食品打下良好基础。

8. 通过学习，培养食品药品类相关职业如药品食品开发、药品生产、质控及销售、食品生产、质控及销售等岗位职业能力，适应行业工作需求。

三、教学内容和要求

教学内容	了解	熟悉	掌握	教学活动参考	教学内容	了解	熟悉	掌握	教学活动参考
上篇　中药学与方剂学基础					薤白　川楝子　佛手　乌药		√		
第一章　中药学基础知识					陈皮　枳实　木香　香附			√	
第一节　中药学的发展概况	√				第十一章　理血药				
第二节　中药的产地、采制和炮制		√			水蛭　大蓟　地榆　白茅根　白及　茜草　艾叶　姜黄　乳香　五灵脂　炮姜　没药		√		
第三节　中药的性能			√		川芎　延胡索　丹参　红花　益母草　牛膝　郁金　三七　蒲黄　桃仁			√	
第四节　中药的合理应用					第十二章　化痰止咳平喘药				
一、配伍			√		旋覆花　竹茹　葶苈子　百部　紫苏子　前胡		√		
二、用药禁忌			√		半夏　天南星　川贝母　浙贝母　芥子　瓜蒌　苦杏仁　桔梗　枇杷叶　桑白皮			√	
三、剂量	√				第十三章　安神药				
第二章　方剂与中成药基础知识					朱砂　酸枣仁　远志　龙骨			√	
第一节　方剂与中成药的发展概况	√				第十四章　平肝息风药				
第二节　方剂与治法			√		牡蛎　代赭石　地龙　蒺藜　僵蚕		√		
第三节　方剂的组成与变化			√		石决明　羚羊角　钩藤　天麻　蜈蚣　全蝎			√	
第四节　方剂与中成药常见剂型	√				第十五章　开窍药				
第五节　方剂的使用			√		麝香　冰片　石菖蒲			√	
第六节　中成药的应用	√			理论讲授 多媒体 标本馆参观 野外采集实践	第十六章　补益药				理论讲授 多媒体 标本馆参观 野外采集实践
中篇　常用中药					北沙参　龟甲　鳖甲　益智仁　百合　天冬　大枣　石斛　黄精　紫河车　海马　蛤蚧		√		
第三章　解表药					人参　党参　黄芪　白术　山药　甘草　白扁豆　当归　熟地黄　阿胶　何首乌　白芍　鹿茸　淫羊藿　麦冬　肉苁蓉　补骨脂　杜仲　续断　冬虫夏草　枸杞子			√	
荆芥　紫苏　羌活　白芷　牛蒡子　蝉蜕　桑叶		√			第十七章　固涩药				
麻黄　桂枝　生姜　防风　薄荷　柴胡　菊花　葛根			√		五味子　山茱萸　乌梅　桑螵蛸　海螵蛸　肉豆蔻　莲子肉　芡实			√	
第四章　清热药					第十八章　消食药				
天花粉　夏枯草　龙胆草　苦参　知母　蒲公英　射干　白头翁　赤芍　地骨皮　淡竹叶　芦根　决明子		√			山楂　麦芽　莱菔子　鸡内金　神曲　谷芽			√	
石膏　栀子　黄芩　黄连　黄柏　金银花　连翘　板蓝根　穿心莲　牛黄　生地黄　玄参　牡丹皮　青蒿　水牛角　秦皮			√		第十九章　驱虫药				
第五章　泻下药					槟榔　使君子			√	
甘遂　番泻叶		√			第二十章　涌吐药				
大黄　芒硝　火麻仁			√		第二十一章　外用药				
第六章　祛风湿药					硫黄　白矾　炉甘石　雄黄　斑蝥		√		
秦艽　防己　桑寄生　蕲蛇		√			第二十二章　食药同源中药介绍	√			
川乌　独活　木瓜　五加皮			√		第二十三章　解表剂				
第七章　化湿药					麻黄杏仁甘草石膏汤　柴葛解肌汤　败毒散		√		
白豆蔻　佩兰		√			麻黄汤　桂枝汤　九味羌活汤　小青龙汤　银翘散　桑菊饮			√	
藿香　苍术　厚朴　砂仁			√						
第八章　利水渗湿药									
金钱草　薏苡仁　猪苓　木通　泽泻　瞿麦　萹蓄		√							
茯苓　车前子　茵陈　滑石			√						
第九章　温里药									
附子　肉桂　干姜　吴茱萸			√						
第十章　理气药									

续表

教学内容	了解	熟悉	掌握	教学活动参考	教学内容	了解	熟悉	掌握	教学活动参考
第二十四章　和解剂					第三十一章　祛痰剂				
痛泻要方　大柴胡汤　防风通圣散　蒿芩清胆汤	√				温胆汤　小陷胸汤　贝母瓜蒌散	√			
小柴胡汤　逍遥散　半夏泻心汤　葛根芩连汤			√		二陈汤　清气化痰丸　苓甘五味姜辛汤　半夏白术天麻汤			√	
第二十五章　清热剂					第三十二章　安神剂				
犀角地黄汤　左金丸　玉女煎　六一散　青蒿鳖甲汤　白头翁汤　黄连解毒	√			理论讲授 多媒体 标本馆参观 野外采集实践	朱砂安神丸　天王补心丹　酸枣仁汤			√	
白虎汤　清营汤　龙胆泻肝汤　清胃散　芍药汤　清暑益气汤			√		第三十三章　治风剂				
第二十六章　泻下剂					大秦艽汤　镇肝熄风汤　消风散　牵正散　大定风珠	√			
大黄附子汤　十枣汤　济川煎　黄龙汤　增液承气汤	√				川芎茶调散　天麻钩藤饮　羚角钩藤汤			√	
大承气汤　大黄牡丹汤　温脾汤　麻子仁丸			√		第三十四章　治燥剂				
第二十七章　祛湿剂					麦门冬汤　增液汤	√			
三仁汤　真武　猪苓汤	√				杏苏散　桑杏汤　清燥救肺汤			√	理论讲授 多媒体 中医馆参观 病案讨论 处方分析讨论
平胃散　藿香正气散　茵陈蒿汤　八正散　五苓散　苓桂术甘汤　独活寄生汤			√		第三十五章　开窍剂				
第二十八章　温里剂					第三十六章　补益剂				
黄芪桂枝五物汤　当归四逆汤　阳和汤	√				参苓白术散　炙甘草汤　左归丸　百合固金汤　一贯煎　益胃汤　八珍汤　右归丸　地黄饮子	√			
理中丸　小建中汤　四逆汤　吴茱萸汤			√	理论讲授 多媒体 中医馆参观 病案讨论 处方分析讨论	四君子汤　补中益气汤　六味地黄丸　四物汤　当归补血汤　归脾汤　肾气丸　生脉散			√	
第二十九章　理气剂					第三十七章　固涩剂				
半夏厚朴汤　柴胡疏肝散　苏子降气汤	√				真人养脏汤　四神丸　固冲汤　桑螵蛸散	√			
越鞠丸　瓜蒌薤白白酒汤　旋覆代赭汤			√		玉屏风散　金锁固精丸　完带汤			√	
第三十章　理血剂					第三十八章　消导剂				
复元活血汤　小蓟饮子　丹参饮　失笑散　黄土汤	√				保和丸　健脾丸　枳实消痞丸　木香槟榔丸			√	
桃核承气汤　血府逐瘀汤　补阳还五汤　生化汤　桂枝茯苓丸　十灰散			√		第三十九章　涌吐剂				
					第四十章　驱虫剂				

四、学时分配建议（116 学时）

教学内容	理论	实践	小计	教学内容	理论	实践	小计
第一章　中药学基础知识	8	0	8	第十四章　平肝息风药	1	0	1
第二章　方剂与中成药基础知识	8	0	8	第十五章　开窍药	2	0	2
第三章　解表药	4	0	4	第十六章　补益药	10	0	10
第四章　清热药	6	0	6	第十七章　固涩药	1	0	1
第五章　泻下药	1	0	1	第十八章　消食药	1	0	1
第六章　祛风湿药	1	0	1	第十九章　驱虫药	0.5	0	
第七章　化湿药	1	0	1	第二十章　涌吐药	0.5	0	2
第八章　利水渗湿药	2	0	2	第二十一章　外用药	1	0	
第九章　温里药	1	0	1	第二十二章　食药同源中药介绍	1	0	1
第十章　理气药	2	0	2	第二十三章　解表剂	4	0	4
第十一章　理血药	4	0	4	第二十四章　和解剂	2	0	2
第十二章　化痰止咳平喘药	4	0	4	第二十五章　清热剂	6	0	6
第十三章　安神药	1	0	1	第二十六章　泻下剂	2	0	2

续表

教学内容	学时数			教学内容	学时数		
	理论	实践	小计		理论	实践	小计
第二十七章　祛湿剂	4	0	4	第三十八章　消导剂	1	0	1
第二十八章　温里剂	2	0	2	第三十九章　涌吐剂	1	0	1
第二十九章　理气剂	2	0	2	第四十章　驱虫剂			
第三十章　理血剂	4	0	4	实践教学环节			
第三十一章　祛痰剂	1	0	1	中药标本馆参观	0	2	2
第三十二章　安神剂	1	0	1	野外采集实践	0	4	4
第三十三章　治风剂	2	0	2	中医文化馆参观	0	2	2
第三十四章　治燥剂	2	0	2	处方分析讨论	0	2	2
第三十五章　开窍剂				病案分析	0	2	2
第三十六章　补益剂	6	0	6	机动	0	2	2
第二十七章　固涩剂	1	0	1	合计	102	14	116

五、教学基本要求的说明

1. 根据本课程实际情况，本课程建议教学时数为 116 学时，其中理论讲授 102 学时，实践教学时数为 14 学时，机动 2 学时。周学时建议为 6 学时。

2. 实践教学 12 学时中，包括了中医文化馆及中药标本馆参观学习，野外采集实践，病案分析及处方分析等，其中参观学习及野外采集建议利用课外时间开展。在讲授过程中，教师应根据内容特点，适当介绍临床应用及研究进展，做到理论与实践相结合。

3. 课程讲授过程中要根据本课程的特点，紧紧围绕专业特点、职业岗位要求及执业中药师考试大纲进行教学，同时要突出中国传统文化的传承、职业道德的养成、工匠精神的塑造，帮助学生树立正确的三观，树立正确的职业精神，树立精益求精、终身追求的学习精神。

4. 本教材练习题多为单项选择题，主要目的是课后检测学生学习效果。讲授过程建议根据执业中药师考试要求，适当提供考试原题对学生进行训练，使学生尽早适应考试要求。

自测题参考答案

第一章　1.E　2.D　3.B　4.E　5.A　6.C
　　　　7.B　8.C　9.C　10.D　11.E　12.D
　　　　13.A　14.C　15.C

第二章　1.D　2.C　3.C　4.C　5.E　6.A
　　　　7.E　8.C　9.C　10.A

第三章　1.A　2.D　3.A　4.C　5.B　6.D
　　　　7.C　8.B　9.C

第四章　1.D　2.D　3.E　4.D　5.A　6.C
　　　　7.E　8.A　9.B　10.A

第五章　1.D　2.A　3.B　4.D　5.B

第六章　1.A　2.E　3.C　4.C　5.A　6.B
　　　　7.D　8.C

第七章　1.C　2.D　3.B　4.A　5.D　6.D

第八章　1.D　2.A　3.B　4.B　5.A　6.D

第九章　1.C　2.B　3.A　4.C　5.D　6.B
　　　　7.B

第十章　1.B　2.E　3.C　4.C　5.A　6.D
　　　　7.A　8.A

第十一章　1.B　2.C　3.A　4.D　5.E　6.B
　　　　　7.E　8.C　9.A　10.E　11.D　12.A

第十二章　1.D　2.A　3.B　4.B　5.C　6.C
　　　　　7.E　8.D

第十三章　1.B　2.C　3.B　4.E　5.E

第十四章　1.C　2.E　3.A　4.B　5.C

第十五章　1.A　2.A　3.B　4.E　5.A

第十六章　1.B　2.A　3.B　4.E　5.D　6.E
7.B　8.D　9.D　10.B

第十七章　1.A　2.C　3.D　4.C　5.A　6.E
　　　　　7.A

第十八章　1.A　2.D　3.C　4.D　5.A　6.D
　　　　　7.A

第十九章　1.A　2.D　3.D　4.C　5.A　6.D
　　　　　7.A　8.C　9.B　10.B

第二十章　1.A　2.B　3.B

第二十一章　1.B　2.E　3.C　4.D　5.E　6.C
　　　　　　7.C　8.E　9.A　10.A

第二十二章　1.C　2.A　3.A　4.B　5.C　6.C
　　　　　　7.D　8.B　9.A　10.B

第二十三章　1.B　2.A　3.C　4.A　5.A　6.C
　　　　　　7.B　8.E　9.C　10.D

第二十四章　1.A　2.D　3.E　4.A　5.A　6.A

第二十五章　1.C　2.B　3.C　4.A　5.B　6.E
　　　　　　7.D　8.E　9.C　10.D

第二十六章　1.D　2.A　3.E　4.D

第二十七章　1.B　2.A　3.E　4.B　5.C

第二十八章　1.C　2.D　3.B　4.A　5.C　6.D

第二十九章　1.A　2.B　3.C　4.D　5.B　6.B

第三十章　1.A　2.B　3.C　4.D

第三十一章　1.A　2.B　3.C　4.D

第三十二章　1.A　2.B　3.C　4.D

第三十三章　1.A　2.B　3.C　4.D

第三十四章　1.A　2.E　3.B　4.D　5.C

第三十五章　1.A　2.D　3.D

第三十六章　1.D　2.A　3.C　4.B　5.E

第三十七章　1.D　2.A　3.B

第三十八章　1.B　2.C　3.D

第三十九章　1.E　2.C　3.A　4.A

第四十章　1.D　2.B